Mental Disorders and Psychosocial Occupational Therapy

정신장애와 정신사회 작업치료

Hiroshi YAMANE | 엄 윤 정 옮김

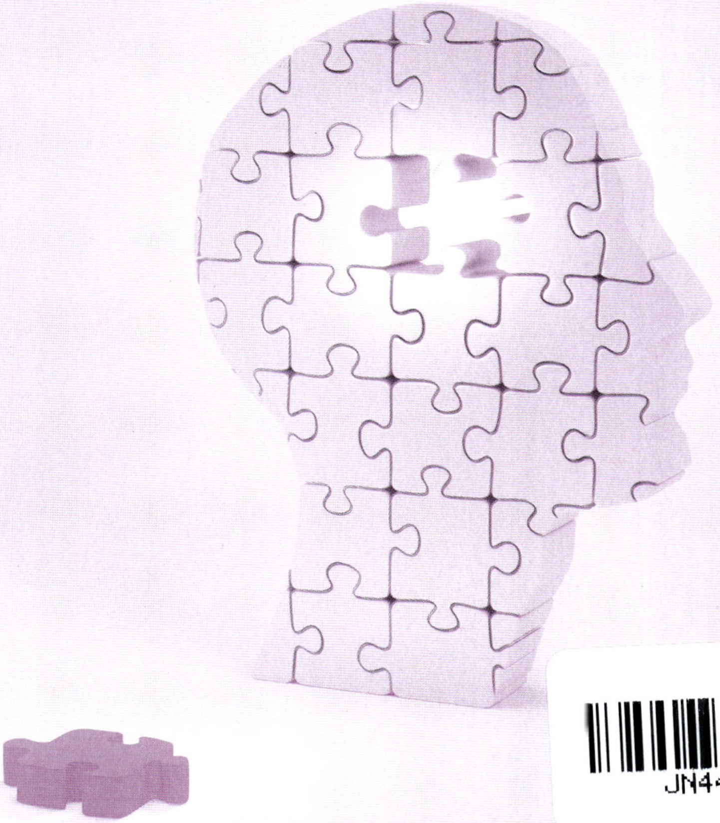

신흥메드싸이언스

SEISHIN SHOGAI TO SAGYO RYOHO
-NAORU · NAOSU KARA IKIRUHE, the 3rd edition
TEXT by Hiroshi YAMANE

Originally published in Japan by MIWA-SHOTEN Ltd., Tokyo
Korean translation rights arranged with MIWA-SHOTEN Ltd., Japan.
through A.F.C. Literary Agency, Seoul.

정신장애와 정신사회 작업치료

2014년 01월 30일 발행
지 은 이 Hiroshi YAMANE
옮 긴 이 엄 윤 정
감 수 엄 국 현(인제대학교 한국학부 교수, 시인)
발 행 인 홍 성 혁
발 행 처 신흥메드싸이언스
주 소 서울시 영등포구 양평동 3가 15-1번지
월드메르디앙비즈센터 501호
등록번호 제318-2007-000077호
전 화 (02) 2165-8670
팩 스 (02) 2165-8675
홈페이지 www.shmed.co.kr

I S B N 978-89-6498-034-7 93510
정 가 38,000원

그리고 지금(제3판 머리말)

「정신보건복지법」(1995)으로 자립과 사회참여가 강조되어, 그 구체적인 추진을 위해 장애자 플랜의 실시가 시작된 1996년의 10월에, 『정신장애와 작업치료』 초판을 탈고했다. 그리고 「장애자 기본 계획」에 따라 공생사회가 주장된 2003년의 3월에, 제 2판으로 개정했다. 그로부터 7년 남짓, 「정신보건의료복지의 개혁 비전」(2004)에 따라, 「입원의료 중심으로부터 지역생활 중심으로」 의료복지를 변화시키기 위해 정신보건의료복지체계의 재편과 기반강화가 시작되었다.

근대의학의 막다른 길에서 나타난, 이른바 「병」을 살아간다는 패러다임의 전환으로, 「낫다」「치료하다」라는 환상으로부터 벗어나고자 하고 있다. 이식의료, 유전자의료, 재생의료와 같이 화려한 근대의학의 몸부림과는 또 다른 한편으로는, 나이가 듦에 따른 피할 수 없는 변화를 받아들이면서 「선물 받은 생명」에 대한 생활의 질을 높이고자 하는 문제 의식이 있다.

지난번 개정과 마찬가지로 이번 개정에서도, 국제생활기능분류와 회복상태에 따른 재활치료를 기본 축으로 한다. 그리고 『치료 · 원조에서의 두 가지 커뮤니케이션』(三輪書店, 2008)에서 나타낸, 병으로 인해 잃어버린 관계성의 회복이라는 작업치료의 기본에 따라, 전편의 정리와 가필을 했다. 모두 다 초판, 제2판의 시기에는 사회의 인지가 충분하지 못했던 것을 가필수정한 것이다.

제1장 「사람과 병」은, 『정신장애와 작업치료 – 「낫다 · 치료하다」에서 「살아간다」로』라는 제목을 붙인 제3판의 시작하는 장으로서, 병과 생활, 건강과 장애, 정신과 신체라는 시점으로부터, 「사람과 병」에 대한 작업치료의 기본적인 자세(철학)를 나타냈다.

그리고 제2장 「정신의 병과 작업치료」에서는, 병을 짊어진 고통과 그 이상으로 무거운 오해에 따른 고통, 그 이의 「마음의 아픔과 고통」을 동반하는 정신의 병과 장애에 대해, 정신의 병을 처우하던 역사 및 작업치료의 성립, 작업치료가 담당해 온 역할에 대해 뒤돌아보았다.

제3장 「정신장애에 대한 작업치료의 시점」에서는, 정신기능의 장애로 인해, 일상생활 · 사회생활에 제한 · 제약이 있는 사람들을 위한, 작업 · 작업활동을 사용하는 치료란 무엇인가, 작업치료의 수단, 목적, 회복상태에 따른 개입, 효과, 그리고 치료로서 성립하기 위해 필요한 조건, 등 정신장애에 대한 작업치료의 시점을 서술했다.

제4장 「작업치료의 치료 · 원조 구조와 치료 메커니즘」에서는, 작업치료가 어떠한 치료구조와 형태로 실시되는지, 그 구성요소와 작업치료 process에서의 대상관계의 변화, 작업치료의 형태, 작업치료에서의 연계, 작업치료의 치료 메커니즘 등을 나타냈다.

제5장「작업치료의 순서」에서는 기본적인 작업치료의 과정을 나타내고, 치료 · 원조의 계획에 있어서 작업치료에서의 평가 및, 그 결과로부터 어떻게 계획을 입안하는지, 그리고 작업치료사가 실시한 서비스에 대한 효과의 평가에 대해 서술했다.

제6장「작업치료의 실천」은 입원의료 중심으로부터 지역생활 중심으로라는 움직임에 동반하여, 의료 영역을 중심으로 하면서 지역이행지원, 지역생활지원, 취업지원과 보건 · 복지 영역으로, 작업치료가 실시되는 장이나 대상도 넓어지고, 많은 기관 및 직종, 사람의 연계가 필요한, 게다가 협업이라는 형태로 기능하는 시스템 속에서, 작업치료는 무엇을 하는지에 대해 서술했다.

제7장「질환 · 장애 특성에 따른 작업치료」에서는, 질환 및 장애의 종류를 불문하고 작업치료의 공통된 기반을 나타내어, 정신장애에 대한 작업치료의 기본원칙과 병리의 차이 및 장애의 특성에 따른 작업치료의 개요를 소개했다.

제8장「정신과 작업치료의 이론 · 모델 · 관련 치료」는, 정신과 작업치료와 관련 있는 주요 이론 및 모델, 치료의 개략과 작업치료와의 관련 및 응용에 대해 소개했다.

「북경에서 나비가 날갯짓을 하면 뉴욕에서 태풍이 일어난다」. 보통이라면 무시할 법한 작은 차이가 시간의 경과로 무시할 수 없는 큰 차이가 된다. 나비효과라고도 불리는 카오스 역학에서의 현상을 비유한 것으로, 기상학자 Edward Norton Lorenz의 강연『예측 가능성 - 브라질에서의 나비의 날갯짓은 텍사스에서 태풍을 일으키는가』에 유래한다고 하는데 분명하지는 않다.

유래 또는 철학적 논의는 일단 그대로 두고, 교육도, 임상도, 종래의 본연의 자세가 막다른 길목에 놓이기 시작한 작업치료의 세계에, 나비 효과를 기대한다.「어차피」라든가「나 한 명이」와 같은 생각을 버리고, 자신이 할 수 있는 일, 자신이 가능한 일을 해야 한다. 손이 덜 가는 일 없는 임상의 축적과, 축적된 사실을 표현하는, 한 사람 한 사람의 날갯짓이 세계를 바꾼다.

2009년 10월 조개구름에 걸음을 맞추어, 히가시야마(東山)의 오네미치(尾根道)를 걷는다.

야마네 히로시(山根 寬)

새롭게(제2판 머리말)

『정신장애와 작업치료』 초판을 탈고한 것은 1996년 10월 10일, 정신보건복지법(1995)으로 자립과 사회참여가 강조되어, 그 구체적인 추진을 위해, normalization 7개년 전략(장애자 플랜)의 실시가 시작된 해다. 그로부터 6년, 우리들은 지금, 20세기에 탄생한 concept, normalization을 구체적으로 실현함으로써, 근대라는 막다른 길을 빠져 나가고자 하고 있다.

눈부신 발전을 이룬 근대의학은, 수많은 감염증을 극복하고, 질병구조는 감염증으로부터 난병 또는 만성질환으로 옮겨졌다. 나아가 소자고령화라는 피하기 힘든 사회구조의 변화와 함께, 구명 · 연명으로부터 만성질환과 건강 관리, 심신의 기능 유지, 생활의 질 개선으로, 의료의 목적도 크게 변화했다. 생명의 선물이라고도 불리며 각광을 받고 있는 이식 및 재생과 같은 첨단 의료도, 선물 받은 생명을 살리기 위해서는, 병 또는 장애를 안고 생활하는 건강 관리가 빠질 수 없다. 무엇을 가지고 첨단이라 말할지, 지금, 첨단의료라 불리는 것은, 막다른 길에 놓인 근대 최후의 몸부림과도 같아 보인다. 「선물 받은 생명을 살리는 재활치료」가 없다면, 이식 및 재생은 새로운 문제를 낳을 뿐이다. 더 이상 되돌아올 수 없는 미래를 향해, 우리들은 지금, 시대의 큰 singular point에 있다.

이 개정에서는, 국제생활기능분류로 개정된 장애구조론과 회복상태에 따른 재활치료의 축을 정리하여 고치고, 생활지원과 사회참여의 장을 더하였다. 이들은 도두 다 초판의 시기에는 아직 그 이념에 사회의 인지가 충분히 따라잡지 못하고 있던 것이거나, 사회자원이 부족하여 소극적으로 표현할 수밖에 없었던 것이다.

제1장은 『정신장애와 작업치료』 개정판의 시작하는 장으로서, 병을 짊어진 고통과 그 이상으로 무거운 오해에 따른 고통, 그 이중의 「마음의 아픔과 고통」을 동반하는 정신의 병과 장애에 대해, 작업치료의 기본적인 자세(철학)를 나타냈다. 의학의 지식과 기술을 배경으로 「개개의 생활」(개별성)에 시점을 두고, 「함께 산다」 (normalization)는 작업치료의 원점을 나타낸 것이라 말해도 좋다. 이는 의학모델의 속박으로부터 스스로를 해방시키고, 재활치료의 원점에 되돌아오는 것이다.

제2장은 그러한 정신의 병에 동반하는 장애를, 사람과 작업이라는 시점으로 파악하여, 그 사람 나름의 「생활의 재건」, 이를 위한 「자율과 적응의 원조」에 대한 작업치료의 목적과 역할이란 무엇인가를, 회복상태에 따라 나타내는 시도를 했다.

제3장에서는, 작업치료가 어떠한 치료구조와 형태로 실시되는가, 각 구조요소의 특성을 나타내고, 제4장에서는 그것이 어디서 실천되는지, 의료, 브건, 복지, 교육의 각 영역으로 나누

어 나타내었다.

제5장에서는, 기본적인 작업치료의 과정을 나타내고, 치료 · 원조의 계획에 있어서의 작업치료의 평가 및, 그 결과로부터 어떻게 계획을 입안하는지, 그리고 작업치료사가 실시한 서비스에 대한 효과의 평가에 대해 서술했다. 그 실천으로서, 질환 · 장애 특성에 입각한 작업치료의 개입을 제6장에서 나타내었다.

제7장은, 앞서 말했듯, 초판에서는 소극적으로만 서술되었던 「생활지원과 사회참여」에 대해 새롭게 마련한 장이다. 앞으로의 충실을 지향하는 시도로 시작된 내용도 있으며, 전문성이 있고 없고를 떠나, 많은 기관 및 직종, 사람의 연계가 필요한, 게다가 협업이라는 형태로 기능하는 시스템 속에서 작업치료는 무엇을 하는가에 대해 서술했다.

제8장에서는 포괄적인 적응 과학인 작업치료가 시도하는 이론 및 모델 또는 작업치료와 관련 깊은 이론 및 모델, 기법의 개략을 소개했다.

지나가버린 20세기의 정신의료 백년의 역사를 뒤돌아보면, 정신병자감호법에 따른 반세기에 걸친 사적 감치, 그리고 정신위생법에 따른 40년 가까운 공적 감치, 다 합쳐 90년에 달하는 너무 길었던 보호수용의 시대를 마치고, 세기의 마지막이 되어 처음으로 정신장애자의 인권이 법으로 주장되었다. 그 20세기 마지막 10년, 정신장애자에 대한 재활치료를 전망하면, 고계 10년이라고, 참고 견디는 일도 있었지만, 10년 하루와 같이 구태의연하게 아무 것도 바뀌는 것 없이 지나가버린 일도 있다. 그러나 일본의 정신보건 백년의 역사에 있어서, 늦다고도 말할 수도 있는 이 10년은, 십년이면 한 옛날(十年一昔)이라 말할 수 있을 정도의 큰 변화가 보인 해다.

사람과 작업, 생활, 그 곳에 생겨나는 현상은, 지금도 옛날도 변하는 일 없이 우리들 눈 앞에 있다. 그리고, 작업치료가 사람에게 있어 어떻게 있으면 좋을지를 항상 노력하고 있다. 우리들이 그 곳에 있는 현상으로부터 무엇을 느끼고, 무엇을 행할지, 그것은 작업치료의 과제가 아니라, 작업치료를 행하는 우리들 자신에게 놓여진 과제라 말할 수 있을 것이다.

누구를 위해……, 무엇을 위해……, 「이 나라에 태어난 불행…」이라 두 번 다시 입에 담지 않아도 되도록.

2002년 11월 붉은부리갈매기떼 춤 추는 입동(立冬)… 카모가와(鴨の川) 강의 발원지(源)에서… 조용히 거닐며…

야마네 히로시(山根 寛)

시작하며(초판 머리말)

도덕치료를 토양으로 하는 소박한 치유의 기법으로서, 작업활동이 일본의 정신의료에 사용되기 시작한 지 약 100년이 되었다. 그리고 occupational therapy가 작업치료로 번역되어, 새로운 재활치료의 이념과 함께, 일본으로 상륙한 지 30여 년이 지났다. 조금 늦게 온 청년으로, 작업치료라는 일을 하게 된 지 15년 남짓, 사람이 놀고, 일하며, 살아가는 생업이, 병들고 상처 받은 마음과 신체를 치유하고, 다시 한 번 더 생활을 향한 숨결을 불어 넣는 자연스러운 힘을 이 몸으로 느끼면서, 「작업치료란 무엇인가」라고 스스로에게 묻는 나날들이었다. 정신의 병과 장애를 가진 사람들과 함께 지내며, 가지각색의 사람과 만나고, 그 사람들의 병과 생활을 통해 알아차린 「작업치료란 무엇인가」를 정리한 것이 이 책이다.

1972년, 대학의 공학부를 졸업했다. 때는 바로, 일본에 어떠한 새로운 변혁이 일어날지도 모른다는, 불확실한 기대와 예감, 착각의 태풍이 몹시 거칠게 불어댄 뒤였다. 조선소의 아크(arc)의 섬광과 연기 속에서, 현대의 배를 만드는 목수들과 철의 고래(원유 탱커)를 만드는 한편, 중도의 뇌성마비 동료들과 함께, 장애가 있어도 마을에서 살자는 운동 「흙의 모임(土の会)」 활동을 계속했다. 최초의 생활의 출항이었다. 「흙의 모임(土の会)」은 학창시절, 그 갓난아기의 첫 울음 소리의 시기부터 관련된, 자신의 작업치료관의 원점이기도 하다.

스스로 설계에 종사한 철의 큰 고래가, 수문을 열고 대양으로 놓아 주면 유연히 헤엄치기 시작한다. 「Starbord 35°! (키를 우로 한껏 꺾어라)」, 전장 300 m, 폭 50 m, 총 톤 수 30만 톤의 철의 큰 고래가 천천히 큰 고동 소리를 울리며 오른쪽으로 선회한다. 「Midship!(선박에서 바꾸어 왔던 방향 · 속력 따위를 일정하게 유지하려고 할 때의 구령: 좋아, 지금 이대로)」, 키이(紀伊, 일본의 옛 지방 이름, 지금의 와카야마현 대부분과 미에현의 일부) 수도를 벗어나 남남서로 침로(針路)를 잡는다. 오랫동안, 그 철의 고래 만들기와 장애가 있어도 마을에서 함께 살자는 운동은 함께 서로 지지하고 있었다. 그러나 철의 큰 고래의 등에 서서 뒤돌아 보는 일본은, 차츰 그 자연의 색조를 잃어버려 모습을 바꾸기 시작하고 있었다. 장애가 있어도 함께 마을에서 살자는 「흙의 모임(土の会)」의 원점을 자신의 생활로 하기 위해, 2번째의 항해를 생각하게 되었다.

공시적이라고도 말할 수 있는 재활치료와의 만남으로, 작업치료와 물리치료의 차이도 충분히 이해하지 못한 채, 작업치료사 양성교로 입학하여, 새로운 선박 여행에 필요한 작업치료사의 패스포트를 손에 넣었다. 일본에 작업치료사가 탄생한 지 불과 15년 남짓, 아직 동료가 전국에 1,000명(정신과 영역에서는 200명)도 채우질 못한, 1980년대 초두의 일이다.

그리하여, 새로운 항해는 1,000명이 넘는 규모를 자랑하는 정신병원 속에서, 마음의 병과 생활이라는 미크로(micro)의 세계로의 여행이었다. 역동정신의학에 기초하는 커뮤니케이션으로서의 작업치료에 대한 최초의 수로 안내원으로서, 병 또는 스스로의 병에 직접 기인하는 장애뿐만 아니라, 사회와의 접점에서 생기는 큰 불이익이라는 장애를 뛰어 넘고자 하는 사람들과 지냈다. 마지막 거처가 될 예정이었다. 그러나 여러 가지 운명과 인연이 있어, 함께 일을 하는 동료들에게 폐를 끼치면서, 1990년대의 시작과 함께, 생활한다는 것이란 무엇인가라는, occupational therapy의 원류를 찾아 3번째 여행을 떠났다.「과학자가 농민이 되고, 농민이 과학자가 되지 않는 한, 농업문제는 해결되지 않는다」라고 인도의 농업 개혁을 호소한 간디의 말이, 일본의 정신과 작업치료 문제를 해결하는 하나의 길이라 믿고 오른 여행길이었다.

작업치료는 응용의 학문이다. 작업치료 이론은「작업환경 및 작업활동, 작업을 매개로 하여 생기는 대상(対象)관계가, 사람의 심신의 건강에 미치는 영향, 그 현상적 사실과 그에 대한 인식을 통일적으로 정리하여, 많은 사람에게 납득이 가도록, 실제 작용의 근거로서, 절차를 새로 구성한 지식과 기술의 체계」라 말할 수 있을 것이다. 그러나 작업치료는 서재과학으로서 성립될 정도의 유산을 가지지 못하고, 실험과학으로서 시행 · 확인할 정도의 자산도 없으며, 생활이라는 대상과 수단의 풍요로움으로 인해 아직 충분한 체계화에는 이르지 못하고 있다. 그 대신, 다행히도 작업치료의 주변에는 인간의 마음 또는 신체 및 생활을 각각의 시점에서 파악하는 서재과학이나 실험과학의 시도가 무수히 있다. 무엇보다도 더 작업치료의 임상이라는「질의 사실」이 있다.

본서는「작업치료란 무엇인가」를 계속 되물어, 현상을 통해 보여지게 된 것, 스스로의 경험을 통해 확인된 것을, 언어로 나타내는 시도의 하나다. 아는 것을 언어로 하면, 그 뒤에 있어 아직 모습을 나타내지 않는 본질이 나타난다. 1장에서는 사람과 작업활동의 관계, 2장에서는 작업치료를 통한 정신과 재활치료의 흐름, 3장에서는 병을 앓는다는 것과 장애에 대해, 4장에서는 작업치료란 무엇인가, 그 목적과 역할에 대해 서술한다. 그리고 5장에서는 작업치료의 치료 · 원조 구조와 개개의 요소의 특성을 나타내고, 6장에서는 응용의 학문인 작업치료와 관련 깊은 이론 · 치료를 소개한다. 7장은 작업활동을 사용하여 원조하기 위한 평가의 방법과 치료 계획, 8장에서는 어떠한 형태로, 어디서, 무엇을 목적으로 원조하는지, 그 실제를 나타낸다.

본서를 쓰며 맨 처음 벽에 부딪친 것은, 쓰기 시작한 지 2개월 째, 봄이었다. 신체가 파악하고 있는 것을 언어로 하면 무언가 달라져 버리는 안타까움에, 언어가 멈추었다. 그때, 지인인 Kashinath · 키무라(木村) 부부를 찾아가 인도로 여행을 갈 기회가 있었다. 젊은 친구들과의 여행이었다. 산등성이의 저편으로부터 태양이 떠올라, 엷은 먹색의 강 수면이 황금색으로 빛나기 시작하는 강가(Ganga)의 아침, 빙하가 녹아 흐르는 물로 목욕을 하고, 낮에는 강하게 내리쬐는 햇살 속을 걷고, 밤에는 하늘에 뜨는 은백색의 달과 강의 수면에 비치는 유백색의 달, 2개의 달빛에 감싸여 지냈다. 태어나 살아간다는 것, 병을 앓는다는 것, 늙는다는 것, 죽는다는 것, 감상을 훨씬 뛰어 넘은 인간과 자연의 조화 속에서, 어수선한 일상을 탓하며 조금 닫고 있던 신체성을 되찾았다.

지금, 사람의 손을 통해 인도로부터 도착한, 손바닥에 꼭 맞는 강가(Ganga)의 하얀 달걀과 같은 돌을 손에 들고, 마지막 원고를 마치고자 한다. Asılam의 석비에 새겨진 말을 떠올리며…

BE GOOD DO GOOD

1996년 10월 10일 일본 맑음, 코스모스 흔들리는 가을의 교토에서

야마네 히로시(山根 寛)

추기 : 70년대, 80년대, 90년대, 이렇게 10년 단위의 새로운 출항을 함께 한 가족과 제멋대로 구는 나를 용서해 준 많은 친구, 동료들에게 감사하며. 아직 여행은 계속된다.

차례

CHAPTER 01

사람과 병

CHAPTER 01

사람과 병

"앗, 지장보살님이다"

벚꽃이 피기엔 아직 이르고, 잎이 바람에 나부껴 빛나는 화창하고 맑게 개인 이른 봄의 오후. 산젠인(三千院)의 이끼 낀 정원의 한쪽 구석에 고개를 갸우뚱하듯 바싹 붙은 작은 돌의 지장보살이 2개. 지금이라도 당장 싹틀 듯이 부풀어 오른 나무숲 사이로 넘쳐 흐르는 햇볕을 쬐며 미소를 띠고 있다.

…………………………………….

"좋겠다~ 돌로 된 지장보살님이라도~ 자기가 있을 곳을 확실히 가지고 있어"라고, 사람들의 시선이 신경 쓰이는 K씨가 불쑥 이야기했다. 모두 발걸음을 멈추었다. 그 누구도 대답하지 못하고 침묵.

…………………………………….

"난~ 인간인데도~ 이 병에 걸렸다는 이유로 그 어디에도 내가 있을 곳 같은 건 없어…"

…………………………………….

언제나 환청과 함께 지내는 T씨가,

"K야~ 지장보살이 되고 싶어?"

"싫어~ 그런 건~" "있을 곳이 있어서 좋겠지만, 지장보살님은 걸을 수 없어. 난 인간이니까, 내가 좋아하는 곳으로 걸어 가고 싶어"

"그렇지~ 좋아하는 곳~ 갈 수 있으면 좋지~"

…………… 이제서야 겨우 안심한 듯한 분위기가 흐르고, 모두가 걷기 시작했다.

〈작업소 멤버와의 산책에서(야마네, 2003a)로부터〉

제2판(야마네, 2003a)의 첫머리다. 그로부터 6년, 초판(야마네, 1997a)으로부터는 12년, 정신의 병을 둘러 싼 환경이 바뀌기 시작했다고는 하지만 K씨 및 T씨들의 병과 그에 따른 생활의 어려움에는 큰 변화가 없다.

돌로 된 지장보살님도 있을 곳이 있다. 하지만 그들은 정신병이라는 이유로, 정신장애라는 이유로, 자신이 안심하고 지낼 수 있는 곳마저 잃어버렸다고 한다. 병 그 자체의 고통도 있지만, 병에 걸린 괴로움, 비참함을 정말로 뼈저리게 느끼게 되는 건 이제 겨우 나은 병의 고통을 잊고 보통사람들처럼 생활하고 싶고, 일하고 싶어서 집 혹은 일을 찾기 시작할 때라 한다. 질병의 벽을 뚫고 나왔을 때 마주치는 것은 바로 세상 사람들의 마음의 벽이라 한다. 정신의 병을 앓는 사람은 병 그 자체의 고통과 함께 오해와 편견에 따른 고통을 더하여 짊어지고, 병에 따른 생활의 장애와 이해 받지 못하여 생기는 생활의 제한이라는 이중의 「마음의 아픔」에 괴로워한다.

정신병이라는 호칭을 피하여 「마음의 병」이라고 불려질 때도 있다. 그에 대해, "마음의 병, 앓고 있는 건 당신들이야"라는 말[관구(冠句)*A1]로 받아친 사람이 있었다(야마네, 2005). 「마음의 고민」은 있어도 「마음」을 앓고 있지는 않다고 한다. 『정신장애와 작업치료 - 「낫다 · 치료하다」에서 「살아간다」로』로 제목을 붙인 제3판을 시작하면서, 사람과 병에 대해 병과 생활, 건강과 장애, 정신과 신체라는 시점에서 새롭게 생각해 보고자 한다.

1-1 병과 생활

"생로병사의 괴로움은 사람을 고르지 않고 귀천이 높고 낮음의 격차와 상관없이 빈부 모두 피할 수 없다"는 카마쿠라시대(1185년경-1333년)의 승려, 잇펜 쇼우닌(一遍上人)의 "육도윤회(六道輪廻)*A2를 함께 하는 사람은 없다"로 시작되는 어록 「백리구어(百利口語)」(小林 · 개정판, 1811)의 말이다. 살아 있는 모든 자, 우리들은 그 누구도 늙어가는 것을 피할 수도, 병으로부터 도망칠 수도 없다.

사람에게 있어 병이란 무엇인가, 「앓다」라는 것, 「낫다」라는 것, 그리고 「낫다 · 치료하다」에서 「병을 살아간다」 「병도 살아간다」라는 것에 대해 생각해 보자.

태어나서 놀고 일하여 이루고
때로는 병들고 나아
생명의 등불에 나이를 먹는다.
모두가 지나는 길
생로병사의 길

의학이나 의료의 생명의 선물
목숨이 구원되고 늘어나도
병이 사라지는 것은 아니다.
치료한다기보다
병도 살아간다.
선물 받은 목숨을 어떻게 살아갈까
생활이나 삶의 질에 대한 이상적인 상태가 요구되고 있다.

생각지 못한 병
마음이나 몸의 장애는
나날의 작업을 영위하는 데 장애가 되어
생활 혹은 인생의 명주를 타지게 만든다.
사람에게 있어 병이나 장애란
나날의 작업 영위의 장애
생활 혹은 인생의 명주의 타짐

잃어버리고 손상된 나날의 영위
그 다시 한 번의 시도가
타진 데를 깁고
새로운 인생을 다시 뽑아 낸다.
치료한다기보다
병도 살아간다.

[작업치료의 시 · 다시 한 번(山根, 2008a)으로부터]

1-1-1 낫기를 원하며 – 건강이라는 환상

「의료」의 역사는 우리들 인간의 건강을 위협하고 불안하게 만드는 내외의 적(병)과의 싸움의 역사였다. 「싸움」이라는 표현이 그대로 납득될 정도로 어느 시대에서나 인간에게 있어 병(sickness)이란 불안과 공포를 일으키는 요인 중 하나다. 어떻게든 낫고 싶다고 원하고, 어떻게든 치료하려고 한다. 그 의학과 병의 싸움 속에는 인간의 질병관이 보인다.

사람은 병에 걸렸을 때, 의사에게 "고칠 수 있나요"라고는 묻지 않는다. "나을 수 있나요"라고 묻고 "치료해 주세요"라고 매달린다. 신과 부처에 대한 기도도 "어떻게든 이 병이 좋아지도록 해주세요. 낫도록 해주세요."라고 「낫기」를 기도하고 원한다.

1 병과의 싸움

아직 원인을 확실히 알지 못하고 효과적인 치료법을 찾지 못했을 시대에 결핵에 대해, 인간은 어떻게 대처했을까? 결핵으로 요양하는 아버지를 문병하는 어머니를 따라 병원을 방문한 어린아이는 아버지가 입원한 병실에 들어갈 수 없었다. 병실을 향하는 어머니의 뒷모습을 배웅하고, 아버지의 얼굴을 보지 못한 채, 감염을 피하기 위해 혼자서 병원의 정원에서 어머니가 병실에서 나오기만을 기다리며 노는 어린아이. 항결핵약을 발견하기 이전, 안정을 취하고 영양을 섭취할 수밖에 어쩔 도리가 없었던 시대, 일본 어디에서도 흔히 볼 수 있는 광경이었다. 1950년대부터 1960년대의 일이다.

결핵으로 진단을 받은 사람은 감염예방을 위해 마을에서 떨어진 결핵 요양소에 입소(격리) 될 수 밖에 없었다. 그리고 낫고 싶다는 일념으로 몇 년에 걸쳐 오직 원기를 돋우는(영양가 높은) 음식만을 먹고, 병에 지지 않을 체력을 만들었다. 다른 곳으로 옮겨다니면서 요양생활을 하는 것이 치료의 주된 수단이었다.

이는 정체(병인)를 알기 힘들고 거대한 힘을 가지고 있는 적(병)에 맞서는 내적 아군(자기 치유력)을 지원하기 위해 물자원조(영양보급)를 하는 지구전(안정과 요양)에 비유할 수 있다. 지구전이 의미를 가지지 못하는 암과 같은 만만찮은 적에 대해서는 점거당한 성채(신체)에서 적을 통째로 없애기 위해 아군도 다같이 격리시켜 가두는 병량공격(식량 보급로를 끊어 전투력을 약화시키는 공격법)과 같은 전술도 있다. 나중에 발견된 항생물질은 몸에 깃든 병의 위세를 막는 강력한 힘을 지녔지만, 숙주인 인간에 대한 침습(부작용)도 컸다.

2 범인(병인) 찾기

난치의 신체질환도 그러하지만, 정신의 병과 같이 적의 정체(병인)를 모른 채, 그 피해(증상 및 장애)를 눈으로 확인할 수 없고, 보이지도 않으며, 예측할 수 없는 병은 그 범인(병인) 찾기가 어려워서 여러 가지 차별 및 편견을 낳았다. 때로는 전설 및 신화까지 생겨나 마귀 쫓기 및 수상한 가지기도(加持祈祷)[*A3]의 대상이 되었다. 중세 말기부터 근대에 걸쳐 유럽 및 북미에서 있었던 마녀 사냥(Sallmann, 1989)이나 일본의 여우 홀림[*A4](신들림 현상)도 그 예다. 옛날만큼은 아니지만 신과 부처 등 사람의 지혜를 넘어선 힘에 대달려서라도 소원을 이루고 싶다는 생각은 지금도 사람들의 생활 속에 뿌리 깊이 남아 있다. 병은 치료하지 않으면 안 된다는「건강이라는 환상」(Dubos, 1959)의 속박 속에서 낫고 싶다는 일념으로 사람은 신과 부처에게 기대어 왔다. 동북지방의 이타코[1] 및 오키나와의 유타[2] 신앙(友寄, 1981) 등의 샤머니즘은 어떻게든 병이 낫기를 원하는, 병드는 데 더한 인간의 두려움, 신과 부처에 의지하는 마음의 표현일 것이다.

1-1-2 고친다는 것 – 병과 질병

인류는 병을 두려워하고 병을 일으키는 것을 불길한 것, 적으로 보며 박멸해야 할 대상으로 보고 싸워 왔다.

1) 이타코: 사망자, 행방불명자의 영혼 등을 자신에게 붙어 들리게 하여 그 말을 듣고 이야기하는 등의 공수를 주는 동북지방의 무당. 샤머니즘에 기초한 신앙습속상의 직종으로 영적인 힘을 가진 사람도 있다고는 하나, 고뇌하는 자의 마음을 헤아려 이야기를 들어줌으로써 그 마음을 완화시켜주는 신앙의 원점이라고도 말할 수 있는 심리 카운슬러와 같은 역할을 하고 있다.

2) 유타: 신사(神事)나 제사를 담당하는 세습 무녀 및 수장과는 달리, 유타는 일반인에 영적 어드바이스를 하는 민간 영매사(霊媒師)이다. 오키나와현과 카고시마현 아마미 제도의 무당의 한 종류로, 신과 교신하여 흉사 및 원인불명의 병, 관혼상제 등을 조언한다. 영적인 효과의 유무를 떠나 믿음으로써 정신적 치유를 얻기도 하며 오키나와에서는「의사 반, 유타 반」이라는 속담이 있다.

1 근대의학의 시작

Harvey(영국, 1578–1657)의 혈액순환론으로부터 시작되었다고 보여지는 근대의학[3]은 데카르트 철학의 심신이원론[4]이란 기계론적인 관점을 도입하여 신체를 정신으로부터 분리시켜 병(sickness)을 치료의 대상으로 객체화함으로써 눈부신 진보를 이루었다. 보편성 · 논리성 · 객관성을 추구한 근대의학은 자연과학적 질병관, 환원적 수법으로 여러 가지 질병의 원인을 구명했고, 수많은 감염병을 극복했으며, 새로운 진단법이나 약물, 치료법을 발견했다. Sontag(1978)이 「은유로서의 질병」이라 부른 결핵을 그 고통으로부터 해방시킨 것도 「의료」의 힘이다.

2 근대의학의 번성과 쇠퇴

그러나 자연과학적 질병관은 병을 인간으로부터 분리시켜 질병 · 질환이라는 이름으로 객체화하여 많은 성과를 거두었지만, 다른 한편으로는 병이나 장애를 안고 살아갈 수밖에 없는 개인 및 그 생활, 반드시 찾아 올 노년 또는 죽음과의 대립과 같은 사람의 인생에 있어 중요한 사실을 우리들의 시선에서 멀어지게 하였다. 때문에 새로운 문제가 일어나고 있다. 그것은 의학의 무기인 자연과학적인 합리주의가 추구해 온 보편성 · 논리성 · 객관성으로 인해 대상자 OO씨라는 개인의 주관성 혹은 병에 고통받고 있는 OO씨에 대한 공감성(상호관계)으로부터 눈을 돌림으로써 생긴 우리들 자신의 「생활의 질」이라는 의미의 상실이다.

사람은 「건강이라는 환상」(Dubos, 1959)의 속박으로부터 스스로를 해방시키고 병과 잘 어울려 지낼 수 있도록 생각하지 않으면 안 되는 시대를 맞고 있다.

3 병과 질병 · 질환

의료기술은 나날이 진보하고 새로운 진단법 및 약물, 수술법을 개발하고 있다. 그러나 치료의학의 눈부신 진보에도 불구하고 병자도 장애아도 줄지 않고 있는 것 또한 사실이다. 왜 일까? Terminal care나 원인 불명의 것, 원인은 알고 있어도 완치하기 어려운 난치병 등, 치료의학의 한계를 뛰어넘는 문제 및 질병 · 질환[5], 장애도 있다. 그리고 연명 · 구명치료 기술의 진보에 의해 질병구조는 감염병에서 난치병 및 만성질환으로 변화하였고, 그 위에 저출산–고령화라는 피하기 어려운 사회구조의 변화와 더불어 구명 · 연명에서 만성질환과 장애

---

3) 근대의학 : 유럽에서 발달한 현대 서양의학을 가리키며, 주요 대학의 의학부에서 가르쳐 일반병원에서 실시되고 있는 의학을 말한다. 그리스 의학(그리스 · 이슬람 의학) · 아유르베다(ayurveda, 전통 인도 의학) · 중국 의학(중의학, 한방의학 등)과 같은 전통의학 및 민간요법 등 대체 의료와 대비하여 사용되고 있다.

4) 데카르트 철학의 심신이원론 : 데카르트(Descartes, 프랑스, 1596–1650)의 「정신은 물체에, 물체는 정신에, 그 어떠한 의미에 있어서도 의존하지 않는다」는 말에서 볼 수 있듯이, 사람의 본질은 의식의 주체(마음)에 있다고 하는 생각 방식으로, 마음 또는 마음이 관련되는 문제를 과학적으로 다룰 수 없다고 보고 과학의 대상으로부터 따로 떼어 놓음으로써, 사람의 정신을 제외한 모든 현상을 과학의 대상으로 삼았다.

5) 질병 · 질환 : 다소의 뉘앙스의 차이 등으로 각각 문맥상 습관적으로 사용되고 있지만, 질병, 질환은 둘 다 병적인 조건하에서의 생명현상(의치약출판 최신의학 대사전 제3판, 2005)을 나타내는 유의 개념.

의 관리, 심신의 기능 유지, 생활의 질 유지 · 개선으로 변화하는 등, 「치료하다」라는 것을 목표로 해 온 의학 · 의료의 목적도 크게 바뀌지 않으면 안 되게 되었다.

「생명의 선물」이라 불리는 이식의료[6]에서 병이나 부상으로 잃어버린 장기나 조직을 만드는 재생의료[7]로, 새로운 생명 유지를 향한 길을 걷고 있는 첨단의료로 선물 받은 목숨, 구원된 목숨을 살리기 위해서는 병이나 장애를 가지면서도 생활하는 건강의 관리를 빠뜨릴 수 없다. 근대의학의 연명 · 구명치료의 기술 진보가 병이나 장애와 더불어 생활하지 않으면 안 되는 상황을 더욱 증가시키고 있다는 역설적인 현실이 있다.

지나친 의료는 일상생활을 제한하고, 그에 따라 잃어버리는 것 또한 크다. 신체의 병이라 할지라도 죽지 않는 대신 병이나 장애를 관리하면서 생활하는 시간이 늘어나 단순히 신체적 질병관에 기초하는 대처로는 대응할 수 없어졌다. 또한 생명의 선물로 각광을 받았던 이식도 산다는 희망을 주는 동시에 새로운 갈등을 가져온다. 이는 「나는 누구? 나란 무엇이지?」라는 타인의 신체(장기)에 의해 살게 된 자신을 향한 질문, 자기동일성의 동요다. 병을 어떻게 받아 들여서 살아갈까라는 것이 당사자에게도 의료종사자이게도 중요한 문제가 되었다. 죽음을 연기한 대신에 병 또는 장애를 안고 살아가는 시간이 늘어난 것에 다른, 의학 · 의료에서는 대처할 수 없는 새로운 과제라고도 말할 수 있다.

그것은 어쩔 수 없이 병이나 장애를 안고 살아가게 된 개인 및 그 생활, 반드시 찾아 올 노년 및 죽음과의 대립과 같은 인생에서의 중요한 현실을 우리들의 시야로부터 멀리 떼어놓은 데 따른 문제인 것이다.

병에는 「질환(disease)」과 「질병(illness)」이라는 두 개의 관점이 있다. 이 두 가지의 관점이 재활치료의 실천에 있어 어떠한 차이를 낳을까. 병이나 장애를 가진 사람의 생활을 사는 보람이 있는 생활 방식에 시선을 맞추어 원조를 하는 재활치료에서는 대상으로서 객체화되어 왔던 「질환」과 「질환의 치유」라는 관점으로부터, 「질병」과 「병을 앓는 사람의 보람찬 생활, 인생」이라는 관점으로 바꿀 필요가 있다. 「질환」에서 「질병」이라는 관점으로 바꿈으로써 「보편성 · 논리성 · 객관성」과 같은 자연과학적 관점으로부터 「개별성 · 다의성 · 주관성 · 상관성」과 같은 개개의 사실에 관심을 돌린 현상학적 관점이 가능해진다(그림 1-1-1).

1-1-3 병을 살아간다. - Recovery로의 길

아픈 자에게 있어 병(illness)이란, 그것이 정신적인 것이든 신체적인 것이든, 매일의 삶 또는 생활 방식에까지 영향을 미치는 주관적 체험이다. 「건강이라는 환상」의 속박, 「낫다 · 치료

6) 이식의료 : 이식의료는 기능하지 않게 되었거나 damage를 입은 신체의 조직 및 장기를 옮겨 심는 것으로, 자기 조직을 사용하는 자가이식, 자신 이외의 조직 및 장기를 사용하는 타가이식, 조직 및 장기의 제공자가 살아있는 생체이식, 제공자가 사망한 시체이식 등이 있다.

7) 재생의료 : 재생의료는 병이나 부상으로 잃어버린 장기 및 조직을 환자 본인의 미분화 세포 배양 등으로 재생시켜 신체의 부품을 만드는 의료를 말한다. 이식의료의 장벽이었던 거부 반응에 대한 걱정이 없다고 한다. 이미 혈관 및 피부, 뼈 등의 재생이 성공되었다.

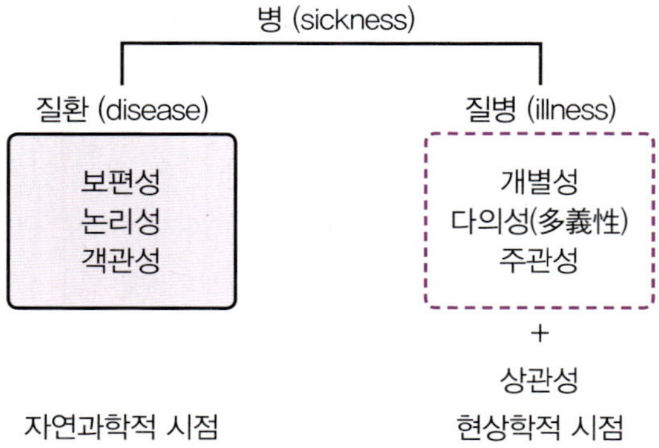

그림 1-1-1 ● 「질환」과 「질병」

하다」라는 것에 구애되는 마음을 버려야만 한다는 현실에 마주치게 될 때 사람은 자신의 병을 치료받는 환자라는 수동적 대상이 아니라, 병을 어떻게 받아들이고 살아가는가와 같은 생활자로서의 자세가 요구되는 주체적 대상이 된다.

1 「회복」의 의미

「낫다 · 치료하다」, 즉 「회복」이란, 잃어버린 것을 되찾는다던가, 원래의 상태가 되는 것을 의미한다. 정형외과 영역에서 시작된 고전적 재활치료에서 기능회복훈련 등과 같은 명칭을 사용했듯이, 병에 동반되는 심신기능의 장애 및 그에 기인하는 활동제한을 원래의 상태로 하는(낫다) 것을 목표로 「회복」이라는 단어가 사용되었다. 그러나 그렇게 「낫다 · 치료하다」는 것을 주목적으로 한 의학모델 치료가 막다른 길에 부딪히게 되면서, 재활치료에 있어서도 낫지 않는 것을 어떻게 할 것인가라는 과제에 직면하게 되었다.

그 문제 해결의 장은 사회적 재활치료와 지역생활지원으로 넓어져, 병이나 장애의 관리, 그 위에 예방과 건강한 생활을 시야에 두고, 어떻게 바람직한 상태로 살고 생을 마무리 지을 수 있는가와 같은 생활의 질과 양(QQOL: quantity and quality of life)을 고려해야 한다는 새로운 과제가 더해졌다.

병이 낫지 않아도, 기본적 심신의 기능이 원래 상태로 되돌아가지 않아도, life 즉 생명 및 생활, 인생의 질의 개선을 꾀하는 것 또는 그 사람 나름의 생활을 획득하는 것을 rehabilitate(본디 상태로 되돌리다)의 넓은 개념으로써 받아들이게 되고, 「회복」도 그러한 의미로 쓰이게 되었다.

2 「Recovery」라는 개념

그리고 증상이 나아도 재연 · 재발을 포함한 소강상태와 같은 의미를 지닌, 「관해[*A5]」라는 용어가 사용되는 정신질환 및 정신장애에 대해서도, 병이 낫지 않아도 「회복」할 수 있다는 개념이 사용되기 시작했다. 그것은 정신장애자 대신 스스로를 consumer(소비자)/survivor(생존자)/user(이용자)라 부르는 당사자의 self-help 활동 속에서, 자기 나름대로의 생활을 되찾는 경과를 기록한 수기에서 태어난「recovery」[8)]라는 개념이다(Anthony, 1991 : 野中, 2000). 질병에 의해 사회로부터 뒤처진 사람들에 대한 지원을 중요하게 생각하는 사고 방식이 나타나기 시작한 것이다.

이 정신질환으로부터 회복한 당사자의 수기에서 탄생한「recovery」라는 개념은 학술적으로 정의된 것은 아니다. 정신질환 및 그에 동반하는, 사는 데 지장이 있는 사람 자신이 병에 기인하는 활동의 제한 및 참여의 제약을 받으면서도 여러 가지 사건 및 경험을 계기로 자신의 생각 방식, 모든 일에 대한 대처 및 살아가는 자세, 가치관, 감정, 목적, 생활에서의 기능, 역할 등이 변하여, 자신이 납득하고 만족하는 생활 방식을 취하고, 자신의 인생에 대한 의미와 목적을 창조해 내는, 그 과정 전체를「recovery」라 한다. 치료 · 원조 관계라는 시점에서 보면, 필요한 원조를 제공하는 의학 모델에서의 치료자 주체의 관계에서, 회복을 믿고 곁에 다가가 충분히 검토하고 계획함으로써 더욱 높은 확률로 필요한 우연성을 제공하는 대상자 주체의 관계를 향한 전환이라고 말해도 좋을 것이다.

「Recovery」의 과정을 그림으로 나타내면 그림 1-1-2와 같은 이미지가 된다. 어떠한 상황 인자인 부하가 걸리게 되면(stressor), 자신을 보호하기 위해 주체성이 저하되고 자기를 감추게 되며, 병이라는 껍질 속에 틀어박혀 나오지 않게 된다(cover). 그 결과로서 일상생활 및 사회생활에서의 여러 가지 관계를 잃게 되고, 활동 및 참여에 지장이 일어나게 된다(disability). 그 병에 동반되는 제한 및 제약을 받으며 병과 자신이 대립함으로써 스스로가 얽매여 있음을 깨닫게 되고(discover), 자신의 생각 방식, 모든 일에 대한 대처 및 살아가는 자세, 가치관, 감정, 목적, 생활에서의 기능, 역할 등이 변하게 되며(recover), 자신의 생활 재건을 위해 주체적으로 행하며 시도하는(independent approach) 과정이라 말할 수 있다. 표 1-1-1은 recovery의 과정 속에서 당사자 자신이 변화했다고 말하는 요소다.

치료 및 개입이라는 시점에서 보면, 환자(patient)라는 치료(cure)나 간호(care)의 대상이었던 자가 병이나 장애는 가지고 있지만 그 상황을 살아가는 자(person who lives with disease)로서 자기 스스로가 대처(cope)하고 그 위에 병이나 장애의 유무를 뛰어넘어 협동(cooperate)하며 함께 사는 공생으로 향하는, 그러한 큰 패러다임의 변화에 해당한다.

1-2 건강과 장애

정신장애라는 말은 여러 가지 뉘앙스를 가지고 이야기되어 왔다. 이른바 정신병이라 불리는 정신질환의 총칭으로서 사용되거나, 정신기능의 이상을 가리켜 사용될 때도 있다. 정신질

8) Recovery : 정의된 것은 아니지만, 정신질환으로부터 회복한 당사자의 수기에서 태어난 개념으로 개인의 태도, 가치관, 감정, 목적, 기량 등이 변화하여, 장애를 뛰어넘어 새로운 인생의 의미와 목적을 찾아내는 과정을 가리켜 사용되는 하나의 개념.

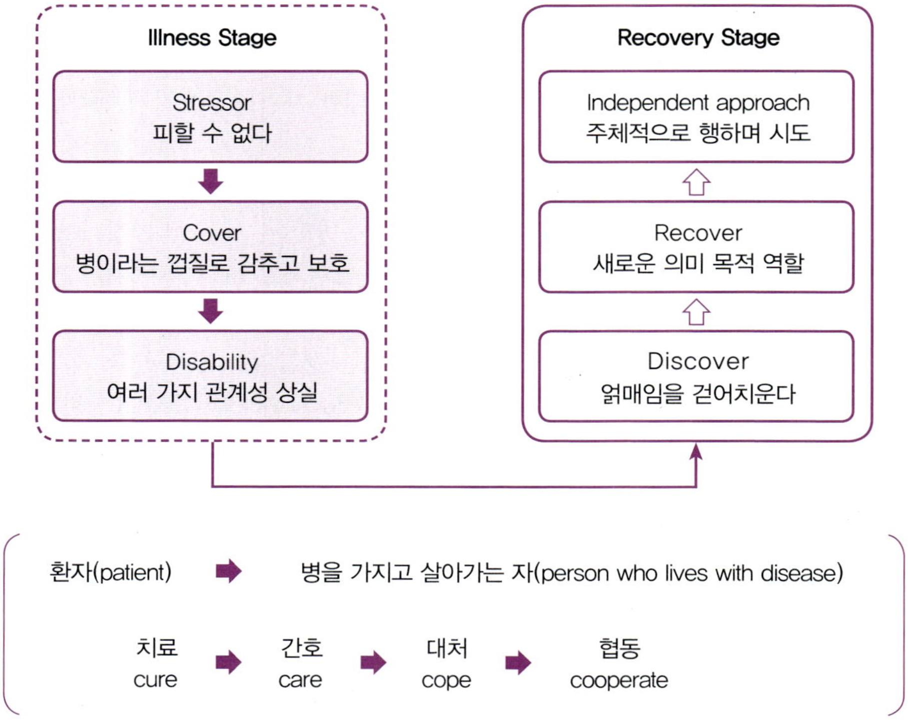

그림 1-1-2 ● 「Recovery」의 이미지

표 1-1-1 ● Recovery 과정 속 개인의 변화 요소
질병이나 장애, 살아가는 방식 등에 대한 자신의 생각 방식
질병이나 장애에 대한 대처 또는 임하는 자세
살아가는 자세
모든 일에 대한 가치관
모든 일에 대한 감정
매일의 생활 및 인생의 목적
생활에서의 기능 또는 기량
가정 및 사회에서의 자신의 자리매김 또는 역할

환에 대한 오해 및 오해에서 생긴 편견 · 차별도 있어, 이유 없는 편견 · 차별에 의해 인권이 침해되는 경우도 있다. 때문에 법이 개정될 때마다 그 정의가 문제시되며, 여러 가지 논의가 이루어져 왔다.

정신의 병 · 장애

- 정신의 병이란 무엇일까?
- 정신의 장애란 무엇일까?
- 신체의 장애와 무엇이 같으며 어디가 다를까?
- 작업치료로 무엇을 할 수 있을까?

1-2-1 장애를 파악하는 방식 - 생활기능이라는 시점

정신장애를 정의하는 것은 편견이나 차별의 구조를 낳을 위험성이 있다. 왜냐하면 일본의 정신보건 역사에서 볼 수 있는 치안과 수용이라는 요소를 부정하기 어려운 치료구조의 자취가 아직도 존재하는 상황을 고려하지 않을 수 없기 때문이다. 국제적으로 질병이나 장애, 건강상태 등에 대한 분류가 정리되어, informed consent가 침투되기 시작했다고는 하지만 아직 정신장애를 정의하는 것에 대한 치료자 측의 심리적 저항(臺, 1984 ; 1985)이 완전히 없어진 것도 아니다. 이러한 여러 가지 일이 정신의 장애를 신체적 장애처럼 일반화시켜 말하기 힘들게 해 온 것 또한 사실이다.

그러나 재활치료의 본래 의미를 이해하고 실천하기 위해서는 병과 장애의 관계, 그리고 장애라는 마이너스 측면뿐만 아니라 생활의 기능 전체로서 각기 무엇이 어떻게 영향을 주고받고 있는지를 이해하는 것이 필요하다. 정신장애 재활치료에 종사하는 자에게 공통된 과제는 말하는 방식에 따라 정신장애에 대한 편견이나 차별을 구조화할 위험성이 있다는 것을 양해하고 이를 뛰어 넘는 문화를 구축하는 것이다. 장애가 올바르게 이해되어, 「병으로서의 치료」 「장애에 대한 재활치료」 「이용자 주체의 서비스 상태」, 그리고 질병 및 장애가 환경과의 상호성에 의한다는 개념이 명확해질 때 정신장애에 대한 오해를 해결하게 되고 「recovery로의 길」을 열게 되는 것이다.

신체장애가 신체 활동의 부자유(신체기능장애)로부터 생기는 것이라면, 정신장애는 뇌 활동의 부자유(정신기능장애)로부터 생기는 것이라 말할 수 있다. 이러한 정신장애의 특성을 이해하고, 「병으로서의 치료」 「장애에 대한 재활치료」 「이용자 주체의 서비스 상태」를 생각하는 공통의 기반으로서 생활기능 및 장애에 관련된 요소를 구조로서 파악할 필요가 있다.

1 국제장애분류

WHO가 1980년에 제시한 국제장애분류 ICIDH(international classification of impairments, disabilities and handicaps) (WHO, 1980)는 14개 국어로 번역되어 임상 및 정책에 널리 이용되어 왔다. ICIDH 초판은 병과 장애를 나누어 생물학적 레벨의 기능장애

(impairment), 개인 레벨의 능력장애(disability), 사회적 레벨의 사회적 불리(handicap)가 다른 개념임을 밝혔다. 이 장애구조 모델은 임상으로의 응용 과정에서,

① 장애를 병의 제귀결(諸歸結)로 하는 의학 모델이다.
② 기능장애, 능력장애, 사회적 불리라는 부정적 용어를 사용하고 있다.
③ 그림이 경시적(시간의 경과와 함께 변화가 일어남을 뜻함) 인과관계를 떠올리게 한다.
④ 개인의 능력 및 환경인자 등의 영향을 고려하지 않고 있다.

와 같은 몇몇 문제가 지적되었다.

그러나 장애를 구조(그림 1-2-1)로서 파악할 때 기능장애에 대한 치료, 능력장애에 대한 학습 및 훈련, 사회적 불리에 대한 원조와 환경조정과 같은 개입이 분명해지고, 임상에서는 만성질환 및 후유장애에 대한 재활치료에서 큰 역할을 하게 된다. 생활기능과 장애를 구조로 파악한다는 것은, 장애(disability)를 경감시키고 그 사람이 가지는 능력(ability)을 살려 가능성으로서의 능력(capability)을 열고 생활의 재건(life style redesign)과 자율과 적응(self control & adaptation)을 원조하는 재활치료의 실천에 있어서 큰 의미를 가진다. 지적된 문제를 해결하기 위해서는 구조를 장애 상호의, 그리고 개인인자 및 환경인자와의 상호성을 지닌 것으로, 다시 말하면 장애라는 마이너스 측면뿐만 아니라 생활 기능의 플러스 측면을 가미시킨 구조로서 파악할 필요가 있다.

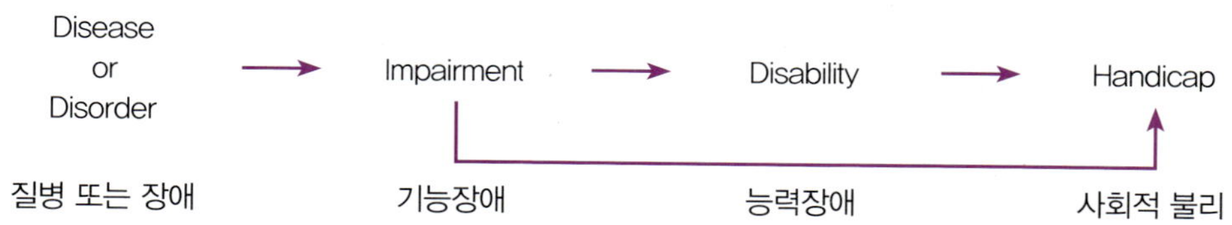

Impairment 기능장애	보건활동의 경험 중, 기능장애란 심리적, 생리적, 또는 해부적 구조 및 기능의 어떠한 상실 또는 이상이다.
Disability 능력장애	보건활동의 경험 중, 능력장애란 인간으로서 정상으로 보는 방법이나 범위에서 활동해 나가는 능력의(기능장애에 기인하는) 어떠한 제한 및 결여이다.
Handicap 사회적 불리	보건활동의 경험 중, 사회적 불리란 기능장애 및 능력장애의 결과로서, 그 개인에게 생긴 불이익(disadvantage)이며, 그 개인에게 있어(연령, 성별, 사회 · 문화적 인자로부터 보았을 때) 정상적인 역할을 완수하는 데 제한을 받거나 방해를 받는 일이다.

(표의 설명은, 佐藤久夫, 1992)

그림 1-2-1 ● WHO에 따른 국제장애분류 ICIDH

2 정신장애와 구조론

국제장애분류 ICIDH에 기초한 우에다(上田) 모델(上田, 1981)이 계기가 되어 정신보건영역에서도 장애구조모델이 제창되었지만(蜂矢, 1981 ; 臺, 1985), 장애 특성의 차이 등으로 인해 정신장애에 대한 장애구조 논의는 진전되지 않았다.

그러나 1988년「정신보건법」시행 후에 잇따른 법 개정이 따라 정신장애 구조는 정신질환의 치료와 정신장애에 동반되는 생활상의 장애에 대한 재활치료 및 복지적 처우의 일관된 체계화를 꾀하는 것으로, 다시 한 번 정신장애 구조를 논의하게 되었다. 질병 및 장애를 가진 사람들의 사회참여 촉진을 위해서는 조기 치료, 조기 재활치료에 의한 퇴원촉진부터 지역생활 지원까지 일관된 원조 시스템이 필요하며, 그러한 실천을 위해서는 공통의 개념과 용어, 재활치료 모델로서의 장애구조 모델이 요구되었다.

이러한 경위가 있어, 1990년대 중반부터 ICIDH의 문제점을 고려한 여러 가지 임상 모델 및 수정 모델이 나타나게 되었다(蟻塚, 1995 ; 中澤, 1996 ; 大橋, 1997 ; 安齋, 1997 ; 山根, 1996 ; 1997b). 작업치료 및 정신장애 영역에서도 ICIDH의 수정 및 사용 방법에 관한 논설이 몇몇 보였다(Polatajko, 1992 ; Martini, Polatajko & Wilcox, 1995 ; Fougeyrollas, 1993 ; 日本精神障害者リハビリテーション学会, 1996 ; 1997).

IMMD(interactional model of mental disability and health) (그림 1-2-2)도 재활치료에 관련된 모든 직종과 직무 영역을 뛰어 넘은 공통의 이용을 목적으로 한 임상 모델의 하나로, ICIDH의 과제를 수정시킨 실천적 모델로서 개발되었다(山根, 2001 ; Yamane et al, 2001).「심신의 상태」「생활활동」「사회참여」라는 3개의 차원과「개인인자」「환경인자」라는 2개의 인자로 구성된 IMMD는 ① 3차원이 독립하면서도 상호에 영향을 미친다, ② 2개의 인자가 3차원에 영향을 미친다, ③ 개인의 심신 상태에 대해 질환명이 붙음으로써 사회참여에 영향을 미칠 수도 있다, 라는 정신장애의 특성을 될 수 있는 한 일반적으로 알기 쉬운 용어를 사용하여 시각적으로 나타낸 것이 특징이다.

3 국제생활기능분류

ICIDH 그 자체도 검토되기 시작하여 2001년 WHO 총회에서 국제생활기능분류(ICF: international classification of functioning, disability and health)[9]로 개정이 결정되었다. 개정된 모델(그림 1-2-3) (장애자복지연구회, 2002)은 인간과 환경과의 상호 작용을 기본적 틀로써 사람의 건강상태를 계통적으로 분류한 것이다.

ICF는 크게「생활기능과 장애」와「배경인자」의 2분류로 구성되며, 생활기능(functioning)은

9) 국제생활기능분류(ICF: international classification of functioning, disability and health) : 1980년에 WHO(세계보건기관)가 시안으로 발행한 국제장애분류 ICIDH의 개정판. 약 5년간에 걸쳐 계통적 field trial과 국제적 논의를 거쳐 개발되어 2001년 5월 22일에 제 54회 세계보건회의(WHO 총회)에 의해 승인되었다. 사람의 건강과 장애에 관해 공통언어와 개념적 틀을 제공한 것.

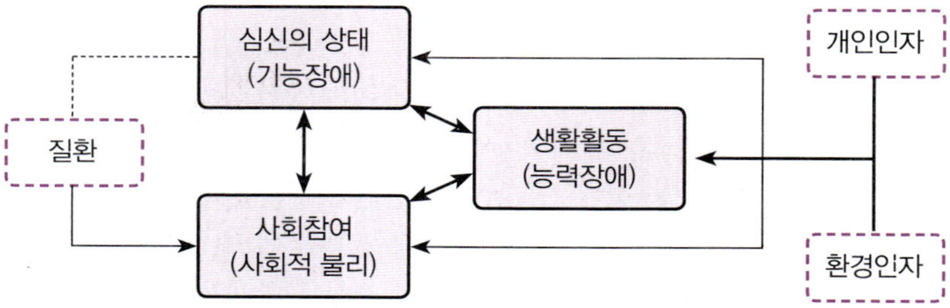

심신의 상태 Mind and body condition	신체구조, 신체나 정신의 기능의 상태 또는 특성을 말한다. 그 제약이 기능장애로, 병인 혹은 발생형태에 상관없이, 약물의 부작용과, 2차적인 것을 포함한 신체구조 및 신체 혹은 정신기능의 상실 또는 이상
생활활동 Activities in daily living	개인의 기본적인 생활에 관련된 신체적 · 정신적 활동을 말한다. 그 제약이 능력장애로, 미경험, 경험부족 등을 포함한 개인레벨에서의 활동의 질적 · 양적 지장. 개인의 사회로의 관여의 종류와 정도를 말한다.
사회참여 Social participation	사회참여의 제약이 사회적 불리로, 직업 및 주거의 확보, 사회자원의 이용, 소득, 기본적인 인권의 행사, 사회적 역할의 수행 등의 제한, 제약, 불이익 등, 사회레벨의 장애
환경인자 Environmental factors	개인의 여러 기능에 영향을 미치는 자연환경, 인공적 환경, 법률 및 사회제도를 포함한 사회문화적 환경 및 인적 환경
개인인자 Personal factors	개인의 여러 기능에 영향을 미치는 연령, 교육력, 경험, 재능, 성격, 취미, 특기 등 그 개인의 특징

그림 1-2-2 ● IMMD(interactional model of mental disability and health)

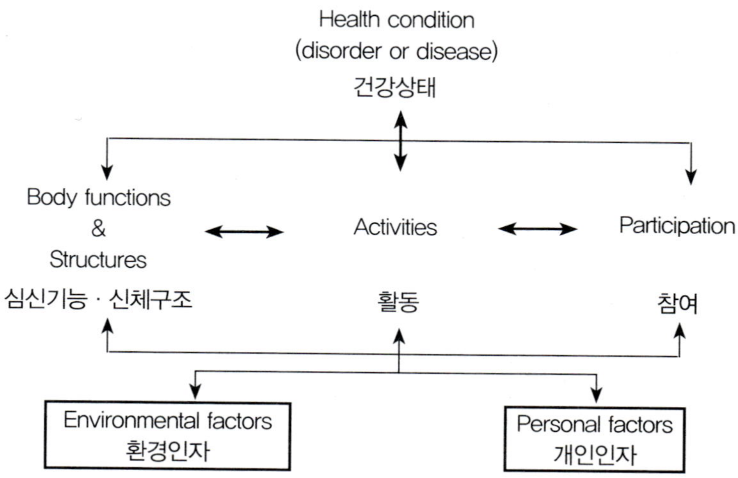

그림 1-2-3 ● ICF(international classification of functioning, disability and health)

표 1-2-1 ● ICIDH와 ICF의 비교

	ICIDH (1980)	ICF (2001)	
		긍정적	부정적
세 가지 차원	기능장애 능력장애 사회적 불리	심신 · 기능구조 활동 참여	기능장애 활동의 제한 참여의 제약
배경인자	—	환경인자(저해인자 · 촉진인자) 개인인자	

「심신기능 · 신체구조(body functions and structures)」「활동(activities)」「참여(participation)」의 3요소로, 배경인자(contextual factors)는 「환경인자(environmental factors)」와 「개인인자(personal factors)」의 2요소로 구성된다. 장애(disability)는 구조의 장애를 포함하는 「기능장애(impairments)」, 「활동의 제한(activity limitation)」, 「참여의 제약(participation restriction)」 모두를 포함하는 포괄적 용어로서 사용되고 있다.

ICF의 하위 분류는 활동과 참여의 관계 및 개인인자에 관한 것 등, 아직 미해결된 부분 또한 있지만, 그 개념적 틀은 국제적으로 승인된 유일한 공통개념, 공통용어이며, 생활기능을 환경과의 상호작용으로서 보는 시점은 중요하다.

심신의 기능 및 그 장애의 상태는 환경에 의해 변화한다. 심신기능이 똑같은 상태라 할지라도 그 사람이 어떠한 배경(개인인자)을 가지고 어디서 누구와(환경인자) 생활하는가에 따라 매일의 생활 속 활동 및 참여의 상태가 달라진다. 예를 들면, 정신분열증의 환청 및 관계망상, 치매 고령자의 행동심리증상(BPSD, behavioral and psychological symptoms of dementia) 등, 정신인지기능의 장애는 환경의 영향을 크게 받으며, 어디서, 누구와, 어떠한 상태로 지내는가에 따라 달라진다. 이러한 심신의 기능 및 장애는 개인 고유의 것이 아닌 환경 등 배경인자와의 상호작용에 의하는 것으로, 한층 더, 각각이 촉진인자 또는 저해인자로도 될 수 있는 기본적인 개념이 제시되었다는 것은, 앞으로의 보건 · 의료 · 복지 · 교육과 모든 영역에 있어 큰 의미를 가져 올 것이라 생각된다. ICIDH와 ICF의 차이를 간단히 나타낸다면 표 1-2-1과 같다.

ICF의 생활기능의 구성요소와 배경인자는 표 1-2-2과 같지만, 재활치료 시점에서 보면 표 1-2-3과 같이 심신기능 · 구조, 활동기능, 참여기능의 하위분류로 나뉜다. 이 중 활동기능 분류는 작업치료에서 활동을 사용하는 원조의 시점어서 보면 생활유지기능, 작업수행기능, 대인기능, 커뮤니케이션기능, 이동기능, 그 의, 와 같은 구성으로 나뉜다.

개인인자는 성별, 인종, 연령, 그 외의 건강상태, 체력, 라이프 스타일, 습관, 생육력, 곤란할 때의 대처방법, 사회적 배경, 교육력, 직업, 과거 및 현재의 경험(과거 및 현재 인생의 사

표 1-2-2 ● ICF 제1레벨의 분류

심신기능	신체구조
신체계통의 생리적 기능(심리적 기능을 포함)	기관 · 지체와 그 구성 부분 등, 신체의 해부학적 부분
1. 정신기능 2. 감각기능과 아픔 3. 음성과 발화의 기능 4. 심혈관계, 혈액계, 면역계, 호흡기계의 기능 5. 소화기계, 대사계, 내분비계의 기능 6. 요로, 성, 생식의 기능 7. 신경근골격계와 운동에 관한 기능 8. 피부 및 관련 구조의 기능	1. 신경계의 구조 2. 눈, 귀 및 관련 부위의 구조 3. 음성과 발화에 관련된 구조 4. 심혈관계, 면역계, 호흡기계에 관련된 구조 5. 소화기계, 대사계, 내분비계에 관련된 구조 6. 요로계 및 생식기계에 관련된 구조 7. 운동에 관련된 구조 8. 피부 및 관련 부위의 구조
활동과 참여	**환경인자**
활동 : 과제 및 행위의 개인에 따른 수행 참여 : 생활 · 인생으로의 관련	사람들이 생활하고, 인생을 보내고 있는 물리적 환경 및 사회적 환경, 사람들의 사회적인 태도에 따른 환경
1. 학습과 지식의 응용 2. 일반적인 과제와 요구 3. 커뮤니케이션 4. 운동, 이동 5. Self care 6. 가정 생활 7. 대인관계 8. 주요 생활 영역 9. Community life, 사회생활, 시민생활	1. 생산품과 용구 2. 자연환경과 인간이 가져 온 환경변화 3. 지원과 관계 4. 태도 5. 서비스, 제도, 정책

(장애자복지연구회편. ICF국제생활기능분류-국제장애분류개정판. 중앙법규출판, 2002로부터 작성)

건), 전체적 행동 양식, 성격, 개인의 심리적 자질, 그 외의 특질 등이 포함된다. 때문에, 그 내용이 종교에서 이데올로기까지 포함하는 것이어서 현시점에서는 다루기 힘들다는 이유로 ICF의 분류에는 포함되어 있지 않다. 그러나 임상에서는 중요한 인자이므로 구성요소 간의 관계를 나타내는 그림(그림 1-2-3)에는 개인인자도 포함되어 있으며 표 1-2-3과 같다. 또한, 이 생활기능을 구성하는 요소와 배경인자의 관계는 임상적 시점으로부터 그림 1-2-4와 같이 나타낼 수 있다(山根, 2003b).

4 Normalization의 시점에서 본 모델

ICF나 IMMD도 개인을 중심으로 환경과의 상호성이라는 시점에서 장애를 다룬 것이지만,

표 1-2-3 ● 생활기능의 구성요소와 배경인자

분류					기본적인 내용
생활기능	심신기능(구조를 포함)			생리적	감각운동기능 · 구조
				정신적	정신인지기능
	사회기능	활동기능	생활유지기능	신변처리	식사, 배설, 수면, 몸단장, 옷 갈아입기, 입욕, 기본적인 일상생활 이동, 신변처리관련기구의 조작
				생활관리	금전, 시간, 물품, 안전 · 건강 등의 관리
			작업수행기능	일기능	Work personality에 관련된 기본 기능
				학습기능	학습의 기본이 되는 읽기, 쓰기, 계산 등
				가사기능	청소, 빨래, 정리정돈, 조리, 장보기 등
				육아기능	아동의 성장에 필요한 영양, 양호, 양육활동 등
			대인기능	이자관계	대상의 차이에 따른 친애관계 및 사회적 관계를 가진다.
				집단관계	모임의 규범 및 타인의 욕구를 이해한 상호교류
				기본교류	이웃 및 직장 등에서의 인사 또는 일상적인 대응
			커뮤니케이션기능		의사표시, 상대의 이야기를 이해한 응답기능
			이동기능		교통기관 등을 활용한 필요한 장소로의 이동
			그 외		공공 서비스, 법 또는 제도를 필요에 따라 이용한다. 즐거움 또는 취미 등 여가를 잘 이용한다.
		참여기능			개인이 일상생활 및 사회생활에 관여하는 의지 · 의욕
배경인자			환경인자		교통기관, 공공기관, 주거 등 생활환경, 가족, 친구, 지인 등의 인적 환경, 생활에 관련된 서비스, 법률, 사회제도 등 사회문화적 환경
			개인인자		성별, 인종, 연령, 성장력, 교육력, 직력, 경험, life style, 행동양식, 성격, 사용언어, 습관, 역할, 취미, 특기 등 그 개인의 특징

normalization이라는 시점으로부터 보면 재해에 대한 시각(野田, 1995)과 마찬가지로 조금 더 시야를 넓힌 장애의 파악 방식이 필요해진다. 예를 들면,「일차성 장애」「이차성 장애」「삼차성 장애」라는 생각 방식이다(그림 1-2-5).

「일차성 장애」란 병에 걸린 개인에게 직접 나타나는 장애를 말한다. ICF에서의 기능장애, 활동의 제한, 참여의 제약 등이 이 일차성 장애에 해당한다. 이러한 장애를 가진 개인을 가족

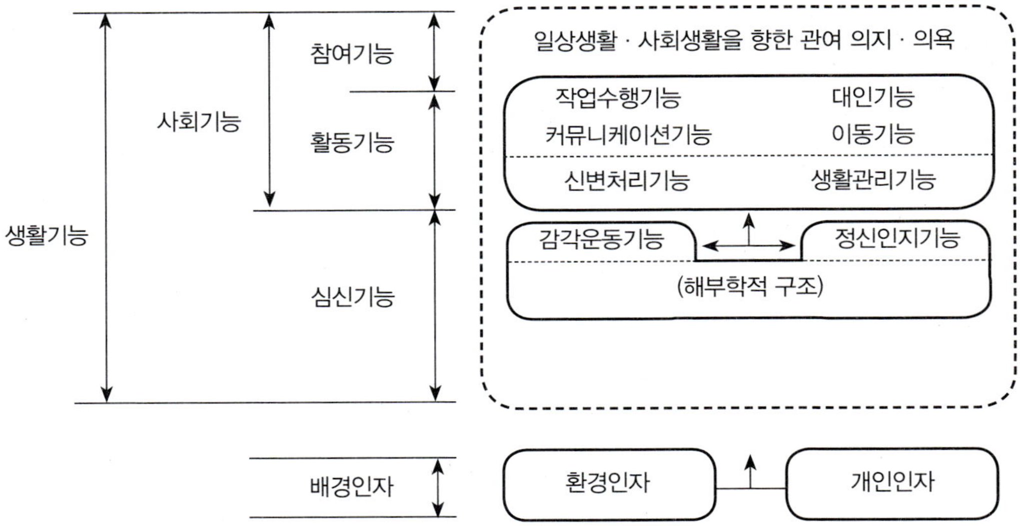

(山根, 2003b)를 개정

그림 1-2-4 ● 생활기능의 구성요소 · 배경인자의 관계

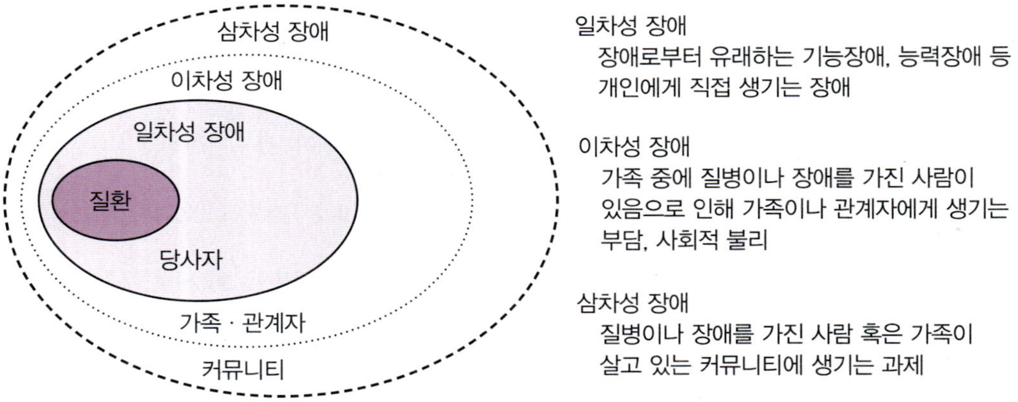

그림 1-2-5 ● Normalization의 시점으로부터 본 장애구조

의 일원 및 친구 동료로 가지는 자는 자신이 직접 병으로 고통받지는 않지만 그에 상응하는 부담을 지게 되며 handicap 또한 생길 수 있다. 「이차성 장애」는 그러한 가족 중에서 병이나 장애를 가진 사람이 있음으로 인해 가족 또는 관계를 가지는 사람에게 생기는 부담 또는 사회적 불리를 말한다. 그리고 장애의 유무와 관계없이 함께 생활하는 마을을 만들기 위한 시점에서 보면 장애를 가진 사람 및 그 가족이 안심하고 살아갈 수 있는 마을을 만들기 위해서

는 어떻게 하면 좋을까 하는 과제가 있게 된다. 「삼차성 장애」는 장애라고 말하기보다는 병이나 장애를 가진 사람 및 그 가족이 사는 지역사회에서 발생하는 과제에 해당한다.

이는 정신장애를 가진 개인에 대한 치료 및 원조뿐 아니라 정신장애자를 떠안고 있는 가족 및 그러한 가족이 사는 지역사회를 하나의 시스템으로 파악하고, 시스템 전체의 정신보건을 시야에 넣은 시각이다.

1-2-2 정신장애 - 신체장애와의 비교

정신장애는 신체장애 등 다른 장애와 비교해 보면,

① 질병과 장애가 공존한다. (질병과 장애의 공존)
② 장애는 각각 독립되어 존재한다. (상대적 독립성)
③ 장애는 상호 영향을 미친다. (장애 상호의 영향)
④ 환경, 특히 인적 환경에 의해 변화한다. (환경과의 상호성)
⑤ 기능장애도 고정된 것이 아니다. (장애의 가역성)

아울러,

⑥ 장기 입원에 의한 이차장애의 가능성이 높다. (이차장애의 가능성)
⑦ 병명이 붙음으로서 사회적 편견 · 차별이 있다. (편견 · 차별의 존재)

와 같은 특성이 있다(山根, 1997 ; 2001).

이러한 특성이 지금까지 정신장애의 치료 원조 및 지원 재활치료가 곤란한 이유와 국제장애분류 ICIDH 등 장애구조 모델의 정신장애 영역으로의 적응이 어려운 이유가 되어 왔다. 정신장애의 특성을 이해하기 위해 뇌혈관성 장애(cerebral vascular disorder, CVD)에 기인하는 오른쪽 편마비(기능장애)와 정신분열증을 다음과 같이 예를 들어 생각해 보자.

이해를 위한 중계

	질환명	뇌경색	정신분열증
상태	심신의 기능 · 구조	오른쪽 편마비, 가벼운 실어증	피해적 환청, 관계망상이 있다.
	활동	글씨 쓰기 및 식사가 자유롭지 못함	장 보러 나갈 수가 없다. 지하철이나 버스를 탈 수 없다.
	참여	직장에서 배치 전환	직장에서 퇴직을 권고받음

1 질병과 장애의 공존

오른쪽 편마비로 인해 글씨 쓰기 및 식사를 자유롭게 하지 못하게 되는 것은 뇌경색의 후유증으로서 발생한 기능 · 구조의 장애, 활동의 제한이다. 그러나 피해적 환청 및 관계망상의 영향으로 장을 보러 가거나 공공 교통기관을 이용할 때의 지장은 정신분열증의 후유장애로서 발생한 것이 아니다. 정신분열증이라 진단된 상태에 놓였기에 보여지는 것으로 정신분열증이 치료되면 없어지는 것이다. 「질병과 장애의 공존」이란 이렇듯 병의 제귀결로서 장애가 있다는 시계열적(時系列的) 관계가 아니라 병이 있다는 것 자체가 장애를 일으키는 것을 말한다. 만성관절 류머티즘 등 일부 신체질환 및 장애에서도 볼 수 있지만, 정신장애는 거의 대부분이 그러하다. 이 정신장애의 특성은 병의 치료와 장애에 대한 재활치료가 동시에 이루어지지 않으면 안 된다는 것을 의미한다.

2 상대적 독립성

환청 및 망상의 영향으로 활동에 제한을 받는 사람이 있는가 하면, 본인이 그것을 질병에 의한 것이라 받아들이고, 어떻게든 장을 보러 가고 지하철이나 버스 등을 이용할 수 있는 사람도 있다. 이렇게 기능장애가 같은 정도라 할지라도 생활 속 활동의 제한은 개개인에 따라 다르다. 또한 환청 및 망상이 없어져 기능장애가 소실되고 일상의 활동 제한이 없어졌다 할지라도 근무처로부터 정신분열증으로 입원했었다는 것을 이유로 넌지시 퇴직을 권고받는 것과 같은 참여의 제약이 남는 경우도 있다. 이렇듯 정신장애에서의 기능장애, 활동의 제한, 참여의 제약이라는 3개의 장애는 서로 인과관계는 가지지만 각각이 독립하여 존재한다. 신체장애의 경우에도 일부는 이러한 특성이 드러나는 경우도 있지만 보통은 기능장애가 없어지면 활동의 제한도, 참여의 제약도 없어진다. 그러한 의미로 「상대적 독립성」은 정신장애 특유의 것이라 말할 수 있다.

3 장애 상호의 영향

뇌경색과 그 후유장애의 경우, 오른쪽 편마비에 의해 글씨를 쓰는 것이 자유롭지 못하거나, 직장에서의 배치 전환을 선고받는다고 해서 기능장애인 마비가 심해지는 일은 없다. 즉, 신체적 기능장애로 기인하는 활동제한 및 참여제약은 보이지만, 활동제한 및 참여제약이 신체적 기능장애에 직접 영향을 미치는 일은 없다.

그러나 환청 및 피해 망상으로 인해 외출을 하지 못하고 집에 틀어박혀 있음으로써 모두에게서 감시를 받고 있는 것과 같은 피해의식이 심해지거나, 정신장애로 인해 퇴직을 권고받음으로 인해 환청이 더욱 심해지거나 하는 일이 생긴다. 즉, 정신장애에서는 기능장애가 활동제한 및 참여제약의 요인이 되는 것뿐만이 아니라 활동제한 및 참여제약이 정신적 기능의 장애에 영향을 미치는 것과 같은 경우를 볼 수 있다. 물론 이 장애 상호의 영향은 마이너스적 영향만 있는 것이 아니라 플러스적 영향 또한 있다. 정신장애의 재활치료에서는 이 플러스적 영향을 어떻게 살리는가가 초점이 된다.

4 환경과의 상호작용

예를 들어 보면, 안심할 수 있는 동료와 함께 있을 때나 긴장하지 않고 안심할 수 있는 장소에서는 피해적 환청이 거의 들리지 않고, 자신이 좋아하는 그림을 그리고 있을 때에는 관계망상에 휩쓸리는 일이 적으며, 자신을 잘 알아주는 사람과 함께라면 어떻게든 지하철을 타고 외출도 가능하고, 이해해 주는 회사에서 충분히 배려를 해주면 일을 할 수도 있는 것과 같이 활동 및 참여의 제한 · 제약, 장애의 정도는 주변 환경이 따라 크게 달라진다.

신체장애의 경우에도 이러한 환경의 영향이 있지만 정신장애의 경우는 그 영향이 매우 크며, 특히 인적 환경의 영향이 큰 것이 특징이다. 또한 신체장애의 경우, 활동 및 참여는 환경의 영향을 받지만, 기능장애가 환경의 영향을 받는 경우는 보통 보여지지 않는다. 그러나 정신장애의 경우, 기능장애도 환경의 영향에 의해 변화한다는 것이 큰 특징이라 말할 수 있을 것이다.

환경에 대한 영향은 각각이 영향을 미치는 방식은 다르지만 신체장애의 경우에도 정신장애의 경우에도 지역사회의 과제가 된다(그림 1-2-5의 삼차성 장애에 해당).

5 장애의 가역성

신체장애는「화재와 화상」의 경우처럼 질병의 후유장애로서 거의 고정된 상태로 남는 경우가 많다. 그러나 정신장애의 경우, 장애 상호의 영향 및 환경과의 상호성과도 관련되지만 환경의 변화에 의해 좋아지거나 나빠지는 경우도 있으며, 초노기관해(presenile remission)[*A6]라 일컫듯 해를 경과할수록 질병의 기세가 없어지면서 침착해지거나, 변화는 잔잔하나 시간의 경과와 함께 경감하는 경우도 많다. 이렇게 정신장애의 경우 환청 및 망상과 같은 기능장애도 절대 고정적인 것이 아니다.

6 이차장애의 가능성

정신장애의 경우, 질병으로서의 병리적 이유뿐만 아니라 사회적 입원[10)]이라 불리는 이유에 의해서도 입원이 장기화되는 경향이 있다. 또한 조기의 재활치료 체제가 충분히 정비되어 있지 않은 경우에는 안정될 때까지만이라는 이유로 폐쇄적 공간에서 지내지 않으면 안 되는 경우가 있다. 이는 개선되어야 할 사항이지만 이러한 이유로 입원을 오래 끌거나 조기 재활치료 대응이 늦어짐으로써 이차적 장애가 발생한다.

이차적으로 생기는 장애로 가장 큰 것은 금전관리 및 물품의 관리, 장 보기 및 빨래 등 수단적 일상생활동작(Instrumental Activity of Daily Living, IADL) 기능의 저하이다. 이차적 장애의 기능저하가 일상생활동작(Activities of Daily Living, ADL) 기능보다도 크게 저하하는 것을 보면 대리행위가 많은 입원생활의 영향에 의한 것이라 생각되어진다. 특히 1년 이상 입원을 하게 되면 그 경향은 현저하며, 퇴원을 저해하는 요인 중 하나가 되었다. 또한 사

10) 사회적 입원 : 1950년, 정신위생법에 의해 보호수용이 진척되어 장기입원자가 급증했다. 그 중에서 적극적으로 증상이 소실되어 사회생활에 복귀가 가능한 상태에 있음에도 불구하고 가족이 받아 들이지 않는 등의 사회적 이유로 퇴원을 하지 못하고 어쩔 수 없이 입원생활을 하고 있는 상태를 말한다. 이러한 입원생활이 장기화되어 생활기능의 저하에 의해 이차적으로 퇴원이 곤란해진 장기 입원자에 대한 처우가 큰 문제가 되고 있다.

춘기에 발병하는 정신분열증 등의 경우, 여러 가지 사회적 경험이 이루어지는 시기에 발병함으로써 요양생활에 시간을 빼앗겨 일반적으로 경험할 일이 경험하지 않은 채 경과하여 생활에 필요한 일을 적절히 할 수 없는 이차적 문제 또한 생각할 수 있다.

7 편견 · 차별의 존재

정신장애에 대해서는 아직 사회적으로 충분한 이해를 얻었다고는 말하기 힘들며 정신질환에 대한 오해가 차별 및 편견으로 이어지는 경우가 많다. 때문에 질병의 고통 이상으로 질병에 걸려 있다는 고통을 이중으로 짊어지게 된다. 그 사실이 장애 전체에 영향을 미친다.

1-2-3 병과 증상 – 증상이 말하는 것

질병이나 사고 등에 의해 일상 생활에서 정상이라 간주되는 범위를 뛰어넘어서 생기는 신체 및 정신의 기능 · 구조상의 이상한 상태를 표현한 것을 증상이라 부른다. 「낫다 · 치료하다」라는 의료의 시점에서 보면 증상은 심신기능 및 구조의 이상에 해당한다. 그러나 「병을 살아간다」는 환자에게 있어 증상은 불쾌한 것이기도 하지만 자신에게 있어 바람직하지 않은 상태를 알리는 사인이기도 하며, 특히 정신장애의 경우 더욱 바람직하지 않은 상태로부터 그 사람을 보호하는 방파제와 같은 역할을 하고 있다.

재활치료를 실시하는 사람으로서는 증상의 유무보다도 그 증상은 대상자의 무엇을 말하고 있는지, 증상이 말하는 것을 읽어 내는 것이 필요하다. 겨우 결정된 식당 아르바이트를 가기 시작한 지 2, 3일 되었을 때, 「병동의 누군가가 나를 질투해서 일을 그만두게 하려고 점장에게 전화해서 내 욕을 하고 있다」「가게의 누군가가 날 실수하게 만들어 그만두게 하려고 화장실의 청소도구를 숨겼다」고 피해를 호소해 온 사람이 있었다(山根, 1990). 정신분열증의 피해망상이라면 그 전에도 있었지만, 몇 년만의 익숙치 않은 일에 의한 긴장 또는 자신감 결핍에 의한 불안에서 오는 것일 것이다. 자신의 일은 확실히 평가되고 있는지, 무언가 뒤처리를 잘못하여 잘리면 어떡하나와 같은 불안이 그 상황으로부터 도망칠 이유로서 피해적 환청 및 관계망상(delusion of reference)을 낳는다고 생각된다. 이러한 의미로 증상은 불안으로부터 자신을 보호하는 방파제로 부를 수 있는 것이다. 불안한 상태와 그로 인한 증상이 발생하는 메커니즘을 알려고 하지 않는다면 재활치료의 지원은 시작되지 않는다.

신체의 장애든, 정신의 장애든, 증상은 나타나는 방식이 다르지만, 둘 다 그 사람을 구하기 위한 어떤 대처가 필요하다는 알림이다. 정상이라 인정되지 않는 상태를 이상이라 보기보다는, 정상이 아닌 상태의 정도를 알려주는 사인으로 받아들여, 증상이 말하는 것을 똑똑히 듣는 자세가 필요하다.

신체증상은 양적 변화
정신증상은 질적 변화 } 위기의 알림 → 증상의 소리를 듣는다.

1-2-4 약함을 살며(live) 건강함을 살린다(make the most). – Strength의 시점

사람은 모두 태어날 때부터 신체적으로도 정신적으로도 「약함(weakness)」과 「건강함(strength)」을 동시에 가지고 있다. 「약함」은 병에 걸리기 쉬워 생활에 지장을 주는 원인이 되기도 하지만, 심신의 위기를 느끼는 센서로서의 일도 한다. 그리고 「건강함」은 개인의 생명 및 종자의 존속에 필요한 힘의 근원이다.

치료의학은 「약함」에 의해 생기는 생명에 관련된 문제의 해결이라 말할 수 있는 구명, 연명, 치유를 지향해 왔다. 그러나 지금까지 서술해 왔듯, 치료의학의 진보는 결과적으로 「낫다」「치료하다」에서 「병을 살아간다」, 그리고 장애라는 네거티브 시각에서 생활기능으로, 더욱 나아가 recovery라는 그 사람 자신의 주체적 대처와 자기 변혁으로, 그렇게 시점의 전환이 필요하다는 것을 분명히 밝혔다.

1 Weakness model

지금까지 치료 및 간호, 또는 복지를 시야에 넣은 care management도 대상자의 「약함」에 초점을 맞추어 평가하고 치료 · 원조 계획을 세우는 weakness model로 대처해 왔다. 「이게 안 된다」「저것도 안 된다」, 등의 잃어버린 기능에 대한 치료 및 훈련 · 지도를 실시하고, 회복되지 않는 기능에 대해서는 대리행위로 보상함으로써 생활의 재건을 꾀하여 왔다. 마이너스를 제로로 하는 weakness model에 의한 치료의학은 여러 가지 질병의 원인을 구명하고, 수많은 감염증을 극복해 왔다. 그러나 반면, weakness model은 낫지 않는 자, 사회가 요구하는 기능을 만족시키지 않는 자를 격리, 배제해 왔던 역사 또한 가지고 있다(그림 1–2–6).

2 Strength model

「약함」만으로 초점을 맞추었던 대처에서는 활동의 제한 및 참여의 제약과 같은 개개인의 생활상의 문제 해결은 할 수 없다. 「낫다」에 얽매이기보다는 「약함」을 살아가면서 「건강함」을 살리는 방식으로, 매일 일어나는 문제를 주체적으로 맞서면서 앞으로 어떠한 삶을 살고 싶은지를 생각하며 활용할 수 있는 건강한 부분을 살려 나가는 시점이 필요하다.

이러한 weakness model에 기초한 치료의학의 한계에서 rehabilitation model이 태어났고, 더욱 나아가 「건강함」에 초점을 맞춘 strength model(Charles et al, 2005)이 태어났다. Strength model은 장애라는 네거티브 시각이 아닌, 플러스면과 마이너스면을 포함시킨 상태로서 이용자를 파악하는 국제생활기능분류 ICF의 생각 방식과 가깝다. 사람도 사물도 제도도 궁리하고 시행하며, 지원 방식 또한 공조에서 보조로, 그리고 자조로, 개인 주체적 recovery의 길을 지지할 것을 지향한다(그림 1–2–6).

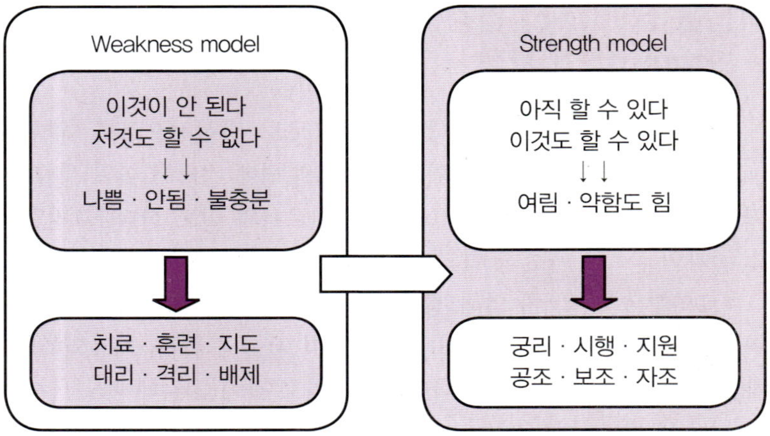

그림 1-2-6 ● Weakness model에서 strength model로

1-3 치료 · 원조자에게 요구되는 것

정신의 병을 살아가는 사람들의 치료 · 원조에 종사하는 자의 적성에 대해 묻는 일이 있는데, 될 수 있다면 타인과의 교류를 피하고 싶다는 사람, 또는 사람과 항상 경쟁을 하게 되는 사람, 자신의 일만 생각하는 사람이 아닌 한, 적성이 없다고 단정 짓기 힘들다. 그리고 만약 그러한 사람이라 할지라도 자기 자신을 깨닫고 뛰어 넘을 수만 있다면 더 뛰어난 지원자가 되는 경우도 있다. 다만, 정말로 사람의 마음을 읽을 수 없는 게 아닌가 싶은 사람도 있어, 그러한 사람은 치료 · 원조 관계의 성립에서 큰 지장이 발생한다.

치료 · 원조자로서 자신을 살리는 방법에 대해서는 뒤에 기술할 「4-4 작업치료사-자기의 치료적 이용」을 참조하면 좋겠지만, 전문직으로서의 지식 및 기술 이외에 기본적으로 공통되어야 할 것으로서,

① 상대의 생각을 알고자 하는 자세를 갖춘다.
② 자기의 가치관이나 그것이 드러내고 있는 사인(신호)과 그 영향을 알고 치료한다.
③ 자기의 심신의 상태를 잘 알고, 무리를 하지 않고 지속적인 치료를 할 수 있다.
④ 보이고자, 매혹시키고자 하지 않고, 무엇을 위한, 누구를 위한 것인가를 생각하고 치료한다.
⑤ 동정 및 거리낌 없이, 병을 살아가는 사람에 대한 배려를 한다.
⑥ 희망을 버리지 않고, 강제로 시키지도 않고, 옆에 다가와 앉는다.

와 같은 자세가 필요하고 요구된다.

알겠다고 말한
당신의 말이
멀리서 울렸다.

알겠다고 말해 주었으면 했지만
그렇게 가볍게 말하지마
알겠다고
그렇게 간단하게 말하지마

앓는 고통과
이해받지 못하는 병의 고통
두 개가 겹쳐지는
마음의 병
알아 주었으면 해
나의 고통

알아 주었으면 했어
나의 고통
그것은
마음의 병
겹쳐지는 고통

[작업치료의 시 · 다시 한 번(山根, 2008b)으로부터]

제1장 요약

:: 사람에게 있어 병이란 무엇인가?

1. 치료의학은 질환(disease)를 다루고, 작업치료는 사람과 병(illness)을 다룬다.
2. 「낫다, 치료하다」가 아닌 「병을 살아간다」는 recovery라는 개념

:: 장애의 파악 방식

1. 국제생활기능분류 ICF가 기본개념
2. 병이나 장애는 개인 고유의 것이 아닌 환경과의 상호성

:: 정신장애의 특성

1. 병과 장애는 공존하기 때문에 치료와 재활치료는 동시에 필요
2. 기능장애는 독립하면서도 상호 영향을 미친다.
3. 환경 속에서도 인적 환경의 영향이 크다.
4. 정신장애는 고정된 것이 아니라 가역성이 있다.
5. 긴 입원은 생활감을 빼앗는다.
6. 오해나 사람의 불안에 의한 편견 및 차별이 있다.

:: 신체증상은 양적 변화, 정신증상은 질적 변화, 둘 다 위기를 알려 신체를 보호한다.

:: Weakness에서 strength로

1. 의학 모델은 weakness model, 작업치료는 strength model

:: 치료 · 원조자는 적성보다 자세가 중요하다.

■ 참고문헌

Anthony WA（1991）/濱田龍之介・訳（1998）．精神疾患からの回復．1990 年代の精神保健サービスシステムを導く視点．精リハ誌 2，145-152.

安齋三郎（1997）．日常臨床における精神障害．精リハ誌 1，30-35.

蟻塚亮二（1995）．地域で生きていくために必要な生活技術について．「第 2 回精神障害者リハビリテーション研究会報告書」pp. 94-101.

Charles AR, Richard JG（2005）. *The Strengths Model：Case Management with People with Psychiatric Disabilities, Second Edition,* Oxford University Press.（田中英樹・訳，2008.「ストレングスモデル―精神障害者のためのケースマネジメント第 2 版」金剛出版）.

Dubos R（1959）. *Mirage of Health.* Harper & Row, New York.

Fougeyrollas P（1993）. *The Handicap Creation Process Classification Proposal and the Revision of ICIDH.* ICIDH International Network, 6（from Health & Welfare International Seminar material. Japanese Association of Psychiatric Rehabilitation. 1997）.

蜂矢英彦（1981）．精神障害試論―精神科リハビリテーションの現場からの提言．臨床精神医学 10，1653-1661.

小林宋兵衛・開板（1811）/大橋俊雄・校注（1985）．百利口語．「一遍上人語録」pp. 12-21．岩波書店.

Martini R, Polatajko HJ, Wilcox A（1995）. *ICIDH-PR a potential model for occupational therapy.* Occupational Therapy Int., 1-21.

中澤正夫（1996）．「生活障害」の構造化の試み．「第 3 回日本精神障害者リハビリテーション研究会報告書」pp. 164-165.

日本精神障害者リハビリテーション学会（1996）．精神障害領域における障害構造論―精神障害を慢性疾患と同種としてとらえることができるか．「第 3 回日本精神障害者リハビリテーション研究会報告書」pp. 111-170.

日本精神障害者リハビリテーション学会（1997）．シンポジウム私の障害構造論．精神障害者とリハビリテーション 1，82-113.

野田正彰（1995）．災害救助．岩波書店.

野中　猛（2000）．病や障害からのリカバリー．「分裂病からの回復支援―精神障害リハビリテーション論集」pp. 213-227．岩崎学術出版社.

大橋秀行（1997）．障害構造論を臨床にどう活かすか．精リハ誌 1，18-23.

Polatajko HJ（1992）. *1992 Muriel driver lecture. Naming and framing occupational therapy：A lecture dedicated to the life of Nancy B.* Canadian Journal of Occupational Therapy 59, 189-200.

Sallmann JM（1989）/池上俊一・監修（1991）．知の再発見双書 15 魔女狩り．創元社.

佐藤久夫（1992）．WHO 国際障害分類試案の内容．リハビリテーション研究 71, 38-42.

障害者福祉研究会（2002）．ICF 国際生活機能分類―国際障害分類改訂版．中央法規出版.

Sontag S（1978）. *Illness as Metaphor.* Farrar, Straus and Giroux, New York.（富山太佳夫・訳，1982.「隠喩としての病い」みすず書房）.

友寄隆静（1981）．なぜユタを信じるか—その実証的研究．月刊沖縄社．
上田　敏（1981）．リハビリテーション医学の位置づけ．特集リハビリテーション医学．医学の歩み 116，241．
臺　弘（1984）．生活療法の復権．精神医学 26，803-814．
臺　弘（1985）．精神分裂病と障害概念．臨床精神医学 14，737-742．
WHO（1980）．*The International Classification of Impairments, Disabilities and Handicaps*（*ICIDH*）. World Health Organization, Geneva（厚生省大臣官房統計情報部訳，1985.「WHO 国際障害分類試案」厚生統計協会）．
山根　寛（1990）．精神科作業療法とクライシス介入訪問—被害妄想を持つ分裂病患者の場合．京都大学医療技術短期大学部紀要 10，7-15．
山根　寛（1996）．精神障害構造と作業療法モデル．作業療法 15，434-443．
山根　寛（1997a）．精神障害と作業療法．pp. 1-25．三輪書店．
山根　寛（1997b）．精神障害に対する疾患・障害構造モデル．病院・地域精神医学 39，360-365．
山根　寛（2001）．障害構造モデル IMMD の概念と応用—国際障害分類 ICIDH に基づいた実践モデルの提唱．作業療法 20，145-153．
Yamane H, Kinoshita T（2001）. *An Interactional Model of Mental Disability*（*IMMD*）*Based on the International Classification of Functioning and Disability*（*ICIDH-2*）. Asian Journal of Occupational Therapy 1, 1-11.
山根　寛（2003a）．精神の病いと障害．「精神障害と作業療法第 2 版」pp. 1-25．三輪書店．
山根　寛（2003b）．社会機能のいくつかのアスペクト．精神科治療学 18，1015-1021．
山根　寛（2005）．はじまり—こころの病い．精神認知と OT 2，360-365．248-249．
山根　寛（2008a）．病いも生きる．「作業療法の詩・ふたたび」pp. 116-117．青海社．
山根　寛（2008b）．重なる苦しみ．「作業療法の詩・ふたたび」pp. 132-133．青海社．

CHAPTER 02

정신의 병과 작업치료

2-3 일본의 작업치료 성립 과정과 발자취

2-3-1 인도적 처우로서의 작업치료
- 1900년 이전

2-3-2 전통적 작업치료
- 1900년부터 1950년대 중반

2-3-3 생활요법의 시대
- 1950년대 중반부터 1960년대 중반

2-3-4 작업치료사의 탄생과 혼미
- 1960년대 중반부터 1970년대 중반

2-3-5 오해를 넘어
- 1970년대 중반부터 1980년대 말

2-3-6 작업치료에 대한 기대와 도태
- 1990년 이후

02 CHAPTER

정신의 병과 작업치료

정신의 병은 신체의 병과 비교해 보았을 때 눈에 보이지 않으며 원인을 알 수 없고 예측하기 힘들다는「병」그 자체에 대한 공포로 인해 여러 가지 방식으로 취급받아왔다.「이 병에 걸린 불행 이외에도, 이 나라에 태어난 불행을 동시에 가지고 있다」라는 구레 슈조(呉秀三)의 말(呉 등, 1918)은 세기를 뛰어 넘은 지금에 와서도 살아있다. 우리들이 지금 여기 있는 상황의 배경을 알고, 잃어버려서는 안 되는 것을 잊지 않으며, 과거를 향한 얽매임으로부터 자유로워져, 무지에 의한 과오를 되풀이하지 않기 위해, 정신의 병에 대한 처우의 역사와 작업치료의 성립 과정, 정신병자 처우의 역사 속에서 작업치료가 짊어졌던 역할에 대해 되돌아보자.

역사를 되돌아 보는 일

역사는 그것을 전하는 사람의 이야기인 경우도 많지만, 역사에는 지금 있는 것 또는 일의 근원이 된 사실이 있다. 근원(roots) 속에 있는 소중한 사실을 다시 보고, 똑같은 과오를 반복하지 않기 위해 지금 역사를 되돌아본다.

2-1 정신의 병-일본에서의 처우(treat)의 역사

사람은 정신의 병을 어떻게 받아들여 왔을까. 그 처우의 역사를 고대 중세에서 에도시대까지, 그리고 서양의학에 의해 의료의 근대화를 꾀했던 메이지 초기부터 제2차 세계대전 종료 후, 대전 종료 후의 정신위생법 시대, 그 후의 정신보건 구조전환이 시작된 시대로 나누어 살펴보자. 상세한 내용은 각각의 책(呉, 1907 ; 藤沢, 1973 ; 中西, 1978 ; 田辺, 1978 ; 精神

医療委員会, 1984 ; 高木, 1986 ; 跡部 등, 1995a ; 1995b ; 小俣, 2000a ; 2000b ; 八木 등, 2002 ; 川端, 2003)을 보면 될 것이다.

2-1-1 종교적 민간의료 - 고대 중세부터 에도시대

일본의 가장 오래된 역사서 『고사기(古事記)』(712년) 및 『일본서기(日本書記)』(720년)에는 타부레(多夫礼, 상궤(常軌)를 벗어난 자라는 뜻), 쿠루히(久流比, 미침/돎이라는 뜻)와 같은 광기에 관한 기술이 있다. 치료로서의 처우가 어떠했는가는 확실하지 않지만, 율령에는 세금의 경감조치 등의 대상이 되어 있었다 한다(中西, 1978 ; 八木 등, 2002). 에도시대의 어정서 백개조(御定書百箇条) 등에도 난심자(乱心者, 미친 사람)의 범죄를 감형해주거나 사면해주는 규정이 있어, 역사적으로 정신장애자에 대한 배려가 이루어졌던 것 같다.

한편, 치료적 처우로서는 종교적 치료가 있다(小俣, 2000a ; 川端, 2003). 종교적 치료는 헤이안시대에 「귀신」에게 홀린 고산조우(後三条) 천황(1068−72)의 세 번째 황녀가 교토의 이와쿠라(岩倉) 마을에 있는 대운사(大雲寺)에서 「부증불멸(不増不滅)의 영천(靈泉)」의 솟아나오는 물을 마시고 정신의 병을 회복했다는 전설에 따라, 환자 및 가족들이 이와쿠라 마을에 모이기 시작했던 것을 그 시작이라고 본다(呉, 1907). 실제로 대운사에 사람이 모이기 시작한 것은 에도 중기라 말하지만, 이와 같은 처우를 행하는 사원 및 신사가 각지에서 나타나게 되면서, 병자 및 가족이 묵을 수 있는 다실이라 칭하는 숙박시설이 만들어졌다. 몬제키사원(門跡寺院)*B1인 실상원(実相院)이 다실의 운영에 관한 세세한 지도를 실시했었다는 기록도 있다(跡部 등, 1995a ; 1995b). 이러한 종교적 처우 및 시설의 일부가 메이지유신 이후의 정신과 치료에도 이어져, 현재에 와서도 정신질환의 치료에 적용하는 정신과 병원이 많다.

또한 오래된 의술 의학서 『대동류취방(大同類聚方)』(808년) 및 가장 오래된 의서 『의심방(医心方)』(904년)에는 효과의 정도는 어찌 되었든 간에, 정신증상에 대한 약을 조제하는 법에 대해 기재한 것도 있다. 에도시대에는 한방의에 의한 진단과 치료도 이루어졌었다.

서양의학은 정신의 병에 대해 마녀사냥(Sallmann, 1989)으로 시작하여 lobotomy(로보토미)*B2 등의 정신외과 및 약물에 의한 receptor 조작 등, 일관되게 weakness를 배제하는 어프로치를 해왔다. 그에 반해, 메이지 이전의 일본 정신의 병에 대한 처우는 산악종교인 슈겐도(修験道)*B3의 폭포 수행에서 비롯된 폭포치료[관수(灌水)]로 시작하여 한방 및 침과 뜸, 나아가 정신치료적 의미를 가졌다고 생각되는 산로우(参籠, 절 등에 일정 기간 틀어박혀 기도함) 및 독경(読経, 소리 내어 경을 읽음) 등, 환자 본래의 자연치유력을 중시하는, 지금으로 말하자면 strength에 초점을 맞춘 어프로치가 실시되었다. 허구가 있음을 부정할 수는 없겠지만, 역사 속에서 볼 수 있는 그와 비슷한 처우가 행해졌다는 것은 사실이다.

2-1-2 의료의 근대화와 사택감치 - 메이지 초기부터 종전

메이지시대의 치료는 구레(吳)의 보고(吳 등, 1918)에도 있듯이, 사택감치 및 신사불각 등에서 실시되었던 기도, 주술, 수치(水治) 등의 민간요법이 중심이었다. 그리고 메이지(1868−1912)부터 다이쇼(1912−26), 쇼와(1926−89)로 시대가 바뀌어감에 따라 민간요법을 의탁 · 수용으로 실시해 왔던 정신병자 보양소 및 종교적 치료를 하고 있던 사원 · 신사로부터 파생한 민간병원이 치료를 담당하게 되었다.

의료의 근대화를 꾀한 메이지 정부는 1868(메이지 원년)년에 서양의술의 사용을 포고하고, 개국에 따른 군진의료중심의 부국강병정책을 펴면서 에도기의 환자 본래의 자연치유력을 중시하는 한방의학을 말소하고자 했다. 에도기의 어정서백개조(御定書百箇条)에 있었던 난심자(乱心者, 미친 사람)의 감형 및 감세규정도 1872(메이지 5)년의 도쿄파수꾼규칙(東京番人規則)에서는 길에 정신이상자가 있으면 이를 붙잡아 경찰의 지시를 받는다」고 되어있다. 전광원(癲狂院) 설립규정(1874년)에 의해, 1875(메이지 8)년에 교토의 남선사(南禅寺) 경내에 처음으로 공립 정신병원인 교토부 전광원이, 1879(메이지 12)년에는 동경부 전광원이 설립되었다. 유럽과 미국계의 구빈원(救貧院)을 배경으로 하는 근대 정신과 병원의 시작이기도 하지만, 이는 동시에 구금적 처우의 시작이기도 했다.

그리고 소마(相馬) 사건[1)]을 계기로 한『정신병자감호법』이 1900(메이지 33)년에 제정되었다. 정신장애자의 불법감금 방지를 목적으로 한 것이었지만, 정신장애자를 보살피는 일을 가족에게 떠맡기는 사택감치를 인정하고 정신병실의 관리를 경찰의 소관으로 하는 등, 운용을 경찰에게 위임하는 것이었다. 이 법의 제정으로 인해 전국에는 정신과 병원이 개설되어 제1차 정신병원 개설기라 불리기까지 이르렀다(田辺, 1978). 1919(다이쇼 8)년에는 도부현(道府県: 일본의 행정 단위)이 정신병원을 설치할 수 있다는『정신병원법』[결핵예방법안, 트라코마(trachoma)예방법안과 함께 가결]이 공포되었지만, 사립병원을 공립병원의 대용병원으로서 인정한 것, 또 일중전쟁, 태평양전쟁, 이렇게 잇따라 일어나는 전쟁 및 지진에 의한 재해, 공황 등의 영향도 있어, 실제로는 도부현에서의 병원 설치는 거의 진전되지 않았으며, 정신병원에서의 정신병자 의료 · 보호는 실시되지 않은 채 사택감치상태가 계속되었다

2-1-3 의료라는 이름의 보호수용 - 전후부터 20세기 후반

제2차 세계대전을 거치며 식량난으로 입원환자의 식료가 부족하였고 빈터를 경작하여 작물을 만드는 등 자급자족에 직면하게 되어 많은 환자가 아사했다. 병원이 타서 없어짐에 따

---

1) 소마(相馬) 사건 : 1888년, 정신병의 징후를 보였던 예전 소마번(藩)[*B4]의 번주[藩主, 번(藩)의 영주]였던 소마도모타네(相馬誠胤)를 가족이 사택감치한 뒤 전광원에 입원시켰다. 번사[藩士, 번(藩)에 속해 있던 무사] 중 한 명이 이를 모략에 의한 불법감금이라 고소하였고, 소마가(相馬家) 측도 역소송을 했다. 내무성 및 국회의원까지 연루되어 매장된 소마씨의 시체를 발굴, 검사하는 사태에까지 이르렀고, 이는 영국과 미국의 신문에도 실리게 되어, 정신병자감호법 제정의 계기가 되었다.

른 사망도 더해져, 약 2만 5천 병상이었던 병상이 약 4천 병상으로 감소했다. 1946(쇼와 21)년, 일본국헌법이 공포되어 공중위생시책 및 사회보장은 헌법 25조에 의해 국가의 책임이 되었다. 제2차 세계대전 종결 후 5년을 보낸 1950(쇼와 25)년, 사택감치의 근거가 되었던 『정신병자감호법』과 『정신병원법』을 폐지하고, 정신장애자의 의료 및 보호를 꾀하는 목적으로 『정신위생법』이 제정되었다.

1952(쇼와 27)년의 항정신병약 chlorpromazine의 발견에 의해 종래의 인슐린쇼크 치료[2)], 전기쇼크요법[3)], 정신외과술[4)]이 바뀌어 정신안정제에 의한 약물치료가 중심이 되었다. 또한 부족한 병상 확보를 위해 1958(쇼와 33)년에 의료법 정신과특례가 제정되어 타과와 비교해 보았을 때 의사는 1/3, 간호사는 2/3(환자와의 비율로 의사 48 : 1, 간호사 4 : 1)로 괜찮아지게 되었다.

정신위생상담소 및 방문지도 또한 법문화되어, 『정신위생법』은 정신위생대책의 첫 걸음이었으나, 1961(쇼와 36)년의 일부 개정으로 조치요건이 확대 해석되어 조치입원(措置入院)[*B5]이 증가하였고, 또한 라이샤와 사건[5)]을 계기로 긴급조치입원제도[*B6]가 도입되어 병상 확보의 본래 의도와는 반대로 격리수용이 강화되었다.

그리고 영리를 목적으로 한 정신병원이 급증, 거대화되어 적은 직원으로 많은 환자를 수용하는 병원이 나타나 환자의 인권을 침해하는 사건이 일어나게 되었다. 1969년의 2건의 환자학대 · 치사사건(山下, 1987) 등 정신과 병원에서의 불미스런 사건(高木, 1986)이 다발하던 중, 무자격 간호직원의 폭행으로 입원 환자가 사망한 우지노미야(宇都宮) 병원사건[6)]이 발생했다(정신의료의원회, 1984). 이를 계기로 강제입원 및 장기수용이 국제적 문제가 되어, 국제법률가위원회(ICJ)에 의해 일본의 정신위생법이 국제인 규약의 B규약에 위반됨이 지적되

2) 인슐린쇼크 치료(insulin shock therapy) : 1933년, 폴란드의 정신과 의사 Manfred Sakel에 의해 고안된 것으로, 인슐린의 대량투여로 저혈당쇼크를 인위적으로 일으켜 정신병 환자를 치료하는 것이지만, 사망사례도 많았다. 정신치료약의 발견으로 1950년대에는 실시되지 않게 되었다.

3) 전기쇼크요법 : 전기경련요법(ECT : electroconvulsive therapy)을 뜻하는 것으로 전격(電擊)요법(EST : electroshock therapy)이라고도 불리는 것으로, 1938년, 이탈리아의 Cerletti 등에 의해 고안되었다. 전기를 사용하여 인공적으로 경련발작을 만들어 정신분열증 및 기분장애 등의 치료에 사용되었으나, 인슐린쇼크 치료와 마찬가지로 정신치료약이 발견되기까지는 중심적인 치료법이었다. 일부 병원에서 환자에게 징벌적으로 사용되었던 것이 사회문제가 되었다. 그 후, 무경련전기경련요법이 개발되어 즉효성이 있다는 등의 이유로 다시금 사용되었다.

4) 정신외과술(psychosurgery) : 뇌의 외과적 수술에 의한 정신질환의 치료로, 대표적인 것으로 로보토미(lobotomy)가 있다. 로보토미는 1935년, 포르투갈의 신경과 의사 Moniz가 시도하여 세계 각지에서 추가적인 시도를 하게 되었다. 전두전야(前頭前野)와 다른 부위와의 연합섬유(association fiber)를 절단하는 것으로, Moniz는 1949년에 노벨생리학 · 의학상을 받게 되었지만, 간질발작, 인격변화, 무기력, 억제의 결여, 충동성 등의 불가역적 부작용이 일어난다는 사실이 판명되었다. 일본에서는 일본정신신경학회에서 「정신외과를 부정하는 결의」가 가결된 1975년까지 실시되었다.

5) 라이샤와(Reischauer) 사건 : 1964년 라이샤와 주일 미국대사가 미국대사관 앞에서 정신분열증의 소년에게 오른쪽 대퇴부가 찔려 중상을 입었다. 일미관계의 영향을 걱정하여 국가공안위원장이 사임하는 등 큰 파문이 번지게 되어 정신위생법 개정의 계기가 되었다.

6) 우지노미야(宇都宮) 병원사건 : 원장 일족이 기업처럼 운영하던 정신과 병원에서 환자의 혹사, 사망환자의 위법적 해부 등이 일어나던 가운데, 1984년 식사에 대한 불만을 말한 환자가 무자격 간호직원에게 금속 파이프로 난타당해 사망한 사건.

었고,『정신위생법』의 재검토가 시작되어『정신보건법』으로 개정(1988년 시행)되었다.

전쟁이 끝난 후, 미국 주도로 시작된 정신의료의 변혁은『정신위생법』의 제정에 의해 사택감치가 폐지되었지만, 그에 따라 해방된 환자군을 수용하기 위해 의료법정신과특례로 각지에 사립정신병원이 설립되었다. 의료와 보호를 향한 변혁은 결과적으로 사적인 감치에서 병원에 의한 공적인 감치로 바뀌었을 뿐,「사회적 입원」[7]이라는 단어를 낳게 되었다. 장기입원, 보호수용이 계속되었다(小俣, 2000b).

2-1-4 공생 · 자립지원 · 지역이행 - 20세기의 마지막부터

정신장애자의 인권옹호, 적정 의료의 확보와 사회복귀의 촉진을 목적으로 한『정신보건법』에서는 환자의 자발적 의사에 의한 입원형태(임의입원)가 신설되어 입원 중의 처우 및 정신의료심사회의 설치 등 정신장애자의 인권에도 배려를 하고 있다. 또한, 수산(授産)시설*B7 및 수호료(授護寮)*B8, 복지홈*B9 등 사회복귀시설의 설치가 가능해졌다. 1993(헤이세이 5)년에는『장애자 기본법』이 제정되어, 정신장애자도 복지의 대상이 되었다. 이러한 동향의 영향으로, 1995(헤이세이 7)년,『정신보건법』은『정신보건 및 정신장애자 복지에 관한 법률』(정신보건복지법)로 개정되어, 법체계에 복지시설이 더해졌다. 이에 따라 지금까지의「의료 및 보호」,「사회복귀의 촉진」,「국민의 정신적 건강의 유지 증진」에 복지적 요소인「자립과 사회참여의 촉진을 위한 원조」가 더해졌다. 보건복지수첩제도가 창설되면서 사회복귀시설은 복지공장을 더하여 4종류 형태가 되었다.

또한 통원환자 재활치료사업은 사회적응훈련사업으로서 법정화되어 정신보건복지에서 시 · 읍 · 면의 역할이 명시되었다. 1995(헤이세이 7)년의『장애자 plan : normalization 7개년 전략(1996-2002년도)』에서는 정신장애자 사회복귀시설의 수치 목표가 제시되어, 정신장애자 지역생활지원사업이 시작되었고, 그룹홈(group home)*B10 및 수산시설 등이 만들어지게 되었다. 또한, 1997(헤이세이 9)년에는『정신보건복지사법』의 성립에 의해 정신보건복지사가 국가면허로 되었다. 그리고 1999(헤이세이 11)년의『정신보건복지법』개정으로 지역생활지원센터가 사회복귀시설에 더해져, 홈헬프 서비스*B11 와 쇼트스테이*B12가 창설되었다.

2002(헤이세이 14)년부터는 정신장애자 주거생활지원사업(그룹홈, 홈헬프, 쇼트스테이)가 시 · 읍 · 면으로 이행되는 등, 지역생활지원은 급속히 전개가 진행되어, 2005(헤이세이 17)년에는 장애자 의료 · 복지 서비스 체계의 일원화를 목적으로 많은 과제를 남기면서도『장애자자립지원법』이 성립되었다.

일본의 정신의 병에 대한 처우의 역사 100년을 시각화하면 그림 2-1-1과 같이 나타낼 수 있다. 20세기 100년의 전반 50년은『정신병자감호법』에 의한 사택감치, 후반의 약 40년

7) 사회적 입원 : 제1장의 주석 10을 참조.

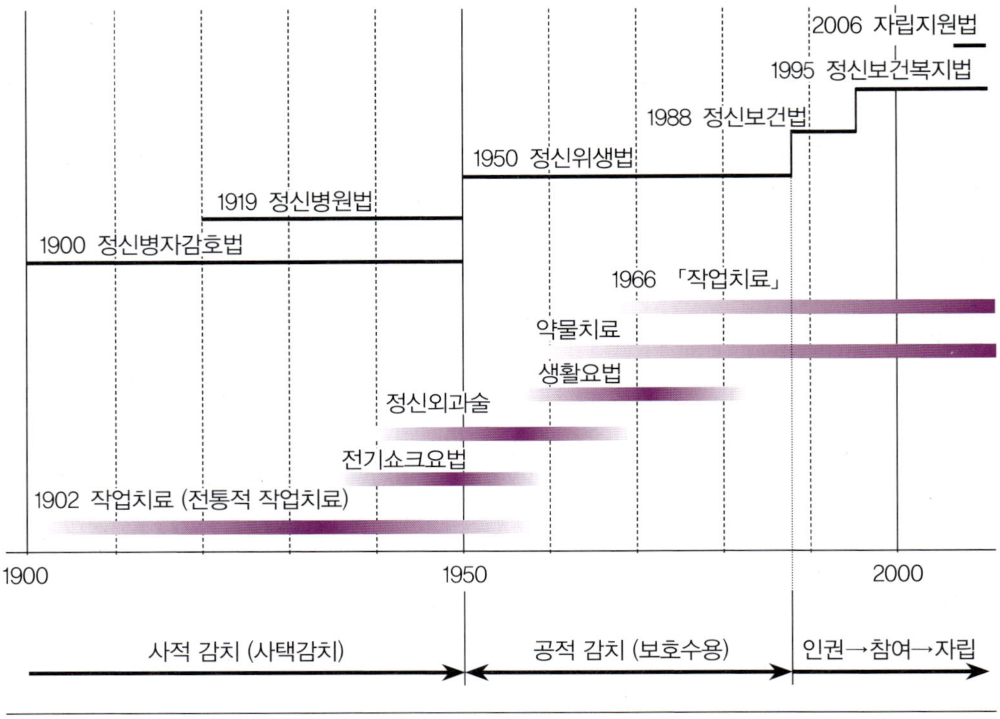

그림 2-1-1 ● 일본 정신의 병에 대한 처우의 역사

은『정신위생법』에 의한 공적 감치, 20세기 마지막 10년 남짓이 되어 처음으로 인권에 관심을 두고 사회복귀, 사회참여가 알려졌다. 20세기말부터 잇따른 법 개정은 정신의 병의 치료와 복지적 처우의 일관된 체계화를 꾀한 것이다.『정신보건의료복지의 개혁비전』(후생노동성*B13 정신보건복지대책본부, 2004년 9월)에서는「입원의료중심에서 지역생활중심으로」라는 기본방책이 발표되어 국민 각층의 의식변혁 및 뒤처진 정신보건의료복지체계의 재편과 기반강화를 향상시키도록 제시하였다. 2008년, 2009년에는 시행된 자립지원 및 정신보건의료복지 개혁에 관한 법의 실시상황을 재검토하고 수정을 꾀하는 등, 새로운 세기를 맞아 정신장애에 대한 처우의 전환을 도모하고 있다.

2-2 작업치료의 성립 과정과 발자취

중국에서는 쿵후가 기원전 2000년 이상 전부터 건강증진을 위해, 고대 그리스 로마에서는 정신을 앓는 자에게 음악 또는 가곡연극이, 신체기능의 훈련으로는 레슬링 및 승마, 노동 등이 사용되었다고 한다. 이렇게 마음과 신체의 건강 회복에 여러 가지 작업활동이 사용되었던 시대에는 이미 소박한 작업치료의 싹이 보였다. 그러나 의학에 있어서 심신의 건강회복을 위해 일하고 놀며 운동하고 쉬는 것이 본격적으로 사용되기 시작한 것은 18세기 말의 일이다. 그로부터 200년 남짓, 의학 및 사회의 변천과 함께 작업치료는 그 시대마다 배경에 맞는 역할을 맡아왔다.

작업치료의 토양이라고도 말할 수 있는 moral treatment(도덕치료[8])의 성쇠, 미국 정신의료의 흐름과 일본 작업치료의 모델이 된 미국 작업치료의 흐름을 살펴보자(그림 2-2-1).

2-2-1 격리 · 수용 - 17세기부터 18세기 전반

근대의학의 막이 열린 17세기는 신체질환에 관심이 집중되었고, 악귀병(demopathy) 또는 신광병(theomania)이라 불린 정신질환은 공포 및 적의의 대상이 되어 정신병자에 대한 마녀 사냥이 횡행하였다. 그리고 17세기 후반에는 유럽 전체에 거대수용시설이 만들어져, 거지나 신체가 불편한 빈민, 부랑자 등과 함께 정신병자의 격리가 시작되었다. 18세기 전반의 정신의 병에 대한 처우는 위협, 징벌에 의한 고문이라고도 말할 수 있는 것이었다(Zilboorg, 1941).

2-2-2 도덕치료의 흥망 - 18세기 후반부터 20세기 초두

에밀 크레펠린(Emil Kraepelin, 독일, 1856−1926), 필리프 피넬(Philippe Pinel, 프랑스, 1745−1826)이 만성 정신질환환자 및 죄인을 수감하고 있던 Bicêtre 병원에서 환자를 쇠사슬로부터 해방시켜(1793), 손작업 및 운동을 사용하였고, 윌리엄 튜크(William Tuke, 영국, 1732−1822)는 영국에서 정신을 앓는 사람을 위한 York 구호소를 만들어(1796), 행동의 자유와 작업을 제공했다(Pinel, 1801 ; Tuke, 1816). Pinel 신화라고도 부르는 이런 처우에 대해, 미셀 푸코(Michel Foucault, 프랑스, 1926−1984)는 격리수용이라는 물리적 쇠사슬을 제거했지만 다시금 도덕적 쇠사슬이 둘러쳐지게 되었다고 비판했다.

그러나 미국이 독립하고 프랑스 혁명이 일어나며 자유민권 사상이 퍼진 시대, 가혹한 신체적 구속 아래 채찍질, 수공(水攻), 사혈(瀉血), 선회기(旋回機) 등으로 광기에 대한 처벌을 받았던 정신병자를 인간으로서 처우한 작업치료는 물리적 해방과 함께 암흑의 정신의료에 빛을 비추었고, 근대정신의학의 도화선이 되었다. 「미국 정신의학의 아버지」로 불리는 벤자민 러쉬(Benjamin Rush, 미국, 1745−1813)도 동시대에 무구속과 운동, 작업의 중요성을 말했다.

8) 도덕치료 : Moral treatment의 번역어로 「인도요법(人道療法)」이라고도 번역된다. 18세기말부터 19세기 초두에 걸쳐 Pinel 및 Tuke 등에 의해 정신병원에 도입된 치료활동의 총칭. 종교 · 윤리 · 철학적 배경에 기초한 인도적 처우, 인간으로서 건강한 측면을 향한 신뢰, 비인간적으로 취급하던 정신병자의 인격을 옹호하여, 병자에게 일 및 여가 등의 즐거움을 포함한 규칙적이고 바른 생활 또는 자율적이고 좋은 행위를 지도하는 것.

	미국의 시대배경	미국의 OT	일본 정신과 OT	일본의 상황
18c～	인도주의 철학	도덕(인도)치료 moral treatment		
19c中	Darwin 적자생존설	도덕치료 쇠퇴		교토부 전광원 개원 1875
1900		도덕치료 재적용	전통적 작업치료 무구속, 이도요법	정신병자감호법 1900 구레 슈조(呉秀三) 귀국 1901 (M34)
	미국OT협회창립 1917			정신병원법 1919
	행동주의 정신분석이론	1922 작업(occupation) 패러다임 활동 단계 나누기 습관 훈련(habit training)		1925(S1)
1930	Simon미국강의 1930 역동정신의학	1932		
	환원주의 (과학적 합리성) (의학으로부터 압력)	정신역동 패러다임 자기의 치료적 이용 집단 역동 활동 분석		정신위생법 1950(S25)
	약물치료 개시	환원주의 패러다임	생활요법(살림요법) 생활지도(가르침요법) 레크리에이션치료(놀이치료) 작업치료(노동요법)	정신안정제 사용 1954 정신병원 붐
	정신위생 대책법			
1960	의학모델 중심 케네디 교서 (입원중심에서 지역)	작업행동 이론 행동수정	「작업치료(OT)」 유럽과 미국을 모델	(라이샤와 사건) 작업치료사 탄생 1965
	(차츰 전문분화)	감각통합 패러다임		사회정신의학의 영향 (생활요법 비판)
				(의료수가화 반대 1974)
	(전문분화 반성) WHO 장애론 1980	적응이론 신 패러다임 인간작업모델 작업과학		
1990	Managed care 폭풍		사회기술훈련 SST	정신보건법 1988 (인권옹호, 사회복귀) 장애자기본법 1993 정신보건복지법 1995 장애자 plan
2000	ICIDH → ICF			정신장애자주거 생활지원사업 정신보건의료복지 개혁비전 자립지원법

* 미국 정신과 OT 부분은 사토우(佐藤, 1992)의 그림을 참조하여 수정

그림 2-2-1 ● 일본과 미국의 시대배경과 정신과 작업치료의 흐름(山根)

이 18세기 후반에 시작된 인도주의에 기초한 도덕치료도 19세기 중반이 되면서 찰스 로버트 다윈(Charles Robert Darwin, 영국, 1809−1882)의 자연도태설, 의사에 의한 정신병의 치료 비관론, 산업중심의 사회기구 변화 등에 의해 쇠퇴되어갔다. 20세기에 들어서면서 대규모 정신병원이 격리시설로서 아주 외진 장소에 만들어지기 시작하여 도덕치료의 쇠퇴와 함께 작업치료도 일시적으로 쇠퇴했다.

정신의학 역사상으로는 에밀 크레펠린(Emil Kraepelin, 독일, 1856−1926)이 신체질환모델에 따라 정신병의 분류를 시도했다. 이 분류는 정신장애의 체계화에는 공헌했으나 예후불량의 조발성 치매라는 견해는 정신과 영역에서의 재활치료 처우를 늦춘 원인이 되기도 하였다. 또한 지그문트 프로이트(Sigmund Freud, 오스트리아, 1856−1939)가 정신분석을 확립한 것도 이 시대다.

2-2-3 작업 패러다임과 역동정신의학 - 20세기 초두부터 종전

의료에 대한 경제원조도 뜻대로 안 되던 시대 배경 속에서 다시금 작업치료에 등불을 켠 것이 정신의학의 헤르만 지몬(Herman Simon, 독일, 1867−1947)이었다. 당시 치료의 주류였던 와욕요법*B14에 이의를 주장하고, 규칙적이고 바른 노동이 인간에게 책임감 및 만족을 준다고 말하며 그가 실천한 적극적 치료법(AktivereKrankenbehandlung) (Simon, 1929)은 일본 및 미국에도 큰 영향을 미쳤고 정신과 작업치료의 원류가 되었다.

미국에서도 작업치료의 원점은 인도주의철학에 기초한 도덕치료(moral treatment)이며, 그 시작은 정신과 영역에서부터였다(Tiffany, 1983 ; Kielhofner, 1992). 1920년대에 아돌프 마이어(Adolf Meyer, 미국, 1866−1950)가 정신장애를 「생활의 장애」로 파악하고 도덕치료의 원리를 재적용시켜 작업환경 및 작업이 사람의 심신 건강에 미치는 영향과 같은 것을 작업치료의 틀로 만들었다. 이것이 미국 작업치료의 원류라고도 말하는 초기의 패러다임(작업 패러다임)이다.

1909년에 미국으로 간 프로이트의 정신분석이론이 역동정신의학으로 성립하고, 미국 정신의학의 주류가 된 시기이기도 하다. 1930년대에는 칼 메닝거(Karl A. Menninger, 미국, 1893−1990)가 정신의료에서 치료적 개입 수단으로서 작업치료의 이론적 뒷받침을 명확히 하는 등, 작업치료에 정신역동적 원리가 받아들여지기 시작했다. 이 시기에는 2번에 걸친 대전을 계기로 작업치료는 전문직으로 발전하였고 전문교육이 시작되며 협회가 설립되었다. 작업치료 태동의 시대라고도 말할 수 있다. 영국에서는 치료공동체의 유효성이 주장되기 시작하였다.

2-2-4 작업치료 확립으로의 길 - 전후부터 현재

1 정신역동 패러다임

전쟁이 종결되고 결핵 등의 감염증이 극복되면서 급성기 케어에서 만성기 케어로 질병구조가 변화했다. 정신의학에도 약물치료(1952년)가 등장하였고, 작업치료 또한 미국을 중심으로 역동정신의학을 배경으로 한 변혁이 시작되었다.

또한 면허소지 작업치료사의 부족으로 수많은 관련치료 직종이 진출하고 발전하면서 직종 간의 역할이 중복되어 작업치료의 전문성이 문제시되기 시작하였다. 그리고 20세기 초두의 자연과학의 급속한 발달과 함께 초기의 작업 패러다임은 과학적 합리성 · 객관성을 요구하는 의학의 환원주의의 압력을 받아 쇠퇴했다. 정신과 작업치료도 1940년대 후반부터 1950년대의 과학적 합리성이라는 압력 속에서 의학 모델을 기본으로 한 정신역동 패러다임으로 변화되었다. Fidler 부부에 의한 정신과 작업치료의 교재(Fidler GS & Fidler JW, 1954 ; 1963)는 정신역동적 어프로치의 큰 계기가 되었다.

대전 후, 의료관계 영역의 발전은 눈부셨고, 국제장애인재활협회(The International Society for the Rehabilitation)는 작업치료사의 교육과 임상면의 국제기준작성을 권장하여, 1952년에 세계작업치료사연맹(World Federation of Occupational Therapists)이 설립되었다.

2 의학모델의 막다른 곳에 이르러

그리고 케네디 교서(정신보건에 관한 대통령 교서)에 기초한 지역정신위생법(1963년) 제정 등에 의해 대규모 병원의 해체와 지역정신의료가 적극적으로 이루어지게 되었다. 지역의료가 촉진되어 의료서비스의 수요가 높아짐과 동시에 작업치료사의 수요 또한 높아졌지만, 작업치료사의 절대수가 부족하여 레크리에이션 및 음악, 그림 등의 각 활동에 새롭게 진출한 직종이 전문직으로서 활약하게 되었다. 작업치료의 역할 및 기능이 새롭게 의문시되면서 의학모델에 따른 이론형성이 더욱 요구되어 임상현장에서도 과학적 · 분석적 기법이 중심이 되었다. 일본에 처음으로 도입된 작업치료의 교육시스템은 이 1960년대의 의학모델에 따른 교육모델이었다.

한편, 재활치료, 그 중에서도 작업치료 영역에서는 환원주의적 이론 및 기법에 대한 한계를 차츰 인식하게 되었다. 이러한 배경 속에서 Mary Reilly는 작업치료 초기의 원리인 도덕치료가 지닌 작업치료 본래의 개념을 재검토하고 새로운 이론틀로서 작업행동이론(Reilly, 1962)을 제기했다. 의학모델의 기반인 자연과학 일변도에서 벗어나, 사회학, 문화인류학, 심리학 등을 포함하는 방향으로의 전환이다. 또한, Jean Ayres가 신경행동학적 연구에서 감각통합 패러다임(Ayres, 1976)의 기초를 굳힌 것도, 행동치료 및 인지장애를 기반으로 한 행동수정(behavior modification)이 도입된 것도, 바로 이 시대다. 의학모델에 준한 이론형성과 그 한계로부터의 탈피를 꾀하면서 작업치료는 더욱 전문분화하였고 많은 모색이 이루어졌다.

3 의학모델에서 보건의 개념으로

이렇게 1970년대부터 1980년대에 걸쳐 사람과 작업 및 환경의 상호작용으로서 생활 · 건강이라는 포괄적 견해가 다시금 중시되어 적응이론으로 발전하게 되었다. Anne Cronin

Mosey는 그때까지의 의학모델, 건강모델을 대신하여 생물심리사회적모델(Mosey, 1974)을 제창했다.

선진 각국의 정신의료는 지역정신의료 · 보건활동으로 나아가, 이탈리아의 Trieste에서는 1978년에 모든 정신병원을 폐지하는 시도가 이루어졌다.

4 작업 패러다임으로의 회귀

1980년대부터 1990년대는 너무 앞으로 나아가기만 한 전문분화의 반성에서 사회과학적 시점으로 그 흐름이 바뀌게 되어 인간작업모델(Kielhofner, 1985 ; 1995 ; 2004) 등 새로운 패러다임 형성을 시도했다. 『Willard and Spackman's Occupational Therapy』도 편자가 제3세대로 옮겨져, 그 중 작업치료의 이론 및 준거틀을 「작업행동, 재활치료, 발달, 학습」과 같은 4부분으로 크게 나누고 있다. 또한 남캘리포니아대학을 중심으로 「작업과학(occupational science)」과 같은 개념의 형성을 모색하고 있다. 모두 아직 충분한 학문적 체계화에 이르지는 못했으나 미국의 작업치료가 professional identity의 위기로 인해 작업학의 기초를 낳고 작업치료 본질로의 회귀를 시작했다고도 말할 수 있을 것이다. 이는 1960년대부터 작업종목별로 전문직(예를 들면 레크리에이션 치료사, 원예치료사, 음악치료사 등)을 육성하고, 작업치료사가 작업을 사용하지 않게 된 것과 전혀 무관하다고 말할 수 없다. 일본의 작업치료가 크게 영향을 받은 미국의 작업치료의 발자취에 대해서는 카네쿠라(鎌倉)의 저서에 상세히 나와있다(鎌倉, 2004).

2-3 일본의 작업치료 성립 과정과 발자취

정신병자의 인간성 회복 수단으로서 인도주의에 기초한 도덕치료를 토양으로 한 서양의 작업치료는, 지금도 작업치료의 원점으로서 존재하고 있다(秋元, 1991). 그러한 내발적 토양을 가지지 못하고 메이지 이후의 수많은 수입문화와 마찬가지로 외발적 자극을 받고 수입된 형태로 시작된 일본의 작업치료는 지금 재활치료의 크나큰 일익을 담당하고 있지만, 그 발자취는 정신장애자에 대한 처우와 마찬가지로 결코 평탄한 것이 아니었다. 그 역사를 되돌아봄으로써 일본에서 태어나 살아가는 사람들의 생활과 문화에 입각한 작업치료의 모습을 보고자 한다.

일본의 정신장애 영역에서의 작업치료[9]는 역사적으로 크게 3개의 흐름으로 나뉜다(그림 2-2-1). 구레 슈조(呉秀三)부터 시작되어 가토 후사지로(加藤普佐次郎) 등에 의해 이어

9) 작업치료 : 일본 작업치료의 발자취를 돌아보는 데 있어, 본절에서는 작업을 사용하는 치료의 총칭을 '작업치료', 1900년대 초두에 구레(呉) 등이 시작한 것을 '전통적 작업치료', 「물리치료사 및 작업치료사법」에 의해 국가면허화된 작업치료사가 실시한 것을 『작업치료』라고 「 」를 붙여 기술한다.

져, 작업치료로 칭하며 실천되었던 것, 고바야시 하치로(小林八郎)가 제창한 생활요법(小林, 1965)[10] 으로 일요법(work therapy)이라고도 칭했던 것, 그리고 작업치료사에 의한 것이다.

2-3-1 인도적 처우로서의 작업치료 - 1900년 이전

「2-1 정신의 병 – 일본에서의 처우의 역사」에서 서술했듯이, 「쿠루히야미(미친병이라는 뜻)」라는 정신장애를 옛날부터 병으로 본 기록이 있다. 헤이안시대(11세기), 귀신에게 홀린 고산조(後三条) 천황의 세번째 황녀가 교토 이와쿠라(岩倉) 마을에 있는 대운사(大雲寺)의 영천(靈泉)을 마시고 나았다는 이야기로 인해, 전국에서 마음의 병을 가진 사람들이 이 마을에 모이게 되었다고 한다. 이 사람들을 돌보아주는 민가가 생기게 되었고, 메이지시대까지 요양의 땅이 되었다.

사람이 모여 도시화가 진행된 에도 말기에는 「입함」*B14 이라고도 불리는 사택감치의 원형이 생기고, 근대화를 지향하는 메이지의 위생행정에 의해 1875년(메이지 8년), 남선사(南禅寺) 경내에 교토 전광원(京都癲狂院)이 처음으로 공립 정신병원으로서 건설되었다. 이 교토 전광원 개원 취지서에는 「이를 치료하자면 그 정신을 어지럽히는 병인을 피해 조용하고 고요하며 풍류가 있고 우아하게 만들며 대기가 잘 통하는 땅을 택하여 정원을 넓게 만들어 여기서 산책을 시키고…」, 그리고 그 규칙에는 「증상이 완화된 환자는 요양을 위해 손에 익은 작업을 시킨다」라고 기록되어있다. 병원으로의 수용은 치안의 색깔을 가지면서도 조그마하지만 인도적 처우 면에서 작업치료의 싹이 보여진다.

2-3-2 전통적 작업치료 - 1900년부터 1950년대 중반

1901년, 유럽 유학으로부터 귀국한 의사 구레 슈조(吳秀三)가 도쿄부 전광원[스가모(巣鴨) 병원] 의장*B15으로 취임하여, 정신장애자를 구속하는 기구의 사용을 금지시키고, 무구속을 기본으로 작업과 레크리에이션을 합친 이도요법(吳, 1916)을 개시했다. 작업을 사용하는 치료가 정신의료의 개방화 운동과 환자의 회복 수단으로서 사용된 것이다. 이것이 일본 작업치료의 시초에 해당한다.

이 전통적 작업치료는 구속 혹은 단지 재워서 안정을 유지시키는 와욕요법*B16과 같은 수단밖에 취하지 않았던 당시로서는 혁명적인 것이었다. 스가모 병원[후에 이전하여 마츠자와(松沢) 병원이 된다]에서 초대 작업치료 담당주임이 되었던 의사 모리타마사타케(森田正馬)는 후에 이 전통적 작업치료의 경험을 모리타요법이론(森田, 1974–75)으로 발전시켜, 모리

10) 생활요법 : 1956년(쇼와 31년) 무렵부터 의사 고바야시 하치로(小林八郎)에 의해 제창된 것으로 「살림요법」으로도 불리웠다. 생활지도(가르침요법), 레크리에이션치료(놀이치료), 작업치료(노동요법)를 총괄한 것으로, 로보토미(lobotomy)가 그 체계화의 계기가 되었다고도 말하며, 관리적인 생활지도를 중심으로 한 생각 방식이 주를 이루었다.

타 요법은 현재 세계적으로 알려진 치료가 되었다.

전통적 작업치료는 그 후에도 의사 가토 후사지로(加藤普佐次郎) 등에 의해 이어져, 그 치료 효과와 필요성을 설득하였다(加藤, 1925). 그러나 대부분의 의사가 뇌 해부에 열중했던 시대였다. 환자와 함께 생활하며 전통적 작업치료를 실시했던 가토(加藤)는 동료 의국원(醫局員)으로부터 「Professional Doctor 못코*B17」라고 불렸으며, 그 일은 「토목 공사판의 노동자 · 미장이의 일」로 업신여겨졌다고 한다. 이것이 다이쇼시대 말기까지 일본의 정신과재활치료가 시작된 이래부터 초창기까지로 볼 수 있는 시기의 일이다. 이러한 일본의 전통적 작업치료는 미국의 초기 작업 패러다임과 마찬가지로 당시 유럽에 정착하고 있던 인도치료에 기초한 것이었다.

쇼와시대에 들어와 가토(加藤)의 뒤를 이어 전통적 작업치료를 담당한 칸 오사무(菅修) 또한 마츠자와(松沢) 병원 및 가나가와현립(神奈川県立) 긴코인(芹香院)에서 열심히 전통적 작업치료를 실시했다. 후에 생활요법 속에서 형해화(形骸化)된 전통적 작업치료에 대한 비판(후술)이 학회에서 이루어지고 작업치료의 본래의 기능을 설득하게 된다(菅, 1975). 또한 오사카부립 나카미야 병원(中宮病院)의 나가야마 야스마사(長山泰政)도 독일로 가서, 당시까지의 와욕요법이라는 소극적 치료에 대해 적절한 시기에 작업을 적극적으로 도입하여 환자의 건강한 기능을 살리는 적극적 치료법을 만나, 귀국 후, 작업을 사용한 치료를 개시하여 많은 계몽 논문을 썼다(長山, 1930).

이렇게 작업을 사용하는 치료에 흥미를 보이는 의사가 증가하기 시작했지만, 과학성을 추구하는 근대의학의 흐름과 부국강병책을 취하고 제2차 세계대전으로 돌입해 가는 상황 속에서 일본의 역사적 작업치료라고 말할 수 있는 전통적 작업치료는 침체되어 크게 펼쳐지지 못하였다.

그리고 전후 경제부흥 속에서 전통적 작업치료는 생활지도(habit training) 및 레크리에이션치료(recreation therapy)와 함께 일요법(work therapy)으로서 1956년에 고바야시(小林)에 의해 제창된 생활요법에 사용되었다. 일본에 국가면허로서 작업치료사가 탄생하기 10년 전의 일이다.

2-3-3 생활요법의 시대 - 1950년대 중반부터 1960년대 중반

작업치료 역사의 2번째 흐름은 그 생활요법 중에서도 일요법(work therapy)으로서 전통적 작업치료의 일부를 이용한 협의의 작업치료다. 생활요법은 개방간호와 환자의 자치활동이 일체가 되어 당시의 폐쇄적이고 침전된 병원을 활성화시켰다. 그러나 다른 한편으로는 정신의료의 역사에 불행한 상처를 남긴 정신외과[전두엽에 메스를 가하는 정신외과수술로 인격의 황폐를 초래했다. 통칭 로보토미(lobotomy)]가 그 체계화의 계기가 되었다고도 하는(藤沢, 1973) 생활요법은 1954년(쇼와 29년)에 시작된 항정신병약의 사용, 1960년대 중반부터 정신병원 붐 속에서, 정신의료종사자의 부족을 보충하려는 듯, 이론적으로 미정리된 채 시세를 타고 눈깜짝할 사이에 전국으로 퍼지게 되었다. 급격히 퍼져가면서 본래 가지고 있었던 생활경험의 학습, 주체적 생활 획득과 같은 목적은 형해화(形骸化)되었고, 생활요법은 집단생활관리의 수단이 되었다. 생활요법은 그 후 20년 남짓에 걸쳐 실시되었고, 일본의 정신의료에 치유하기 힘든 상처를 남기게 되었다.

① 항정신병약에 의해 정신증상이 경감되어 병동 내에서 안정된 사람들이 많아졌다.
② 전후 경제상태 속에서 작업치료도 입원환자의 식량생산에 중점을 두게 되어 환자의 노동력을 기대할 수밖에 없었던 상황이었다.
③ 1950년의 『정신위생법』 시행에 동반된 정신병원 건설 붐 속에서 직원이 부족하여 환자의 집단관리 및 병원업무의 일손 부족을 보충하기에 알맞은 구실이 필요했다.

와 같은 시대적 배경이 있었다. 치안유지, 사회방위적 색채가 짙은 정신의료 역사 속에서 치료의 질보다도 병상 수의 양을 추구한 국책에 따라 정신장애자를 위한 의료를 실시한다는 이념도 없이 급증한 경제기반 및 인력이 취약한 민간병원에 있어서 당시로서는 어쩔 수 없는 사정이었을지도 모른다.

양심적으로 정신의료를 행하는 병원경영자, 의료종사자도 있었겠지만, 전후 고도경제성장의 고동치는 발소리에 탄력을 돋우듯,「사회복귀」를 부르짖으며 생활요법 속의 작업은 병원작업, 내직작업, 외근으로 확대되었다. 당시까지의 간호의 개입을 모두 치료라는 명칭으로 포괄시킨 생활요법은 폐쇄적이고 침체화된 정신과병원을 활성화시켰지만, 치료의 개별성 및 불참여의 자유가 보장되지 않은 집단관리적 수법은 구속적 상황 아래에서의「작업 속박」「수입의 수탈」「인권의 침해」등 많은 문제를 일으켰다. 생활요법이 퍼지면서 그와 함께 전통적인 작업치료가 지니는 치료적 의의가 손실되었고 차츰 집단관리와 사역노동으로 형해화(形骸化)되었다.

2-3-4 작업치료사의 탄생과 혼미 - 1960년대 중반부터 1970년대 중반

작업치료 역사의 3번째 흐름은 현재 새롭게 법률 속에서 탄생한 작업치료사가 중심이 되어 실시하고 있는 작업치료(occupational therapy)이다(이하 이 장에서는 형해화된 전통적 작업치료와 구별하기 위해 새롭게 탄생한 작업치료를「작업치료」라 한다). 이「작업치료」는 1965년에 법률이 선행하는 형식으로 그 당시까지 일본의 의료에는 없었던 재활치료라는 새로운 이념 아래 물리치료와 함께 탄생했다(鈴木, 1986).

일본의「작업치료」교육은 1963년에 시작되어 그 2년 후인 1965년에『물리치료사 및 작업치료사법』(신분법)이 제정되었다. 당시 일본의 교육사정으로 신분법의 지정규칙은 미국의 교육 커리큘럼과 영국의 전문직 교육제도를 절충하여 만든 것이었다(鈴木, 1986). 때문에, 평가 방식 및 수단은 미국의 동향에 크게 영향받았으나, 다른 한편으로는 구레 슈조(吳秀三)로부터 시작된 생활요법에 이어져 형해화된 전통적 작업치료와의 차이점이 문제시되며 오늘에 이른다. 본보기가 된 미국의 작업 패러다임의 변천(Tiffany, 1983 ; Kielhofner, 1992 ; 佐藤, 1992)과 일본의 정신장애에 대한 작업치료의 역사를 정리하면 그림 2-2-1과 같이 된다.

신분법의 성립에 즈음하여 원어로 된 occupational therapy가 작업치료*B18로 번역되었다. 또한「작업치료」를 시작하면서 생활요법의 제창자인 고바야시(小林) 등이 정신과 작업치료의 책을 집필하여, 그 중에서도 고바야시(小林) 스스로가「작업치료는 생활요법이라고도 불린다」라고 서술하고 있다(小林, 1970). 이러한 것이「작업치료」와 생활요법 속에서 형해화된 전통적 작업치료와의 혼동을 일으켜 큰 오해를 낳았다(鈴木, 1975). 동시대에 똑같은 작업치료라는 이름으로 2개의 작업치료가 있었던 것이다. 한쪽은 결과적으로 사람의 존엄을 무시한 형태가 되어있던 치료(생활요법)로서 널리 실천되었던 작업치료, 또 한쪽은 전인적 복권(全人的復權)이라는 재활치료의 기본개념에 기초한 치료로서 수입이식되어 치료의학과의 동화에 노력을 기울였던, 지금 우리들이 실시하고 있는「작업치료」이다.

2-3-5 오해를 넘어 - 1970년대 중반부터 1980년대 말

1974년의 작업치료 의료수가화에 대한 정신신경학회의 이의(일본정신신경학회, 1975)는 생활요법 속에서 형해화된 전통적 작업치료의 실태 및 운용에 대한 비판이었지만, 작업치료 그 자체의 비판이라는 오해를 낳았다. 당시, 일본정신신경학회에 의해 제시된 작업실시 조건은 표 2-3-1과 같은 내용이었다. 이는 작업치료사에게 있어서는 자명한 것이었지만, 생활요법에 있어서는 이러한 원칙이 경시되어 있었기에 나타난 비판이라 말할 수 있을 것이다.

원칙을 무시한 생활요법의 치료 방식은 후에 다소 수정과 설명을 거친 후 생활요법 본래의 의미가 설명되었다(臺, 1984). 생활요법은 생활요법 그 자체가 재활치료라고 주장했었지만, 원칙을 경시한 생활요법이 남긴 상처는 너무도 컸다. 이는 정신의료의 개혁에 있어 하나의 의의 있는 역사의 한 장면이었지만, 재활치료의 개념에 따른 작업치료의 이해와 그 후의 보급에 있어 길고 큰 장벽이 되었다.

표 2-3-1 ● 일본 정신신경학회에 따른 작업실시 조건

① 목적의 명확화 원칙 : 작업의 실시에 있어서는 각 개인에 맞춘 목적이 명확히 되어 있을 것
② 자유의지의 원칙 : 작업실시에 있어서는 환자 본인의 자주성이 존중되고, 작업의 목적과 방법에 대해 환자와 치료자와의 상호 이해와 합의를 전제로 하고 있을 것
③ 작업을 통해 생긴 가치의 환자 귀속의 원칙 : 작업 중 환자가 생산한 경제적 가치는 모두 환자에게 환원할 것
④ 사역금지의 원칙 : 취업 기회 제공으로서의 병원 업무는 취업으로서 다루고, 작업종목으로부터 제외한다.
⑤ 집단관리 금지의 원칙 : 개인에 맞춘 치료적 목표 설정이 없는 집단적 내직작업은 폐지해야 한다.
⑥ 원외작업에 동반되는 노동권의 원칙 : 원외작업, 외근은 노동이다.

생활요법과의 혼동에 의한 오해를 피하기 위해, 작업치료라고 부르지 않고 일부러 OT라는 약어가 사용된 시기이기도 하다. 생활요법 속에서 고통스러운 체험을 강요받은 환자들은 작업치료라는 단어에 대해 거부반응을 나타냈다. 때문에 작업치료라는 단어를 사용하지 않는 것뿐만 아니라 생활지도라는 오해 또한 피하기 위해 생활장애에 대한 원조 · 지도라는 기본 개념을 전면으로 내보이는 것을 삼가하고 의학모델을 더욱 강화시킬 수밖에 없었다. 「작업치료」의 일상생활 활동평가의 제시마저도 이러한 영향을 배려할 필요가 있었다(吉沢 등, 1982).

이렇게 미국과 마찬가지로 인도주의에 기초한 도덕치료를 원류로 가지면서도 「전인간적 복권(全人間的復權)」이라 불리는 재활치료의 이념(上田, 1983)을 수용할 수 있는 바탕이 만들어지지 않은 사회상황 속에서 생활요법 비판으로부터 태어난 「작업치료」에 대한 오해와 심리적 저항에 마주쳤기에, 사람이 작업을 한다는 것의 기본적인 의미를 생각하기보다도 미국으로부터 도입된 전성기의 의학 모델을 강화시킬 수밖에 없었던 것이 일본의 정신장애 영역에서의 작업치료 실정이었다.

생활요법 비판의 여파는 한동안 남아 1990년대에 접어들어 개방운동이 일어나면서도 작업 · 평가 · 집단과 같은 단어에 대한 알레르기 반응을 지우지 못하던 사람들이 의료종사자들 중에 많이 있었다. 1970−980년대에 걸쳐 정신의료 개혁에 열심이었던 사람일수록 더욱 그러했다. 그 정도로 일본의 정신의료에 대한 부작용이 컸다고도 말할 수 있을 것이다.

2-3-6 작업치료에 대한 기대와 도태 - 1990년 이후

그리고 국제장애분류시안(WHO, 1980)이 제기된 시기로부터 일본의 정신의료 속에서도 작업치료 본래의 재활치료 원리를 이야기하는 토대가 만들어지고 있다. 우지노미야(宇都宮) 병원사건 등 정신병원의 불상사를 계기로 국내외로부터의 세찬 의견에 의해 1950년에 제정되어 1965년 대폭 개정 이후 23년 만에 『정신위생법』이 재검토되어, 1988년 『정신보건법』이 시행되었다. 이 『정신보건법』에서 처음으로 정신장애자에 대한 사회복귀시설(수호료, 수산시설)의 설치와 입원환자의 인권을 옹호하는 규정이 조문화되었다.

나아가 1993년에는 『장애자기본법』이 제정되어 정신장애자도 장애자복지의 대상이 되어, 1995년에는 『정신보건법』이 『정신보건 및 정신장애자 복지에 관한 법률(이른바 정신보건복지법)』로 개정되었다. 이로 인해 지금까지의 「의료 및 보호」, 「사회복귀의 촉진」, 「국민의 정신적 건강 유지 증진」에 복지적 요소인 「자립과 사회참여의 촉진을 위한 원조」가 더해졌다.

1996년에 『장애자 plan』이 책정되어, 정신장애자 지역생활지원사업이 시작되어 그룹홈 및 수산시설 등이 각지에 생기기 시작했다. 정신장애자 지역생활지원사업은 1999년의 『정신보건법』의 개정으로 지역생활지원센터로서 사회복귀시설의 하나로 법정화되었다. 2002년부터는 정신장애자 주거생활지원사업(그룹홈, 홈헬프, 쇼트스테이)이 시 · 읍 · 면 레벨에서 시작하는 등, 지역재활치료는 급속한 전개를 보이기 시작했다.

다시 한 번, 20세기 100년간의 일본 정신보건 역사를 정리해 보면 표 2−3−2, 그림 2−3−1과 같다. 세계의 정신의료 추세에 뒤쳐진 지 30년이라고도 불리는 일본 정신의료정세 속에서 여

표 2-3-2 ● 일본의 정신보건 100년의 발자취

년	일어난 일	법률	내용
1872(M 5)		전광원 설립 규정	
1875(M 8)	교토부 전광원		일본 최초의 공립 정신과 병원
1879(M 12)	도쿄부 전광원		구금적 시설의 시작
1900(M 33)		정신병자감호법 공포	감호의무규정(사택감치)
1902(M 35)	이도요법(呉)		
1919(T 8)		전신병원법 공포	
1950(S 25)		정신위생법 공포	사택감치폐지(노호수용)
1952(S 27)	정신과 약 등장		약물치료의 시작
1954(S 29)		정신병원설치 국고보조	정신병원 붐
1956(S 31)	생활요법		
1958(S 33)		의료법에서의 정신과 특례	
1964(S 39)	라이샤와 사건		
1965(S 40)		정신위생법 개정	보건소 업무에 정신위생
		물리 · 작업치료사법	재활치료 도입
1970(S 45)		정신장애회복자 사회복귀시설 운영요강	4군데의 재활센터 (川崎, 内尾, 世田谷, 音更)
1974(S 49)	의료수가화 반대	작업치료 진료보수 대상	정신과 작업치료, 데이케어 인가 기준
1982(S 57)		노인보건법 공포	Gold plan
1984(S 59)	우지노미야 병원사건		
1988(S 63)		정신보건법 시행	입원환자의 인권옹호, 사회복귀 촉진 (수호료, 복지홈, 수산시설)
1993(H 5)		장애자기본법 공포	정신장애자가 포함됨
		정신보건법 일부 개정	시읍면 보건센터 정신장애자 지역생활 원조사업 (그룹홈)
1994(H 6)		지역보건법	(데이나이트케어 신설)
1995(H 7)		정신보건복지법	자립과 사회참여의 촉진 (복지공장, 정신장애자 보건복지 수첩)
1996(H 8)		장애자 plan	정신장애자 지역생활 지원사업
1999(H 11)		보건소 및 시읍면에서의 정신보건복지업 무운영요령 개정	(정신장애자 지역생활 지원센터)
2002(H 14)		정신보건복지법 일부 개정	시읍면에서 장애자 대응 정신장애자 거택생활 지원사업 개시
		장애자기본계획	
2004(H 16)		정신보건의료복지의 개혁비전	
2005(H 17)		장애자고용촉진법 개정	정신장애자 고용대책의 강화
		의료관찰법 시행	
2006(H 18)		장애자자립지원법 시행	
2009(H 21)			장애자자립지원법 재검토

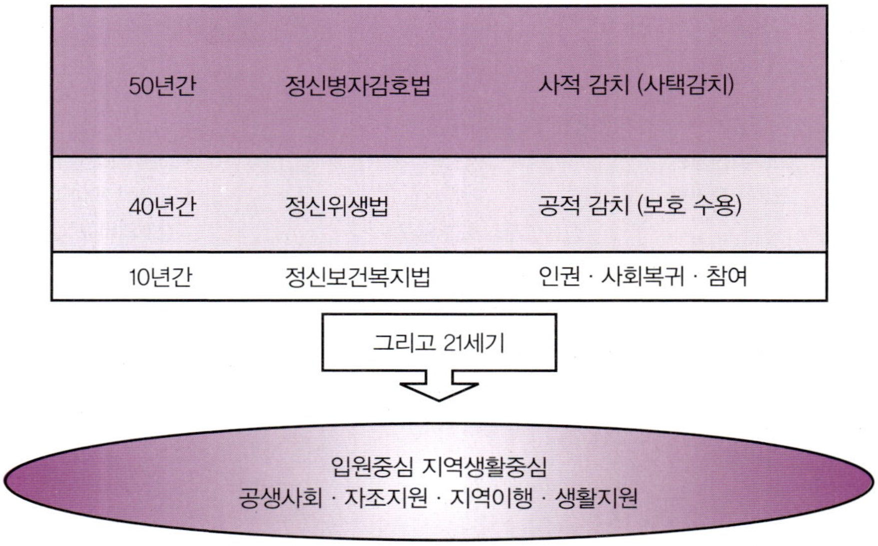

그림 2-3-1 ● 일본의 정신보건 20세기 100년의 변화

러 가지 역사의 뒤틀림과 싸워 온「작업치료」가 정신의료의 급격한 전환과 함께 드디어 그 진가를 알리는 시대가 되었다. 장애의 영역을 뛰어 넘은 지역이행, 지역생활지원으로 향하는 움직임 속에서 많은 전문직은 앞으로의 체제에서 어떠한 역할을 가지고 어디서 자신들을 자리매김할 것인가 하는 문제를 위한 활발한 움직임을 시작하고 있다.

「작업치료의 지식과 기술은 더욱 더 필요하지만, 작업치료사는 도태되는」 시대에서, 자신들의 뿌리를 되돌아보고, 역사 속의 같은 전철을 밟는 일 없이, 작업치료의 원조를 정말로 필요로 하는 사람들과 함께 작업치료의 새로운 발걸음이 시작되려 하고 있다.

제2장 요약

:: 정신질환 처우의 역사

1. 사택감치, 공적 감치에서 인권옹호가 호평을 받기에 이르는 처우의 역사

2. 왜 입원의료 중심에서 지역생활 중심으로 구조전환이 일어났는가?

3. 지역이행이란 무엇인가?

:: 작업치료의 성립과 역사

1. 작업치료의 원류는 도덕치료에 있다.

2. Simon의 적극적 치료법은 무엇이 획기적이었는가?

3. 전통적 작업치료로 일컬어졌던 일본의 작업치료 원류

4. 생활요법은 왜 생겨났는가?

5. 「물리치료사 및 작업치료사법」에서 occupational therapy는 「작업치료」로 번역되었다.

6. 생활요법 속의 작업치료(일요법)과 「작업치료」의 혼동이 가져온 문제

7. 작업치료라는 명칭의 독점

■ 참고문헌

秋元波留夫（1991）．作業療法の理念と課題．（秋元波留夫，冨岡詔子・編著，1991．「新作業療法の源流」pp. 11-30．三輪書店）．

跡部　信，岩崎奈緒子，吉岡真二（1995a）．近世京都岩倉村における「家庭看護」（上）．精神医学 37，1221-1228.

跡部　信，岩崎奈緒子，吉岡真二（1995b）．近世京都岩倉村における「家庭看護」（下）．精神医学 37，1335-1339.

Ayres AJ（1976）. *Sensory integration and the child.* Western Psychological Services, Los Angeles（佐藤　剛・監訳，1983．「子どもの発達と感覚統合」協同医書出版社）．

Fidler GS & Fidler JW（1954）. *Introduction to Psychiatric Occupational Therapy.* Macmillan Publishing, New York.

Fidler GS & Fidler JW（1963）. *Occupational Therapy：a communication process in psychiatry.* Macmillan Publishing, New York（加藤孝正・訳，1966．「精神医学的作業療法」医学書院）．

藤沢俊雄（1973）．「生活療法」を生み出したもの．精神経誌 75，1007-1013.

鎌倉矩子（2004）．作業療法の生い立ち．鎌倉矩子，他編「作業療法の世界第２版」pp. 5-33．三輪書店．

菅　修（1975）．作業療法の奏功機転．精神経誌 77，770-772.

加藤普佐次郎（1925）．精神病者に対する作業治療ならびに開放治療の精神病院におけるこれが実施の意義および方法．（秋元波留夫，冨岡詔子・編著，1991．「新作業療法の源流」pp. 171-204．三輪書店）．

川端眞一（2003）．京の医学．pp. 34-48．人文書院．

Kielhofner G（1985）. *A Model of Human Occupation：Theory and Application.* Williams & Wilkins, Baltimore（山田　孝・監訳，1990．「人間作業モデル―理論と応用」協同医書出版社）．

Kielhofner G（1992）. *Conceptual foundations of occupational therapy.* F. A. Davis, Philadelphia（山田　孝，他訳，1993．「作業療法の理論」三輪書店）．

Kielhofner G（1995）. *A Model of Human Occupation：Theory and Application, 2nd ed.* Williams & Wilkins, Baltimore（山田　孝・監訳，1999．「人間作業モデル―理論と応用第２版」協同医書出版社）．

Kielhofner G（2004）. *A Model of Human Occupation：Theory and Application, 3rd ed.* Williams & Wilkins, Baltimore（山田　孝・監訳，2007．「人間作業モデル―理論と応用第３版」協同医書出版社）．

呉　秀三（1907）．我邦イ於ケル精神病ニ関スル施設．（社会福祉法人新樹会精神医学神経学古典刊行会，1973．「昭和 48 年復刻版」）．

呉　秀三（1916）．移導療法．（秋元波留夫，冨岡詔子・編著，1991．「新作業療法の源流」pp. 128-145．三輪書店）．

呉　秀三，樫田五郎（1918）．精神病者私宅監置ノ実況及ビ其統計的観察．（社会福祉法人新樹会精神医学神経学古典刊行会，1973．「昭和 48 年復刻版」）．

小林八郎（1965）．生活療法．江副　勉，他編「精神科看護の研究」pp. 174-288．医学書院．

小林八郎（1970）．精神科作業療法概論．小林八郎，他編「精神科作業療法」pp. 49-63．医学書院．

小俣和一郎（2000a）．日本の近代化と精神病院．「精神病院の起源—近代編」pp. 19-37．太田出版．

小俣和一郎（2000b）．戦後の状況に関する簡単な補足．「精神病院の起源—近代編」pp. 77-78．太田出版．

森田正馬（1974-75）．高良武久，他編「森田正馬全集 1-7」白揚社．

Mosey AC（1974）．*An alternative：the biopsychosocial model.* Am J Occup Ther 23, 140.

中西　進（1978）．狂いの精神史．講談社．

長山泰政（1930）．院外療護および院内療護（ことに作業療法）．（精神科医療史研究会・編，1994.「長山泰政先生著作集」pp. 17-176．長山泰政先生著作集刊行会）．

日本精神神経学会理事会（1975）．今回の「作業療法」点数化に反対する決議．精神経誌 77，543-544．

Pinel P（1801）．*Traité médico-philosophique sur l'aliénation mentale.* JA Brosson, Paris（影山任佐・訳，1990.「精神病に関する医学＝哲学論」中央洋書出版部）．

Reilly M（1962）．*The Eleanor Clarkle Slagle Lecture, Occupational therapy can be one of the great idea of 20th century medicine,* Am J Occup J 16, 1-9.

佐藤　剛（1992）．四半世紀からの出発—適応の科学としての作業療法の定着を目指して．作業療法 11，8-14．

精神医療委員会（1984）．宇都宮病院問題．精神医療緊急特集号 51．

Simon H（1929）．*Aktivere Krankenbehandlung in der Irrenanstalt.* Allg. Z. f Psychiat 87, 1927；90, 1929（栗秋要，他訳，1978.「精神病院における積極的治療法」医学書院）．

鈴木明子司会（1975）．座談会/OT にとっての精神医療の壁．理・作・療法 9，840-848．

鈴木明子（1986）．「日本における作業療法教育の歴史」pp. 1-302．北海道大学図書刊行会．

Sallmann JM（1989）/池上俊一・監修（1991）．知の再発見双書 16 魔女狩り．創元社．

高木俊介（1986）．過去 20 年間の精神病院事件．精神医療 15，66-74．

田辺子男（1978）．明治以降の精神医学医療略史．東京精神病院協会・編「東京の私立精神病院史」pp. 17-25．牧野出版．

Tiffany EG（1983）．*Willard and Spackman's Occupational Therapy 6th ed.* chapter19. JB Lippincott, Philadelphia（小川恵子，他訳，1989.「作業療法第 6 版」pp. 345-437．協同医書出版社）．

Tuke S（1816）．*Description of the retreat, an institution near York, for insane persons*（秋本波留夫，冨岡詔子・編著，1991.「新作業療法の源流」pp. 54-75．三輪書店）．

上田　敏（1983）．リハビリテーションを考える．青木書店．

臺　弘（1984）．生活療法の復権．精神医学 26，803-814．

WHO（1980）．*The International Classification of Impairments, Disabilities and Handicaps（ICIDH）.* World Health Organization, Geneva（厚生省大臣官房統計情報部・訳，1985.「WHO 国際障害分類試案」厚生統計協会）．

八木剛平，田辺　英（2002）．日本精神病治療史．金原出版．

山下剛利（1987）．精神衛生法の戦後史．「法学セミナー増刊これからの精神医療」pp.

206-211. 日本評論社.

吉沢きみ子・篠田峯子・田中節子・宮崎和子 (1982). 日常生活評価. 理・作・療法 16, 369-375.

Zilboorg G (1941). *A History of Medical Psychology* (神谷美恵子・訳, 1958. 「医学的心理学史」みすず書房).

CHAPTER 03

정신장애에 대한 작업치료의 시점

CHAPTER 03

정신장애에 대한 작업치료의 시점

도덕치료(moral treatment)를 토양으로 삼는 작업치료가 일본의 정신보건 영역에서 사용된 지 100여 년의 세월이 흘렀다. 여러 가지 치료 · 원조 수단이 시도되고 사라지는 와중에, 작업치료는 항상 치료의학과 서로 보충해가며 의학 · 의료 및 사회정세의 변화와 함께 그 시대에 맞는 역할을 담당해(때로는 맡겨져) 왔다.

치료라는 객관성이 요구되는 구조화된 의료행위 속에서 매일 사람의 생활을 구성하는 여러 가지 작업 · 작업활동을 개입의 수단으로 사용하는 작업치료에는 생활, 노동, 여가, 작품, 생산, 보수… 와 같은 일상적인 문제 및 근대의학이 진보의 대상(代償)으로서 시야로부터 멀리 떼어놓았던 생활의 질(quality of life)이라는 대상자의 주관적 문제가 깊숙이 파고 들어온다. 이러한 작업치료의 평범함과 일상성이 인간이 가지는 자연 치유력을 끌어내어, 병을 「치료하다」라고 하는 것에서 「낫다」, 더 나아가 「병을 살아간다」라는 시야를 비추어 낸다. 이것이야말로 치료의학과 서로 보충하여 그 사람 나름의 생활 재건을 위해 자율(self-control)[1]과 적응을 지원하는 작업치료의 존재가치인 것이다.

스스로의 경험에 의해 그 사실을 깨달을 때, 그리스의 의학자 갈레노스(Galenus, A.D. 129−199)의 「작업을 한다는 것은 자연의 가장 뛰어난 의사이며 그것이 인간의 행복에 대한 조건이다」라는 말에 다시 한 번 매혹된다. 의학이 싹트는 시기, 서양의학의 기초를 만들어 그 공죄(merits and demerits)를 역사적으로 추궁받은 고대 그리스 의학자는 아픈 자의 양생 및 요양으로서 작업 · 작업활동에서 어떠한 힘을 찾아내고 있었을까.

이 장에서는 정신기능의 장애로 인해 일상생활 · 사회생활에서의 여러 가지 활동 및 참여에 제한 · 제약이 있는 사람들에 대한 작업 · 작업활동을 사용하는 치료란 무엇인가, 그 원점

1) 자율(self-control) : 경제적 자립이라는 말에서 볼 수 있듯이 자립(self-standing)은 타인에게 기대는 일 없이 혼자서 해 나가는 것을 가리키는 데 반해, 자율(self-control)은 여러 가지 사회자원을 살려가면서 자신에게 맞는 생활을 할 수 있도록 하는 의미로 사용.

부터 작업치료의 수단, 목적, 회복상태에 따른 개입, 효과의 시점, 그리고 치료로서 성립하기 위해 필요한 조건과 같은 정신장애에 대한 작업치료의 시점을 명확히 한다.

3-1 원점–작업을 영위하고 작업이 자아낸다.

작업치료의 원점, 그것은 사람이 매일 영위하는 여러 가지 작업에 있다. 사람의 하루는 여러 가지 작업에 의해 구성되고, 사람은 각각의 작업을 영위하며, 그 행위가 겹쳐 쌓여져 한 장 한 장마다 감촉이 다른 직물처럼, 한 사람 한 사람의 인생이 실을 뽑아내듯 자아내어진다.

사람은 놀이를 통해 자신 이외의 대상인 사물 또는 다른 사람과 친숙해지고, 사람으로서의 행동 및 생각 방식, 감정을 배워 더욱 좋은 삶을 위해 일을 하고, 일의 괴로움을 풀며, 생활을 풍요롭게 하기 위해 놀이를 추구한다. 이 세상에 태어나서부터 죽을 때까지, 사람은 작업과 깊은 관계를 가지며, 작업은 사람의 생활에 있어 없어서는 안 되는 것이다.

작업을 영위하고 작업이 자아낸다, 사람은 이러한 의미에 있어 작업적 존재로 불린다.

사람의 하루는
여러 가지 작업의 영위
이러한 영위를 겹겹이 쌓아 올려
한 사람 한 사람의 생활 및 인생이
촉감이 다른 직물과 같이 자아내어진다.
작업을 영위하고 작업이 자아낸다.
사람, 그 작업적 존재

생각지 못한 병
마음 또는 몸의 장애는
매일의 작업의 영위에 장애가 되어
생활 및 인생을 자아내는 데 타진 자리를 만든다.
사람에게 있어 병 또는 장애란
매일의 작업 영위의 장애
생활 또는 인생을 자아내는 데 생기는 타진 자리

잃어버리고 손상된 매일의 영위
그 다시 한 번의 시도가
타진 자리를 깁고
새로운 인생을 다시 고쳐 자아낸다.
작업을 영위하고 작업이 자아낸다.
사람, 그 작업적 존재

[작업치료의 시(山根, 2007b)로부터]

3-1-1 사람과 작업 · 작업활동

1 Neoteny화라는 대가

「사람」은 진화와 함께 뇌의 용량이 늘어났기 때문에, 뇌를 완성하기까지 20년 이상이나 걸린다는 기관의 특수화라는 의미에서 미완성적인 뇌를 가지고 탄생하는 숙명을 짊어진 존재라고 할 수 있다. 일종의 neoteny화[2](澤口, 2000)에 해당한다. 학습의 가능성과 적응성의 대가인 이 neoteny화는 사람의 발달의 모든 과정에 있어 여러 가지 과제를 가져왔다. 사람의 life cycle과 발달과제(Erikson, 1959) 또는 집단과의 관계를 정리해 보면 부표 1과 같다(山根, 2005a).

태어난 지 얼마 안 된 갓난아기는 자신의 생명을 유지하기 위해 자신의 몸에 닿는 것, 몸 주변에서 일어난 일, 그것들이 자신에게 안전한 것인가, 필요한 것인가를 판단하려 한다. 이는 생명을 지키기 위해 무의식 중에 일어나는 것으로 발달초기에는 유쾌한지 불유쾌한지의 판단만이 본능적 · 반사적으로 이루어진다고 말해도 좋을 것이다. 아직 자타의 구별이 안 되고, 자신이 의도하여 필요한 것을 추구하거나 확인할 수가 없는 갓난아기는 유쾌한 것은 받아들이고 불유쾌한 것은 배제함으로써 생명을 지킨다(Segal, 1973).

유아는 본능에 의해 생명을 지키면서 신경계 및 근육 · 골격계와 그 기능의 발달과 함께 자신 이외의 세계(타인과 사물)를 자각하게 된다. 자신의 생각대로는 되지 않는 자신 이외의 대상에 대한 자각은, 동시에 자기 자신과의 만남의 시작이기도 하다. 울기만 하면 마법처럼 희망이 이루어지고, 모든 것이 자기중심으로 움직이는 것과 같은 환상의 세계(마술적 유능감에 충족된 절대의존[3]의 세계)로부터 한계가 있는 현실세계로 이행하기 시작한다.

2 현실원칙의 발달

자신의 힘으로 걸어서 이동할 수 있게 되면, 대상에 능동적으로 영향을 미칠 수 있게 되어 경험은 비약적으로 늘어난다. 그와 동시에 자신의 의지로 대상에 영향을 미칠 때의 자기 영향 및 한계 또한 자각하게 된다(현실원칙[4]의 발달). 이 시기에는 자신의 능력 부족을 놀이를

2) Neoteny화 : 성숙한 개체이면서도 비생식기관에 유생(幼生) 및 유체(幼體)의 성질이 남아있는 현상을 말한다. Neoteny는 뇌 또는 신체의 발달이 미숙한 대신 특수화의 정도가 낮기 때문에 특수화가 진행된 다른 생물보다도 적응에 대한 가소성을 높여 성체가 되기까지 환경의 변화에 유연히 적응할 수 있게 해주는 것이라고 할 수 있다.

3) 절대의존 : 태어난 지 얼마 안 되는 아기(유아)는 완전히 무능력하고 무방비한 상태로 탄생하기에 엄마의 전면적 보호 및 보살핌이 없이는 생존을 유지할 수가 없다. 대상관계론의 정신분석가 D. W. Winnicott는 탄생 후 0~6개월 경의 유아의 상태를 가리켜 절대적 의존기라고 하였다. 덧붙여 말하자면, 6개월~1세 경을 이행기, 1세 경~3세 경을 상대적 의존기, 3세 이후를 독립준비기라고 하였다.

4) 현실원칙(reality principle) : 인간의 마음을 지배하는 원칙으로 프로이트가 제창한 것. 인간은 긴장을 풀고 될 수 있는 한 쾌적한 상태를 유지하기 위해 충동의 만족을 추구한다는 쾌감원칙과, 이와는 대조적으로 현실적으로 추구하는 것 및 현실인식에 따라 충동을 억제하여 불쾌함을 견디는 현실원칙이라는 2개의 원칙을 따른다고 한다.

통하여 공상 속에서 보충하거나 현실원칙에 의해 유능감이 크게 손상되는 것과 같은 일은 없다. 슈퍼맨이 되어 보거나 공주님이 되어보는 「흉내를 내는 놀이」라는 공상의 세계에서 놀며, 공상(fantasy)과 현실(reality)이라는 2개의 세계를 왔다 갔다 한다. 아이들의 흉내를 내는 놀이는 실제로 자신에게 힘이 생기기까지의 이행현상(transitional phenomenon)[5] (Winnicott, 1971)으로서 현실 생활로 이어지는 중요한 다리가 된다

신체 및 인지기능이 발달하고 도구를 사용할 수 있게 됨으로써 사람은 자신의 힘 또는 기술의 부족한 부분을 도구로 보상한다. 「흉내를 내는 놀이」로 보상하던 공상세계의 유능감은 도구를 사용함으로서 현실적인 것이 된다. 그리고 작업 · 작업활동은 성장과 함께 발달을 촉진시키는 놀이에서 학습으로, 더욱 나아가 현실세계에서의 생활 기반이 되는 생산적 활동으로, 미숙한 자기애를 충족시키고 청년기의 자기동일성 그뇌의 시기를 버티게 해 줄 창조활동을 승화시킨 예술활동 및 취미활동으로, 성장 과정에 따라 역할을 바꾸어가며 사람의 발달과 생활을 지탱한다.

3 사람과 작업 · 작업활동

아침에 눈을 뜨고 일어나 세수하고, 이를 닦고, 식사를 하고, 용변을 본 후, 옷을 갈아입는다(신변처리). 그날 하루의 예정을 머리에 떠올리며 필요한 것을 갖추고, 시간을 가늠해 보며 집을 나선다(생활관리). 걸어가거나 자전거 또는 교통기관을 이용하여 목적 장소로 간다(이동). 타인과 인사를 나누고 이야기하며(communication), 생계를 유지하기 위해 또는 삶에 필요한 여러 가지 활동을 한다(일, 여가). 그리고 저녁 때에는 집에 돌아와 식사 및 목욕을 하고(신변처리), 내일을 위해 필요한 일을 준비하며(생활관리), 잠이 든다(휴양 · 숙성). 이와 같이 사람의 하루는 여러 가지 작업의 영위로 이루어져 있다.

자신이 실제로 작업해봄으로써 느끼는 「아~ 이걸로 괜찮구나」 「어떻게든 되겠지」와 같은 「확실함」과 같은 감각이 있다. 이 「확실함」이라는 느낌은 그 개인의 구체적인 체험을 통해 자각되는 실감과 같은 것이다. 이는 병이 들어 침대에서 일어나 주뼛주뼛 확인해 보듯 내디뎌 본 첫 발, 그때 내디딘 발로 자신의 체중이 정확히 받쳐진다고 느꼈을 때 느끼는 「아~ 괜찮다」와 같은 그 신체감각적 정리와 같은 것이다. 작업의 묘미는 심신의 기능이든, 매일의 활동이든, 사회로의 참여든, 그러한 의미 있는 작업 체험에 의해 생기는 신체감각적 안정을 대상자에게 제공할 수 있다는 데 있다. 이는 임상지(臨床知)[*C1] 또는 암묵지(暗默知)[*C2]로 표현되는 것의 기반이 되는 것으로 「신체지(身體知)」에 해당한다(山根, 2002).

---

5) 이행현상(transitional phenomenon) : 절대적 의존기에서 상대적 의존기의 과도기(6개월~1세 경)에 인형 또는 언제나 뒤집어 쓰던 담요 등, 모자(母子)분리의 불안을 완화시키고 모친의 애정 또는 따스함의 대리적 만족을 가져오는 대상을 이행대상(transitional object)이라 한다. 소아과 의사로 정신분석가인 Winnicott가 발달 초기의 모자관계를 설명하기 위해 사용한 개념으로 이러한 물리적 대상 이외에도 비슷한 기능을 가지는 옹알이, 혼잣말, 자장가, 버릇 등을 이행현상이라 했다. 심적현실과 외적현실의 중간 영역으로 성장 후의 유아의 대상 항상성의 형성을 돕는 작용을 한다.

신체지(身體知)

↓↓↓

의미 있는 작업 체험으로부터 태어나는
「확실함」이라는 신체감각적 수습

사람은 구체적인 행위 및 체험을 통해서 놀이, 성장, 시도, 학습, 사는 방법을 몸에 익히고, 자신의 기분을 표현하며 유능감과 욕구를 충족시켜 스스로의 인생이라는 항해를 계속한다. 매일의 작업 · 작업활동의 축적에 의해 사람의 일생은 자아진다.

3-1-2 정신의 병과 작업 · 작업활동

일반적인 발달에서는 자연스럽게 찾아 올 성숙의 process가 예기치 않은 정신의 병 및 장애 때문에 방해받는 일이 있다. 또한, 지금까지 몸에 익혀 온 생활의 기술을 사용할 수 없게 되거나, 사용할 자신감을 잃어버리는 일도 있다. 정신의 병 및 장애는 신체의 기능 및 구조에 기질적 장애나 이상이 없음에도 불구하고 사람과 어울리고, 쇼핑을 하고, 지하철을 타고, 일하는 것과 같은 하루하루의 영위에 「생활의 어려움」이라 일컫는 여러 가지 지장이 생긴다. 그 생활 영위의 지장이 오래 지속되면, 그 사람의 생활 및 인생의 명주에 타진 데가 생기게 된다. 사람에게 있어 정신의 병 및 장애란 하루하루 영위의 장애(작업장애)이며, 생활 및 인생의 명주에 있는 타진 부분(활동 및 참여의 제한 · 제약)이다.

대인관계의 병이라고도 불리는 정신의 병에서, 작업 · 작업활동이란, 그 병의 혼란으로부터 자신을 보호하고, 현실과의 관계를 되돌리는 유일한 지주가 된다. 어떻게 대처하면 좋을지 모를 혼란 속에 놓였을 때, 사람은 오감을 닫고, 신체의 소리에 귀를 막으며, 마음을 닫음으로써 자신을 보호하려고 한다. 그러할 때, 작업에 몰두함으로써 병의 고통과 아픔을 잊을 수 있게 되며, 그 잠시 동안 사람은 편안하게 작업에 몸을 맡김으로써 병의 혼란으로부터 구원된다.

그리고 그 혼란을 벗어나 다시 현실 생활의 장으로 돌아갈 때, 한 번 더 똑같은 작업활동을 시도해 봄으로써 자신이 지금 가지고 있는 힘을 확인하고, 잃어버린 자신감을 되찾으려 한다. 또는 작업활동을 실시하여 스스로의 체험을 통해 새로운 시도를 하고, 자신에게 적합한 생활의 이상적인 상태를 찾으려 한다. 하루하루의 영위로서 자신의 생활을 구성해 온 작업을 되찾는 작용에 사람은 부응한다. 작업을 함께 하는 사람의 존재로 인해 그 사람은 지탱된다. 그리하여 병에 의해 타진 인생이 작업에 의해 다시 한 번 고쳐 자아내어진다.

3-2 수단-생활의 영위

정신의 병에 대한 작업치료도 치료 및 원조의 수단으로서 작업 · 작업활동을 사용하고 있지만, 작업 · 작업활동이란 무엇을 가리키는가, 여러 가지 토론 및 정의 또한 시도되고 있다(일본작업치료사협회, 1985 ; AOTA, 1994 ; CAOT, 1997). 이러한 토론은 이미 저술된 다른 책에 양도하겠지만, 치료 및 재활치료에 사용된 작업의 기원은 고대 그리스의 의학자가 경험적으로 사용한 것보다 아득히 먼 옛날부터, 기원전 수천 년 전으로 거슬러 올라간다(Hopkins, 1988). 현재 사용되는 occupational therapy란 명칭은 Barton이 1914년에 사용한 것이 처음이다(Hopkins, 1983). 일본에서는 1965년(쇼와 40년)에 「물리치료사 및 작업치료사 법」이 제정되어, 그때 occupational therapy에 대해 「2-3-4 작업치료사의 탄생과 혼미-1960년대 중반부터 1970년대 중반」에서 서술하였듯, 「작업치료」*B18라는 번역어를 대응시켜, 공식적으로 사용하게 되었다.

3-2-1 작업 · 작업활동

Occupation의 어원인 occupy에는 「종사하다」「점유하다」「써버리다」「사용하다」 등의 의미가 있어, 사람이 더욱 좋은 삶을 위해 물건 · 시간 · 장소 · 사람 등 모든 것을 정신적, 물리적으로 점유하여 쓰는 것을 의미한다. 본서에서는 사람이 매일 「살림(생활)」 및 「생(일생)」을 구성하는 여러 가지 행위, 행동의 형태를 「작업」, 그 작업을 사람이 실시하는 것을 「작업활동」이라 한다(山根, 2005b).

작업치료에서는 표 3-2-1에 나타난 것과 같이, 기본적인 생활을 유지하는 데에 관련된 작업 · 작업활동과 일에 관련된 작업 · 작업활동, 그리고 놀이 및 여가에 관련된 작업 · 작업활동을 중심으로 분류되며, 그 자체가 목적을 가지는 단독의 작업이라고는 말할 수 없지만 사회적 교제 및 연계 · 확대를 보조하는 참여 · 교류와 관련된 작업 · 작업활동, 나아가 여러 가지 작업 · 작업활동으로 소비한 심신의 에너지를 보충하고 물질적 · 정신적으로 받아들인 것을 소화 · 흡수 · 숙성시키는 것을 포함한 사람의 생활을 구성하는 영의의 전부를 작업 · 작업활동이라 한다(山根, 2005b). 이러한 작업 · 작업활동의 수행에 필요한 심신의 기능과 작업 · 작업활동의 관계(그림 3-2-1)를 치료 및 재활치료에 이용하고 있다(山根, 2005c). 일본어의 「작업」에는 아직 노동(work) 또는 사역적인 의미가 있기에, 작업치료에 대한 오해 또한 있다.

참고로, 생활유지와 관련된 작업 · 작업활동이란 self-care라고도 불리듯, 식사 · 배설 · 수면 등 기본적인 생리적 욕구를 충족시키는 것, 몸단장(grooming) · 위생 · 옷 갈아입기(dressing) 등 신체 주위의 일과 관련된 것, 금전 및 시간, 자신의 귀중한 물품, 복약 관리 등 생활 관리에 관한 것을 말한다. 정신의 병에 대해서는 생활에 대한 자신감 회복, 일상생활의 기본적인 기술 습득을 목적으로 사용된다.

표 3-2-1 ● 작업 · 작업활동의 분류 예 – 「사람과 생활」의 시점

생활유지와 관련된 작업 · 작업활동 – 살다 · 지내다.	
신변처리	하루하루 살아가는 데 필요한 신변의 처리
생활관리	삶에 필요한 물건 또는 일의 관리
일과 관련된 작업 · 작업활동 – 일하다 · 낳다.	
직업적 활동	생계를 세워 나가기 위해 일상적으로 종사하는 활동
학업	장래에 생계를 세워 나가기 위해 필요한 활동
가사일	가정 내의 생활과 관련된 여러 가지 일
육아	유아를 기르고 키우는 일과 관련된 활동
놀이 · 여가와 관련된 작업 · 작업활동 – 놀다 · 만든다 · 즐긴다.	
원초적 놀이	발달과정에서 보이는 아동의 자연스러운 놀이
여가활동	일 · 노동과는 대조적으로 여유를 회복하는 활동
사회적 활동	자유의지로 이루어지는 사회생활에서의 활동
참여 · 교류와 관련된 작업 · 작업활동 – 어울리다 · 이어지다 · 넓어지다.	
생활확대	이동기기, 교통기관의 이용, 공공기관 등 사회자원의 이용…
정보전달	전화, 이메일, 그 외 커뮤니케이션 활동…
휴양 · 숙성 – 편안하다 · 보충하다 · 몸에 익히다.	
휴양	생리적, 정신적 에너지의 보충
숙성	신체적, 정신적으로 받아들인 것의 소화, 흡수, 숙성

「사람과 작업 · 작업활동 제 2판」(山根, 2005b)로부터 수정

일과 관련된 작업 · 작업활동이란 직업으로서 행해지는 작업 및 학업, 청소, 빨래, 요리, 쇼핑, 육아 등을 말한다. 정신의 병에 대해서는 불규칙해진 생활리듬을 되찾거나, 일에 대한 흥미 · 습관 · 적응력 등의 직업준비훈련 및 평가를 목적으로 사용된다.

놀이 · 여가와 관련된 작업 · 작업활동에는 지적활동, 창작 · 표현활동, 놀이 · 취미 · 스포츠에 관련된 것, 자원봉사 등의 사회적 활동 등이 있다. 정신의 병에 대해서는 놀이 등이 가진 즐기는 기능을 살려, 치료 · 요양생활에 대한 적응, 사회성의 개선, 자주성 · 의욕의 향상, 감정의 적응적 처리, 기본적인 신체기능의 회복 등을 목적으로 사용된다.

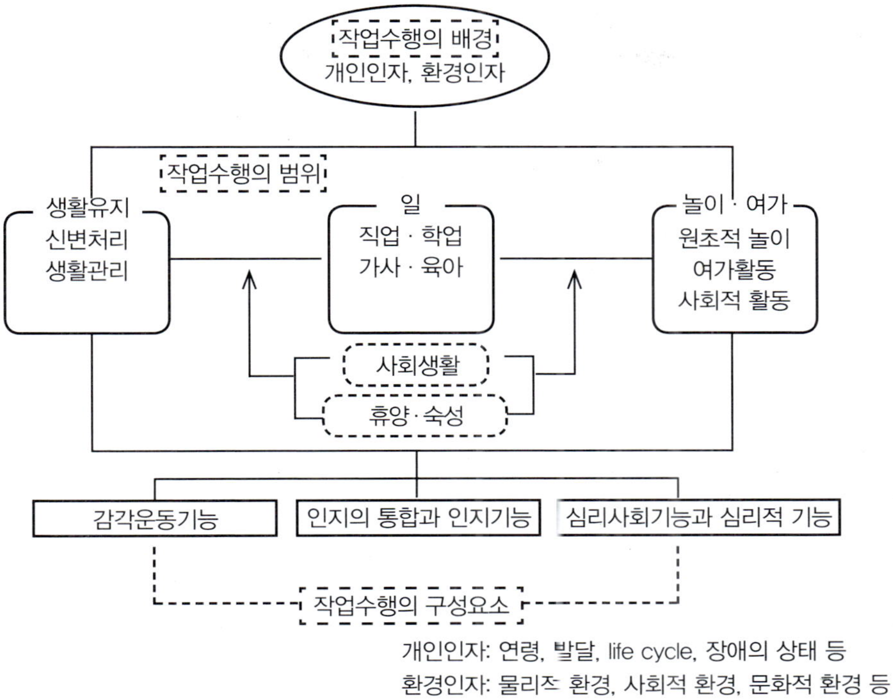

그림 3-2-1 ● 작업수행과 요소

미국작업치료협회의 작업수행의 틀(AOTA, 1994)을 수정

> 작　　업 : 사람의 생활 및 일생을 구성하는 모든 행위, 행동의 형태
> 작업활동 : 사람이 작업을 실시하는 것
> 작업치료 : 사람이 매일 영위(작업)를 사용하여, 심신의 기능 장애를 경감시키고, 생활에 필요한 기능 습득을 원조하여, 더욱 좋은 작업체험의 장을 제공한다.

3-2-2 작업 · 작업활동을 사용하는 치료

작업치료는 심신의 기능 · 구조, 질환의 병리와 장애 관련 등에 관한 의학적 평가기능을 기반으로 하여 병을 앓는 자의 심리를 이해한 정신적 support, 생활양식의 고안, 적응적 생활기능의 습득, 환경의 조정 등 포괄적 종합적 지원으로 병의 재연 · 재발을 방지하고, 그 사람 나름의 생활 재구축과 사회 참여를 돕는다. 작업치료가 지향하는 것 또한 다른 치료 및 원조와 다르지 않지만, 사람에게 있어 하루하루 삶의 영위인 구체적인 작업 · 작업활동을 수단으로 하여, 작업을 함께 행하는 사람과의 교류(치료집단)의 장을 살려, 대상자의 건강한 기능을 촉진시키고, 대상자 자신이 주체적으로 체험해봄으로써 심신의 기능장애를 경감시키고, 생활에 필요한 기능 습득을 원조하여, 더욱 좋은, 의미 있는 작업체험의 장을 제공하는 것이 작업치료의 특징이다(鎌倉, 2004).

사람은
상처 입은 마음과 몸을 지키기 위해
한 층 더 상처 입는 것을 피하기 위해
오감을 닫고 신체의 소리에 귀를 막아
마음을 닫는다.

사람은
상처 입은 마음과 몸을 지키기 위해
한 층 더 상처 입는 것을 피하기 위해
현실을 떠나 환상의 세계에 몸을 던져
생활 사회와의 관계를 잃는다.

사람의
상처 입은 마음과 몸을 지키기 위해
말은 그 의미를 잃고
전하고 전해 오는 실이 끊어진다.

작업을 사용한 치료는
덮쳐 오는 자극으로부터 몸을 보호하고
잠시 동안 양질의 휴식의 장과
작업을 조절하여
말의 의미에 의지하는 일 없이
전하고 전해 오는 실을 다시 고쳐 자아내
말의 표정, 몸의 표정을 듣고
닫힌 마음을 가만히 에워싸
닫힌 마음에 말을 건다.

작업을 사용한 치료는
닫힌 마음과
치료하는 자와의 이인삼각

[작업치료의 시 · 다시 한 번(山根, 2008a)으로부터]

3-3 목적-자율과 적응

3-3-1 치료의학의 목적

정신의 병이든 신체의 병이든, 작업치료의 목적은 그 사람 나름의 생활을 보낼 수 있도록 원조한다는 점에서 차이는 없다. 치료의학은 병이나 부상 등에 의해 신체적으로 또는 정신적으로 자기 자신으로선 처리하기 곤란한 위기상태에 빠졌을 때, 전문가가 그 사람을 대신하여,

① 질환에 의한 위기로부터 구한다(구명, 연명).
② 그 사람이 주체적으로 판단하여 행동할 수 있는 상황으로 되돌린다.

는 것을 지향하고 있다.

3-3-2 작업치료의 목적

그에 반해 작업치료는 재활치료의 일환으로서 의학으로 구한 목숨, 선사받은 목숨을 어떻게 살리는가를 목표로 하고 있다. 따라서 병의 회복 정도와 장애의 상태에 따라 치료의학과 서로 보충해 가며 안정이 필요했던 급성 상태를 벗어난 직후에는,

① 기능장애를 경감시켜 병적 상태로부터 이탈한다(병에 대한 대처).
② 이차적인 장애를 방지한다(만성 · 장기화에 대한 대처).
이를 위해서 조기에 작업치료를 시작한다.
그리고 급성기를 지나 자율(self-control)과 적응을 목표로 하는 회복기에는,
③ 심신의 기본적인 기능 회복을 꾀한다(기본 기능의 회복, 주체성의 회복).
④ 생활에 필요한 여러 기능을 몸에 익힌다(자율과 적응의 원조).

등, 그 사람이 주체적으로 판단할 수 있도록 기본적인 심신의 기능[6]의 회복을 꾀하고 일상생활 및 사회생활의 안정, 사회참여를 위한 지도 및 원조를 실시한다.

또한 장기 요양이 필요한 유지(요양)기에는 개인을 둘러 싼 환경에 눈을 돌려,

⑤ 생활환경, 사회환경을 개선하고 조정한다(환경에 대한 대처).
⑥ 사회자원을 이용할 수 있도록 한다(자율과 적응의 원조).

더 나아가 완화기에는,

⑦ 아픔, 고통을 진정시킨다(생명의 질).

6) 기본적인 심신의 기능 : 정의된 것은 아니지만 밤에 자고, 낮에는 일어나 지내며, 일상적인 생활의 유지 및 관리에 관한 활동을 큰 피로감 없이 실시할 수 있을 정도의 신체적 · 정신적인 스트레스 내성 기능을 말한다.

⑧ 그 사람에게 있어서 의미 있는 시간을 보낸다(생활의 질)
⑨ 살아 온 긍지 및 존엄을 가지고 지내는 시기를 함께 보낸다(인생의 질)

등, 사람이 그 인생을 마칠 때까지, 생(생명, 생활, 인생)의 질을 높이는 이상적인 방법 전부를 재활치료로 받아들이고 다가선다. 낫는다거나 낫지 않는다는 관점을 크게 뛰어넘어, 사람이 「자기 자신을 살아간다」, 서로의 차이를 뛰어넘어 「함께 산다」라는 공생(normalization) 실현이 목적이라고 할 수 있다.

작업치료는 그러한 재활치료를 실천하는 이념 · 기법의 하나로써 장애(disability)를 경감시키고, 그 사람이 가진 능력(ability)을 살려, 아직 살리지 못한 가능성으로서의 능력(capability)을 개척하여 사회자원을 사용하고 필요에 따라 환경을 정비한다. 그 사람 나름의 생활 재건(life style redesign)과 자율과 적응(self control & adaptation)을 위해 자기결정과 주체적 대처를 받쳐 줄 구체적인 조언 및 원조를 실시한다. 바꾸어 말하자면, 작업치료는 주체성을 되찾고, 병 또는 장애로 상실한 여러 가지 관계성을 회복하여 생활의 재건을 꾀하는 지원이라 말할 수 있을 것이다.

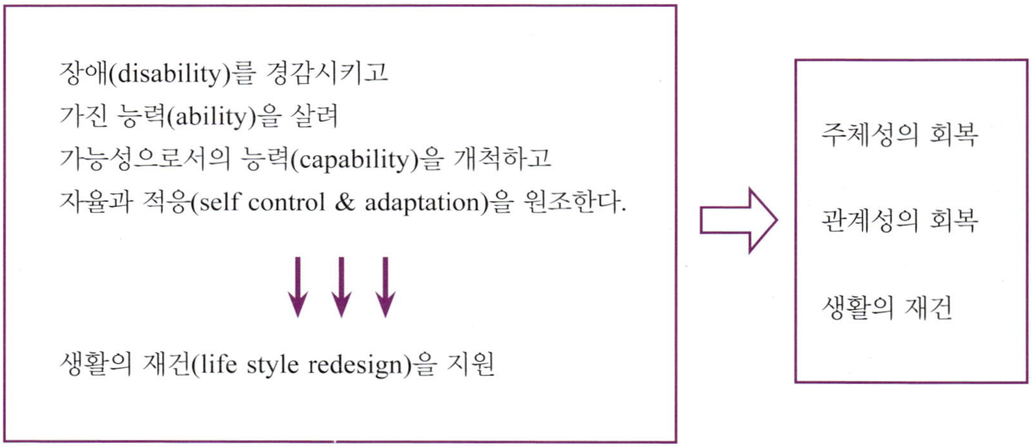

3-4 개입-회복상태에 따른 개입

작업치료는 정신적 질환에 관련된 병리 부분에 직접 작용하는 치료의학과 서로 보충하면서, 병에 걸려서 살리지 못하고 있는 대상자의 건강한 부분에 작용하여, 저하된 기본적 기능의 회복과 개선을 꾀한다. 그리고 그 사람 자신이 주체적으로 작업을 해보는 체험을 통해, 생활에 필요한 것을 배우고 익히는 기회를 제공하고 사회자원의 이용 및 환경을 정비함으로써 그 개인의 생활의 질을 높이는 원조를 한다. 직접 병리를 대하는 「치료하다」라는 개입도 있지만, 건강한 측면을 살려 「병을 살아간다」는 것, 다시 말하면 생활의 폭을 넓힘으로써 결과적으로 생활 전체에 대한 병리의 비율을 적게 하는 것이 작업 · 작업활동을 사용하는 치료의 특성을 살린 역할이라 할 수 있다.

3-4-1 QOL과 작업활동능력

QOL(quality of life)과 작업활동능력(abilities of caily living)의 관계에서 보면 그림 3-4-1과 같이 조기에는 생리적 기능 레벨의 QOL(생명의 질)을 높이고, 회복기에는 개인활동 레벨의 QOL(생활의 질)과 사회생활을 위한 참여 레벨의 QOL(인생의 질)을 높인다. 이처럼 장애의 여러 가지 레벨에서의 QOL(上田, 1992)의 유지 · 향상이 작업치료의 목적이라고 보아도 좋다.

작업치료의 역할은 ADL에서 QOL로 바뀐 시각(砂原, 1985)에서, 나아가 QOL의 유지 · 향상이라는 목적을 위해, 질환 및 장애에 의해 저하된 작업수행기능, 활동기능, 참여기능을 작업활동을 사용하여 회복시키는 것이라 할 수 있다.

작업치료 프로그램은 다른 치료와 같이 단독 프로그램이 아니라, 대상자 개개인의 회복상태와 목적에 따라 다시 짜는 개별 시스템 · 프로그램이다(山根, 2007a). 이를테면 초기에는 기능장애를 경감시키기 위한 활동을 제공하여 조금 안정되면 대인기능의 개선 및 생활기능의 획득을 위한 프로그램을 짜고, 사회참여에 있어서는 취학 및 취로, 지역생활의 원조를 위한 프로그램을 짠다. 이처럼 대상자의 회복 정도 및 장애의 상태에 맞추어 의료에서 생활까지 일관된 원조를 하는 포괄적인 어프로치를 실시하는 것이 작업치료가 다른 치료와 크게 다른 특징이라 할 수 있다.

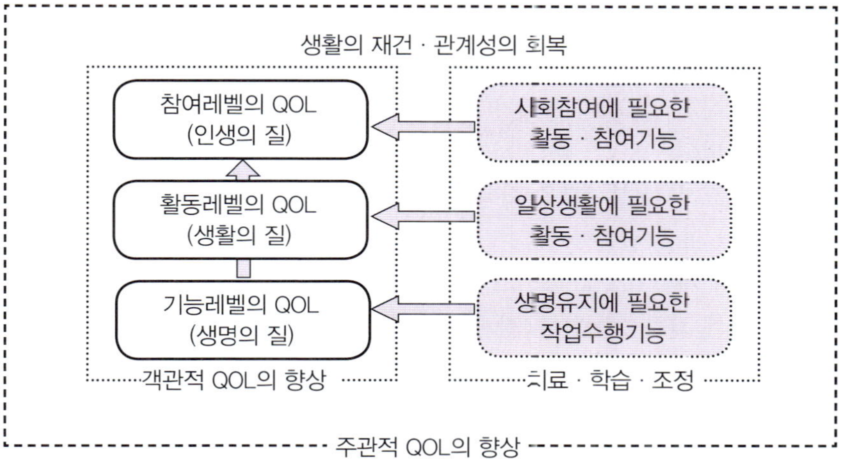

그림 3-4-1 ● QOL의 시점으로부터 본 작업치료의 목적과 역할

3-4-2 회복과정과 상태

정신분열증에 의한 장애와 그 회복과정(村田, 1981 ; 中井, 1974 ; 1984 ; 谷中, 1987 ; 山根, 1993)에서 알 수 있듯이, 혼란하고 기진맥진한 상태에서 쉬고, 치유되어, 다시 한 번 생활을 되찾아가는 과정은 사람의 발달 진행을 바로 고치는 것과 비슷하다. 회복단계 각 시기의 호칭 및 기간 등에 관한 통일된 정의는 없지만, 급성기, 회복기, 유지(요양)기의 3기, 또는 여기에 완화 케어를 중심으로 한 완화기(또는 종말기)를 더한 4기로 나뉘어진다. 회복단계를 나타내는 각 시기는 결코 시계열적인 것이 아니라, 회복상태를 나타내는 것으로, 급성기는 환자의 병의 증상이 불안정한 상태, 회복기는 기능의 회복이 기대되는 상태, 유지(요양)기는 재연 · 재발을 방지하는 지역생활지원과 생활환경에 대한 조정을 꾀하는 상태, 완화기는 인생의 마지막을 편안하게 보내는 치료 · 원조가 주가 되는 상태를 말한다.

나아가 임상적 시점에서 보면, 급성기는 요안정기와 아급성기, 회복기는 회복기 전기와 회복기 후기, 유지(요양)기는 사회내 유지(요양)기와 시설내 유지(요양)기로 나뉜다.

1 요안정기

초발 또는 재발 시의 의료보호 아래, 구명 · 안정이 필요한 응급 · 급성기 상태를 말한다. 이 시기는 신체치료가 중심인데, 약물치료 등의 신체 치료에 의한 병의 증상의 경감과 구명 · 안정을 위한 위험요소 관리를 실시하며, 작업치료 등 활동을 사용한 치료 · 원조는 원칙적으로 실시하지 않는다. 응급 · 급성기 상태에서 입원한 경우에도 약 1~2주간을 목표로 병의 증상 경감을 꾀한다.

2 아급성기

안정을 요하는 응급 · 급성기 상태(요안정기)를 이탈한 후엔, 목적이 있는 작업수행은 못하지만 아무 것도 하지 않으면 초조한 것과 같은 여러 가지 자극에 과민하게 영향을 받는 불안정한 상태, 또는 그 반대로 병에 걸리면서 그에 동반된 피폐로 인해 극단적인 활동성 저하 상태에 놓이게 된다. 이 상태가 오래 지속되면 만성화, 장기화와 같은 이차적 장애를 일으키기 때문에 될 수 있으면 빠른 시기에 병의 증상 안정과 병적 상태로부터의 조기 이탈을 위한 개입이 필요하다. 현실감을 회복하는 회복기를 향해 이 시기를 빠져 나가는 기간으로는 1개월 이내로 목표를 잡는다.

급성기 재활치료로서의 조기(급성기) 작업치료는 이 요안정기로부터 다음에 서술할 회복기 전기에 걸쳐 실시한다. 상세한 사항은 「6-2 급성기 작업치료」를 참조하길 바란다.

3 회복기 전기

아급성기와 비교해 볼 때 현실감이 조금 회복되기 시작한 상태를 말한다. 그러나 현실감을 회복하기 시작했다고는 하나, 병에 걸리면서 동반된 심신의 기능 회복은 충분하지 않기 때문에 현실검토 및 생활적응기능의 지도 훈련을 실시하기에는 조금 이르다. 입원 중이라면 퇴원을 위해, 주택생활이라면 지역사회와의 관계 회복을 위해, 현실로의 이행 원조 및 기본적인 심신 기능의 회복이 필요하다. 약 1~2개월, 길어도 3개월을 목표로 한다.

4 회복기 후기

사회생활, 사회참여를 향한 현실검토 및 생활적응기능의 지도, 훈련을 실시하는 것이 가능한 상태를 말한다. 원칙으로서는 외래작업치료 및 데이케어*C3 등 생활의 거점을 지역에 두고 외래에서 재활치료를 실시하는 것이 바람직하다. 자율(최대한의 자립)과 적응의 원조가 목적이 된다. 응급 · 급성기의 상태로부터 약 6개월, 길어도 1년 정도를 목표로 한다.

5 유지(요양)기

병의 증상 유무에 관계없이 큰 변동이 안정되어, 기능을 유지하면서 생활에 시점을 둔 원조가 필요한 상태를 말한다. 통원치료를 받으면서 지역에서 생활하는 사회내 유지와 의료에 의한 보호적 환경 아래에서 생활의 질을 유지하는 시설내 유지가 있다. 둘 다 생활의 질의 유지 · 향상 및 생활의 원조가 목적이 된다.

6 완화기

기능의 유지도 힘들지만 호스피스적 요소로 의학적 관리를 받으면서 인생의 마지막을 편안하게 보내도록 하는 원조가 필요한 상태를 말한다. 생활의 질 유지, 간병 및 치유와 같은 개입이 주가 된다.

3-4-3 회복상태와 작업치료

구체적인 작업치료의 실천에 관해서는「6 작업치료의 실천」에서 서술하도록 하고, 여기서는 정신장애를 대상으로 하는 작업을 사용한 개입의 시점에 서서 회복상태에 따른 작업치료의 기본에 대해 서술하겠다.

회복상태와 기본적 작업치료의 치료 · 원조의 관계는 지금까지의 연구(杉原 등, 1999 ; 山根 등, 1999 ; 2000 ; 2001a)를 고려하면 부표 2와 같이 나타낼 수 있다. 부표 2는 현재 재활치료의 대상질환 중 가장 많은 비율을 차지하는 정신분열증에 동반하는 장애에 대한 대처를 기본으로 한 것이지만, 그 외의 정신장애에 관해서는 정신분열증의 병리특성 및 정신분열증에 동반된 장애 특성의 차이를 고려함으로써 그 대처가 가능하다. 병리의 차이에 의해 다소의 차이점은 있겠지만 큰 회복의 흐름은 그림 3-4-2와 같이 된다.

부표 2 또는 그림 3-4-2를 나타내는 각 시기는 시계열적인 것이 아니다. 특히 예방에 관해서 보면, 부표 2에서는 급성기 전에 위치하고 있지만, 본서에서는 지연 · 재발의 예방을 위한 개입이 필요한 상태를 말한다. 그것은 초발에 대한 예방을 의미하는 것이 아니라, 주로 유

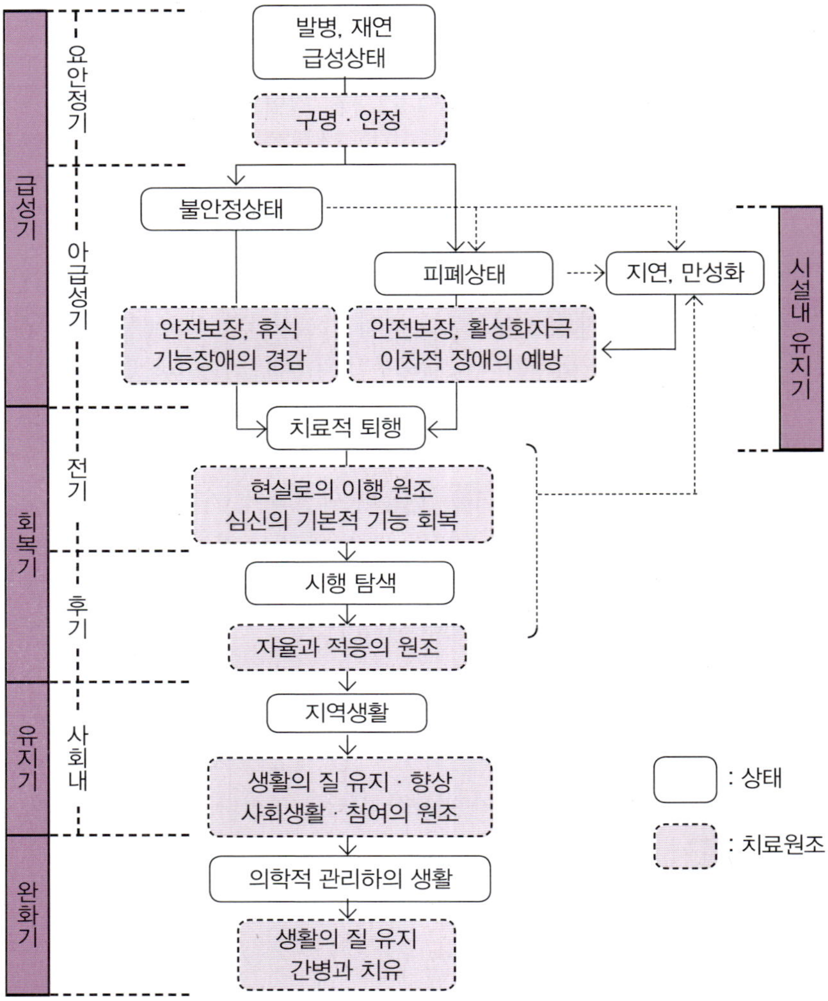

그림 3-4-2 ● 회복상태와 원조

지(요양)기를 중심으로 한 회복기 후기에서의 재발 예방, 위기 개입을 의도한 것이다. 여러 나라에서 조기 정신병의 예방적 전략에 대한 관심이 높아지고 있지만, 발병, 예후예측, 그 인권적 문제 또한 포함시킨 초발의 예방은 과제가 많다.

또한 각 상태와 기간 및 목적 등도, 그 상태에서의 일반적인 것을 나타내고 있어 고정화된 파악 방식을 취하지 않고, 기준으로서 이용하는 것이 필요하다. 따라서 치료 · 원조 또한 시계열적인 것이 아니라, 그림 3-4-3에서 나타나는 이미지와 같이 회복상태에 따라 치료, 자율과 적응을 위한 학습 · 훈련, 환경의 조정을 그 비율을 바꿀 수 있는 형태로 실시한다. 회복상태에 따른 작업치료의 형태와 시기는 표 3-4-1과 같다.

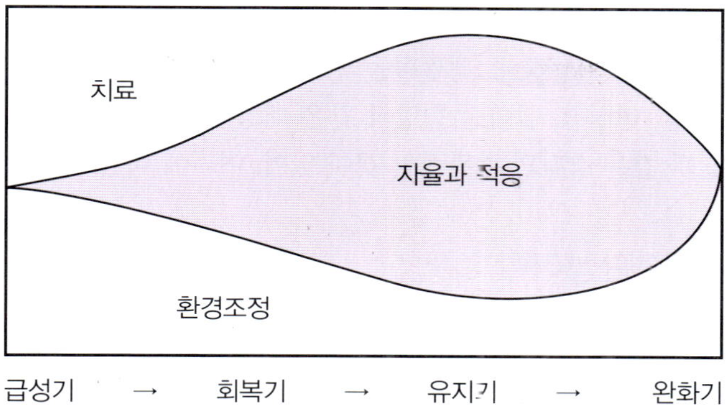

그림 3-4-3 ● 회복상태에 따른 치료 · 학습훈련 · 환경조정의 밸런스

표 3-4-1 ● 회복상태와 작업치료

회복상태	급성기		회복기		유지기 (요양기)	완화기
	요안정기	아급성기	회복기 전기	회복기 후기		
작업치료		조기 OT		회복기 OT	유지기 OT	종말기 OT
입원	1~2주간	~1개월이내	1~2개월	반년~1년 정도	–	필요기간
		정신과 응급 · 급성기 병동		회복기병동	요양병동	완화병동
외래				1~2년		
				데이케어		
				외래 작업치료		
방문				포괄형 지역생활지원 · 방문간호		
생활지원				자립지원 · 생활지원(거주, 생활, 취업, 취학, 요양)		

* 시기는 입원치료의 경우 입원일부터, 통원의 경우는 퇴원 시 또는 데이케어, 외래 작업치료로의 처방 시를 기준으로, 적어도 이 시기까지는 해야 하는 기간을 나타낸 것.
* 병동의 명칭은 그러한 기능을 가진 장이라는 것을 나타내고 있다.

3-5 효과–작업치료의 효과와 근거

작업치료는 대상자가 주체적으로 임하여, 시도하고, 그 사람 나름의 생활을 찾아낼 수 있도록, 의미 있는 작업체험의 장을 제공하고, 그 장을 함께하는 공유체험을 통해 원조한다. 그러나 그 효과는 대상자 스스로의 실시 방식에 의존하는 것이다. 또한 작업치료의 효과에는 기본적인 심신의 기능장애, 생활활동의 제한, 사회참여에서의 제약의 정도와 같은 객관적인 것과, 안심감, 현실감, 살아갈 희망과 같은 대상자의 기분 및 함께 살아가는 자의 신체적 · 정신적 부담과 같은 각각의 주관적인 것이 있어, 여기에 대한 임상적 근거가 요구된다.

3-5-1 효과의 객관성이란

근대과학의 합리주의는 석양의 붉음, 밝음과 같이 본래 감성적 성질이었던 것을 수치 척도로 나타낼 것을 지향해 왔다. 후설(Husserl, 독일, 1859~1938)이 말한 것처럼 이 「감성적 성질의 수식화」가 「자연의 수학화」와 함께 근대과학을 성립시켰다. 그러나 많은 사람들이 반하는 석양의 아름다움을 과학적인 근거를 가진 척도로 나타내는 것은 불가능하다. 근대과학은 「아름다움」과 같이 「개별적, 다의적, 주관적」이며, 수학화에 의한 객관적 증명이 불가능한 것은 과학적이지 않다는 이유로 「학문」 밖으로 쫓아 냈다. 여기에 과학적 합리주의의 큰 함정이 있다.

붉은 석양을 보고 아름답다고 느낀다. 석양이 주는 「붉은 석양」과 「아름다운 석양」, 이 2가지의 사실은 석양을 보는 주체 간 공통성의 양 차이이다. 「붉다」라는 인간의 생리적 감각에 관해서는 인간의 오관(눈, 귀, 코, 혀, 피부의 5개의 감각기관), 즉 신체성이 공통의 감각을 가진다는 가정적 사실에 기초하여 「붉음」의 정도에 대한 수식화가 가능해졌다. 반면, 「아름답다」도 감각 · 인지라는 점에서 신체성을 개재시키지만, 오관의 생리적 공통성과 비교해 보면, 「붉음」보다 더욱 「개별적, 다의적, 주관적」이기 때문에 수학화가 곤란할 뿐이다. 둘 다 석양이 주는 현상에는 변함이 없으며, 또한 사실이라는 점에서도 틀림없다.

생물학적 상태인 질환(disease)의 경우에는 의학 모델에 기초한 작용과 그 객관적 효과에 주안을 두지만, 개인의 체험으로서의 장애인 병(illness)에서는 대상자 자신이 받은 서비스에 따른 「생활의 질의 변화」를 어떻게 납득하고 만족하는가와 같은 주관적 「질의 사실」이 효과에 큰 영향을 미친다.

작업치료의 개입 효과를 생각할 경우, 석양의 「붉음」 「아름다움」과 마찬가지로 항상 질환 및 장애에 대한 객관적 효과와 대상자 자신의 납득 및 만족이라는 주관적 효과의 양면을 시야에 둘 필요가 있다. 의학적으로 심신의 위험요소 관리를 요하는 상태의 경우에는 기능장애의 감소 및 이차적 장애의 방지와 같은 객관적 효과를 높이는 것에 주안을 두어야 하고, 생활에 시점을 둔 작용의 경우에는 객관적 효과와 함께 대상자 및 가족 등 관련된 사람들에게 있어서의 주관적 효과를 높이는 것으로 시점을 옮기는 것이 중요하다.

3-5-2 작업치료의 효과와 근거

회복상태에 따른 개입이라는 시점에서 작업치료의 효과를 살펴보면, 조기에는 안심의 보장 및 증상의 경감에 따른 차분함이 나타난다. 회복기 전기에는 신체감각에 의식이 향함으로써 현실감이 회복되고, 기본적인 생활리듬 및 생활체력을 되찾으면서 병에 걸려 잊고 있었던 즐긴다고 하는 여유를 조금씩 찾게 되는 형태로 나타난다. 그리고 회복기 후반에는 하루하루의 영위로서 구체적인 작업에 목적을 가지고 임할 수 있게 되어, 자신 주위의 일 및 생활의 관리가 가능해져, 자기 자신의 확인과 새로운 시도가 시작되는 것으로 나타난다. 병의 증상에 큰 변화가 보이지 않는 유지(요양)기에는 질병과의 교제 방식을 생각하며(장애 수용), 자기 자신의 생활의 장과 동료, 그리고 주변 사람 및 자원을 잘 사용한 생활의 자율로 나타난다(山根, 2001b).

작업치료의 효과는 수학화가 가능한 것도 일부분 있지만, 대부분 앞서 서술했듯 질적인 변화 또는 대상자 자신의 주관적 변화로 보여지는 것이다. 그러므로, 작업치료는 과학적이지 않고 근거가 없다고 이야기되어 왔다. 과학적 근거를 나타낼 수 없으면 효과가 없다는 것인가? 과학적 합리주의에 기초한다는 치료의학도, 질환 및 장애, 그 치료효과에서 재현성이 반드시 인정되는 것은 아니다. 똑같은 치료를 실시해도 대상에 따라 그 결과는 달라진다. 작업치료의 근거는 효과의 객관성과 마찬가지로 수학화의 가능성 여부에 달려 있긴 하나, 수학화가 곤란한 현상에 관해서는 임상의 결과, 사례의 축적과 같은 관찰에 기초한 임상연구에 의해 그 근거를 나타낼 수 있다.

3-6 조건–치료로서 성립되기 위해

치료(therapy)란, 심신의 기능 · 구조의 장애, 활동 및 참여의 제한 · 제약과 같은 생활상의 장애를 경감시키고, 병 또는 장애로 잃어버린 삶의 보람을 되찾아주어, 그 사람 나름의 생활을 재건하는 적극적인 개입을 말한다. 따라서 치료로서 성립되는 조건으로는,

① 작업 · 작업활동의 은혜를 자기 혼자서는 받아들여 누릴 수 없는 사람에게(적응대상)
② 그 사람의 심신기능 및 생활에서의 활동이 어떠한 상태에 놓여 있는가를 알고(평가)
③ 적절한 작업 · 작업활동을 수단으로 선택(수단 선택)
④ 대상자의 심신기능 및 생활장애를 어떻게 치료하고 싶은지를 분명히 하여(목표설정)
⑤ 이를 위해 작업 · 작업활동을 어떻게 사용할지를 생각하고(치료 · 원조계획 입안)
⑥ 그 대상에 맞추어 궁리하며(적응 · 수정과 단계 나누기)
⑦ 실시한 내용과 그 결과를 남겨(기록)
⑧ 그 효과를 확인한다(효과 판정).
⑨ 이러한 행위가 전문 지식 및 기술을 가진 자에 의해, 또는 그 지도를 받아 실시된다.

와 같은 것이 필요하다.

정말로
괜찮아?
에서
…………………..
십년, 이십년, 삼십년
매일 매일 쌓이고 쌓여 태어나는
확실함이라는 전망
…………………..
아아
어떻게든 될 것 같아
괜찮아
…………………..
그 확실함이라는 전망의
evidence는
가치를 판단하는 일 없이
나타난 것을 그대로 받아들여
매일 담담하게
겹쳐진 진실
숫자의 마술을 사용하지 않는
신장의 경험
그 사실의 축적으로부터
태어난다.

[작업치료의 시 – 다시 한 번(山根, 2008b)으로부터]

제3장 요약

:: 작업치료의 원점

1. 작업을 영위하고, 작업이 자아낸다, 사람의 생활과 인생, 사람은 작업적 존재이다.

2. 학습의 가능성과 적응성을 가져온 neoteny화

3. 「확실함」은 구체적인 체험을 통해 태어난다.

:: 작업치료의 수단

1. 사람은 더욱 좋게 살아가기 위해 물건 · 시간 · 장소 · 사람 등을 정신적, 물리적으로 점유하고 소비한다.

:: 작업치료의 목적

1. 기능장애를 경감시키고, 병적 상태로부터 이탈을 꾀한다.

2. 조기 작업치료는 이차적인 장애를 방지한다.

3. 작업에 의해 심신의 기본적인 기능을 회복한다.

4. 생활에 필요한 여러 기능은 구체적인 작업체험으로 습득된다.

5. 생활환경, 사회환경의 개선 · 조정으로 생활기능장애를 감소한다.

6. 사회자원의 이용 방법을 원조한다.

:: 작업치료의 개입

1. 회복상태에 따라 작업의 사용 방법은 다르다.

2. 병리에 관여하기보다 건강한 측면을 살린다.

:: 작업치료의 효과

1. 주관적 효과와 객관적 효과가 있으며, 둘 다 중요하다.

:: 작업치료의 조건

1. 적응대상, 평가, 수단 선택, 목표설정, 치료 · 원조계획 입안, 작업으 적응 · 수정과 단계 나누기, 기록, 효과 판정 · ·

■ 참고문헌

American Occupational Therapy Association (1994). *Uniform terminology for occupational therapy, 3rd ed., Am J Occup Ther* 48, 1047-1058.

Canadian Association of Occupational Therapists (1997). *Enabling Occupation: an occupational therapy perspective.* CAOT Publications, Toronto (吉川ひろみ・監訳, 2000.「作業療法の視点：作業ができるということ」大学教育出版).

Erikson EH (1959). *Psychological Issues Identity and the Life Cycle.* International Universities Press, New York (小此木啓吾・訳編, 1973.「自我同一性」誠信書房).

Hopkins HL & Smith HD (1983). *Willard and Spackman's Occupational Therapy, 6th ed.* JB Lippincott, Philadelphia. (鎌倉矩子, 他訳, 1989.「作業療法改訂第6版上巻」協同医書出版社).

Hopkins HL (1988). A historical perspective on occupational therapy. In Hopkins HL & Smith HD (Eds). *Willard and Spackman's Occupational Therapy, 7th ed.* pp. 16-37. JB Lippincott, Philadelphia.

鎌倉矩子 (2004). 作業療法における作業の意義. 鎌倉矩子, 他編「作業療法の世界第2版」pp. 108-112. 三輪書店.

村田信男 (1981).「分裂病のリハビリテーション過程」について. 藤縄 昭・編「分裂病の精神病理10」pp. 251-281. 東京大学出版会.

中井久夫 (1974). 精神分裂病状態からの寛解過程. 宮本忠雄・編「分裂病の精神病理2」pp. 157-217. 東京大学出版会.

中井久夫 (1984). 分裂病の慢性化問題と慢性分裂病状態からの離脱可能性.「中井久夫著作集1分裂病」pp. 239-273. 岩崎学術出版社.

日本作業療法士協会 (1985). 作業—その治療的応用. 協同医書出版社.

澤口俊之 (2000). 平然と車内で化粧する脳. 扶桑社.

Segal H (1973). *Introduction to the Work of Melanie Klein.* The Hogarth Press, London (岩崎徹也・訳, 1977.「メラニー・クライン入門」岩崎学術出版社).

杉原素子, 井上英治, 大丸 幸, 他 (1999). 精神科作業療法の今後の方向性に関する研究. 平成9年度厚生科学研究「精神医療にかかわるコメディカルのあり方に関する研究」報告書. pp. 177-244.

砂原茂一 (1985). Quality of Life (QOL) の意味するもの. 理・作・療法 19, 507-512.

上田 敏 (1992). リハビリテーション医学の世界. pp. 148-165. 三輪書店.

Winnicott DW (1971). *Playing and Reality.* Tavistock Publications, London (橋本雅雄・訳, 1979.「遊ぶことと現実」岩崎学術出版社).

山根 寛 (1993). 退行現象をともなう寛解過程における作業活動の力動的観点からみた役割—精神分裂病少女の寛解過程より. 作業療法 12, 229-237.

山根 寛, 他 (1999). 精神科作業療法の今後の方向性に関する研究—1998年度報告. 平成10年度厚生科学研究「精神医療にかかわるコメディカルのあり方に関する研究」分担研究報告書.

山根 寛, 他 (2000). 精神科作業療法の今後の方向性に関する研究2—1999年度報告. 平成11年度厚生科学研究「精神医療における専門職の連携に関する研究」分担研究報告書.

山根　寛，他（2001a）．回復過程にそった作業療法の役割と連携のあり方に関する研究—2000 年度報告．平成 12 年度厚生科学研究「精神医療保健福祉にかかわる専門職のあり方に関する研究」分担研究報告書．

山根　寛（2001b）．精神障害に対する作業療法の援助と効果指標—作業をいとなみ，作業がつむぐ．OT ジャーナル 35，192-197．

山根　寛（2002）．私の作業療法地図と 21 世紀の展望—源流，黎明，形骸，新生，輪廻，眺望．作業療法 21，405-410．

山根　寛（2005a）．ライフサイクルと作業・作業活動．鎌倉矩子，他編「ひとと作業・作業活動第 2 版」pp. 29-35．三輪書店．

山根　寛（2005b）．作業・作業活動とは．鎌倉矩子，他編「ひとと作業・作業活動第 2 版」pp. 1-23．三輪書店．

山根　寛（2005c）．道具としての作業・作業活動．鎌倉矩子，他編「ひとと作業・作業活動第 2 版」pp. 61-85．三輪書店．

山根　寛（2007a）．集団プログラムの計画と評価．鎌倉矩子，他編「ひとと集団・場第 2 版」pp. 113-128．三輪書店．

山根　寛（2007b）．「作業療法の詩」pp. 18-19．青海社．

山根　寛（2008a）．こころとからだを護る．「作業療法の詩・ふたたび」pp. 100-101．青海社．

山根　寛（2008b）．エビデンス．「作業療法の詩・ふたたび」pp. 126-127．青海社．

谷中輝雄（1987）．あたりまえの生活の実現をめざして．「精神障害者の「あたりまえの生活」の実現をめざして」pp. 71-86．やどかり出版．

CHAPTER 04

작업치료의 치료 · 원조 구조와 치료 메커니즘

4-9 연계–팀 어프로치	4-9-1 팀 어프로치의 형태 4-9-2 팀 어프로치의 기본
4-10 작업치료의 치료 메커니즘	4-10-1 사람과 인지 · 대처행동 4-10-2 인지 · 대처행동의 이상 4-10-3 정신인지기능장애에 대한 작업치료의 치료 메커니즘

04 CHAPTER

작업치료의 치료 · 원조 구조와 치료 메커니즘

정신장애를 대상으로 하는 작업치료는 사회와 정신의학의 관계, 사람들의 정신장애에 대한 견해 및 생각 방식의 변천과 함께 여러 가지 이론 또는 기법을 응용하면서 실시되어 왔다. 그러나 어떠한 이론 및 기법이 사용되었더라도 작업치료를 구성하고 작업치료의 과정에서 작용하는 치료 및 원조의 요소에는 큰 차이가 없다(Fidler, 1963 ; 松井, 1975 ; 1978 ; Tiffany, 1989).

작업치료는 항상 사람의 일상생활을 구성하는 작업 또는 작업을 함께 행하는 사람과의 교제를 통해 그 사람 나름의 생활을 재건하는 원조를 실시해 왔다. 본 장에서는 작업치료의 치료 · 원조 구조를 알아보고, 그 구성요소(대상자, 작업 · 작업활동, 작업치료사, 집단, 장, 시간)와 작업치료 과정에 있어서의 대상관계의 변화, 작업치료의 형태, 작업치료에서의 연계, 작업치료의 치료 메커니즘 등을 소개한다.

☑ 작업치료의 구성요소

주체로서의 대상자	(개별성, 주체성, 주관)
작업 · 작업활동	(의미, 행위, 결과)
작업치료사	(지식, 작업기술, 대상관계)
집단	(집단역동, 개인과 집단의 관계)
장소와 장	(물리적 구조, 장의 의미)
시간	(간격, 타이밍, 시간, 빈도)

4-1 작업치료의 치료 · 원조 구조

작업치료는 대상자와 작업치료사의 치료 · 원조관계가 작업 · 작업활동을 사이에 두고 성립되고 있다. 대상자는 실제로 자기 스스로 작업을 하고, 타인과 교제하는 주체적인 체험(신체적 체험, 정신적 체험, 심리사회적 체험) 및 작업 · 작업활동을 사이에 두고 서로 영향을 주고받는 사람 또는 물건과의 대상관계를 이용한다. 작업치료가 실시되는 장도 목적과 대상자의 상태에 따라 병실에서 주택까지 여러 가지 장소에서 실시된다. 실시되는 장소에 따라서도 효과가 달라지며, 작업을 함께 행하는 사람과의 상호작용 또한 크게 영향을 미친다.

이러한 작업치료의 다채로운 구성요소와 상호작용하는 구조는, 언어를 주수단으로 하는 정신치료 및 약물 등에 의한 신체치료와 비교해 보았을 때, 개입과 효과의 인과관계를 객관적으로 파악하기란 힘들다. 그러나, 주체성을 되찾고, 병 또는 장애에 의해 상실한 여러 가지 관계성을 회복하여, 생활의 재건을 꾀하는 것과 같은 개별성 높은 다의적 치료 · 원조를 가능하게 한다.

생활을 구성하는 여러 요소의 상호성이야말로 작업치료의 풍요로움이기도 하다. 이렇게 변화가 다양한 작업치료의 과정과 효과를 개인의 기술 및 센스에 의한 장인 기술 단계에 머무를 것이 아니라, 누구나 알기 쉽고 보기 쉽도록 작업치료의 구조를 이해하는 것이 필요하다. 작업치료를 구성하는 요소의 관련(작업치료의 구조)을 도식화하면 그림 4−1−1과 같이 나타낼 수 있다.

대상자와 작업치료사의 관계에는

- 대상자와 작업치료사가 직접 영향을 미치는 관계(그림 4−1−1의 ①)
- 작업 및 작업과 관련된 물건(소유하고 있는 물건, 작품, 사용하고 있는 물건 등)을 사이에 둔 대상자와 작업치료사의 관계(그림 4−1−1의 ②)
- 작업 및 작업과 관련된 물건(소유하고 있는 물건, 작품, 사용하고 있는 물건 등), 집단의 구성 멤버를 사이에 둔 대상자와 작업치료사의 관계(그림 4−1−1의 ③)
- 집단의 구성 멤버를 사이에 둔 대상자와 작업치료사의 관계(그림 4−1−1의 ④)가 있다.

또한 이러한 작업치료사와의 관계뿐만 아니라,

- 대상자와 작업 및 작업에 관련된 물건과의 관계(그림 4−1−1의 ⑤)
- 대상자와 작업 및 작업에 관련된 물건을 사이에 둔 집단의 구성 멤버와의 관계(그림 4−1−1의 ⑥)
- 대상자와 집단의 구성 멤버가 직접 영향을 미치는 관계(그림 4−1−1의 ⑦)

그리고, ②, ③, ④의 관계에서 대상자가 작업치료사를 도구적으로 다루고 물건 또는 타인과 주체적으로 관계를 가지는,

- 대상자가 작업치료사를 사이에 두고 물건과 관계를 가지는 관계(그림 4−1−1의 ②에 포함된다)

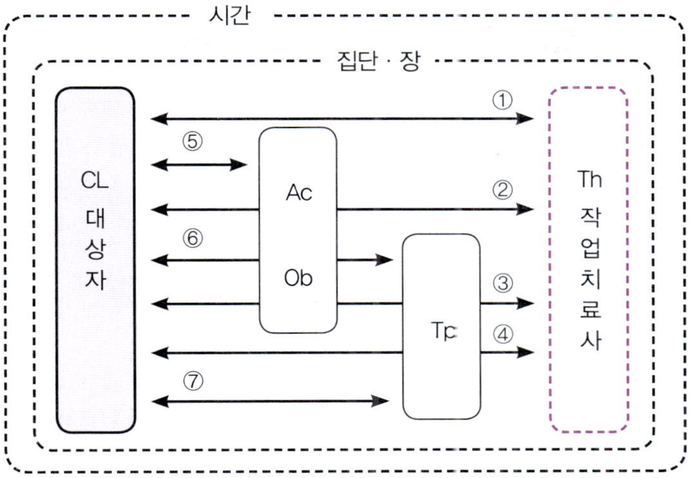

CL : 대상자　　　Th : 작업치료사　　　Tp : 집단의 구성 멤버
Ob : 사물(작품, 도구, 재료)　　　Ac : 작업

① Cl과 Th가 직접 개입하는 관계
② Cl과 Th가 Ob 또는 Ac를 사이에 두고 개입하는 관계
③ Cl와 Th가 Ob 또는 Ac, Tp를 사이에 두고 거입하는 관계
④ Cl과 Th가 Tp를 사이에 두고 개입하는 관계
⑤ Cl과 Ob 또는 Ac와의 관계
⑥ Cl과 Tp의 Ob 또는 Ac를 매개로 한 개입
⑦ Cl과 Tp의 집접적 개입
⑧ Cl이 Th를 매개로 Ob 및 Ac와 가지는 관계(형태로는 ②에 포함)
⑨ Cl이 Th를 매개로 Ob 및 Ac, Tp와 가지는 관계(형태로는 ③에 포함)
⑩ Cl이 Th를 매개로 하여 Tp와 가지는 관계(형태로는 ④에 포함)

그림 4-1-1 ● 정신과 작업치료의 치료구조

- 대상자가 작업치료사를 사이에 두고 물건 또는 타인과 관계를 가지는 관계(그림 4-1-1의 ③에 포함된다)
- 대상자가 작업치료사를 사이에 두고 타인과 관계를 가지는 관계(그림 4-1-1의 ④에 포함된다)

가 있다.

각각의 대상관계가 작업치료가 실시되는 장 또는 집단, 시간요소의 영향을 받고 있다. 더욱 나아가, 다른 전문직, 자원봉사 등의 비전문직, 가족 및 대상자와 관계 있는 사람들과의 연계 속에 포함되는 치료 · 원조구조를 가지고 있다.

이러한 치료 · 원조구조의 특징에 의해 실제 작업치료의 장(場)에서는 작업치료사의 의도를 뛰어 넘는 여러 가지 사건이 일어난다. 몇 가지 요소는 호흡이 맞는 재즈와 같은 조화의 효과를 낳는 경우도 있으며, 불협화음이 되는 경우도 있다. 그러나 이러한 다채로운 요소야말로 재활치료로서의 작업치료의 넓은 도량이며 풍요로움인 것이다. 작업치료가 「예술이며 과학이다」(미국작업치료협회의 정의, 1972)라고 정의된 까닭일 것이다.

4-2 대상자–주체로서

작업치료는 「시행되다」 「받다」와 같은 수동적 의료(cure, care)가 아니라 본인이 주체적으로 「행하다(do)」 「대처하다(cope)」는 것, 즉 대상자의 납득과 주체성을 전제로 한 서비스 제공자와 이용자와의 협력(cooperate)하는 관계에 의해 성립된다. 또한 작업치료의 효과는 병의 증상 등 기능장애의 감소와 같이 객관적인 효과도 있지만, 그 이상으로 대상자 자신이 어떻게 납득하고 만족하는가와 같은 대상자의 주관적 효과가 큰 의미를 가진다(「3–5 효과–작업치료의 효과와 근거」 참조).

☑ 치료 · 원조 4개의 C

cure	→	care	→	cope	→	cooperate
치료		간호		주체적 대처		협력 · 공생

작업치료 서비스가 필요한 대상자가 모두 자발적으로 작업치료 서비스를 요구해 올 것이라고는 볼 수 없다. 정신의 병으로 고통받는 사람 대부분은 불안 또는 혼란 속에서 어찌할 바를 모르고 있거나 현실세계로부터 몸을 보호하듯 물리적으로도 심리적으로도 틀어박혀 있음으로써 자신을 덮치는 피해감 또는 불안으로 타인과의 접촉을 피하고 있는 경우가 많다.

주체성을 빼앗겨버린 자는 주체성을 끝없이 눌러 죽임으로써 간신히 자기 자신을 보호하고자 한다. 그러한 사람들이 안심하고 편안해져 다시 한 번 자신의 인생에 희망을 품고 스스로 사는 보람 또는 생활을 되찾는 등 그 주체성을 회복하는 것이야말로 작업치료의 원조가 의미를 가지게 되는 것이다. 대상자가 주체성을 회복할 수 있도록 작업치료 서비스를 제공하기 위해서는 장애가 있어서 치료 또는 원조를 필요로 하는 한 사람의 생활자 입장에서 그 사람의 살아가는 문화 또는 살아 온 생활사에 필연적으로 포함되는 개별성을 우선 통째로 생각하고 취급하는 것부터 시작되어야 한다. 그 사람이 지금까지 어떠한 생활을 해왔는가, 지금 어떠한 생활을 하고 있는가, 앞으로 어떠한 환경에서 어떻게 생활해 나가고자 하는가 등, 개인의 생활에 관한 요소를 안다는 것부터 시작한다.

그리고 개인의 기본적인 능력(ability)과 가능성으로서의 능력(capability)은 어떠한 것이 어느 정도 있는지, 대상자 스스로가 자신의 상태를 어떻게 이해(자기인식)하고, 어떻게 받아들이고 있는지(자기수용)와 같은 사항을 이해하지 않으면 아무 것도 시작할 수 없다. 작업을 사용하여 심신의 장애의 경감을 꾀하고, 생활의 자율과 적응에 필요한 기능을 습득하여, 더욱 좋은 작업체험을 하는 것과 같은 대상자의 주체적 개입이 큰 요소가 되는 것이 작업치료 구조의 중요한 특징이다. 주체로서의 대상자의 요소를 간단히 요약하면 표 4–1–1과 같이

표 4-1-1 ● 주체로서의 대상자의 요소

항목	상세		ICF와의 관련
지금까지의 생활	생활의 역사 질병과 건강 가정 및 사회생활에서의 역할체험		개인인자
지금의 생활	심신의 상태	정신기능과 장애 신체기능과 장애	심신의 기능 · 구조
	생활활동	– 활동의 상태와 제한	활동상태
	사회참여	– 사회참여와 제한	참여상태
앞으로의 생활	앞으로의 생활 및 장래에 대한 희망 주위의 기대		참여의욕 인적 환경인자
어떠한 곳에서	생활의 환경	인적 환경 물리적 환경	환경인자
	이용 가능한 제도 및 자원의 유무와 내용		
무엇을 살려서	기본적인 작업수행능력 직업기술 등 특수기능 취미, 특기 등		심신의 기능 개인인자
자신과의 대치	자기능력현실의 검토와 자기인식 장애에 대한 인식과 자기수용		(자기 대치)

나타낼 수 있다. 이를 아는 것이 작업치료의 평가(「5–2 평가–알아가는 작업」을 참조)에 해당된다.

1 지금까지의 생활

아직 사회생활의 경험도 충분치 않은 나이에 발병하여 입퇴원을 반복해 온 사람, 퇴원의 기회를 잃고 장기간에 걸쳐 어쩔 수 없이 입원생활을 해온 사회적 입원이라 일컬어지는 사람, 학교를 졸업하고 직업생활 속에서 발병한 사람, 혼자서 생활하고 있는 사람, 자신의 가정이 있는 사람, 20대의 젊은이와 50대 중반의 초로기(presenility)의 사람은 데이케어*C3 등 치료기관의 이용, 수산시설*B7 및 생활원조시설 등 사회자원의 이용, 재활치료의 목표가 모두 다 다르다.

질환 및 장애가 똑같이 보여도 가정 또는 사회에서 어떠한 역할을 가지고 어떠한 경험을 해 왔으며 언제 어떠한 경위로 병에 걸려 지금 몇 살이 되느냐에 따라 남은 인생에서 기대되는 것과 불가능한 것이 있다.

그 사람이 지금까지 어떠한 생활을 해왔는지, life cycle이라는 시점으로부터 생각해 보면, 질환 및 기능장애에 대한 치료의학으로서의 근거는 똑같다 할지라드, 활동의 제한, 참여의 제약이라는 생활장애에 초점을 맞춘 작업치료의 목표 및 내용은 한 사람 한 사람 「지금까지의 생활」의 상태에 따라 달라진다. 「지금까지의 생활」의 내용은 ICF(「1-2-1 장애를 파악하는 방식 - 생활기능이라는 시점」 참조)의 개인인자에 해당된다.

2 지금의 생활

지금 그 사람이

① 신체 및 정신의 기능 · 구조는 어떠한 상태이며 뭔가 생활에 큰 지장을 미칠 수 있는 기능 · 구조상의 문제가 있는가
② 일상생활은 어느 정도 스스로 실시하고 있으며 제한이 있다면 어떠한 원조가 필요한가
③ 일상생활 및 사회생활로의 참여 의지의 유무와 행위 및 결과는 어떠한 상태인가, 제약이 있다면 어떠한 방도가 필요한가

와 같은 사항에 의해 치료 · 원조의 내용이 달라진다. 「지금의 생활」이란 환경과의 상호성을 생각한 현시점에 있어서의 생활의 상태 전체, 즉, ICF의 심신의 기능 · 구조, 활동, 참여의 생활기능 3요소(「1-2-1 장애를 파악하는 방식 - 생활기능이라는 시점」 참조)에 해당된다.

3 앞으로의 생활

자신의 병 또는 장애와의 타협 상태에 따라서도 달라지지만, 지금까지의 생활, 지금의 생활을 근거로, 그 사람 자신이 앞으로 어디서 누구와 어떠한 생활을 하고 싶다고 생각하고 있는지, 앞으로의 생활에 대한 희망 및 의지, 의욕과 같은 개인의 주체성의 상태에 따라, 또는 그 사람과 함께 생활하는 가족 및 관련된 사람이 있다면 그 사람들은 대상자에게 무엇을 기대하고 있는지에 따라 작업치료의 목표 및 원조의 내용, 더욱 나아가 효과 또한 크게 달라진다.

「앞으로의 생활」은 ICF의 참여에서 개인의 의욕과 환경인자의 인적 환경에 해당된다.

4 어떠한 곳에서(생활환경과 사회자원)

생활보호를 받으며 혼자 살 수밖에 없는 사람에게 있어서는 퇴원을 할 때 장보기 및 요리를 못하면 문제가 된다. 그러나 홈헬퍼(home helper)[*D1]를 이용할 수 있으며 돌아갈 집이 있고 식사를 만들어 주는 가족이 있는 사람에게는 특별히 문제가 되지 않는다. 혼자 살아가는데 자신이 없어도 그룹홈[*B10]과 같이 함께 생활하는 동료가 있거나 다소 간호를 해 주는 사람이 있다면 퇴원해도 생활이 가능하다. 사람의 시선 및 폐쇄된 곳에 대한 공포감으로 인해 러시아워(rush hour)에 전철을 타지 못하여 직장을 다니지 못하는 사람이라 할지라도 직장이 걸어서 다닐 수 있는 거리에 있거나 자전거 통근이 가능하다면 직장을 다닐 수 있다.

어떠한 환경에서 살고 있는가, 어떤 환경에서 살고자 하는가, 사물 및 사람, 제도 등도 포함하여, 그 개인의 일상생활환경, 살아가는 지역사회의 생활환경, 이용할 수 있는 제도 및 서비스 등 사회자원의 내용에 따라 생활하기 편리한 점 및 어려운 점에 따라 원조의 상태는 달라진다. 「어떠한 곳에서」는 ICF의 환경인자에 해당된다.

5 무엇을 살려서

예를 들면, 환청 및 피해망상의 영향으로 집에서 두문불출하는 사람, 전철을 타는 것이 무서워서 직장을 다닐 수 없는 사람, 이러한 사람은 정신기능장애의 영향으로 매일의 활동에 제한이 일어나고 있다고 말할 수 있다. 그러나 외출할 수 없고 전철을 탈 수 없는 사람이라 할지라도, 집에서 할 수 있는 어떠한 일의 기술을 가지고 있는 사람 또는 가사일을 돕는 등 가정 내에서의 역할을 가지고 있는 사람에게 있어서는 이러한 기술 및 역할이 없는 사람보다 생활상의 장애는 적다.

개인의 능력에 따라 기능 레벨의 장애가 같다 할지라도 생활에 있어서 활동 제한은 달라진다. 또한, 생활체력 및 방위체력 등 생활의 기초체력이 있는 자가 훨씬 더 심신의 피로에 대한 내성이 높으며 스트레스에 대해서도 견뎌내기 쉬우며 본인이 가지고 있는 지식 또는 기술의 내용에 따라서는 사회생활로의 참여 제약 또한 달라진다.

「무엇을 살려서」란, 개인의 기본적인 작업수행능력의 상태 및 생활체력 및 방위체력과 같은 심신의 스트레스에 대한 내성, 어떠한 특수기능 및 흥미, 특기의 유무 등을 살펴보는 것을 말한다. 그 사람 나름의 생활의 재건을 위해 자율과 적응을 지원하는 작업치료에서는 잃어버린 기능보다 취미, 특기와 같은 개인이 가지는 능력을 중시한다. 작업치료 개입의 기본이 strength model과 같은 개념으로 성립되어 있다고 말할 수 있을 것이다. 살리는 방법을 함께 생각하거나 적응적 생활기능을 배우거나, 또는 자신에게 맞는 생활 및 직업을 위해 필요한 지식, 기술을 학습함으로써 활동의 제한 및 참여 제약의 감소를 꾀한다. 「무엇을 살려서」는 ICF의 심신의 기능, 개인인자에 해당된다.

6 자신과의 대치

정신장애를 가진 많은 사람들에게 있어서 자신의 병 및 장애를 의식하고 타협을 맺는(자기수용) 과정은 매우 큰 노력과 시간을 필요로 한다. 재활치료는 장애의 자기수용이라는 애도작업(mourning work)[1)]의 과정이라고도 말할 수 있다.

정신의 병의 경우, 자신에게 일어난 상태를 인정하는 것과 약을 먹는 것은 자신이 정신병이라는 사실을 인정하는 것이 된다. 병의 고통을 누그러뜨리는 약을 먹는다는 것이 새로운 고통을 낳는다는 역설적인 갈등 속에서 제자리걸음을 하는 사람이 있다. 반면, '병이기에 어쩔 수 없다, 병과 함께 하기로 했습니다'라고, 약도 알맞게 이용하여 환청 및 피해망상이 있어도 일상생활을 보내거나 일을 하는 사람도 있다. 자신과 사회와의 거리를 적당히 유지하며

1) 애도 작업(mourning work) : 애도 작업이란 사랑하는 대상을 죽음 등으로 인해 잃어버린 후 나타나는 심적 과정을 말하지만, 병 및 사고에 의한 심신의 기능 및 자유 · 이상과 같은 추상적 대상의 상실, 실연, 실직 등에 대해서도 마찬가지 반응과 과정이 인정된다. 애도 작업은 쇼크에 의해 망연하여 "왜?"와 같은 분노 및 부인으로부터 앞으로 어떻게 할 것인가와 같은 불안이 덮쳐 오다가 차츰 현실을 수용하게 되는 과정에 다다른다.

새로운 인생을 개척하는 길로 나아간다. 「자기와의 대치」는 ICF의 항목에서는 나타낼 수 없는 개인의 심적 상태에 해당된다.

4-3 작업 · 작업활동–생활의 영위

사람은 매일 여러 가지 작업을 하며, 그 구체적인 행위 및 체험을 통해 자신 이외의 세계와 관련을 맺고, 자타의 관계를 배우며, 생활에 필요한 기술을 몸에 익혀, 자신의 기분을 나타내거나, 달성감 및 유용감, 유능감, 욕구 등을 만족시키면서 자신의 생활을 영위한다(山根, 2005a). 작업치료에서는 이 생활의 영위로서의 사람과 작업 · 작업활동의 관계를 이용하여, 병적 세계로부터 현실 생활로의 다리를 놓고, 저하된 심신기능의 회복, 잃어버린 자신감의 회복, 새로운 생활기능의 습득 등을 돕는다.

여기서는 정신장애에 대한 작업치료의 요소라는 시점에서 작업 및 사람이 작업을 실시하는 것에 대해 재검토해 보기로 한다.

4-3-1 작업 · 작업활동의 기본 요소

표 4−3−1은 일반적으로 작업치료에서 작업 · 작업활동을 사용하는 경우, 그 특성을 알기 위해 작업분석을 실시할 때의 요소(山根, 2005b)를 나타낸 것인데, 객관적인 수치 표시가 가능한 것은 적으며 상대적인 「질의 사실」로서 나타내어지는 것이 많다. 「질의 사실」은 우리들 인간의 오관(눈, 귀, 코, 혀, 피부의 5개의 감각기관), 즉 신체성이 공통의 감각을 가진다는 사실에 기초하여 전해지는 성질의 것이다.

정신장애에 대한 작업치료의 수단으로서 작업 · 작업활동의 각각의 요소를 어떻게 사용하는가, 지금까지의 생활 속에서 자기 자신의 오관을 통해 체험해 온 것을 상기해 보며 새롭게 다시 한 번 작업 및 사람이 작업을 하는 것에 포함되는 정신적 의미에 대해 재인식해 보자.

1 필요한 시간

작업의 적응에 있어 심신의 지구력, 내성 등 대상자의 적응 수준 및 치료 · 원조 목표에 따라 1회의 시간, 1주간의 횟수, 종료까지의 예정 기간이 결정된다. 대상자에게 시간적 제약이 있는 경우는 작업종목을 변경하거나 필요에 따라 궁리하여 시간의 단계 나누기가 이루어지도록 한다.

예를 들면, 도입 초기에서 긴장이 높은 상태 또는 우울상태인 사람의 경우, 가능하다면 1회로 종료하여 단시간에 완성할 수 있는 것이 좋고, 대상자의 상태에 따라서는 작업시간에 얽매이지 않는 것이 좋다. 이러한 경우, leather craft(가죽 공예)로 만드는 작은 물건과 같은 것이 있다면 이 시간의 조건에 적합하다. 그러나 요리와 같은 종목은 보통 1회로 완성할 수는 있지만 완성에 필요한 대체적 시간은 정해져 있으므로 시간을 단축시키거나 연장시키거나

표 4-3-1 ● 작업 · 작업활동의 요소

항목	내용
기초 항목	작업활동명 필요한 도구, 재료 완성까지의 소요 시간, 횟수 대상의 연령층, 성(性) 비용
환경	필요한 공간 등 물리적 환경 인적 환경 사회 · 문화적 환경
공정	작업공정 수 각 공정의 내용
운동기능	운동의 크고 거친 정도, 정교하고 치밀한 정도 운동의 부위, 작업 시의 사지 위치의 변화와 크기 운동의 속도 운동에 동반되는 저항 리듬의 유무와 내용 반복 동작의 양과 내용 운동의 대칭성 주동관절과 가동범위 주동근군, 근 작용, 근력
감각 · 지각 · 인지기능	주로 입력되는 감각, 필요한 감각 필요한 지각 – 인지기능 주의, 집중, 지속이 어느 정도 필요한가 이해, 판단, 새로운 학습이 어느 정도 필요한가 계획성이 어느 정도 필요한가
도구 · 소재	도구로 상징되는 것 도구의 다루기 쉬운 정도 소재로 상징되는 것 소재의 가역성, 저항, 통제도
작업활동 · 작품	표현의 자유도, 독창성 작업활동으로 유발되기 쉬운 감정/작업활동에 동반되는 자기애 충족도의 기회 작업활동의 난이도 작업활동 결과의 예측성/작업활동 결과의 종류와 재생산성 작업활동 및 작품의 사회적 · 문화적 의미
교류 · 커뮤니케이션	대인교류의 특성/필요한 커뮤니케이션과 형태
위험요소	신체적 위험요소의 가능성과 내용 심리적 위험요소의 가능성과 내용

(山根, 2005b 수정)

중간에 그만두고 1주일 후에 그 뒤를 이어서 계속하는 것과 같은 시간의 자유로운 조정 및 작업의 중단이 불가능하다. 도예는 성형, 건조, 애벌구이, 마침구이와 각 공정 간에 건조 및 소성(燒成)*D2을 위한 시간이 필요하며 완성하기까지의 시간 또한 주 단위로 비교적 장기로 된다. 더욱이 건조 및 소성 등 공정 간에 시간을 가질 필요가 있기에 직접적 작업은 단속적이며 시간의 제약을 받는다. 시간 요소의 상세한 내용은 「4-6 시간-효율과 효과」에서 서술하겠다.

2 공정 수와 순서

대상자의 적응 수준 및 변화에 맞추어 작업을 사용하기 위해서는 공정 수, 각 공정의 작업 내용, 다음 공정에 이르는 시간적 제약은 없는지, 공정의 순서를 바꿀 수 있는가와 같은 것을 파악해 두는 것이 필요하다. 각 공정마다 작업 내용을 충분히 알고 있지 않으면 생각지 못한 형태로 대상자에게 실패 체험을 야기시키고 마는 일도 있다.

공정 수가 많으며 공정 간의 작업 내용이 다르면 공정마다 작업이 달라지기 때문에 대상자가 그 작업활동의 경험이 적거나 대상자의 이해 수준을 뛰어넘는 경우는 공정이 바뀔 때마다 작업치료사가 개입할 필요가 있다. 공정의 복잡성은 대상자의 부담이 되기도 하지만, 작업치료사의 빈번한 개입이 필요하기에 대상자와의 관계를 긴밀히 하거나 의존욕구를 충족시키는 개입이 되기도 한다는 이점도 있다. 공정뿐만이 아니라 작업 요소의 특성은 모두 작업치료사의 개입 방식에 따라 단점도 장점도 된다.

공정은 하나의 제약이기도 하지만, 반대로 그 변화와 흐름에 맞추는 것이 자연스러운 생활 리듬이 되기도 하며 작용의 계기가 되기도 한다.

3 필요한 지식, 기술의 유무

작업 · 작업활동 그 자체의 요소는 아니지만, 작업을 실시할 경우, 어느 정도의 지식 및 기술이 필요한가에 따라 대상자의 경험 유무 및 기술의 정도, 새로운 학습의 내용이 문제가 된다. 대상자에게 있어 새로운 지식 및 기술이 조금 필요한 것은 작업치료사가 가르침으로써 치료 및 원조를 위한 관계를 만들거나, 대상자의 의존욕구를 충족시키고, 지각, 사고, 운동, 학습, 창작 등의 자아기능을 훈련하는 데 이용할 수 있다. 또한, 대상자의 동기부여를 높이는 요소가 되기도 한다.

그러나 필요한 지식 및 기술이 대상자의 능력을 크게 뛰어넘는 경우에 자신이 할 수 있는지 없는지 알지 못한 채 작업을 진행하는 사람은 실패로 이어지며, 자기 능력을 과소평가하거나 자신감을 상실한 사람은 처음부터 망설이며 주저할 것이 예상된다. 반대로 대상자의 수준을 크게 밑돌 때에는 간단히 할 수 있지만 달성감 또한 적기에 동기부여 저하로 이어진다.

기능저하가 일어나고 있는 사람에게는 그다지 어렵지 않은 것이 좋지만, 쉬운 것은 자칫하면 사회적 가치가 낮거나 유아적인 것이 되기 쉽기에 자존심을 상하게 하고 자기 존중을 손상시킬 우려가 있다. 작업치료는 사회적 가치를 손상시키지 않으면서도 대상자의 저하된 기능 수준에 맞추어 고안해야 한다는 어려움이 있다.

4 운동기능

작업을 실시하는 합목적적 행위를 위해 신체를 의식하며 사용한다. 그 행위와 함께 신체를 어떻게 사용하는가, 신체 에너지가 어떻게 사용되는가 하는 것은 정신장애에 대한 작업치료에서 중요한 치료요소가 된다. 정신과 작업치료는 작업활동에 동반되는 신체운동을,

① 신체도식[2]의 회복, 개선
② 신체자아[3]의 회복, 확립
③ 생활체력 및 방위체력[4]의 기초가 되는 체력의 회복, 획득
④ 억압된 충동의 신체 에너지로서의 발산
⑤ 적당한 운동에 따른 기분전환과 심신의 활력 부여 작용
⑥ 느린 리듬과 반복되는 동작에 의한 진정 작용

과 같은 목적으로 이용한다. 때문에 운동의 크고 거친 정도 및 정교하고 치밀한 정도, 속력 및 운동에 동반되는 저항의 크기, 반복 등 운동기능에 관한 여러 가지 기능을 분석한다.

사람은 평소 생활 속에서 자신의 신체를 의식하는 일은 없다. 건강한 생활의 경우, 신체는 잊혀진 존재다(三輪, 1989). 자신의 신체기능의 척도가 되는 신체도식이 완성되어 자기의 일부로서 기능하고 있기 때문이다. 사람이 자신의 신체를 마지못해 인식하게 되는 건 무언가 새롭고 어려운 동작을 몸에 익히고자 하나 아직 자신의 신체가 생각처럼 움직이지 않을 때나 부상 또는 병으로 신체적으로 이상이 생겼을 때이다(山根, 2008a).

정신의 병일 경우, 자율신경적 이상을 통해서 신체가 인식되는 일도 있다. 그러나 대부분은 섭식장애에서 보이듯 신체가 의식적으로 무시되는 대상이 되기도 하며, 정신분열증에서 보이듯 자기와 신체가 따로 분리되어 신체가 자신과 일체인 것으로 지각되지 않게 된다. 어찌되었든 자신의 신체를 정확히 인식하고 받아들여 자기와 일체가 되어 기능하고 있음을 실감하는 것이 필요하다. 특히 정신분열증의 경우, 자타의 구별을 짓고 피영향성에 대한 대처가 가능하게 하기 위해 신체도식의 회복 및 개선과 신체자아의 회복 또는 확립이 중요해진

2) 신체도식(body schema) : 자신의 신체 각 부위의 사이즈 및 움직임 등, 자신의 신체 공간적 이미지를 성립시키는 것으로, 신체를 사용함으로써 지금의 신체 평균적인 구조와 기능을 나타내는 척도로 갱신된다. 눈앞의 줄을 넘어 가느냐 밑으로 빠져 나가느냐, 사이를 통해 빠져 나갈 수 있는지 없는지를 보기만 하고도 판단할 수 있는 건 신체도식에 의한 것이다.
3) 신체자아(bodily ego) : 정신자아(mental ego)와 대비되는 자신의 신체를 통한 자아의 인식, 신체적으로 자신을 느끼는 경우의 주관적 현상을 가리킨다. 정신병 등에서는 이인증상(depersonalization) 및 체감이상 등 신체자아의 장애가 체험된다.
4) 생활체력, 방위체력 : 신체적 체력뿐만 아니라 정신적인 면도 포함하여, 민첩성, 순발력, 평형기능, 유연성, 지구력, 스트레스 및 질병에 대한 저항력, 면역성 등, 생활에 필요한 심신의 종합적 체력을 가리켜 사용된다.

다. 작업활동에 동반되는 신체의 움직임은 그 활동 목적에 따라 자신의 신체가 의식적으로 사용된다. 자신의 신체를 의식적으로 움직이는 것은 타인 및 자신 이외의 세계에 대해 자기를 자각하고 신체를 자기의 일부로 되찾는 계기가 된다.

또한 과각성상태[5]에서는 억압된 불만 및 갈등 등으로 기인하는 충동적 에너지[6]가 적절히 처리되지 못하고 행동화(acting out)[7]로써 충동적인 행위로 바뀔 수 있다. 이러한 경우, 적절한 작업활동을 통해 억압되고 뒤틀린 충동적 에너지를 신체 에너지로 해방시킬 수 있다. 예를 들면, 조그마한 일에도 자극되어 사람 및 사물에 부딪히게 되고, 병실에 있으면 억누르지 못할 충동에 휘둘리게 될 때, 작업치료사에게 권유받아 산책을 나간다. 당분간 같이 걸어가는 사이에 기분이 가라앉고 침착해지면서 그때까지 진정하지 못하고 초조했던 자신의 마음을 말하기 시작한다. 때로는 캐치볼 혹은 탁구 등, 더욱 움직임이 격한 것 또는 운동량이 많은 것이 적합할 경우도 있다. 어찌 되었든 사람이 상대를 해 주었다는 것과 억압된 충동의 에너지를 신체 에너지로 발산한 효과라 생각된다.

가만히 앉아 있질 못하여 초조한 기분이 점점 심해질 때, 키리에(종이를 오려서 만드는 그림)에 몰두하여 종이를 자르고 있는 도중에 척척 잘려져 나가는 커터 나이프의 움직임과 함께 언제부턴가 조금씩 초조함이 사라졌다라든가, 좋아하는 뜨개질로 반복되는 리듬에 맞춰 손을 움직이고 있으면 아무 것도 생각하지 않게 되어 기분이 안정된다는 것도 작업활동의 신체성이 가져오는 효과이다(山根, 1993). 이와 같은 것은 도구 및 도구를 사용하는 일의 상징적 의미, 느린 리듬과 반복되는 동작에 의한 진정 작용이다.

정신의 병에서 작업활동에 동반되는 신체 운동이 가진 효용은 자신의 신체감각 및 기초체력을 되찾거나 신체를 사용함으로써 발산 및 기분전환을 꾀하거나 진정화시키는 것과 같은 것을 예로 들 수 있다.

5 감각 · 지각 · 인지기능

작업을 실시하는 과정에서 환경 및 사용하는 도구 또는 소재로부터 어떠한 감각이 입력되는가, 또 그 활동을 실시함에 있어 어떠한 감각을 필요로 하는가 하는 것은 지각 및 인지와도 관련된다. 심신의 기능이 저하되어 있을 때일수록 신체감각은 치료 · 원조에서의 개입에서 중요한 요소가 된다.

정신장애에 대한 작업치료에서는, 작업활동에 동반되는 신체감각의 특성을,

5) 과각성상태(hyperarousal) : 자극에 대한 역치가 떨어져서, 또는 선택기능이 작동되질 않아, 모든 자극에 대해 과민하게 반응하고 적절한 판단을 내릴 수 없는 상태를 말한다. 패닉상태 및 혼란 시에 발생한다.

6) 충동적 에너지 : 깊이 고려되지 않은 행동을 일으키는 본능적인 힘과 같은 강한 마음의 움직임으로, 욕구, 욕망, 흥분, 노여움 등의 근원.

7) 행동화(acting out) : 강한 스트레스를 느꼈을 때, 그 스트레스에 대한 반응이 행동으로서 나타나는 것. 행동화의 표현으로는 분풀이, 충동구매, 과식, 수다, 반사회적 행위, 음주, 싸움과 같은 것에서부터 지각, 결근, 무시, 건망증 등에 이르기까지 여러 가지 행동으로 나타난다.

① 발달 초기의 경험에 익숙한 신체감각을 이용한 적절한 퇴행[8]의 촉진
② 공유체험에 동반되는 오감(눈, 귀, 코, 혀, 피부의 오관으로 느끼는 감각)의 생리적 공통성을 이용한 커뮤니케이션
③ 현실감의 회복

에 이용한다.

점토 덩어리에서 떼어낸 한 줌의 점토를 반으로 나눠, 하나를 상대방에게 건네 주고, 하나는 자신이 가지고 무엇을 만든다기보다는 점토로 놀고 있다. 어느새 상대방도 열심히 무언가를 만들고 있다. 어느 쪽에서부터인가 이야기가 시작된다. 너무 잘 만들려고 의식하고 있을 때는 안 되지만, 그저 흙을 반죽하고 그냥 놀고 있을 때, 신체운동 요소의 영향도 더해져 흙의 감촉이 자연히 사람을 적절한 퇴행상태로 이끈다(山根, 1989b). 그 적절한 퇴행은 환경을 의식하는 마음상태를 없애고, 긴장을 풀어준다. 대상자 자신이 주체적으로 실시하는 것이 의미를 가지는 작업치료에 있어 유용한 기능이다. 만약 점토를 만지는 것을 싫어하는 모습을 보일 경우는, 그 신체감각이 생육과정에서의 어떠한 큰 심적 외상과 관련되어 있다고 볼 수 있다.

과묵하고 자폐적인 사람과 함께 원예를 한다. 씨를 뿌리고, 싹이 나와 자라나는 밭의 야채를 보고 있으면 초록빛 잎의 움직임에서 바람이 보인다. 서로 얼굴을 마주 보고 고개를 끄덕인다. 그 곳엔 흙이나 물, 공기, 식물이라는 자연스러운 환경에 신체감각을 통해서 느끼는 일체감이 있다(山根, 1995a). 이는 각각의 오관이 감지하는 감각을 통해 똑같은 하나의 세계(자신 이외의 대상)를 대하게 됨으로써 현실적인 신체감각의 공통성과 다른 누군가와 함께 활동을 체험한 공유체험으로 이루어진 일체감이다.

봄 강변길을 함께 걷는다. 병의 고통 속에 있어도 봄날의 따뜻함, 눈부심은 그 곳에 있는 자에게 공통적으로 느껴지는 사실이다. 그때의 기분상태의 영향도 있지만, 사람의 신체감각(오관에 의해 감각된 오감)의 생리적인 공통성이라고 말할 수 있다. 이 오감의 공통성은 작업치료사가 대상자의 기분을 감지하고, 또 대상자에게 자신의 기분을 전할 때의 기반이 된다.

사람은 발달과정에서 오관을 통해 자타의 구별을 명확히 하고, 세계(자신 이외의 대상)를 자신 속에 받아들인다. 부드러운 담요의 감촉과 햇볕에 말린 이불의 햇볕 냄새, 아직 세상물정 모를 때부터 자신이 세계로 받아들여지고, 자신이 세계를 받아 들인 감각은 낯익은 감각으로서 사람에게 안심감을 준다. 이렇게 작업활동에 동반되는 신체감각은 사람을 온화하게

---

8) 퇴행(regression) : 발달된 정신기능이 발달 초기의 상태로 회귀하는 현상을 말한다. 일반적으로 아카짱가에리(아동이 동생이 생겨 시샘으로 유아처럼 행동하고 어리광부리는 것) 등으로 불리는 현상으로 자아가 취약한 자에게 많은데, 건강한 사람이라 할지라도 놀이 및 음주, 긴장을 풀었을 때에는 가벼운 퇴행이 보인다. 건강한 퇴행과 병적인 퇴행은 퇴행상태에서 정상적 정신상태로 되돌아오는 것이 쉬운지 그렇지 않은지에 따라 결정된다.

퇴행시켜, 안심시키거나 북돋아 기운이 나게 해준다.

자기 이외의 자극에 과민해지고 현실과의 구별이 곤란해져, 감각을 닫음으로써 자신을 보호하는 정신분열증에 있어 감각은 다시 한 번 자신과 현실과의 관계를 되찾는 실마리이다. 언어를 충분히 신뢰할 수 있다는 공유의 의미를 잃었을 때, 작업활동에 동반되는 공유감각은 소중한 커뮤니케이션의 중견이다. 한 잔의 차를 함께 마시고, 함께 땀을 흘리면서 걸으면서 가지는 커뮤니케이션의 의미를 신체성, 공유체험이라는 시점으로 바라보면 좋을 것이다.

6 도구

사람은 발달과정에서 도구를 사용함으로써 자신의 신체 기능을 키움과 동시에 그 기능을 뛰어넘어 세계와의 관계를 가지게 된다. 마츠이(松井, 1978)는 도구의 기능을 다음과 같이 정리하고 있다.

① 신체기능의 연장 또는 대리
② 신체기능을 보충하는 기능
③ 신체기능에 길항하는 기능(훈련 기구 등)
④ 감각적 활동을 자극하는 기능
⑤ 지적, 사고기능을 대리하는 기능
⑥ 지적, 사고기능을 자극하는 기능

작업치료에서는 자신의 신체 연장으로서 여러 가지 도구를 사용함으로써 유능감을 충족시키며 자신감을 되찾게 하거나 새로운 생활의 기능을 몸에 익히는 학습 수단으로서 사용한다. 그리고 대상자 자신의 저하된 기능을 보조기 및 자조구(self-help device) 등의 도구를 사용하여 보충함으로써 생활상 활동제한의 경감을 꾀한다.

이렇게 도구는 사람의 기능을 보충하고 키우는 작용을 하지만 동시에 도구의 구체적인 기능은 작업활동의 과정 및 결과의 구체성과 함께 사람에게 자기능력의 현실 검토 또한 재촉한다. 도구를 사용하여 구체적인 결과가 나타나는 과정 속에서 생각한대로 다룰 수 있다면 자신감(유능감, 달성감)으로 이어지지만, 자유자재로 잘 다루지 못할 경우는 자신의 능력의 한계를 자각시키는 결과도 된다. 또한 도구는 사람의 이미지 세계를 현실화하는 힘을 가지지만, 자유자재로 잘 다루지 못하는 도구를 자기능력의 현실검토 없이 사용할 위험성도 있다. 무면허로 처음으로 자동차를 타고 폭주하여 사고를 일으켜 버리는 것이 그 예다.

이렇게 도구가 가지는 유능감의 충족과 현실검토라는 이면성을 살릴 때, 도구는 사람이 바깥 세계에 대한 자신의 영향을 인식하고 적응하는 과정을 돕는다. 그리고 도구는 잘 다루어질 때야말로 의미를 가진다. 도구를 어떻게 이용할 것인지, 대상자의 장애와 원조의 목적을 고려한 사용이 필요하다. 또한 간접적인 이용이기는 하지만, 사람이 도구를 사용할 때, 도구의 사용 방법은 기술의 능숙함이나 서투름을 뛰어넘어 당시 그 사람의 정서가 투영된다. 도구는 그 사용 방법이 사용하는 사람의 기분을 나타낸다.

이러한 도구의 기능을 충분히 살리기 위해서는 무엇보다도 자기 자신이 도구를 확실히 사용한 경험이 있을 것, 자신이 도구를 통한 세계와의 만남을 신체감각 레벨로 몸에 익혀 둘 것이 기반이 된다는 것을 잊어서는 안 된다.

7 소재

작업에서 사용하는 소재가 상징하는 것, 가역성 및 저항의 정도 등 다루기 쉬운 정도, 소재의 감각적 자극과 같은 소재 그 자체의 특성 또한 대상자에게 영향을 미친다.

점토는 더럽고 배설물 같아서 만질 수 없다고 말하며 흙 점토를 만지지 않던 세정강박[9)]증상을 지닌 여자아이가 있었다. 흰 폴리머 클레이(polymer clay)라면 만질 수 있다고 말해서 브로치나 목걸이 등 액세서리를 만들기 시작했다. 처음엔 손가락 끝으로 쿡쿡 찌르는 듯한 동작이었지만, 작품이 한 개, 두 개 완성되면서 차츰 손을 확실히 사용하게 되었다. 그리고 작품에 맞는 소재를 구하기 위해 종이 점토를 사용하게 되었고, 마침내 도예에서 자신의 커피잔을 만들게 되었다. 이때에는 흙 점토를 만지는 것에도 저항이 없어졌고 세정강박증상 또한 경감해 있었다. 이는 소재의 상징 및 감각자극의 영향이지만, 이를 이해하고 아무렇지도 않게 자연스럽게 사용하는 것이 작업치료의 좋은 점이다.

소재의 가역성 및 저항에 대해 살펴보면, 점토와 같이 가역성이 높은 것, 나무나 금속과 같이 가역성이 낮은 것, 가공에 강한 힘이 필요한 딱딱한 것, 별로 힘을 필요로 하지 않는 부드러운 것이 있다. 가역성이 높은 것은 작품의 제작에 있어 구성이 지나치게 자유로워 생각한 대로 구성되지 않는다면 다시 원래의 소재 및 상태로 되돌려 반복하여 사용할 수 있다. 반면, 형태를 만드는 과정에서 세세한 컨트롤이 필요할 때가 많다. 가역성이 낮은 것은 그 상태 그대로 변형되거나 하는 일은 적으며 형태를 만들면 그 형태를 유지하기 쉽다. 그러나 한번 자르거나 구부리는 가공을 하게 되면 원래의 소재 및 상태로 되돌리기 어렵다는 특성이 있다. 보통 가역성이 높은 것은 부드러우며 낮은 것은 딱딱한 것이 많다.

소재의 이러한 특성은 작품의 제작에 있어 손가락 운동의 정교하고 치밀한 정도, 에너지의 사용 방법 등에 영향을 미칠 뿐만 아니라 작업활동의 효과인 작품의 보존성과도 관련이 있다.

8 표현의 자유도

작업치료에서 작업 자유도의 차이를 개입할 때 사용함과 동시에 대상자의 여러 가지 행동패턴 및 능력을 아는 평가의 수단으로서 사용한다. 표현의 자유도는 자신이 판단할 수 있는 사항의 확대며, 판단하지 않으면 안 되는 결단의 양이기도 하다. 자유도가 높을수록,

9) 세정강박 : 강박증상의 하나로, 「손이 더럽다」는 생각에 사로잡혀 반복적으로 손을 씻는다. 손 피부가 거칠어지고, 심하면 손 껍질이 벗겨져 피가 나도 계속 씻는다.

① 고유의 문제해결 패턴을 요한다.
② 작품 및 활동 과정에 개인의 행동특성 및 인격특성, 정신 내면세계가 투영되기 쉽다.
③ 퇴행을 촉진시키기 쉽다.
④ 자기애를 만족시키는 요소가 많다.

와 같은 특성을 가진다. 그림을 그릴 때를 예로 들어 표현의 자유도가 낮은 것부터 높은 것 순서로 열거하면 다음과 같이 된다.

색칠공부 → 모사 → 유발선[*D3] → 과제화[*D4] → 구상스케치 → 자유화

표현의 자유도가 높은 작업이란, 공정, 테마, 소재 등 틀이 느슨하고 만드는 자가 판단하고 결정하는 요소가 많은 것을 가리킨다. 소재도 비교적 부드럽고 가역성이 높은 것이 사용된다. 자유도가 높을수록 대상자 자신의 고유의 해결 패턴을 사용하지 않으면 완성되지 않는다. 때문에 본인이 의식하여 행하는 자기표현이라 할지라도 작품이란 무의식적으로 행하는 반응, 행동 및 그 결과로도 볼 수 있기 때문에, 작품에는 그 사람의 행동특성 및 인격특성, 그 당시의 내적 세계가 나타난다. 인격검사 등은 그림 그리기라는 자유도 높은 작업활동의 투영 기능을 사용한 예다. 작품은 작품에 표현된 내용의 상징적 해석을 통해 대상자의 감정 및 욕구, 갈등, 자기 이미지, 가치관 등 내면적인 이해를 위해 사용되고 있다.

자유도가 높은 작업은 비조직적 작업 또는 투영적 작업이라 불리며 구체적으로는 시가와 같은 언어적 창작표현 활동은 물론이거니와 그림, 도예, 창작적 요소가 높은 수공예 등 예술적 작품으로 이어지는 작업이 많다. 높은 자유도는 자신을 자유롭게 표현하기 쉽다는 점에서 자기애를 충족시키거나 이미지의 세계를 넓히는 데 적합하다. 반면, 작업의 높은 자유도로 인해 무의식 속에서 감정이 자극되어 유발된 정동(일시적으로 급격히 일어나는 감정)을 컨트롤하기 힘든 사람은 혼란을 초래할 수도 있다. 정신분열증을 앓고 있는 사람들에게 안이하게 핑거 페인팅을 사용하여 망상의 세계가 그림으로 시각화될 위험성에 대한 유의가 필요하다는 것도 작업의 자유도가 높은 그림작업이 주의할 점인 것이다.

자유도가 낮은 작업은 공정 및 사용하는 도구, 제작할 것이 정해져 있으며 틀이 분명하다. 소재도 나무 · 종이 · 천 · 가죽 등 가역성이 적은 것이 사용되는 경우가 많다. 자유도가 낮은 작업은 기술의 차이는 있어도 똑같은 공정으로 실시하면 똑같은 결과가 나오는 것이 특징으로, 재현성이 높다. 이렇게 틀이 비교적 확실하다는 점은 자신의 행동을 명확히 하고, 결과의 예측성도 세우기 쉽기에 안심감을 가져다 준다. 일상생활에 관한 활동의 대부분은 이러한 적절한 틀에 의해 성립된다.

자유도가 낮은 작업은 조직적 작업 또는 구성적 작업이라 불리며 구체적으로는 수예, 종이

표 4-3-2 ● 작업활동과 결과의 형태

작업활동			결과			
			작품	승패	성공여부	쾌 · 불쾌
생활유지	신변처리		×	×	○	△
	생활관리		×	×	○	×
일 · 역할	직업적 활동		○	×	○	×
	학업		×	×	○	×
	가사, 육아		△	×	○	×
놀이 · 여가	원초적 놀이		△	△	○	○
	여가활동	취미 · 오락	△	△	△	△
		스포츠	×	○	△	○
		창작 · 표현	○	×	△	×
		지적 활동	△	×	○	×
	사회적 활동		×	×	○	×
참여 · 교류	생활확대		×	×	○	×
	정보전달		×	×	○	×

○ : 일반적으로 잘 보이는 결과 △ : 작업활동의 종목에 따른다 × : 일반적인 결과는 아니다

(山根, 2005c)로부터

세공, 가죽공예, 목공, 동판공예, 타일 모자이크 등의 수공예 및 지그소 퍼즐(jigsaw puzzle), 키리에(도안이 정해진 종이를 오려서 만드는 그림), 하리게(찢어 붙이는 그림), 직업적 기술을 요하는 간이 조립 작업 등이 있다.

9 결과의 형태

작업활동은 사물을 생산해낼 뿐만 아니라 여러 가지 형태의 결과를 낳는다(표 4-3-2). 그 결과는 작업 · 작업활동의 종류 및 사용 목적에 따라,

① 작품으로서 구체적인 형태가 남는 것
② 승패로서 명백해지는 것
③ 성공인지 실패인지로 정해지는 것
④ 쾌 · 불쾌라는 정서적인 것으로서 남는 것

등으로 나뉜다(山根, 2005c).

수공예 등 창조 · 표현활동 및 생산 · 직업활동과 같이 작품으로서 구체적인 사물이 남는 것과 스포츠 및 게임과 같이 승패 혹은 성공 · 실패를 분명히 알 수 있는 것은 행한 본인 및

제 삼자에게도 결과가 쉽게 확인된다. 결과가 확인되기 쉬운 것은 이해력 및 문제해결특성 등 그 개인의 작업수행능력을 그대로 나타내며 현실검토를 가져온다. 이 현실검토의 기능이 어떤 사람에게는 자기평가를 높여 자신감으로 이어지지만, 또 어떤 사람에게는 자기능력의 한계에 대한 냉엄한 자각이 된다.

레크리에이션과 비슷한 부류 등은 결과가 쾌 · 불쾌라는 정서적인 것이므로 형태로 확인하기 힘들다. 상호간에 구체적인 확인은 곤란하지만 함께 행하는 체험을 통한 신체감각에는 공통된 점이 많으며 여기서 발생하는 개개인의 기분에 대해 서로 이야기를 나누는 것은 의미가 있다.

작업활동은 사용하는 방식에 따라 그 결과가 여러 가지 의미를 지니게 되는 작업치료의 기술 중 하나다.

10 작업활동 및 결과의 의미

본인의 주체적 행위가 수반되어 처음으로 효과가 나타나는 작업치료에 있어 작업활동 및 그 결과가 가지는 사회적 의미, 개인적 의미는 동기부여의 영향이라는 형태로 대상자의 주체성에 큰 영향을 가져온다.

사회복귀를 목표로 수산시설*B7에서 봉투 붙이기를 하고 있다고 말할 때와 컴퓨터를 사용하여 수신인 이름 인쇄와 발송 작업을 하고 있다고 말할 때, 말하는 사람의 기분 및 듣는 사람이 받아들이는 인상은 똑같을까. 작업 · 작업활동은 그 자체에 사회적인 가치 및 의미가 있으며 그 사회적 가치 및 의미가 작업을 행하는 사람의 의욕을 높이거나 하고 싶은 마음을 잃어버리게 하기도 한다. 사회적 의미란 어느 작업활동 및 그 결과로서의 작품의 실용도, 가치, 예술성, 성적 역할 등에 따라 다른 것이지만, 시대, 지역, 문화적 배경에 의해서도 그 의미가 다르다.

또한 작업활동 및 그 결과에는 사회적 의미 외에도 이를 행한 사람의 생활경험에 관련된 개인적인 의미부여도 이루어진다. 작업활동의 결과는 그 결과가 목적이거나 활동 경과 중 생기는 이차적인 산물이 되기도 한다. 어느 쪽이든 작업활동을 실시한 개인에게 있어서의 의미 및 가치를 가지는 것이다. 그 가치 및 의미가 동기부여를 높이거나 자기애를 충족시킨다. 결과를 본인이 어떻게 다루는지, 결과를 취급한 것을 보면 대상자의 자신에 대한 생각, 작업치료사와의 관계, 타인의 평가에 대한 마음과 같은 것이 나타난다.

그리고 사람의 행위 및 그 결과를 어떻게 다루는지를 보면 그 사람의 취급 방식과 마찬가지 의미가 있다. 작업활동 및 결과의 취급 방식은 치료 및 원조의 관계, 작업치료의 효과에 크게 영향을 미친다. 작업치료사는 결과와 그 취급 방식의 영향성을 예측하고, 그것이 형태가 있는 작품이라면 일반적인 사물을 통한 개입 이외에도 전시하거나 보관하며, 경우에 따라서는 처분하는 것과 같은 여러 가지 취급 방식이 있다. 어떠한 경우든, 그 취급 방식에 대해서는 반드시 본인의 동의를 얻어 두는 배려가 있으면 좋을 것이다(山根, 1989a).

11 작업에 따른 거리

어떤 작업을 실시할 경우, 타인과 어떠한 협력 및 연계 방식이 필요한지, 그 작업의 특성에 따라 사람과 사람과의 물리적 거리가 결정된다. 이렇게 작업의 종목에 따라 결정되는 물리적 거리는 대인적인 심리적 거리와 같아진다. 특히 치료 · 원조관계가 아직 충분치 않은 작업치료의 도입기에서는 물리적 거리와 심리적인 거리는 병렬(parallel)적인 관련을 나타낸다. 의존과 자율(자립)을 생각할 경우에는 이처럼 작업의 특성에 따라 규정되는 거리가 이용된다.

12 대인교류

작업을 실시할 경우의 교류 방식을 교류 인원수와 교류 내용의 2가지 시점으로 생각해볼 수 있는데, 교류 인원수로 보면,

① 1인 작업
② 2인 작업
③ 그룹 작업
④ 인원수에 제한이 없는 작업

으로 나뉜다. 1인 작업은 특히 사람과의 교류가 필요 없는 것, 또는 기본적으로 혼자서 실시하는 것으로 뜨개질 등 수공예의 대부분은 1인 작업에 해당한다.

2인 작업은 상대가 있음으로써 성립되는 것으로 장기 및 오델로(othello) 등의 게임, 탁구 또는 테니스, 캐치 볼 등 가벼운 스포츠 등이 해당된다.

그룹 작업이란 일반적인 집단역동을 살린 소그룹 또는 팀 플레이가 주가 되는 축구 또는 배구와 같은 스포츠 등과 같이 그 활동에 의해 3명 이상의 인원수가 필요한 작업을 말하며, 인원수에 제한이 없는 작업은 운동회 등 많은 사람들이 있음으로써 본래의 기능이 사는 것이거나 많은 사람들이 있어도 할 수 있는 것을 말한다.

교류의 내용으로 보면,

① 개인 작업
② 병행 작업
③ 공동 작업
④ 일정한 거리가 필요한 작업
⑤ 자유로운 연계가 가능한 작업

으로 나뉜다. 개인 작업은 기본적으로 혼자서 실시하는 것이지만 작업치료사가 옆에 붙어서 지도하거나 부분적으로 돕고 대리로 행하는 작업에 해당한다. 물리적으로 가장 가까운 거리가 되며, 양자관계의 성립과정에서 의존욕구를 충족시키면서 관계를 만드는 초기의 개입에 의미가 있다.

병행 작업은 개인 작업의 하나이지만 뜨개질 등과 같이 타인과 장소를 공유하면서도 실시

할 수 있는 작업을 말한다. 긴장 및 불안이 높으며 사람의 접근이 부담되는 사람의 경우에는 사람과 교류를 가지지 않아도 좋은 피신처(shelter)와 같이 그 사람에게 안전한 공간을 만들어 주거나 작업활동에 의존함으로써 타인이 있는 장소에서 지낼 수 있는 수단도 된다.

공동 작업은 2명 이상의 사람이 함께 있으면서 부분적으로 역할을 완수하며 하나의 목적을 달성하는 작업으로 대인거리는 가깝다. 공동작업이라는 점에서는 마찬가지이지만, 일정한 거리가 필요한 작업은 각각이 개개의 역할을 가지면서도 부분적으로 도와주지 못하는 것으로 축구 등과 같은 스포츠 등이 이에 해당된다.

자유로운 연계가 가능한 작업은 공동으로 실시할 수도 개개인이 따로따로 나뉘어 실시할 수도 있는 작업을 말한다.

13 작업에 따른 커뮤니케이션

작업을 실시할 경우의 언어적 커뮤니케이션은 작업수행상 필요한 의사를 전달할 필요성의 정도에 따라,

① 언어적 커뮤니케이션이 없는 편이 좋은 작업
② 언어에 의한 개입이 있어도 좋고 없어도 좋은 작업
③ 언어를 통하지 않으면 안 되는 작업

으로 나뉜다.

커뮤니케이션은 대인교류를 가지는 방법과도 관련된다. 커뮤니케이션을 필요로 하지 않는 작업은 작업에 의존함으로써 외부의 자극을 피하고 자신의 안전한 세계에서 작업을 통해 현실 세계와 관계를 가질 수 있다. 또한 잡담을 하면서도 실시할 수 있는 작업은 타인과의 자연스런 교류의 기회가 된다. 이렇게 작업의 종류 및 내용에 의해 규정되는 커뮤니케이션을 대인관계 회복의 계기 및 더욱 적극적인 자기주장훈련의 구체적인 훈련의 장으로 이용할 수 있다.

또한 특히 언어를 필요로 하지는 않지만 타인과의 교류의 기회가 많은 작업도 있어 비언어적인 커뮤니케이션의 내용 및 빈도에 관해서도 그 특성의 파악이 필요하다.

4-3-2 작업의 분류와 일반적 특징

「3−2−1 작업 · 작업활동」의 작업 · 작업활동의 분류(표 3−2−1)와 그 특징을 정신장애에 대한 작업치료의 임상에서 어떻게 이용할 수 있는지를 생각해 보자.

1 생활유지에 관련된 것

식사 · 배설 · 수면 등 기본적인 생리적 욕구를 만족시키는 것, 몸단장(grooming) · 위생 · 옷 갈아입기 등 주변의 일, 금전 및 시간, 물품, 복약 등의 관리와 관련된 것이 살아가기 위해

자기를 유지하는 기본적인 생활에 관련된 작업 · 작업활동에 해당된다.

이렇게 매일 삶에 직접 관련되는 작업은 생활에 대한 자신감을 되찾아 주거나 생활의 기본적인 기술을 몸에 익힐 목적으로 사용된다. 이러한 작업에 사람의 원조가 필요하다면 사회복귀 및 사회참여에 큰 지장을 초래하게 된다.

2 「일」에 관련된 것

「일」에 관련된 작업 · 작업활동은 자신에게 필요한 또는 타인이 필요로 하는 물건 및 서비스를 생산하거나 제공하는 것으로 사회생활을 영위하는 데 필요한 의무, 역할을 포함하고 있다. 이는 작업 · 작업활동 그 자체가 목적이 아니라 그에 따라 생산된 것이나 생산된 것과 교환하여 생기는 수익, 보수, 의무 · 역할의 수행을 목적으로 이루어진다.

작업치료에서는 불규칙해진 생활의 리듬을 되찾거나 직장생활을 위해 일에 대한 흥미 · 습관 · 적응력 등의 기초 훈련 및 평가에 이용된다. 또한 역할이 명확하기 때문에 타인과의 협동작업에서 「신뢰받는 나」라는 체험은 「일」과 관련된 작업 · 작업활동에서 비롯된 것이 많다.

3 여가와 관련된 것

놀이는 항상 가벼운 흥분과 퇴행을 동반하며, 사람의 발달과정에서 큰 역할을 담당한다. 레크리에이션 · 게임 · 스포츠 등을 즐기면서 신체를 움직이거나 여러 사람들과 어울리는 놀이를 통해 「친숙해진다」라는 기본적인 인간관계의 이상적인 모습을 배운다.

그리고 그것이 오델로(othello)나 장기, 카드, 축구, 소프트볼(soft ball) 등 승패가 있는 게임 및 스포츠에서는 「잘 이긴다, 진다」와 같은 점으로 인해 사람과 함께 생활하는 데 필요한 적절한 대인적 거리를 몸에 익힌다. 팀 플레이를 요하는 것으로부터는 사람과 협력하여 필요한 역할을 완수한다는 점을 배운다.

또한 레크리에이션 및 스포츠는 그 양이 적당하다면 자율신경계의 활성화 작용에 의해 사람에게 적절한 정동(affect)을 일으키고 신진대사를 높이며 활동성을 높인다. 아동 발달의 대부분(정신적 발달, 신체적 발달, 뇌의 발달 등 전부)은 놀이로 총칭되는 레크리에이션 및 게임, 스포츠를 매개로 이루어진다.

창작 · 표현활동은 음악과 같이 작업 · 작업활동을 통해 표현된다. 그림 및 수공예와 같이 만들어진 작품에 의해 표현되는 것이 특징이다. 창작적인 작업은 자신의 이미지 혹은 기분을 표현하거나 기분전환을 꾀하고 취미를 넓혀 사회성을 높이는 등과 같은 경우에 잘 사용된다. 일상생활에 없어서는 안 되는 활동이 아닌 창작이라는 행위는 사람에게 있어 특유의 활동이라 말해도 좋을 것이다. 창작 · 표현활동에는 실제로 스스로 만들거나 시도해 보거나 하는 능동적인 표현 수단으로서의 이용과 그림을 감상하거나 음악을 듣는 것과 같은 수동적 이용이 있다.

지적 활동은 독서 및 문예활동, 워드 프로세서 및 컴퓨터와 같은 기기를 사용하는 것 등이 있다. 비교적 조용히 혼자서 실시할 수 있는 것이 특징이며 활자 및 소리, 사진 등을 매개로 시청각을 통해 간접적으로 현실세계 및 사람의 생각을 대하거나 새로운 사실을 알고 사고를 정리하는 것이 가능하다. 정신적 장애로 괴로워하는 사람들은 경험이 적은 것도 포함하여 놀고 즐기는 것이 잘 되지 않는 사람이 많다. 「즐긴다」는 것은 생활의 여유가 되며 정신장애 악화를 예방하는 힘이 된다. 정신장애를 가진 사람들에게 있어 평범하게 즐길 수 있게 된다는 것은 가장 크고 중요한 목표이지 않을까라고까지 생각된다.

4 생활의 확대와 관련된 것

생활을 구성하는 활동의 기반이 되는 교통기관을 이용한 이동, 정보전달활동, 공공기관 등 사회자원의 이용 등은 전부 다 그 자체가 목적을 가진 활동이라고는 말할 수 없지만 사회생활을 원활히 보낼 수 있도록 한다. 정신적 장애를 가진 사람들의 대부분은 비교적 활동 범위가 제한된 사람이 많으며 자택 내의 생활에서 밖을 향해 생활권을 넓힐 경우, 특히 취로 및 자립생활을 지향할 경우에는 이러한 생활의 확대와 관련된 활동이 중요해진다.

5 휴양, 휴식과 관련된 것

정신적 장애를 가진 사람들은 적절히 휴식을 취하는 것이 힘든 사람이 많다. 쉬고 요양하는 것이 유일한 일인 입원생활에서조차도 쉬지 못하고, 아무 것도 하고 있지 않아도 초조한 것처럼 보인다. 필요한 휴양 및 휴식을 조금씩 취할 수 있게 되는 건 회복과정 초기의 마지막 부분 정도부터이다. 지역에서 생활하고 사회에 참여할 수 있게 되어도 많은 사람들은 잘 쉬지 못하며 극도로 피곤해 지쳐 버리게 된다(町沢, 1986). 결과적으로 악화로 이어지는 경우가 많으며 식사와 함께 능숙히 휴식을 취할 수 있다는 것은 생활리듬을 조정하고 재연 · 재발의 예방에 큰 의미를 가진다.

4-3-3 작업 · 작업활동의 사용 방법

작업의 구체성, 신체성, 정신성과 같은 특성을 직접 목적으로서 사용할 경우와 다른 목적을 위해 간접적으로 수단으로서 사용하는 방법으로 나누어 작업 · 작업활동의 사용 방법을 나타낸다(표 4-3-3). 어떠한 작업을 목적으로서 사용할 것인가, 수단으로서 사용할 것인가, 그 영향은 서로 겹쳐져 있어 쉽게 나눌 수 있는 건 아니지만, 작업 · 작업활동을 주로 무엇을 목적으로 하여 어떻게 사용하고 있는지에 대한 자각이 없다면, 레크리에이션으로 작용할 것이라고 생각하고 시행했던 축구가 대인관계 트레이닝을 하고 있는 것과 같은 애매한 개입이 될 위험이 있다.

1 목적으로서 사용하기

「목적으로서」란, 심신의 기능을 되찾고 생활의 자율과 적응을 위해 필요한 기능을 습득하여 조금씩 즐기며 의미 있는 시간을 보낼 때의 작업을 말하며, 이것은 작업의 일상적 의미 그 자체로 이용하는 것을 의미한다.

표 4-3-3 ● 작업 · 작업활동의 이용

목적으로서 사용하기	기본적 기능의 회복 생활기능의 습득, 취업 준비 더욱 좋은 체험으로서
수단으로서 사용하기	자극으로부터 보호와 진정 공격충동 적응적 발산 퇴행욕구 충족 신체 자아의 회복 · 확립 의존욕구 충족 행위의 구현화 집단으로의 소속체험 현실검토 사회적 대인거리 경험 자아의 성장 원조 커뮤니케이션 수단

| 기본적 기능의 회복

정신적 장애를 가진 사람들 중에는 원래부터 생활체력 및 방위체력과 같은 기초체력이 낮은(내성이 낮은) 사람이 많다. 또 장기에 걸친 요양생활르 신체를 움직일 기회가 적어져, 기본적인 신체기능이 저하되어 있고, 그때문에 정신면에서도 지구성, 내성이 저하되어 있다. 생활기능의 습득 및 사회복귀를 위해서는 기초체력 및 기본적인 신체감각, 밸런스 기능, 운동기능의 훈련으로서 스포츠 등 신체를 사용하는 작업이 유용하다.

| 생활기능의 습득, 취업 준비

질병에 의해 잃어버리거나 손상된 자신감을 회복시키고 새로운 일상생활 및 사회생활에 관련된 기능을 몸에 익히고자 할 때, 생활과 직접 관련된 구체적인 작업 · 작업활동에 의한 체험이 유용하다. 특히 정신분열증과 관련된 장애를 가진 사람들은 비교적 젊을 때 발병한 경우가 많기 때문에 직업경험을 포함하여 일상의 여러 가지 생활기능을 경험할 기회가 없었거나 불충분했을 경우가 많다. 미체험, 불충분한 체험, 인지적 장애로 인해 작업수행이 부적절할 경우에는 구체적인 작업을 사용하여 생활기능을 습득하거나 취업 준비를 실시할 필요가 있다.

| 더욱 좋은 체험으로서

정신적 장애를 가진 사람들은 젊을 때 발병하여 고통스런 요양생활로 인해 놀이 및 즐긴다는 경험이 적거나 원래 노는 것이 서투르기 때문에 생활이 한정된 사람도 많다. 병이나 장애가 있음에도 불구하고 평범하게 생활을 즐길 수 있다는 것은 소중한 일이다. 특히 장기에 걸친 요양생활에서, 또는 자기 나름의 생활의 재건을 위해서 작업을 하는 시간이 더욱 좋은 체험이 된다면, 그것은 생활에 여유와 활력을 가져온다.

2 수단으로서 사용하기

「수단으로서」란, 사람과 작업 · 작업활동의 상호작용에서 보여지는 요소(山根, 2005c)를 의도적으로 사용하는 것으로, 정신적 혼란으로부터의 이탈이나 현실감 회복 등 조기 재활치료로서 개입이 필요한 시기에는 자극으로부터의 보호와 진정, 공격행동의 적응적 발산, 퇴행욕구의 충족, 신체자아의 회복 · 확립을 위한 신체감각 및 에너지의 사용 등 작업활동의 신체성에 관한 특성이 이용된다.

또한 조기에서 회복기를 향한 시기에는 작업활동에 의한 구현화를 이용하여, 의존욕구의 충족, 집단으로의 소속체험, 현실검토, 사회적 대인거리의 체험, 자아의 성장원조 등, 자율(자립) 및 사회생활을 위해 작업활동의 현실기능, 심리적 작용, 대인기능 등이 이용된다. 특히 커뮤니케이션 보조로서 사용 방법은 다른 치료보다 뛰어난 작업치료의 특징이라 말할 수 있다.

| 자극으로부터의 보호와 진정

작업은 피신처(shelter)와 같이 이용할 수도 있다. 이와 같은 작업은 작업에 동반하는 신체감각 레벨의 생리적 기능(山根, 2005c)을 자기 내외 자극의 명확화, 단순화, 감소와 같은 자극으로부터의 보호 및 진정작용으로서의 작업을 말한다. 이러한 이용을 위해선,

- 발달 초기에 획득한 익숙한 감각을 일으킨다.
- 새로운 지식 및 기술을 요하지 않는다.
- 작업활동의 진행도 및 결과까지의 순서가 명확(구성적)
- 작업수행 시에는 거의 판단을 필요치 않는다.
- 적절한 반복과 리듬을 가진다.
- 수동적 요소가 높다.

와 같은 특성을 가진 작업을 사용한다.

자극을 피해 자신을 보호하고 침착하기 위해 피아노로 똑같은 부분을 반복적으로 치고 있는 사람, 묵묵히 뜨개질을 하는 사람, 헤드폰으로 좋아하는 음악을 듣고 있는 사람이 있다. 그때의 작업활동은 작품을 만들기보다는 과정에 있어서의 신체성에 그 의미가 있다. 구금상태에 대한 대처행위의 하나인 배회도 부적절하긴 하지만 똑같은 장소를 왕복함으로써 만들어진 단순하고 일정한 리듬이 비슷한 효과를 가져 온다고 생각된다.

| 공격충동의 적응적 발산

왠지 아주 큰 일을 해 버리고 말 듯한 불안이 반동적으로 억압되어 있는 것 같은 경우, 작

업에 동반되는 행위 및 사용하는 도구 등이 억압된 공격충동을 유발하는 자극이 되는 경우도 있다. 그러할 때엔 충동 에너지를 신체 에너지로 천천히 발산시키면 좋다. 예를 들면,

- 별로 저항이 크지 않은 소재를 사용하는 구성적인 것
- 작업치료사가 상대가 되어 컨트롤할 수 있는 것
- 틀이 있어 큰 에너지의 폭발을 유발시키진 않지만 상징적으로 공격 및 파괴를 승화시킬 수 있는 것
- 신체 에너지로서 충분히 발산시킬 수 있는 것

과 같은 순서로 대상자의 상태에 따라 충동 에너지를 발산시켜 나갈 수 있다.

만약 점토공예, 하리에(종이를 찢어 붙이는 그림), 키리에(종이를 오려서 만드는 그림), 가죽공예, 탁구, 캐치 볼, standing punching ball, 축구, 테니스와 같은 작업을 사용한다면, 당신은 어떠한 순서를 계획하고, 단계 나누기를 궁리할 것인가.

| 퇴행욕구의 충족

병적인 방위로서, 또한 치료경과로서 퇴행상태를 일으키는 자에 대해서는 허용할 수 있는 범위에서 욕구를 충족시킴으로써 다음 단계로 넘어간다. 작업치료에서는 퇴행을 받아 주고 발달과정을 다시 밟는 것과 같은 활동을 사용하는 방법을 취하는 경우가 많다(山根, 1993). 퇴행[10] 욕구를 충족시키는 작업 및 행위로서는 일상생활에 적응하기 위한 퇴행 때와 똑같은 활동을 사용하면 좋다. Freud가 말하는 구강기 레벨(oral stage)[10]에 해당하는 것으로는,

- 「먹다, 빨다, 마시다, 씹다」와 같은 요소를 포함하는 것
- 조금 승화시킨 것으로 「불다, 노래하다, 이야기하다, 먹는 것을 만들다, 키우다」와 같은 요소를 가지는 것
- 마찬가지로 Freud가 말하는 항문기 레벨(anal stage)[10]에 대한 것으로는,
- 「바르다, 파괴하다, 반죽하다, 부수다, 모으다, 쌓아두다」와 같은 요소를 포함하는 것
- 그것이 조금 승화된 것으로서 「그리다, 정리하다, 선물을 만들다, 만든 물건을 선물한다」와 같은 요소를 가지는 것

이 해당된다. 각각을 대상의 퇴행 레벨에 맞춰 가면서 더욱 적응이 잘 되고 타인으로부터도 승인될 기회가 많은 승화적 활동으로 바꾸어 간다. 이 작업의 승화과정은 발달과정을 다시 밟아보는 활동으로 옮겨보면 이해하기 쉽다.

10) 퇴행(regression), 구강기 레벨, 항문기 레벨 : Freud는 인간은 성적 충동을 발동시키는 리비도(libido)에 의해 지배되며, 인간의 발달 또한 리비도의 발달(구순기 → 항문기 → 남근기 → 잠복기 → 생식기)에 관계한다고 생각했다. 그리고 발달과정의 어느 단계의 욕구에 과도한 만족 및 불만이 있으면 고착이 생겨, 성인이 되어서 정신적 갈등이 생겼을 때 그 고착단계까지 되돌아가게 된다(퇴행). 이것이 그 개인의 성격특성 및 정신수준을 결정한다고 하였다.

| 신체 자아의 회복 · 확립

자아가 싹 트는 시기는 자신 이외의 것과 자신과을 구별하는 자각에서 시작된다. 자신의 신체를 자각하고 받아들여 줄 신체 자아의 회복 · 확립은 자아기능의 보강 및 재종합에 있어 중요하다. 신체 자아를 키우기 위해서는 작업에 동반되는 감각, 지각, 운동의 협조와 같은 작업의 신체성을 이용한다. 자신의 신체에 대한 자각이 부족할 경우는,

- 분명한 리듬이 있는 것
- 거칠고 큰 신체운동을 동반하는 것
- 움직임이 별로 빠르지 않은 것
- 시각, 촉각 자극이 분명한 것

에서 시작하여 스스로 자신의 신체를 움직이고 있다는 실감을 가질 수 있도록 한다. 그리고 차츰,

- 리듬, 템포가 빠른 것
- 저항이 큰 것
- 움직임이 빠른 것

으로 바꾸어 나간다.

| 의존욕구의 충족

사람은 의존하고 싶은 기분이 충족됨으로써 조금씩 타인에 대해 이타적인 눈으로 바라볼 수 있게 된다. 의존욕구가 충족되면서 자립으로 향하는 초기에는,

- 일상의 신변에 관한 것
- 구강기 레벨에 관한 것
- 부분적 단계적으로 돕기 쉬운 것
- 단순한 공정으로 나뉘어져 모방 가능한 것

등의 요소를 가지는 작업을 이용할 수 있다. 작업치료사가 대신 하는 것부터 시작하여, 부분적으로 도움을 받고, 부분적으로 도우며, 가르치며 모방하여 실시할 수 있도록 하는 단계로, 차츰 의존의 정도를 줄여간다.

| 행위의 구현화

익숙치 않은 장소에서 아무 것도 하고 있지 않은 상태는 그 사람 자신에게 있어서도 기분상 부담이 될 뿐 아니라 주변 사람들에게 있어서도 그 사람이 왜 그 곳에 있는지, 무엇을 하려고 하는지 예측하기 힘들면 불안감을 일으키기 쉽다. 이러한 경우는 어떠한 작업을 함으로써 본인은 작업의존에 의해 보호되고, 주변인들에게는 작업의 구현화에 의해 표면상이기는 하지만 그 사람의 존재 및 행위의 예측이 가능하기 때문에 불안이 경감된다. 사람이 모여 있는 장소에 들어가면 긴장감이 높아지는 환자에 대한 도입 수단으로서뿐만 아니라 작업치료

사와 대상자가 서로 상호 간에 충분히 관계가 형성되어 있지 않을 때 치료자가 상대에게 제공하는 부담을 적게 할 경우에도 유용하다.

| 집단으로의 소속체험

타인에게 수용되고, 자신이 그 장소에, 그 집단 속에 있는 것이 받아들여지고 있다는 느낌(집단 소속감)으로 시작하여, 확실히 소속하고 있다는 실감을 가지기 위한 과정에서는,

- 경험, 감정의 공유체험이 가능한 것
- 타인에게 받아들여져 승인 · 칭찬받는 요소가 많은 것
- 자기의 기능을 살려 집단에 공헌할 수 있는 것
- 능력에 따라 단계적으로 자신의 역할이 있는 것

과 같은 요소가 있는 것을 사용한다.

| 현실검토

신체감각 레벨에서의 자기의 외부세계에 대한 영향의 자각으로부터 자기능력의 현실인식, 자신이 처한 상황의 인식까지 현실검토에는 여러 가지 레벨이 있다. 자기의 외부세계에 대한 영향의 자각이라는 레벨에서는 신체자아의 회복과 마찬가지 요소를 가지는 것부터 시작하여,

- 작업활동의 결과가 형태로서 남는 것
- 구성적이며 재생산이 가능한 것
- 확립된 기준, 기술이 있는 것
- 일상생활과 관련된 활동
- 일과 관련된 활동

등 결과가 분명한 활동이나, 일반적인 승인기준이 있는 것으로 바꾸어 나간다.

| 사회적 대인거리의 경험

사람은 발달과정 속에서 놀이를 통해 자연스럽게 타인과의 적절한 거리를 취하는 방법을 몸에 익힌다. 정신장애는 대인관계의 장애로도 불리어지듯, 사람과의 적절한 거리를 취하는 방법에 큰 에너지를 사용하여 지치기 쉬운 사람이 많다. 작업치료에서는 사회기술훈련과 같이 역할극(role play)을 사용하는 방법도 보충하여, 작업에 포함되는 필연적인 요소를 살려 치료한다.

- 승패가 결정되는 것
- 도구의 공유가 필요한 것
- 차례를 기다리고 지킬 필요가 있는 것
- 타인의 도움(팀 플레이)이 필요한 것

- 타인의 도움이 필요한 것
- 공동으로 제작하는 것
- 커뮤니케이션이 필요한 것

등의 요소를 포함하는 작업 · 작업활동을 사용한다.

| 자아 성장 원조

자아 성장의 시작에는, 실패를 극복하는 시련의 경험보다는 유능감이 충족되어 달성감을 쌓아 나가는 체험과 다소 자기중심적이기는 해도 자기애를 충족시키는 것이 중요하다. 이를 위해서는,

- 자신이 사용하는 것, 자기 신변의 물건을 만든다.
- 만든 작품에 이름을 넣는다.

와 같은 것부터 시작하면 좋다. 그리고 차츰,

- 타인을 돕고, 사람과 공동으로 무언가를 달성한다.
- 자신이 만든 물건을 선물한다.

와 같은 이타적인 행위를 포함하는 활동으로 바꾸어 나간다.

| 커뮤니케이션 수단

아직 충분한 관계가 형성되어 있지 않은 경우 및 언어가 커뮤니케이션 수단으로서의 기능을 완수하지 못할 경우, 작업 · 작업활동은 대상자의 정신 내부세계에 조심성 없이 속으로 파고 들어가지 않는 적절한 심리적 거리를 유지함과 동시에 언어에 의지하지 않는 커뮤니케이션을 통해 큰 기능을 완수한다. 커뮤니케이션 수단으로 사용하는 작업은 무엇이든 괜찮다. 작업에 동반되는 구체적인 사물 및 작업활동을 매개로 개입하는 것, 그리고 함께 행하는 것(공유체험)에 의미가 있다.

적절한 심리적 거리의 유지, 함께 지내 온, 함께 행했다는 시간과 체험의 공유, 그때 신체감각(오관에 의해 감지되는 오감)의 생리적 공통성 등이 언어를 뛰어넘은 커뮤니케이션의 기반이 된다.

4-4 작업치료사-자기의 치료적 이용

작업치료사 또한 대상자가 만나게 될 많은 치료사, 원조자 중 한 사람이지만, 작업 · 작업활동을 사용한다는 특성으로 작업치료에서는 다른 치료 이상으로 작업치료사라는 역할을 하는 사람의 존재 및 상태가 중요한 요소가 된다. 때문에 자기를 치료적으로 어떻게 이용할 것인가가 중시된다. 「자기의 치료적 이용(the therapeutic use of self)」(Frank, 1958)이란, 더

욱 적절하고 적극적인 플라시보 효과(placebo effect)[11]의 이용이라고도 말할 수 있는 것으로, 특히 정신과 영역에서는 다른 전문직종과 다르게 작업을 함께 행하는 공유체험을 통해서 치료한다는 관계상 작업치료사의 지식 및 기술과 함께 개인적 요소가 큰 영향을 미친다.

4-4-1 작업치료사의 전문성

재활치료를 행하는 자는 어느 직종이라 하더라도 대상자의 생활에 시점을 두고 생각해야 한다. 작업치료사가 다른 직종과 크게 다른 점은 질환 및 장애에 관한 의학적 지식을 배경에 두고 구체적인 작업을 매개로 생활기능과 환경과의 상호성을 살피고 대상자의 활동 · 참여를 파악하여, 일상생활을 구성하는 구체적인 작업 · 작업활동을 수단으르 원조를 한다는 점에 있다.

이러한 시점에서 보면,

① 사람의 심신의 구조와 기능에 관한 지식
② 사람의 생활을 구성하는 작업 · 작업활동에 관한 지식
③ 작업 · 작업활동의 분석, 적응 · 수정, 단계 나누기의 기술
④ 사람의 생활기능과 장애를 평가하는 기술
⑤ 작업 · 작업활동을 개입시킨 치료 · 원조 기술

등, 질병 및 장애에 대한 치료와 생활에 관한 일관된 지식과 기술을 가지고 있는, 다시 말하면 의료 지식 및 기술로 사람의 생활의 상태를 평가하고 구체적인 작업 · 작업활동을 사용하여 생활장애에 관여하여 개개인의 생활 재건을 지원한다는 점이 작업치료사의 가장 큰 특이적 전문성이라 말할 수 있다.

4-4-2 치료 · 원조관계 만들기

앞서 말한 대로 작업치료사의 지식 및 치료 · 원조 기술은 대상자와의 관계가 성립한 후 처음으로 기능한다. 정신의 장애를 가진 사람들은 대인관계 면의 취약성이 장애의 큰 요소 중 하나이기 때문에 관계를 형성하는 과정이 중요한 원조의 하나이기도 하다.

대상자는 다음과 같은 여러 가지 이미지에 의해 만들어진 작업치료사상(像)을 가지고 있다(松井, 1978).

11) 플라시보 효과(placebo effect) : 「만족시킨다」「기쁘게 한다」라는 의미의 라틴어가 어원, 플라시보라고도 한다. 의약품의 효력을 판정할 경우의 이중 맹검법(double blind test)에서 보여진다. 약리학적으로 효과가 없는 물질이, 제공되는 방식에 따라 유익한 작용을 보이는 것을 말한다. 거기서부터 파생되어, 똑같은 물건을 제공하는 경우라도 제공 방법에 따라 작용이 달라지는 것을 의미한다.

① 작업치료사의 직무상의 역할에 의한 이미지
② 작업치료사라는 직종이 가지는 일반적인 이미지
③ 소개자 및 오리엔테이션에서 받은 이미지
④ 대상자의 기대 및 불안을 투영한(전이[12)]) 이미지
⑤ 작업치료사의 연령, 성별에 대한 이미지
⑥ 작업치료사의 언동이 제공하는 이미지

이러한 이미지에 의해 대상자는 의식적으로든 무의식적으로든 작업치료사에게 어떠한 역할을 기대한다. 작업치료사 입장에서 보면 이는「받아들여지는 역할」이 된다.

그리고 작업치료사가 취하는 역할도,

① 작업치료사라는 직종이 가지는 이미지
② 치료, 원조 팀 내에서의 작업치료사의 위치
③ 작업치료사 자신이 가지고 있는 이상적 역할 이미지
④ 대상자에 대한 (일방적인) 믿음 또는 확신(역전이[13)])
⑤ 대상자로부터 받아들여지고 있는 역할

과 같은 요인의 영향을 적잖이 받으며, 본래 취해야 할 역할과는 조금 빗나가 있을 경우도 있다.

아직 충분한 관계가 형성되어 있지 않은 초기는 대상자가 작업치료사에게 품고 있는 이미지로 인해 생긴, 작업치료사 입장에서 보면 기대되고 받아들여지는 역할과 작업치료사가 취하는 역할에는 당연한 일이지만 어긋난 부분이 있다.

치료 및 원조를 하는 자와 받는 자 사이에 상호 간의 이미지에 흔들리지 않는, 사람으로서 안심할 수 있는 관계가 형성되어야 하는 것이 작업치료의 치료 · 원조가 기능하기 위해서 불가결한 것이다. 따라서 작업치료사 자신의 역할과 대상자가 자신에게 품고 있는 이미지와의 차이를 알고, 개입이 진행됨에 따라 변화하는 이미지를 객관적으로 파악해야 한다는 것이 중요한 포인트가 된다.

치료 및 원조의 과정이란, 치료 · 원조를 행하는 자와 대상자가 상대에게 가지는 이미지의 차이, 요구되는 역할의 어긋난 부분을 인정하고 주시하며 더욱 현실적인 방향으로 신뢰할 수 있는 대인관계를 만드는 것을 목표로 서로 협력해 나가는 과정이라 말할 수 있다.

---

12) 전이(transference) : 정신분석의 개념으로 대상자가 치료 · 원조자에 대해 과거의 중요한 대인관계를 무의식적으로 투영하는 것. 긍정적인 감정을 투영하는 양성전이와 부정적인 감정을 투영하는 음성전이가 있다.

13) 역전이(counter transference) : 치료 · 원조과정에서 치료 · 원조를 행하는 자가 대상자에 대해 무의식적으로 투영한 감정을 역전이라고 한다.

4-4-3 자기의 치료적 이용

대상자와 함께 작업을 행하는 작업치료에서는 어떠한 역할이 받아들여진다 해도, 또는 취하려 해도, 작업치료사가 지금 있는 그대로의 자신(연령, 성별, 경험, 직위, 성격, 그 외)과 자기 자신이 가지는 지식 및 기술을 크게 뛰어넘는 역할을 취하는 것은 불가능하다.

자기의 치료적 이용이란, 작업치료사의 연령, 성별, 인생경험, 직업상의 역할 및 장점도 단점도 되는 자기의 성격상의 특징 등, 자기자신의 특성을 작업치료에서의 대인관계 속에서 자연스럽게 살리는 것을 말한다.

작업치료를 통한 대상자와의 공동작업과정에서 있는 그대로의 자신을 현실적인 생활자의 모델로 살려, 자신이 가진 전문직으로서의 지식 및 기술을 대상자에게 도움이 되도록 살리고자 하는 적극적인 자세가 상대에게 안심감을 제공한다. 적극적인 자세란, 대상자의 생활에 대해 가능성과 희망을 잃지 않는 작업치료사의 마음의 방향성이라 바꾸어 말할 수 있을 것이다.

자기 이외의 자극을 구별하기 힘든 혼란한 상태에 놓인 사람에 대해서는, 작업 및 작업치료의 환경을 사용하여 혼란으로부터 지킨다(보호). 직접 무언가를 하지 않아도 자신에 대한 가능성을 믿고 희망을 잃지 않는 누군가 옆에 있어 시간을 함께 하는(공유) 것이 혼란스럽거나 자폐적인 성향을 가진 사람에게 있어 다시 한 번 현실과의 관계를 되찾는 실마리가 된다.

현실 생활과의 관계를 되찾는 시기가 되면 필요에 따라 지탱해 주고(지지), 가르쳐 보여주며(교시), 때로는 함께 행함(협동)에 의해 현실로의 이행을 돕는다(원조). 이렇게 작업치료사는 대상자의 주체적인 생활 획득을 위해 회복과정 및 대상자의 적응수준에 맞춘 역할을 취한다.

작업치료사의 특성		관여		대상자
현실의 생활자 모델로서의 일반적 요소		보호		안심감
(연령, 성별, 경험, 직위, 성격)		공유		자기수용
전문성의 요소	⇨	지지	⇨	자기존중
(전문직으로서의 지식, 기술)		교시		자기확인
작업치료사의 자세		협동		모방 · 수정
(가능성을 믿고, 희망을 잃지 않는 마음의 방향)		원조		재활

이러한 작업치료사의 관여에 의해 대상자는 병적인 방위를 느슨하게 풀고(안심감), 자신이 받아들여진다는 사실을 통해 자신을 받아들이고(자기수용), 인정됨으로 인해 자기 자신을 소중히 하는 기분이 생겨(자기존중), 자신의 존재 및 능력을 확인하고(자기확인), 필요한 기능을 모방 · 수정하면서(모방 · 수정), 새로운 자신과 생활을 찾아낸다(재활).

이러한 개입과정에서 작업치료사는 자신의 개인특성 및 대인 패턴이 여러 영향을 미치면서도 영향을 미치고 있다는 사실을 눈치채지 못하는 경우가 있다. 자신이 가진 것을 자연스럽게 치료에 이용하기 위해서는 작업치료사가 자신의 특성 및 그와 같은 것들이 어떻게 영향을 미치고 있는지를 충분히 알고 있지 않으면 안 된다. 자기 자신의 영향이 어떤 것인지를 알기 위해서는 교육적인 분석[14]을 받는 방법도 있지만, 일상적인 업무 속에서 스태프 사이에 상호 피드백을 하는 관계를 키워가는 것이 중요하다. 자기방위의 힘이 자신을 객관적으로 보는 눈을 흐리게 만든다.

1 쌍방의 연령, 성별의 영향

대상자의 연령이 사춘기에서 청년기에 해당할 경우, 작업치료사가 동성이라면, 대상자 자신과 비교하여 작업치료사가 질투 및 공격의 대상이 되는 경우가 있다. 작업치료사가 대상자의 그러한 언동에 당황하고 무서워하거나 대항하거나 무시하거나 비위를 맞추는 등, 불안정한 태도를 보이면 대상자에게 잠재된 죄책감을 의식화시키게 된다. 대상자의 언동에 휘둘리지 않는 대응이 필요하며, 그와 같은 대응이 하나의 모델이 된다.

작업치료사가 이성일 경우는 대상자의 미성숙한 성적 충동이 그대로 작업치료사에게 향할 경우가 있다. 접근해 오는 대상자의 태도를 대상자와 친근한 원조관계를 만들 의도로 애매하게 받아들이면 연애망상의 대상이 되는 등 어려운 문제로 발전하는 경우 또한 있다. 거기까지 가지는 않더라도 대상자의 태도를 안이하게 인정하고 받아들여 버리면 그로 인해 의존성 및 독점성의 문제가 일어나 작업치료사가 담당하는 다른 케이스와의 치료 · 원조관계에 좋지 않는 영향이 생길 수 있다. 또한 대상자의 그러한 태도가 부담이 되어 엉겁결에 거부적 언동을 취하게 될 수 있는데, 이것도 대상자의 잠재적 죄책감을 의식화시키게 된다.

연령 및 성별은 바꿀 수 없는 개인적 특성이지만, 바꿀 수 없다는 그 사실을 살리는 개입이 되어야 한다.

2 작업치료사의 의존성 영향

작업치료사가 신뢰관계에 기초하여 상대를 의지하는 성숙한 의존을 할 수 없는 경우에는 의존하고픈 마음이 있으면서도 의존한다는 것에 죄책감을 가지고 있을 경우가 많다. 이러한 경우는 작업치료사 자신의 그러한 감정이 대상자에게 투영되어 거부, 공격, 무시와 같은 언동으로 나타나는 경우가 있다.

반대로 상대를 의지함으로써 관계를 만들려는 경향이 작업치료사에게 있을 경우는, 상대가 이성이라면 그러한 작업치료사의 의존적인(응석 부리는) 언동이 성적인 유혹 사인이 되

14) 교육분석 : 사람의 정신적 문제 치료 · 원조에 종사하고자 하는 자가 자신을 대상으로 분석 및 카운셀링, 관리 · 통제를 받는 것을 말한다. 자신이 어떠한 성격으로 어떠한 사고 방식을 하며 타인에 대해 왜 그러한 개입을 하는지와 같은 사실이 명확해진다.

는 경우가 있다. 또한 상대에게 비위를 맞추는 듯한 언동은 표면적인 동료 의식과 같은 관계를 만들기 쉬우며, 이에 의존하는 것은 전문직으로서 자신의 책무를 회피하는 것이 된다.

3 작업치료사의 공격성의 영향

작업치료사가 어떠한 이유로 불만 및 분노를 가지고 있어 이를 억압하고 있을 경우, 그 억압된 감정이 대상자에게 투영되어 공격이라는 형태로 나타날 경우가 있다. 작업치료의 과정에서 그러한 공격성은 대상자를 무시하거나 경쟁하는 등의 형태로 되기 쉽다. 또한 대상자의 언동에 대해 자신이 공격받고 있다고 느끼는 경우에도 사실은 자신의 의식 아래에 있는 공격성이 투영된 것일 경우가 많다. 작업치료사의 그러한 태도는 대상자에게 있어서는 까닭 없는 것이며, 작업치료사 자신도 자신의 억압된 공격성 때문이란 사실을 눈치채지 못하는 경우가 있다.

이러한 작업치료사의 의식하지 못한 공격성 등에 대해서는 교육분석[14) 및 관리 · 통제를 받으면 좋다. 그러한 트레이닝에 의해 작업치료사 자신이 자신의 언동으로 깨달을 수 있도록 하는 것 또한 가능하다.

4 작업치료사의 자신감 결핍의 영향

작업치료사가 자기 자신에게 자신감이 없는 경우, 대상자의 요구에 애매하게 맞추고 있으면 대상자의 방위적인 대인 패턴에 휩쓸리고 만다. 또한 자신감 없음이 반동적으로 나타나는 경우, 지배, 공격과 같은 형태가 된다. 양쪽 모두 자신의 자신감 없음에 대한 방위에 의한 것으로 안정된 거리를 유지할 수 없어 치료 · 원조관계에 지장을 준다.

초보자 시기에는 피하기 힘들겠지만, 자기 자신에겐 없는 것, 할 수 없는 것에 대해서는 무리하게 겉치레를 하지 말고, 있는 그대로 진지하게 행동할 것을 명심하는 것이 가장 적절한 대처가 된다.

4-5 집단 · 장(場)-모임, 모으는 것의 이용

질병 또는 장애가 있어서 일상생활 속에서 타인과의 관계 및 생활을 해 나가기 힘들어 고민하고 의욕 및 자신감을 잃어버린 자의 경우, 자신이 행하고 있는 것(행위) 및 행한 것(결과)이 타인에게 어떻게 받아들여지는가 하는 것은 기분상태뿐 아니라 일상생활에도 큰 영향을 받는다. 작업치료의 효과도 마찬가지로 자신의 일을 이해하고 받아들여 주는 사람의 존재는 크다. 작업치료에서는 작업을 사이에 둔 타인과의 관계 속에서 대상자 자신이 사람에게 받아들여지고, 자신을 받아들이고, 사람과의 교제 거리 및 자신을 컨트롤하는 방법을 배워 익힐 수 있도록 원조한다.

표 4-5-1 ● 왜 사람은 모이는 걸까?

사람은	혼자서는 살아가는 것이 힘들다.	(사회적 동물의 습성)
	자신과 닮은 동료를 추구한다.	(보편적 체험에 따른 안심감)
	타인에게 수용됨으로써 안심한다.	(수용되는 체험과 자기수용)
	타인에게 인정받음으로써 자신을 확인한다.	(타인으로부터의 승인과 자기확인)
	타인에게 도움이 됨으로써 기쁨을 느낀다.	(애타적 행위에 따른 자기존중)
	자신을 확인하는 기준을 추구한다.	(자기확인에 따른 자기평가)
	모델을 추구한다.	(모방, 수정에 따른 자기확립)
	혼자서는 할 수 없는 일을 한다.	(협력, 합동, 공동‥)

(山根, 2007a)

4-5-1 사람과 집단

사람은 가족의 일원으로서 태어나 어머니와의 양자관계로 시작하여 다른 형제 및 아버지와의 관계 등 자립에 이르기까지 가족이라는 기초집단 속에서 지낸다. 대인관계의 기반은 탄생하여 가족의 일원이 된 초기에 거의 결정된다고 말한다. 사람의 대상관계는 자기애적 대상관계로 시작하여 심신기능 발달에 따라 부분적인 대상관계로 나아간다. 어머니로부터 떨어져 탐색이 가능하게 되면 모방을 통해 새로운 대상으로 관심이 향하게 된다. 그리고 사람의 모임(집단) 속에서 놀고(놀이집단), 놀이를 통해서 사람과의 적절한 거리 및 자발성의 기초가 만들어진다(山根, 2007a).

사람은 태어난 순간부터 여러 집단을 통해 성장하는 사회적 존재며, 집단을 떠나 사는 것은 힘들다. 자신과 닮은 동료를 찾아 자신이 혼자가 아니라는 보편적 체험과 자신의 있는 그대로의 모습이 타인에게 수용됨으로써 자신을 받아들이게 된다. 또한 자신의 존재 및 행위가 인정되거나 타인에게 도움이 됨으로써 자신의 존재를 확인하고 자기 자신을 소중히 하는 기분(자기존중)이 생기게 된다. 타인에게 받는 승인 및 애타적 행위가 자기확인과 자기존중을 가져온다. 또한 타인의 비교 대상으로 자신을 자리매김하면서 타인을 모델로 자신을 확립해 나간다(표 4-5-1) (山根, 2007a).

정신의 병 및 장애의 일면은 이 안전 · 안심을 바라는 기본적 욕구와 자기확립을 향한 성장욕구 실현과정의 장애라고 말할 수도 있다. 사람이 모이면 원조 및 협력 등의 긍정적인 관계뿐만 아니라 거절 및 다툼 등 스트레스가 되는 관계도 생긴다. 사람과의 교제는 여러모로 바람직한 것이지만, 긴장 및 불안의 원인이 되기도 한다. 일반적으로 집단치료에서는 이 역설적인 사람의 모임(집단)의 장에서 생기는 역동을 이용한다.

4-5-2 집단의 치료인자

집단의 치료인자 중에서는 Corsini가 약 300권의 치료적 집단 문헌에서 정리한 것들(水島 등, 1969) 또는 Yalom이 말한 것들(Yalom 등, 1989)이 잘 알려져 있다. 생활과 관련된 구체적인 작업활동을 함께 행하는 일이 많은 작업치료에서는 언어를 주요 수단으로 하는 집단정신치료와 비교해 볼 때, 보편적 체험, 정보의 제공, 애타성, 사회적응기술 학습, 모방학습 등의 인자를 더욱 구체적으로 살리는 것이 특징이다(표 4-5-2) (山根, 2007b). 이러한 효과는 단독 기능이 아니라 각각이 상호 관련하며 작용한다.

치료집단뿐 아니라 사람의 모임(집단)을 사용하는 경우의 기본은 「여기 오면 마음이 놓인다」, 「어쩐지 다시 한 번 할 수 있을 것 같다」, 그러한 생각을 할 수 있는 장을 제공하는(희망을 가져오는) 것으로 시작한다. 그 장에서 사람이 자신에게 생긴 원치 않았던 사건으로부터 다시 일어서기 위해서는 우선 「자신뿐만이 아니다」라는 안심감을 가져오는 소중한 체험(보편적 체험)이 필요하며, 그리고 자신의 존재 그 자체가 타인에게 받아들여지는 일(수용되는 체험)에 의해 사람은 편안해지고 위안을 받으며 자기 자신을 받아들인다(자기수용).

함께 지내는 사람들과의 교제에서 누군가가 자신에게 「고마워요」라고 말하며 기뻐하고 자신이 필요한 존재가 되고 있다는 「좋은 체험(애타적 행위)」을 하여 생활 및 병에 대한 일 등 많은 도움이 되는 조언 및 정보를 얻으며(정보의 전달) 타인을 기준으로 자기확인 및 자기평가(현실 검토)가 시작된다.

「아~ 그렇구나」, 「이런 방법으로 해도 괜찮구나」란 말에서 알 수 있는 것처럼, 생활기능 및 적당한 사람과의 거리감, 관계를 가지는 방법 등은 사람과 함께 활동해 나가며 몸에 배게 된다(모방 · 학습 · 수정). 「나, 계속… 괴로웠어」라고 무심코 고민을 말하거나 고통 받고 있는

표 4-5-2 ● 치료집단의 치료인자
① 희망을 가져다 준다. instillation of hope
② 보편적 체험 universal experience
③ 수용되는 체험 accepted experience
④ 애타적 체험 altruistic experience
⑤ 정보의 전달 imparting of information
⑥ 현실검토(자기확인, 자기평가 등) reality orientation
⑦ 모방 · 학습 · 수정(생활기능, 대인관계 등) imitate, learn, correct
⑧ 표현 · 카타르시스 expression & catharsis
⑨ 상호 작용 · 응집성 interaction, group cohesiveness
⑩ 공유체험 common experience
⑪ 실존적 체험 existential experience

자신의 기분을 들어 주는 사람이 있고, 이해해 주는 사람이 있음으로써 고민 · 고통이 누그러든다(표현 · 카타르시스).

조금씩 마음에 여유가 생겨 서로 도와주며(상호작용 · 응집성), 사람과 함께 무언가를 한다는 것(공유체험)으로 자신감이 생기거나 언어를 뛰어넘은 커뮤니케이션 기능(metacommunication과 비슷하다)이 작용하여 친밀감이 생긴다. 만남 또는 이별, 질병, 고통 등 사람의 노력으로는 피할 수 없는 현실이 다른 사람에게 일어나는 것을 보고 들음으로써, 또 타인과 함께 현실 세계의 한계를 만남으로써, 있는 그대로의 현실을 받아들이는 것을 체험한다(실존적 체험).

이러한 사람의 모임으로 생기는 효과가 치료집단의 치료인자에 해당하지만, 그와 같은 모임의 효과는 부정적인 현상을 포함하고 있다. 이러한 플러스와 마이너스의 양면을 포함하고 있는 역동적인 현상을 살려, 만나게 되는 문제를 극복해 나가는 과정을 치료집단이라 말할 수 있다.

4-5-3 집단의 구조인자

집단을 사용하는 치료 및 원조의 장은, 그 곳에 모이는 사람, 목적, 행해지는 장소 및 활동 등, 여러 가지 요소에 의해 구성된다(山根, 2007b). 각 요소의 상세한 사항에 관해서는 졸저 『사람과 집단 · 장 제 2판』 등을 참조해 주길 바라며, 여기서는 집단의 구조인자의 특성에 대해 소개하겠다.

☑ 집단의 구조인자

집단의 크기(멤버 수)	멤버의 동질성	개방도
스태프(구성 · 역할)	표현 · 교류 수단(말 · 동작 · 작업)	집단의 목표
집단 표준과 가치	시간 · 빈도 · 기간	장소 · 공간

1 집단의 크기(멤버 수)

참여 멤버의 심신의 상태 및 집단의 치료 목표, 사용할 작업 등에 의해서 집단의 크기(적정 멤버 수)가 정해진다. 일부 레크리에이션 등에서는 30~100명이라는 대집단으로 실시되는 경우도 있지만, 보통 치료적으로 이루어지는 소집단은 4~5명 정도부터 12~13명 정도가 가장 효과적이다. 멤버 수가 소수이면 멤버 상호 간의 교류의 질이 높아지며, 협력, 원조뿐 아니라, 경쟁, 거절과 같은 갈등상태도 일어나기 쉽다.

2 멤버의 동질성

성별, 연령, 장애 등 멤버 간의 차이가 적은 동질집단이 더욱 상호의 동감을 얻기 쉬우며 응집성 또한 높아지기 쉽다. 반면, 동질성이 높은 동질집단에서는 집단의 성숙에 필요한 대항 또는 경쟁의식도 생기기 힘들며 참여 멤버 간의 견해 및 사고 방식의 차이로부터 발생하는 깨달음과 같은 것이 희박해지기 쉽다.

너무 큰 차이는 경쟁 및 협력 대신에 이분자(outsider)를 배척하는 힘이 생기는 등, 집단 그 자체가 기능하지 않게 되는 경우도 있다. 장의 성숙도와 스태프의 역량에 따라서도 달라지지만, 다소 질에 차이가 있는 구성의 경우에 집단이 활성화된다.

3 집단의 개방도

치료집단에는 매번 세션 참여가 자유로운 개방집단(open group)과 참여 멤버를 고정시키는 폐쇄집단(closed group)이 있다. 폐쇄집단의 경우, 집단의 과정 및 개인의 과정을 파악하기 쉬우며 응집성 또한 높아지기 쉽다. 치료적 집단은 기본적으로 폐쇄로 실시한다. 인격 및 행동의 수정을 목적으로 하는 경우 또는 어느 과제 및 공통 목표에 따라 전원이 협력하여 실시하는 경우에 적합하다.

개방집단은 참여하기 쉽지만 참여 멤버의 상호 역동적인 작용은 희박해진다. 보통, 작업치료 등 넓은 의미의 집단치료에서는 다소 멤버의 출입이 있어도 고정적인 형태인 반폐쇄(semiclosed, semiopen이라고도 부른다)로 실시될 경우가 많다(山根, 1989c).

4 스태프(구성 · 역할)

스태프 수는 일반적으로는 주로 프로그램을 운영하는 자(main therapist 또는 leader)와 이를 보조하는 자, 이렇게 2명이 있는 것이 이상적이다. 작업을 매개로 하는 집단의 경우, 작업의 교시(가르쳐 보임) · 지도 및 원조가 필요해지기 때문에 보통은 멤버 5~6명에 대해 스태프가 1명 정도는 필요하다.

운영자(main therapist)의 역할은 불필요한 개입을 하지 않고 집단이 자율적으로 움직이도록 집단의 과정을 촉구하는 것이다. 집단 레벨에 맞추어 과제를 제시하고, 지시할 경우도 있지만, 가볍게 도움을 주는 정도로 장에 맡기는 등, 이른바 조력자로서의 기능이 운영자의 주요 역할이다. 보조로서 참여하는 스태프는 운영자를 보조하고 그 역할의 일부를 담당하지만, 심리극(psychodrama)의 보조자아[15] 및 가자아(仮自我)[15]와 같은 스태프의 경우에는 멤버와 같은 시점으로 참여하여 멤버의 참여를 보조하는 역할을 한다(山根, 2007b).

15) 보조자아, 가자아(仮自我) : 집단의 참여자와 같은 시점에 서서 참여자와 공감하며 그 자아의 보조로서의 역할을 완수하는 개입자를 보조자아라고 하며, 자아가 취약한 참여자를 대신하여 의견을 말하는 등 자아의 대리를 하는 개입자를 가자아(仮自我)라고 한다.

5 표현 · 교류 수단(언어 · 동작 · 작업)

치료집단에서의 주된 표현 · 교류 수단에는 언어와 동작과 작업이 있다. 작업치료의 집단이 다른 집단치료의 집단과 다른 점은 작업을 매개로 한다는 것이다. 매개가 되는 작업은 집단의 목적에 맞추어 선택된다. 작업은 장소 및 인원 수, 시간 등 집단의 다른 요소를 제한하지만, 작업의 실제 체험을 동반하는 구체성(山根, 2005c)이라는 특징이 지닌 이점은 크다.

6 집단의 목표

집단이 잘 기능하지 못하고 있을 때, 초기의 목표와 그 시점에서 이루어지고 있는 것이 어긋날 때가 있다. 또 집단의 목표와 멤버의 목표가 크게 다를 때에도 집단은 기능하지 않는다. 집단의 목표가 명확히 나타나거나, 집단의 목표를 이해하고 참여한 멤버로 구성된 집단은 소속감과 동기부여가 높아지기 쉬우며 집단치료의 치료인자가 더욱 효과적으로 기능한다.

7 집단표준과 가치

집단에는 그 집단의 가치 및 표준이 있다. 가치는 어느 집단 내의 기준이 되는 가치를 말한다. 표준은 어느 집단 내의 근거가 되는 것과, 집단 외에서 본 그 집단의 자리매김의 측면이 있다.

그 집단이 주위로부터 어떻게 보여지고 있는지도 포함한 집단 표준이나 가치를 조작하기는 어렵지만, 소속집단이 다른 사람으로부터 인정받고, 자신에게 「희망을 가져다주는 장」이라면, 멤버의 자존심을 보조하는 작용을 한다. 다시 말하면 집단을 담당하는 스태프는 바깥으로부터의 그 집단에 대한 평가를 높일 수 있도록 집단 내의 구조를 정돈함과 동시에 집단 외를 향한 작용을 하는 것도 중요하다.

표 4-5-3 ● 그룹의 발달단계

발달 레벨	내 용
개개인의 집합	1대 1의 관계 이외에는 교류가 없는 사람의 모임
평행집단	장을 공유하지만 타인과의 교류가 필요 없으며 각자의 작업에 임한다.
과제집단	단기 과제에 대해 타인과 교류를 가진다.
자기중심적 협동집단	관심은 자신의 흥미에 있지만, 비교적 장기에 걸친 과제에 협력이 가능
협동집단	비교적 동질적인 집단으로, 타인의 필요(요구)를 이해한 상호교류가 가능
성숙집단	서로의 차이를 뛰어넘어 전체의 목적을 향한 역할, 행동이 가능

(山根, 2007a)

8 시간 · 빈도 · 기간

시간은 집단의 목표와 사용하는 작업에 의해 결정되지만, 집단 정신치료적 작용의 요소가 큰 것은 주 1회로 1~2시간 정도, 정형적 작업을 매개로 하는 작업치료집단에서는 주 3~5회로 횟수가 많은 편이 효과적이다. 시간의 요소는 작업치료 전체에서의 구성요소로서의 시간 요소와 마찬가지이기에, 상세한 내용은 「4-6 시간-효율과 효과」에서 서술하겠다.

9 장소 · 공간

장소는 작업의 종류 및 집단의 크기, 목적에 따라 결정된다. 실제 결정을 할 때엔 장소 그 자체가 가지고 있는 의미의 영향과 장소를 일정하게 하는 편이 좋은지 어떤지를 생각한다. 장소에 관해서도 작업치료 전체에서의 구성요소와 마찬가지이기에 상세한 내용은 다음 절 「4-5-4 사람의 모임의 이용」과 「4-5-5 장소의 의미, 장의 힘」에서 서술하겠다.

4-5-4 사람의 모임을 이용

작업치료에서 사람의 모임(집단)을 이용할 경우, 집단의 성숙과정(group process)에 따른 집단역동(group dynamics)의 상호작용의 이용, mass 효과의 이용, 사람의 모임의 장(topos)의 이용이 있다(山根, 1995b). 작업치료에서는 협의의 집단치료에 가까운 집단 정신치료와 비슷한 것에서부터 문화 교실 및 동아리와 같은 모임, 취미활동 집단까지, 집단을 폭 넓게 사용하고 있다.

1 집단역동(group dynamics)의 이용

작업을 매개로 하는 일 또는 작업치료사가 함께 활동을 하는 작업치료의 특성으로부터 집단을 발달단계에 따라 나누어 보면 Mosey가 나타낸 것과 같은 집단으로 나눌 수 있다(Mosey, 1970 ; 1986) (표 4-5-3). 집단은 모두 초기에는 집단 내에 응집성을 높이는 듯한 움직임을 보이며, 응집성이 높아지면 역으로 그에 저항하듯 집단을 해체하는 듯한 움직임을 보인다. 이처럼 집단을 지키고 무너뜨리지 않고자 하는 힘과 일체화가 너무 발달된 집단을 무너뜨리고자 하는 역방향의 경향을 가진 힘이 작용하여, 응집과 해체라는 요동을 반복하며 집단은 성숙한다(松井, 1991). 개인의 과정이 집단에 영향을 미치고, 그 영향을 받은 집단의 변화가 개인에게 영향을 미치는 일이 반복된다. 집단치료에서는 이 과정에서 보여지는 상호작용을 개인의 수정 및 성숙에 이용한다.

작업치료에서는 작업을 매개로 하기 때문에 협력, 경쟁, 협동, 거절 등 개개의 역동이 구체적이고 알기 쉽다. 또한 작업이 상호 역할을 명확히 하여 행동을 구현화하기 때문에 언어를 주매개로 하는 집단보다 상호의 심리적 거리를 유지하기 쉽다는 특징이 있다.

집단의 크기(참여 멤버 수)는 일반적으로 집단치료에서 경험되고 있는 것(鈴木, 1986 ; 山

표 4-5-4 ● 작업치료에서의 사람의 모임을 이용

	집단역동(group dynamics)의 이용	Mass 효과의 이용	Parallel 장의 이용
개방도	폐쇄, 반폐쇄	개방, 판폐쇄	개방
빈도 시간 기간	1~2회/주 1~2시간/회 기간을 설정한다.	1~5회/주 목적에 따른다. 목적에 따른다.	가능한 한 매일 정시, 시간 및 기간은 특별히 설정되어 있지 않다.
멤버 수	병행적인 관계 4~5명 역동집단은 8~10명 과제지향집단은 10~15명	정해지지 않았다. 집단의 파악은 20~25명 최대 30명이 한도	4~5명/OTR 1명 환자의 레벨에 따라 10명/OTR 1명 정도까지 가능
과제	개인과제를 살린 집단과제	집단과제가 개개인의 과제	개개인에 따라 설정
활동 선택	목적에 맞추어, 멤버에 따른 선택이 원칙	치료자가 선택	다종목. 자유롭게 보고 만질 수 있도록 한다.
리더	조력자	지시 · 가르침을 명확히 한다.	장의 유지
치료 조작	집단역동을 개인에게, 개인역동을 집단에게, 상호 활용한다.	집단 전체의 흐름에 배려	Case by case 개인역동으로 작용시킨다
적용 예	표현적 · 통찰적 집단치료 생활기능훈련, 그룹워크 등	문화 교실 기능훈련, 계절행사 레크리에이션 등	도입의 장 개방 객실(salon), 데이룸(day room) 등

ㅁ등, 1986)과 마찬가지 이유로 멤버 수가 너무 적으면 개인의 부담이 크고, 너무 많으면 문제의 초점화가 곤란해진다. 보통, 자폐적, 긴장도가 높은 대상자에 대해 멤버 상호의 영향이 적은 Parallel 장[16)]을 이용할 경우에 4~5명, 많아도 10명이며, 집단역동(group dynamics)을 이용하여 작업 · 작업활동을 보조적으로 사용하는 소집단활동(역동집단)의 경우는 7~8명부터 10명 정도까지가 적절하며, 작업활동을 축으로 하여 사회적응기술의 상호학습을 목적으로 하는 과제지향집단의 경우는 10명부터 15명 정도가 적절하다(표 4-5-4).

2 Mass 효과의 이용

Mass 효과의 이용이란 어느 정도 이상의 인원수가 모임으로써 가능한 활동을 사용하는 경우 또는 개개인이 하는 것보다 몇 명이 모여서 실시하는 편이 효율적인 경우를 말한다. 행사적 활동 및 레크리에이션, 스포츠와 같이 함께 즐기면서 행하는 것, 공통의 학습 및 훈련과제

16) Parallel 장 : 장을 공유하면서 타인과 같은 일을 하지 않아도 좋으며, 집단으로서의 과제 및 제약을 받지 않고, 자신의 상태 및 목적에 맞춘 이용을 할 수 있으며, 언제 누가 방문해 와도, 참여 여부나, 차별 대우 없이 받아들여주는 장. 작업치료 가운데 개인치료의 한 형태를 가리키는 용어.

를 가지는 것 등, 비교적 큰 집단을 대상으로 하는 것이 많다.

개방집단(open group) 형태로 레크리에이션 작업을 실시할 경우, 1명의 리더가 개개인의 반응과 장의 상황을 파악할 수 있는 것은 20명에서 25명, 많아도 최대 30명이 한도다. 그 이상으로 인원이 많아지면 개개인의 상황파악이 곤란하기 대문에 참여자의 레벨 및 인원 수에 따라 부지도자를 정해서 역할분담을 할 필요가 있다.

3 Parallel 장의 이용

장(topos)이라는 개념은 본래 자연철학에서 말하는 장소론(中村, 1991)에서 생겨났다. 작업치료의 장(topos)은 그곳에서 행하는 활동, 모이는 사람, 개입하는 자와 개입 방식, 그 장소의 공통 목표, 자타가 품고 있는 그 장에 대한 견해 등, 여러 가지 요소가 통합되어 만들어진다.

Mosey의 그룹 발달단계(Mosey, 1970) (표 4-5-3)에 대응시켜 보면, 가장 초기 단계에 해당하는 병렬적인 상태를 유지시켜 이용하는 것이라 말할 수 있다(山根, 2007c). 집단치료가 집단의 성숙과정을 발달단계에 따라 이용하는 것이 특징인데 반해, 장(topos)의 이용은 병렬적인 장의 유지나, 성숙을 꾀하지만 집단으로서의 응집성을 높이거나 발달시키지 않는 데에 의미가 있다.

이렇게 개개인의 상태가 보장된 사람의 모임은 의존할 대상(인간 및 작업 · 작업활동 등)만 있다면 대인긴장이 높은 사람 및 자폐적인 사람이 위협받는 일이 없는 안심 · 안전한 장이 된다. 또 처음으로 작업치료에 참여하여 무언가를 하도록 강요당한다고 불안해 하는 사람, 끝까지 있지 못하고 띄엄띄엄 참여할 수 있는 사람에게는, 자신의 목적 및 레벨에 맞추어 참여할 수 있는, 부담이 적은 장이 된다. 사람과의 관계도 필요한 경우에 자연스럽게 생기게 된다.

입원 작업치료 및 데이케어*C3, 수산시설*B7, 공동작업소*D5, 그룹홈*B10 등 여러 곳에서 이러한 성숙한 장이 생기게 되면, 그 곳은「아~ 여기 오면 마음이 놓인다」라고 말하게 되는 장이 된다.

Parallel 장에서의 작업치료사의 역할은 정말로 필요한 것만을 원조하면서 장을 유지시키는 것이다. Parallel 장은 자유로워 보이는 장이지만, 제약이 없음으로 인해 오히려 불안정해지기 쉬운 사람도 많으며, 그러한 사람에게는 개개인의 적응 레벨에 맞춘 작업활동을 권유한다.

4-5-5 장소의 의미, 장의 힘

작업치료는 필요에 따라 여러 가지 프로그램 및 프로그램을 실시할 장소를 이용하는데, 작업치료를 실시할 수 있는 장소의 물리적인 구조와 함께 그 장소의 일상적 사용 목적, 대상자 자신에게 있어 어떠한 의미를 가지고 있는 장소 또는 장인가와 같은 것이 작업치료의 효과에 영향을 미친다.

불안, 혼란이 크며 병실에 틀어 박혀 있는 사람의 경우나, 병실에서 나가는 것조차 마음대로 안 되며, 겨우 나온다 해도 작업치료실로 들어가지 못할 경우도 있다. 이러한 경우, 작업치료사가 병실을 방문하여 병의 증상을 안정시킴과 동시에 차츰 병실에서 실외로, 병동 내에서 병동 외로 옮김으로써 생활권의 확대와 현실과의 접촉을 늘려 나간다. 병실을 방문할 경우, 방문자인 작업치료사는 타인의 집 및 방을 방문할 때와 마찬가지의 배려가 필요하다.

작업치료실에서는 입구 가까운 곳에서 안으로 들어가려 하지 않거나, 반대로 입구에서 보기 힘든 장소로 숨듯 자리를 확보하는 사람도 있다. 사람 또는 장에 대한 방위반응이다. 이러한 도입 초기에 일어나기 쉬운 장소 및 장의 영향은 병의 증상이 안정되거나 작업치료사와의 관계가 형성됨에 따라 조금씩 줄어들게 된다.

작업치료의 경과에 있어「작업치료실에서는 여러 가지 일을 스스로 할 수 있는데 병실에서는 아무 것도 하지 않는다」라는 간호 스태프의 목소리 및「병원에서는 할 수 있는데 집에서는 할 수 없다」「데이케어[*C3]에서는 문제가 없는데 집에서는…」과 같은 가족의 이야기를 듣는 경우가 있다. 이는 장에 맞춘 행동이 가능하게 되었기 때문에 보이는 현상이다. 사람의 행위는 장소 및 그 장의 환경과의 상호작용으로 이루어지는 것이 큰 부분을 차지한다. 작업치료에서 이루어지는 원조 및 훈련도 될 수 있다면 본인이 실제로 사는 장, 일하는 장에서 실시하는 것이 바람직하다.

또한 장소 및 장에서 자신이 어떠한 처우를 받는가와 같은 것은 자신이 어떻게 다루어지고 있는가라는, 그 사람 자신의 취급 방식을 의미한다. 장의 설정은 사람의 개입으로는 보충하기 힘든 강한 영향을 사람에게 주고 있으며, 이는 작업치료에서 치료 및 원조의 성립과 효과에 큰 영향을 미치는 요소다.

4-6 시간－효율과 효과

시간은 작업치료의 효율과 효과에 관계되는 요소다. 실제로는 작업치료사의 배분 에너지, 대상자의 적응 레벨, 작업 내용, 치료 목적 등에 따라 빈도(회/주), 시간(1회 당), 치료기간이 거의 결정된다.

작업치료사가 대상자 1명에게 쓸 수 있는 시간 및 정신적 에너지에는 한도가 있으며, 또 대상자의 적응 레벨에 따라 시간을 쓴다는 것이 결코 적절치 않을 경우도 있다. 사용하는 작업활동의 종류에 따라서도 필요한 시간 및 제한이 있다. 작업을 매개로 하는 프로그램에서는 통상 실질적으로 60분에서 90분이 보통이다. 주관적인 시간감각도 영향을 미치기 때문에 대상자에 대한(실제로는 작업치료사에게도) 부담의 감소와 효과를 생각하여 대상자의 상황에 맞추어 변경한다. 상대의 에너지를 탈취하지 않는 20분에서 30분 정도 단시간의 개입이 가장 치료에 적합한 시기도 있다.

기능저하가 현저한 경우는 1회의 시간을 길게 하기보다 시간은 짧아도 횟수를 많이 하는 편이 낫다. 시간의 길이보다 질의 문제다. 긴장이 높고 피곤해지기 쉬운 자 또는 비언어적 활동을 보조 수단으로 사용하는 정신치료적 작용 등에 대해서는 주 1, 2회의 빈도가 적당하다. 여기에는 정신적 피로에 대한 배려와 통찰에 필요한 타이밍이 관련되어 있다.

생활리듬의 조정 및 직업 전 훈련지도가 목적일 경우에는 너무 단시간이거나 1주일간의 빈도(회/주) 횟수가 너무 적으면 효과가 없다. 생활리듬의 조정 및 직업 전 훈련지도라면, 상태에 따라 다르지만, 원칙으로는 보통 주 3회 이상은 필요하다.

기간은 정신장애인 경우는 예측이 힘들다. 퇴원까지의 기분전환이라든지 평가, 관해*A5 전기 기능장애 경감을 목적으로 작업치료를 현실적 자극으로서 사용할 경우는, 1개월~3개월의 단기일 경우도 있다. 입원 작업치료의 효과를 생각하면 보통 6개월에서 1년이 필요하다. 그 이상이 되면 매너리즘화되어 목적이 불명확해지기 쉽다. 장기에 걸칠 경우는 3개월에서 6개월마다 기한을 잘라, 대상자와 목표를 재검토해 보면 좋다. 데이케어*C3 및 외래 작업치료에서는 목표의 설정에 따라 상당히 달라진다. 그러나 이러한 경우도 적어도 반년마다 체크를 하는 것이 좋다.

10년, 20년 입원하고 있던 사람이 나이가 들어감에 따라 시들 듯 증상이 시들해지고 침착해져서, 퇴원하여 혼자서 생활을 시작하는 경우도 있다. 치료라는 이름으로 장기간 사람의 생활을 빼앗는 일은 피해야 한다. 정신장애는 만성기 및 유지(요양)기라 여겨지는 시기라 할지라도 장애는 고정된 것이 아니라 느릿한 회복의 가능성을 항상 내포하고 있음을 잊어서는 안 될 것이다.

4-7 대상관계-치료 · 원조에서의 관계

정신과 작업치료의 구조와 구성요소의 특성을 이용한 치료를 통해 대상자는 사물 및 작업활동이라는 구체적인 대상을 매개로 작업치료사 또는 함께 활동하는 집단 멤버와의 관계를 거쳐 현실감을 되찾고 자신의 생활을 획득해 나간다. 그 대상관계의 과정을 살펴 본다.

그림 4-7-1의 A~D에서 볼 수 있는 관계가 대상자와 작업치료사의 양자관계가 성립되는 과정(山根, 1992)에 해당하며, E, F가 그 관계를 통한 현실 생활과의 관계 회복과정(山根, 1993)에 해당한다. 그림의 화살표는 대상으로의 관심 및 개입 방향을 나타내며, 실선은 직접적인 개입을, 점선은 간접적인 개입을 나타낸다. 이는 기본적으로는 토행상태(飛鳥井, 1986 ; Balint, 1968) 및 관해*A5과정(永田 등, 1976a ; 1976b ; 中井, 1974)에서 볼 수 있는 대상관계와 마찬가지로 생각해도 좋다.

1 대상사물과의 환상적 · 주관적 관계

그림의 A는, 현실과의 직접적 개입을 피해 사물 및 작업 · 작업활동과 같은 인간 이외의 대상사물과의 환상적(주관적)인 세계를 만들고 있는 상태라 말할 수 있다. 작업치료사는 대상자

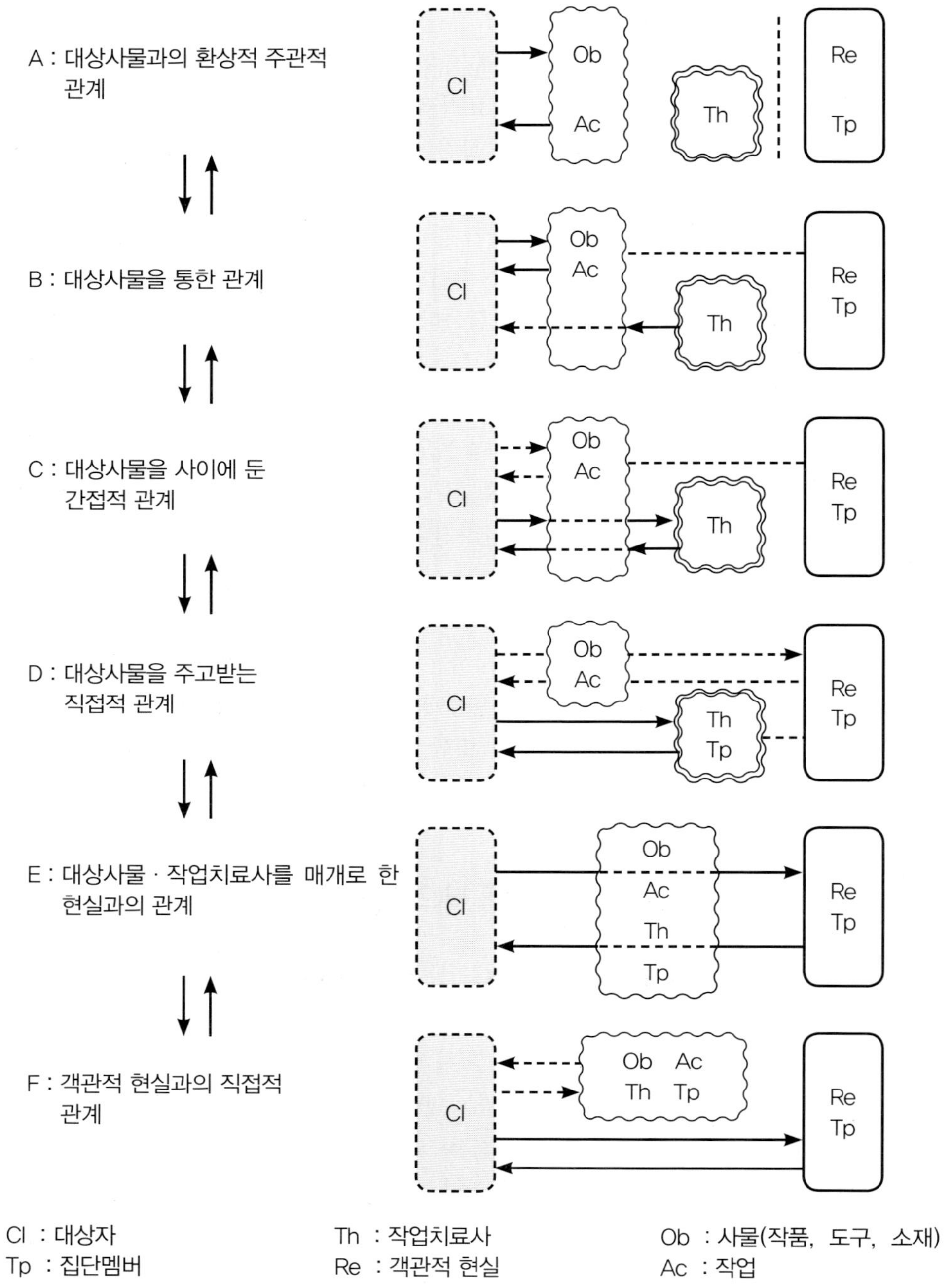

그림 4-7-1 ● 작업치료에서의 대상관계

에게 고유한 의미가 있는 대상물의 존재를 인정하고, 외적 자극으로부터 대상자를 보호하는 피신처(shelter)로서 자신을 사용함으로써 대상자의 안심 · 안전을 보장하는 것이 주요작용이 된다.

2 대상사물을 통한 관계

그림의 B는, 대상자가 작업치료사 또는 객관적인 현실의 존재를 조금씩 의식하면서, 아직 대상사물에 의존하고 있는 상태이다. 작업치료사는 대상자에게 직접 작용하는 대신, 대상물을 작용시킴으로써 부주의한 침입을 하지 않고 심리적 거리를 유지하면서 간접적으로 작용하는 것이 가능하다.

3 대상사물을 사이에 둔 간접적 관계

그림의 C는, 대상사물을 사이에 둔 작업치료사와의 양자관계가 성립한 상태이다. 작업활동을 함께 행하는 공유체험, 그로 인해 생겨나는 공유감각을 살려, 언어를 뛰어넘은 커뮤니케이션이 가능하게 된다. 언어를 주고받으며 두 사람 간의 공통의미가 생겨나기 시작하고, 언어가 커뮤니케이션 수단으로서 의미를 가지게 된다.

4 대상사물을 주고받는 직접적 관계

그림의 D는, 대상사물을 통하지 않아도 직접 커뮤니케이션이 가능한 상태이다. 작업치료의 장에서는 작업치료사를 향한 개인의존을 살려, 집단 속에서 과제행동 등에도 참여할 수 있게 된다.

5 대상사물 · 작업치료사를 매개로 한 현실과의 관계

그림의 E는, 대상사물, 작업치료사 등 작업치료의 환경 전체에 의존하는 형태로, 객관적인 현실과 관계를 가지는 상태이다. 그리고 작업치료의 장을 기반으로 하여 입원환자라면 외박 및 외근, 외래환자라면 아르바이트 등, 사회와의 관계를 시행적으로 시작할 수 있다.

6 객관적 현실과의 직접적 관계

그림의 F는, 대상자가 현실 생활과 직접 관계를 가지는 상태다. 작업치료 과정에 있어서의 사람 및 대상사물은 때때로 진정제를 먹는 것과 같은 역할을 하는 정도가 된다.

4-8 형태-시스템이라는 시점

작업치료의 형태는 개입 방식의 차이로 보면 개인 작업치료와 집단 작업치료로 크게 나눌 수 있다(표 4-8-1). 실제로는 대상자의 회복 단계 및 목적에 따라 1대 1로 실시하는 것부터 집단을 이용해서 실시하는 것까지, 여러 가지 형태를 짜맞추어 실시한다.

표 4-8-1 ● 작업치료의 형태

형태			대상 인원 수*	목적
개인 작업치료	1대 1		1	도입, 개별 면접, 개인 정신치료로서
	Parallel 장의 이용		4, 5~10	긴장도가 높은, 자폐경향자의 도입 등
집단 작업치료	소집단	평행집단	4, 5~7, 8	긴장도가 높은, 자폐경향에 대한 장의 이용
		역동집단	7, 8~10	공통의 과제 및 집단지향을 위한 개인역동과 집단역동의 상호작용 이용
		협동집단	10~15	
	대집단		20 정도~	Mass 효과의 이용

* 한 명의 작업치료사가 동시에 대응하는 대강의 인원 수

4-8-1 개인 작업치료

개인 작업치료는 개개인의 문제에 초점을 맞추어 개인을 중심으로 실시하는 것으로, 다른 치료와 같이 1대 1로 실시하는 것과, 장을 공유하면서 타인과의 관계가 의무적이지 않은 Parallel 장 (「4−5−4 사람의 모임을 이용」을 참조)의 기능을 사용하는 것이 있다.

1 개별로 실시하는 개인 작업치료

작업치료사가 한 사람의 대상자에 대해 개별로 실시하는 개인 작업치료는 보통 긴장도가 높은 환자 및 자폐경향이 높은 환자에 대해 조금씩 관계를 형성해 가며 개시하는 도입기에 주로 사용된다. 회복과정으로 말하자면 아급성기부터 회복기 전기에 해당하는 시기에 사용되는 경우가 많다. 이는 질병으로 관계가 일시적으로 닫힌 사람과의 관계 회복 시기에 해당한다(그림 4−7−1의 A~C).

작업치료사는 작업을 적절한 심리적 거리를 유지하는 수단 및 커뮤니케이션 수단으로서 사용하여 (「4−3−3 작업 · 작업활동의 사용 방법」 참조), 마음을 조금 열어도 안전하다는 사실을 보여주면서 관계를 형성한다. 그리고 필요에 따라 지지적인, 때로는 가자아(仮自我)로서의 역할을 하며, 조금씩 타인과의 교제의 장으로 옮겨간다. 이는 어머니가 유아의 발달과정에서 행하는 역할을 생각해 보면 이해하기 쉬울 것이다. 대상자에게 희망을 가지고 관심을 쏟는 「어머니의 원초적 몰두(primary maternal preoccupation)」[17] (Winnicott, 1965)와 같은 따뜻한 관심을 가지고 「감싸는 기능(holding)」[18]에 해당한다.

17) 원초적 몰두(primary maternal preoccupation) : 출생 전후 당분간 어머니는 예민한 감수성을 가지고, 유아를 자신의 일부와 같이 느끼며(동일화) 돌본다. 어머니 자신이 그러한 안정된 양육을 받았던 일이 배경에 있기에 일어나는 것이라고 말한다.

18) 감싸는 기능(holding) : 「끌어안는 것」「안음」으로도 번역되는데, 단순히 신체로 안는 것뿐만이 아니라 부드럽게 끌어안고 안으로 감싸 넣는 듯한 일상적으로 반복되는 육아의 전부를 말한다.

그 외에도 1대 1로 실시하는 경우로, 개별로 실시하는 것이 필요한 면접 및 평가의 일부, 언어 대신에 작업활동의 비언어성을 사용하는 개인 정신치료로서의 작업치료, 완화기에서 간호의 작업치료 등이 있다.

개별로 실시하는 개인 작업치료는 작업치료사와 대상자 두 사람만의 장소에서 실시하는 경우와, 그러한 개별 치료 복수그룹이 작업치료실이라는 장을 공유하여 병행 실시하는 경우가 있다. 타인이란 존재의 영향을 장에서 회피할 것인지 이용할 것인지에 따라 적절히 잘 가려서 쓰면 좋다.

2 Parallel 장을 이용한 개인 작업치료

Parallel 장을 이용한 개인 작업치료(표 4-8-2)란, 타인과의 관계가 의무적이지 않고 느긋한 사람들의 모임의 장을 이용하는 것으로, 긴장도가 높은 환자 및 자폐적 경향이 강한 환자에게 조금씩 긴장 또는 자폐의 껍질을 벗겨 나갈 때 유용하다.

작업치료사가 복수의 대상자에게 개별로 작업치료를 실시한다. 인원 수는 동석 환자의 레벨에 따르지만, 작업치료사 1명 당 4, 5명 정도라면 개개인의 이야기를 듣거나 작업을 가르칠 수가 있다. 또한 가끔 지원하기만 하면 스스로 작업활동을 할 수 있는 사람, 자기 스스로는 활동에 손을 대지 않지만 타인의 활동을 보고 있음으로써 참여할 수 있는 사람, 작업치료의 도입을 시작한 사람 등 다양한 레벨의 사람이 참여한다면, 1명의 작업치료사에 대해 10명 정도는 대응할 수 있다. 너무 많으면 작업 지도에 시간을 지나치게 빼앗겨 버려, 의미 있는 개입을 할 수 없게 된다(石谷, 1984).

이러한 Parallel 장을 이용한 개인 작업치료에서는, 작업치료사가 다른 환자를 치료하고 있는 모습 또는 다양한 레벨의 환자가 작업활동을 하고 있는 모습을 자연스럽게 보고 듣게 된다. 이렇게 자연스럽게 보고 듣는 것이 보편적 체험을 동반하는 안심감을 제공하는 기회가 되기도 하고, 작업치료사 및 다른 환자 등 타인과의 거리를 두는 방식을 배울 수 있는 좋은 기회도 된다. 똑같은 정도의 인원 수라 할지라도 집단치료보다 긴장감이 적으며, 1대 1의 개인치료를 하거나 집단치료를 통해서도 다른 사람과의 관계를 자연스럽게 넓혀 활동성을 활성화시키는 효과가 있다. 또한 중도에 몸 상태가 안 좋아져 참여가 계속적이지 못 하더라도 참여가 가능하다. 언제 어떠한 상태라 할지라도 똑같은 상황으로 받아들일 수 있는, 틀이 관대한 장이라는 점에서 그 의미는 크다.

매일 정해진 시간, 정해진 장소에서 병렬적인 개인 작업치료 프로그램이 시설내 작업치료로 열려 있다면 회복 전기의 사람 및 만성기의 자폐적인 사람, 계속적 참여가 곤란한 사람에게 있어 안심할 수 있는 장이 된다. 그 외에 자연스러운 타인과의 관계의 장을 이용하면서, 개별 취미 및 무언가 목적이 있어 활동을 하는 사람에 더해서도 Parallel 장이 이용된다. 사회에서 생활을 하며 사회참여의 준비를 하고 있는 사람에게 있어서는 자기 생활의 상황에 맞추어 타인과 장을 함께 하며 무언가 의무를 지지 않는 자유로움이 여유 있는 시간 또는 자신의 개별 목적 활동의 시간이 된다. 작업치료사에게도 적절한 거리를 둔 개입 및 간접적인 개입, 비교적 자연스러운 관찰의 장으로서 유용한 장이 된다.

Parallel 장을 이용할 때, 아급성기, 회복기 전기를 중심으로 시설내 유지(요양)기의 자폐적인 사람의 경우, 다시 말하면 어느 정도 활동성이 안정되어 회복과정에 있는 사람의 경우에는 약간의 목적 있는 집단의 상황을 사용하지 않으면, Parallel 장은 단순히 아무 하는 일 없이 작업에 안주하는 장이 되기 쉽기에 주의가 필요하다.

Parallel 장을 사용한 개인 작업치료는, 1명의 작업치료사와 복수의 환자만으로 실시하는 경우와, 그러한 조합이 복수그룹으로 장을 공유하여 병행해서 실시하는 경우가 있다. 그러한 경우 복수그룹의 총 인원 수가 40명 정도까지라면 장 전체의 파악을 해가며 운영하는 것이 가능하다(표 4−8−2).

4-8-2 집단 작업치료

집단 작업치료는 개인역동과 집단역동의 상호작용 및 Mass 효과 등, 사람이 모이는 일, 사람을 모으는 일의 특성을 이용한다. 집단 정신치료 및 예술치료 등에서 실시되는 일반적 집단치료는 보통 1개의 집단에서 치료의 개시부터 종료까지 치료하는 형태로 실시되는 경우가 많다. 그에 반해 작업치료에서는 복수의 집단 프로그램 중에서 대상자의 회복과정에 맞추어 선택하고 조합을 바꾸어 나가며 사용한다. 정신과 작업치료의 주간 프로그램 및 데이케어*C3의 주간 프로그램 등도 이 형식으로 제공되는 경우가 많다. 일반적 집단치료와 작업치료에서의 집단 사용 방법의 차이는 요리로 말하면 코스요리와 아 라 카르트(á la carte, 프랑스어로 코스에 포함되지 않아 따로 주문해야 하는 단품 요리를 말한다) 요리의 차이라고 말하면 이해하기 쉬울까.

일상생활의 안정에서 사회로의 참여를 향한 일련의 재활치료 과정 속에서 그 과정에 따라 여러 가지 집단으로 적절히 구분하여 사용하는 것이 작업치료의 특징이라 말할 수 있다. 작업치료에서는 집단(사람의 모임 및 복수의 사람과의 관계)의 기능을 상당히 넓은 의미로 이용하기 때문에, 예를 들어 표 4−8−3에서 나타내듯 여러 가지 목적의 집단 프로그램이 제공되는 것이 바람직하다. 과제지향집단은 작업 및 작업활동에 동반되는 구체적인 과제에 따라 무언가를 배우거나, 익히거나, 기술을 습득하는 것을 목적으로 하며, 집단지향집단은 작업을 통해서 모인 사람과 교제하고 편히 쉬는 것과 같은 사람과의 관계를 목적으로 하며, 역동적 집단은 집단 정신치료에서의 언어의 보조 및 언어 대신에 작업의 비언어적 커뮤니케이션 기능을 사용하는 집단이라고 할 수 있다(山根, 2007d). 집단의 이용에 관해서는 「4−5 집단 · 장−모임, 모으는 것의 이용」에서 상세히 서술하였다.

4-8-3 시스템 프로그램

회복상태에 따른 작업치료를 실시하기 위해서는, 그 사람 그 장에 맞춘 임기응변적 대응이

표 4-8-2 ● Parallel 장의 구조

개방도	원칙적으로 개방 참여	(자유참여의 보장)
시간	가능한 한 매일, 똑같은 시간대 이용기한은 원칙으로서 설정하지 않는다.	(적응대상의 폭 확보)
장소	똑같은 장	
활동	실제로 작품이나 재료도구 등은 자유롭게 보고 만질 수 있도록 될 수 있는 한 많은 종목을 준비	(활동욕구의 활성화 자극)
과제	이용자 개개인에 따라 설정	
치료자	이용자의 원조, 장의 유지 처방에 기초한 이용의 경우는 담당제 치료자가 epoche[19]의 상태로 있는 것이 이상적임	(자기대처행동의 지원)
인원수	스태프의 숙련된 정도, 이용자 레벨에 따라 폭이 있다. 작업치료사 1명 당 4~5명 정도라면 개개인의 이야기를 듣거나 작업을 가르치는 것이 가능하다. 다양한 레벨의 사람이 참여하게 되면, 작업치료사 1명 당 10명 정도는 대응이 가능하다. 이러한 편성이 복수 병행되어 실시될 경우, 장 전체로서는 40명 정도(1~7, 8조)라면 파악이 가능하다.	

(山根, 2007c)

표 4-8-3 ● 집단을 사용하는 작업치료와 그 목적

집단의 종류		작업치료에서의 집단을 사용하는 목적		
과제지향집단	생활기능	생활유지	신변처리	식사, 배설, 수면, 몸단장, 위생, 옷 갈아입기, 신변의 이동 등
			생활관리	금전, 시간, 귀중품, 복약, 안전, 건강의 관리 등
		사회생활	이동기기, 커뮤니케이션기기, 교통기관, 공공기관 및 은행 등 사회자원의 이용 등	
		작업수행	기초능력 : 이해, 주의, 집중, 계획, 문제해결, 내구성, 작업습관, 기술, 직업인성	
		대인관계	양자관계	관계를 가지는 방법, 항상성 등
			집단관계	집단참여 방법, 복수의 대상과의 관계
			기본교류	일상적인 인사 등
		커뮤니케이션	듣는 방법, 전하는 방법 등	
		자기 통제	감정의 컨트롤 등	
	심신기능	감각운동기능		
		정신인지기능		
집단지향집단	수용되는 체험, 보편적 체험, 집단 귀속욕구의 충족, 자타에 대한 관심의 회복 등 심리적 지지			
역동적 집단	수용되는 체험, 보편적 체험, 카타르시스, 해제 반응, 통찰, 인간관계의 성장, 자기실현, 행동수정, 실존적 현실수용 등 자기수정			

19) 에포케 : 그리스어 epoche로부터 유래하는 철학 용어로, 습성화된 생각에 얽매이지 않기 위해 판단을 중지하고 그 장의 있는 그대로를 받아들이는 것을 말한다.

필요하다. 그러한 임기응변적 대응은 여러 가지 레벨 및 형태의 프로그램이 있어야 비로소 가능해진다(山根, 2007e).

1 개인치료와 집단치료의 병용

작업치료에서는 개인 작업치료와 집단 작업치료의 조합을 바꾸어 가며 병용하는 경우가 많다. 예를 들면, 환청 등의 영향이 남아, 긴장도가 높고, 사람과의 공동활동이 부담이 되는 상태에서는 맨 처음에 작업치료사가 1대 1의 개인 작업치료로 안심할 수 있는 관계를 만든다. 그렇게 작업치료사와의 사이에서 생긴 관계를 축으로 타인과의 관계가 의무적이지 않은 Parallel 장을 이용하여, 사람들 속에서 지내는 데 익숙해진다. Parallel 장에서 자연스럽게 생겨난 사람과의 관계에 익숙해지면, 레크리에이션 또는 취미적인 작업활동집단에서 신체를 움직여 보거나 사람과 함께 즐기는 등, 생활에서 심신의 기본기능 회복과 개선을 목적으로 한 장을 제공한다. 자율을 향하는 시기가 되면, 대인관계, 생활기능의 학습, 그리고 직업과 관련된 활동으로 과제집단을 이용한다.

이렇게 대상자에 대한 원조 목적 및 회복 레벨에 맞추어 개인 작업치료와 집단 작업치료가 병용되는 것은 작업치료의 치료(원조) 구조의 특징 중 하나이기도 하다. 이러한 구조의 특징을 충분히 살려, 대상자의 상태에 맞추어 조합을 바꾸면서 개인 프로그램을 변경해 나가기 위해서는, 여러 가지 목적 및 레벨의 프로그램이 항상 제공되는 것이 바람직하다. 이러한 프로그램을 제공하기 위해서는 적어도 4명의 스태프가 필요하다. 이는 하나의 집단 프로그램의 기준을 기본적으로 지도자와 보조적인 역할을 행하는 부지도자의 2인 1조로 운영하는 것을 기준으로 한 것이다.

2 작업치료 주간 프로그램

여기서 말하는 주간 프로그램은 개인의 1주일간의 치료 프로그램이 아닌, 그 부서가 이용자 전원에게 제공하고 있는 주간의 전 프로그램을 말한다. 개개인의 치료 프로그램은 개인의 장애의 상태 및 치료 목적에 따라 그 주간 프로그램 중에서 적당히 선택하여 짜게 된다. 얼마나 풍부한 주간 프로그램을 제공할 수 있는가에 따라 개개인에 대한 치료의 폭이 결정된다.

오전 중, 또는 하루 중 변동사항을 고려하여 오후의 Parallel 사람의 모임을 이용하여 실시할 수 있는 작업치료의 장을 설정한다면, 아급성기 상태의 사람 혹은 자폐적 경향이 있는 사람이 참여할 수 있는 프로그램을 제공할 수 있다. 입원의 작업치료를 예로 들어보면, 2~4명의 스태프가 있다면 표 4-8-4에서 나타나는 것과 같은 프로그램을 생각할 수 있다. 오전, 오후 모두 각 프로그램은 평행하여 실시된다.

또한, 조금 안정을 취할 수 있게 된 사람이 참여하기 쉬운 집단 프로그램으로서 그날의 Parallel 장의 작업치료에 참여할 수 있는 사람을 대상으로 한 open program(OG1~3)을 설정하면, 평소 집단 프로그램에는 참여할 수 없었던 사람이 그날의 상황에 따라 참여할 수 있으며 조금씩 사람과의 관계에 익숙해지는 장이 된다. 또 주 2회 정도는 필요에 따라 개인면

표 4-8-4 ● 주간 프로그램의 예

	월	화	수	목	금
오전	SCG1	OG 1 개인면접	SCG2	OG2 개인 OT	SCG3 개인 OT
오후	Parallel 장을 이용한 개인 작업치료의 장 CG1	SCG4	개인 OT	SCG5	CG2

OG : open group SCG : semi-closed group CG : closed group

접 및 도입면접을 포함한 개별 작업치료를 병행하여 실시하는 날을 정해 두면, 신규 도입도 실시하기 쉽다.

오후는 목적을 명확히 제시하는 집단 프로그램을 중심으로 짜 본 것이다. 이 예에서는 과제집단으로서 폐쇄집단(closed group)을 2회, 1대 1의 개인치료를 3회, 반폐쇄집단(semi-closed group)을 5회 제공한다. 토요일에 근무가 있다면, 개인면접 및 개인치료, 침대맡을 찾아가 말을 걸어보는 치료 등을 도입하는 날로 정한다. 토요일 근무가 없다면, 똑같은 프로그램을 다른 날 오후로 가져 올 수도 있다.

작업치료의 프로그램 전체 시스템으로서의 이미지는 그림 4-8-1과 같이 된다. 이러한 모든 프로그램에서 대상자 한 사람 한 사람의 장애상태, 회복과정에 따라 개별 프로그램으로 변경해 나간다.

4-9 연계-팀 어프로치

작업치료는 개인 스스로의 평가와 치료계획을 입안하여 서비스를 제공하지만, 대상자의 회복 레벨(장애의 상태)에 맞추어 다양한 직종 및 부서, 기관과의 연계가 필요하다. 이 연계 상태에 따라 팀의 구성 및 상호 역할도 달라진다.

4-9-1 팀 어프로치의 형태

팀 어프로치의 형태는 이용자의 회복 레벨, 장애의 상태, 요구 · 필요(needs)에 따라 다르다(표 4-9-1) (山根, 2000). 외과형은 응급의료에서 볼 수 있듯 전문직이 고도의 역할 분담 아래 기능할 수 있게 구성된 형태로, 조기 재활치료에서 똑같은 팀 형태를 취할 경우가 있다. 구급형은 전문직이 각자의 입장에서 판단하여 연계하는 것으로, 지역에서의 위기개입 및 입원원조 등 돌발적이며 긴급한 대처가 필요할 때에 중심인물(key person)적 역할을 담당하는 전문직을 중심으로 그때의 상황에 맞추어 형성되는 전문직에 의한 팀이 이에 해당된다. 지원형은 이용자의 다양한 요구 · 필요(needs)를 위해 다직종, 다영역, 다기관이 협력하는 것으로

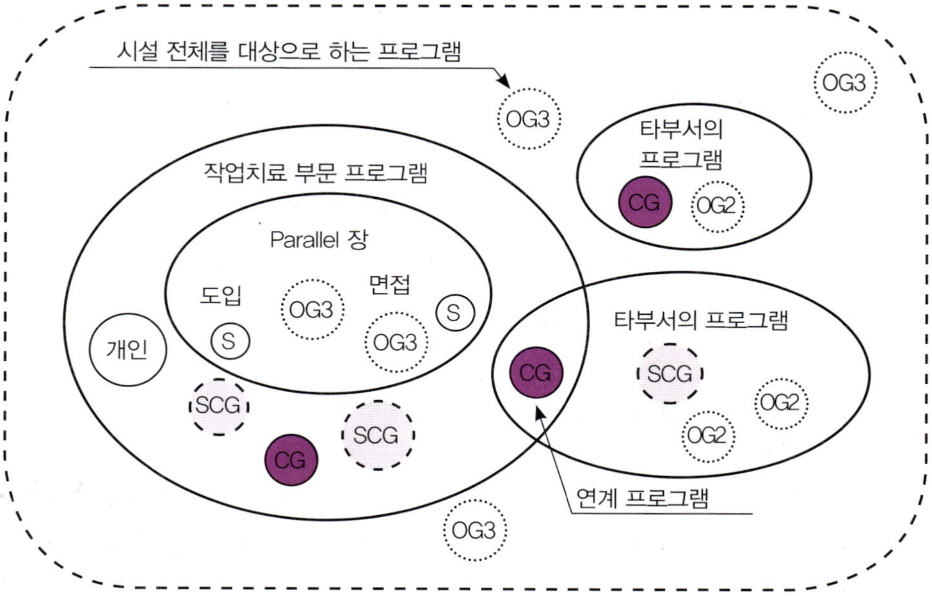

OG1 : Parallel 장에서 이루어지는 open group
OG2 : 어느 부서내에서 이루어지는 open group
OG3 : 시설 전체에서 실시되는 open group
S : Parallel 장에서 행해지는 개인활동
SCG : Semi-closed group
CG : Closed group
개인 : 개별로 실시하는 개인 작업치료

그림 4-8-1 ● 작업치료 프로그램의 시스템 이미지

표 4-9-1 ● 팀 어프로치의 형태

형 태	대 상	목 적	구 조
외과형	안정이 필요한 급성기를 이탈한 상태의 사람	기능장애의 경감 휴식안전의 보장	수직형(縱型)의 구성적 전문직 집단
구급형	위기개입 및 입원원조 등 돌발적으로 긴급대처가 필요한 사람	불안 해소 안전 보장	전문직 중심인물(key person)을 중심으로 한 비구성적 전문직 집단
지원형	회복기를 중심으로 유지기에 걸쳐 재활치료가 필요한 사람, 또는 일상적으로 생활지원이 필요한 사람	사회복귀지원	이용자를 주체로, 전문직을 중심으로 한 온화한 구성적집단
참여형	회복기부터 주로 유지기에서의 재활치료로, 부분적 지원이 있다면 지역에서 생활이 가능한 상태의 사람	사회참여지원 재발 예방	이용자를 주체로, 중심인물(keyperson)을 중심으로 한 전문직, 비전문직으로 구성되는 비구성적 집단

회복기의 사회복귀지원을 위해 일상적으로 구성된 팀이 이에 해당된다. 참여형은 이용자의 주체성을 보다 중시한 비구성적 연계며, 사회적 지지로서 자연발생적으로 생겨나는 비공식적인 팀이 이에 해당된다.

4-9-2 팀 어프로치의 기본

1 팀 어프로치와 관련된 기관과 사람

정신과 재활치료의 팀 어프로치(team approach)를 지지하는 관련기관, 전문직종, 관련되는 사람들과 그 관계는 그림 4-9-1(藤崎 등, 2000)과 같다. 팀 어프로치에 필요한 연계에는 치료 및 원조의 일부를 분업 또는 협업으로 담당하는 직접적인 것과 사례회의(case

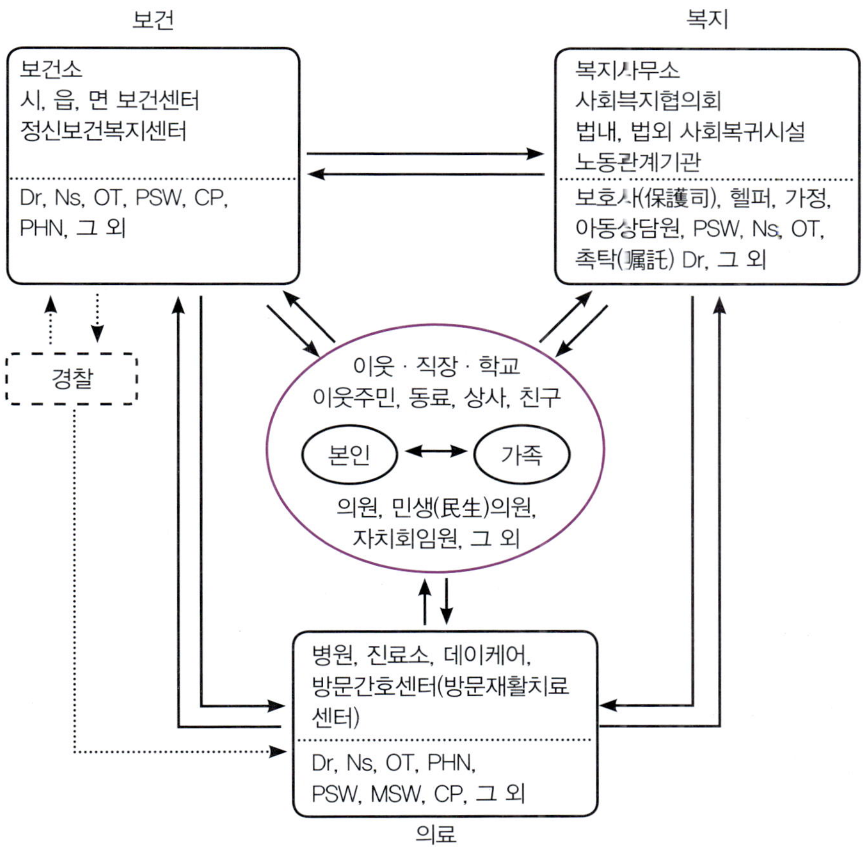

Dr : 의사 Ns : 간호사 PSW : 정신보건복지사 OT : 작업치료사
CP : 임상심리사 PHN : 보건사 MSW : 의료 social worker

그림 4-9-1 ● 팀 어프로치에 관련되는 기관과 사람

conference), 각종 회의, 정보의 제공 · 보고 · 연결 등의 팀 어프로치를 효과적으로 진행시키는 간접적인 것이 있다. 둘 다 공식적인 것과 비공식적인 것이 있는데, 임상에서 공식적인 연계와 비공식적인 연계는 상호 보완적으로 기능하는 것이 바람직하다.

2 서로의 역할

의사는 진단과 증상의 내용 · 정도를 지켜보고, 의학적 목표를 제시한 후 적절한 약물을 처방한다. 간호사는 기본적 업무의 폭이 넓은데, 일상적인 관계를 통한 증상 관리와 기본적 생활의 안정을 꾀한다. 정신보건복지사는 사회자원을 적용하여 생활환경을 조정한다. 작업치료사는 일상생활 및 사회참여, 취업을 위해 구체적인 활동을 사용한 지원 및 평가 또는 정보를 제공한다. 임상심리사는 심리검사, 심리교육, 가족의 역동조정 등에, 보건사는 필요한 의료와 지역생활의 안정을 위한 상담에 가장 자신 있어 한다.

정신장애의 재활치료는 조기의 재활치료를 제외하면, 그 원조 내용의 대부분은 각 직종이 자신의 전문성을 배경으로 책임을 지고, 그 상황에 맞추어 전문성의 여하를 떠나 자신이 할 수 있는 역할을 담당하는 경우가 많다. 이러한 상황 속에서 작업치료사가 자신의 전문성을 잃지 않고, 타직종과 연계해 가기 위해서는, 상호의 전문성의 상이점과, 유사점을 알고, 각각이 자신 있어 하는 부분을 살린 협업이 필요하다.

4-10 작업치료의 치료 메커니즘

치료 · 원조에는 각각의 메커니즘이 있다. 정신인지기능과 대처행동 및 그 장애의 치료 메커니즘을 사람과 작업활동의 관계로부터 살펴보면 어떤 식으로 이해할 수 있을까.

4-10-1 사람과 인지 · 대처행동

사람의 정신인지기능과 대처행동은 그림 4−10−1과 같이 개방 시스템(open system)으로 표현할 수 있다(Edelman, 2004 ; 山根, 2008b ; 2008c). 감각정보로서 입력되는 내부정보와 외부정보를 통해 자신과 세계(자신 이외의 대상)와의 관계를 판단하고 대처를 결정하여 실행하는, 그러한 정보의 입력과 대처행동은 모두 신체를 매개로 이루어진다.

내부정보에는 내장정보와 작업활동에 수반되는 자기정보가 있다. 내장정보는 심혈관계 및 호흡기계, 소화기계, 요로성기계 등으로부터의 정보이며, 자기정보는 심부감각과 전정감각 등으로부터의 사지의 위치 및 신체의 움직임 등을 나타내는 정보이다. 외부정보에는 촉각, 압각, 온각, 냉각 등의 피부감각정보와, 미각, 후각, 청각, 시각 등의 특수감각정보가 있다.

내부정보는 뇌간, 시상하부, 자율신경중추로 전해지고, 외부정보는 각각의 일차피질, 이차피질로 전해진다. 이러한 내외로부터의 정보를 중격(septum) · 편도체 · 해마 등에서 지금

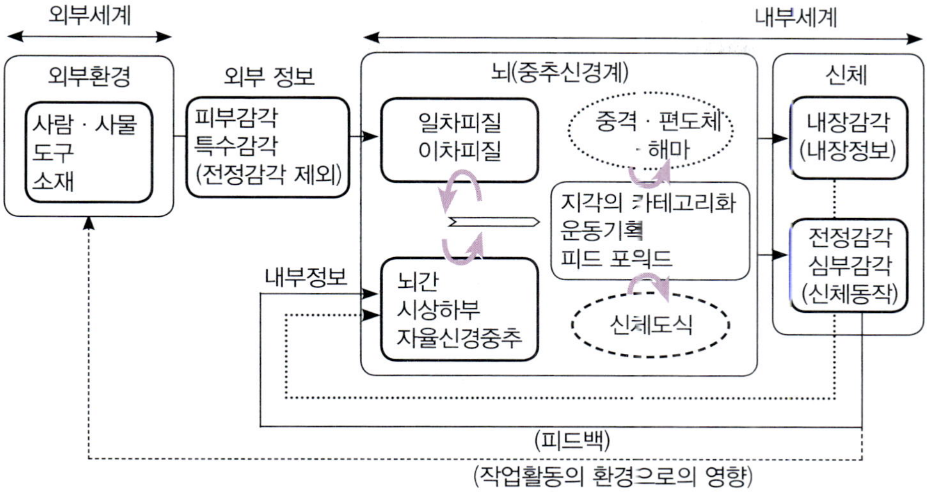

그림 4-10-1 ● 사람과 작업활동의 open system

껏 체험하고 기억해온 정보와 비교함으로써 지각의 카티고리화[20]가 이루어진다(Edelman, 2004 ; 山根, 2005d ; 2008b ; 2008c). 이 지각의 카테고리화에 의해 상황 및 대상의 인식과 대처행동이 판단되어 필요한 운동기획이 이루어진다. 운동기획은 피드포워드(feedforward) 기능[21]으로 사전에 확인되어 신체를 매개로 실행된다. 그리고 그 개인의 대처행동의 영향을 받아 대상 또는 환경이 변화하고, 그 변화가 피드백된다. 이러한 과정의 반복에 의해 사람은 환경과 적응하며 생활하고 있다

4-10-2 인지 · 대처행동의 이상

인지 · 대처행동의 이상은 그림 4-10-1의 개방 시스템(open system) 중 한 과정의 이상을 나타내는 것이다. 예를 들면, 아급성기의 자극에 과민하게 영향을 받는 불안정한 상태는 다수의 감각정보 중에서 특정 정보를 골라 내어 인식하는 선택적 주의가 불가능하기 때문에 지각의 카테고리화가 적절히 이루어지지 않는 상태라 말할 수 있다.

또 사람이 없음에도 불구하고 목소리가 명확히 들리는 등, 외부로부터 정보가 입력되지 않았는데도 감각을 체험하는 환각은 일차피질로의 입력이 없음에도 불구하고(대상이 없음) 입력이 있었던 것처럼 지각되는 뇌내현상이다. 외부로부터 입력된 정보를 실제와는 다른 지각

20) 지각의 카테고리화 : 감각계와 운동계의 상호작용으로 형성되는 것으로, 환경(외부세계)으로부터의 감각정보와 신체 사용에 동반하는 자기정보를 의미 있는 것으로 재구성하는 것. 예를 들면, 어떠한 물건의 색 또는 형태, 크기, 무게, 감촉 등, 여러 가지 정보로부터 이것을 책상이나 책장과 같은 의미 있는 물건으로 인식하는 것을 말한다.

21) 피드포워드(feedforward) 기능 : 피드포워드 기능이란, 자기 점검(self-monitoring)에 해당하는 것으로, 정보에 대해 대처행동이 상정된 경우, 그대로 행동에 옮기지 않고, 우선 뇌에서 그 대처행동이 적절한 것인지 아닌지를 확인하는 기능을 말한다.

으로 받아들이는 현상은 착각이라 불리며, 이 그릇된 착각이 수정 불가능한 믿음이 되어 버리면 망상이라 불린다. 그 외에도 신경성 식욕부진과 같이 자기 신체의 실상을 받아들이지 못하고 다른 신체상(body image)을 확신하거나, 사고 등으로 손발이 절단된 환자가 잃어버린 손발이 존재하는 듯 느끼고(환지) 의도적으로 움직여 보지만 움직일 수 없을 때 그 환상 부위에서 아픔을 느끼기도 한다.

이러한 현상은 중뇌변연계의 도파민 신경의 과활동 등 신경생리학적 이해, 자기인지기능 및 자기점검기능의 장애 등 기능적 이해, 과잉 스트레스 등으로부터 자신을 지키는 방위기능과 같은 정신역동적 이해가 이루어지지만, 모두 다 정보의 입력, 입력정보의 지각 · 대조, 카테고리화의 이상 등, 정신인지기능의 이상으로 말미암은 것이다.

그리고 이 정신인지기능의 이상 때문에 신체와의 관계성을 잃어버리고(심신의 괴리), 자신의 뜻을 적절히 이루지 못하게 된다(부적절한 대처행동). 이 부적절한 대처행동이 일상생활에 여러 가지 활동 제한 또는 참여의 제약을 일으키게 된다(생활, 사회와의 관계성 상실). 또한, 신체, 생활, 사회와의 관계성 상실은 상황을 판단하여 행동하기 위해 필요한 환경 및 작업활동에 동반되는 감각정보(외부세계 정보)의 피드백에도 영향을 미쳐, 적절한 피드백이 이루어지지 않게 되는 등 악순환을 일으키게 된다.

4-10-3 정신인지기능장애에 대한 작업치료의 치료 메커니즘

정보의 입력, 입력정보의 지각 · 대조, 카테고리화의 이상에 대처하여, 자기 이외의 정보를 그대로 혼란 없이 받아들이기 위해서는, 우선, 자신과 신체의 관계성을 회복하는 것이 필요하다. 이를 위해서는 다른 치료와 서로 보완하면서 구체적인 작업활동을 매개로,

① 자기의 주체적 행동과 함께 일어나는 신체감각에 의한 내외자극의 명확화
② 입력자극의 단순화와 감소에 따른 자극으로부터의 보호 · 진정

을 꾀한다. 즉, 뇌간, 시상하부, 자율신경중추로 전달되는 내부정보와, 각각의 감각이 일차피질, 이차피질로 전달되는 외부 정보를 구체적인 작업활동에 따라 현실적으로 명확한 것으로 만든다.

그리하여 현실적인 자극이 입력되면, 이 내외정보의 지각 카테고리화에서의,

③ 주의기능, 지각기능, 인지기능의 개선

을 위해 상황 및 대상의 왜곡된 인식을 바로잡고 적절한 대처행동을 시도할 수 있도록 원조한다. 또한, 지각의 카테고리화 및 대처행동의 결정에 영향을 미치는, 지금까지 경험하고 학습한 생활기능(대처기능)의 부족을 보충하기 위해,

④ 기본적 생활기능의 재학습(체험되고 기억되고 있는 정보의 수정, 추가)

을 실시한다. 이 「4-10-1 사람과 인지 · 대처행동」에서 서술한 과정이 구체적인 작업을 통해서 반복됨으로써 정신인지기능장애의 개선이 이루어진다.

이는 모두 자신이 지금 존재하는 신체를 인식하고, 수용하며, 자기와 신체와의 관계를 되찾는 것으로부터 시작한다. 우리 몸이「함께 존재하는 신체」[22)]로서 현실적인 존재가 되어, 작업에 동반되는 오감의 피드백 정보를 확실한 것으로 체감, 감지함으로써 주관으로서의 자기와 대상이 상호관계로 인식된다.

지금 존재하는 자신의 신체 인식과 수용은, 자신의 신체를 사용하여 이루어지고, 작업을 하고 도구를 사용하는 것과 같은 일을 통해서 시작된다. 이 과정을 통해서 우리들은「지금, 여기」존재하는 자신을 확인한다. 그리고「지금, 여기」존재하는 자신과 대상과의 상호적 관계를 적절히 파악하고 새로운 생활의 재구축을 위해 앞으로 나아간다.

질병 및 장애에 의해
잃어버린 생활
지금
잃어버린 생활과의
관계를 되찾을 때
신체를 다루고
삶의 목적을 위해 다루며
다시 한 번 시도해 본다.
지나간 날에 행했던 일을
다시 한 번 시도해 본다.
「아~ 그렇구나」
「아~ 이걸로 괜찮구나」
「이걸로 괜찮아」
「이렇게 해도 괜찮아」
라고
신체가 부응하는 확실함에
생활의 재건이 시작된다.
사회로의 참여가 시작된다.

[작업치료의 시 – 다시 한 번(山根, 2008d)으로부터]

22) 함께 존재하는 신체 : 안정된 생활 속에서 사람은 신체로서 존재하지만, 그 신체는 항상 인식되는 일 없이 자기와 일체적인 것으로 존재하고, 자기와 대상과의 관계는 신체를 통해서 파악되며, 대상을 향한 작용은 자신의 의지를 신체가 반영함으로써 구현된다. 자기와 신체는 본래 그러한 위치관계에 있는 것이라는 것을 표현하기 위해 사용된다.

제4장 요약

:: 작업치료의 치료 · 원조 구조

1. 대상자, 작업 · 작업활동, 작업치료사, 집단, 장소 · 장, 시간에 의해 구성된다.
2. 치료의학과 달리, 대상자가 중요한 구성요소가 되는 것이 특징이다.

:: 작업을 사용하는 이점

1. 작업의 신체성을 사용하여, 신체자아의 회복, 자아의 성장원조
2. 작업을 수단으로 하여, 자극으로부터 보호하고 진정을 꾀한다.
3. 작업을 수단으로 하여, 적응적인 발산과 욕구의 충족을 꾀한다.
4. 작업에 의해 행위를 구현함으로써, 타인의 시선에 노출되는 것이 적어진다.
5. 작업의 과정과 결과는 다양한 레벨의 현실검토로 이어진다.
6. 공동작업으로 집단소속감, 사회적 대인거리, 커뮤니케이션을 경험한다.
7. 작업을 목적으로 사용함으로써 생활기능을 습득한다.

:: 자기의 치료적 이용이란, 자신의 있는 그대로를 살리는 것

:: 집단 및 장을 이용하는 요령

1. 집단의 효과는 플러스와 마이너스의 양면성이 있다.
2. 장의 숙성을 꾀하고 장이 가지는 힘을 살린다.

:: 작업치료에서는 효과적인 1회의 시간, 주의 빈도, 기간이 있다.

:: 사람 및 사물과의 대상관계를 본다.

:: 작업치료의 형태

1. 1대 1 대응과 Parallel 장, 2개의 개인치료의 차이를 살린다.
2. 작업치료는 system program

:: 작업치료의 치료 메커니즘

1. 사람은 신체를 통해 자신과 세계의 관계를 알고, 대처하기 위해 행위한다.
2. 신체의 병도, 정신의 병도 자신과 신체의 관계성 회복으로부터 시작된다.
3. 작업의 신체성을 살려 신체와의 관계를 되찾는다.

■ 참고문헌

飛鳥井望（1986）．深い依存的退行状態を生じた破瓜緊張型分裂病の一例．精神科治療学 1，136-144.

Balint M（1968）. *The Basic Fault. Therapeutic Aspects of Regression.* Tavistock, London（中井久夫・訳，1978.「治療論からみた退行―基底欠損の精神分析」金剛出版）.

Edelman GM（2004）. *Wider than the Sky : The Phenomenal Gift of Consciousness.* Yale University Press, London.

Fidler GS, Fidler JW（1963）. *Occupational Therapy : a communication process in psychiatry.* Macmillan Publishing, New York（加藤孝正・訳，1966.「精神医学的作業療法」医学書院）.

藤崎清道，石井敏弘，山根　寛，他編（2000）．精神医療保健福祉にかかわる専門職のあり方に関する研究．「平成 11 年度厚生科学研究報告書」.

Frank JD（1958）. *The therapeutic use of self.* AJOT 12, 215-225.

井原幸枝（1990）．作業分析（精神障害）．日本作業療法士協会・編著，「作業療法学全書第 2 巻基礎作業学」pp. 138-174．協同医書出版社.

石谷直子（1984）．精神科作業療法における個人療法と集団療法．「精神科作業療法」pp. 81-100．星和書店.

町沢静夫，他（1986）．遊びと精神医学．創元社.

松井紀和（1975）．作業療法の治療構造．「精神科作業療法」pp. 13-15．牧野出版.

松井紀和・編著（1978）．作業療法の治療構造．「精神科作業療法の手引」pp. 71-95．牧野出版.

松井紀和・編著（1991）．集団の発生と発展．「小集団体験」pp. 13-32．牧野出版.

三輪　正（1989）．なぜ身体を考えるのか．「身体の哲学」pp. 1-20．行路社.

水島恵一，岡堂哲雄（1969）．集団療法の基礎．「集団心理療法」pp. 3-28．金子書房.

Mosey AC（1970）. *Three Frames of Reference for Mental Health.* Charles B. Slack, New Jersey（篠田峯子，他訳，1977.「こころと行動の発達」協同医書出版社）.

Mosey AC（1986）. *Psychosocial Components of Occupational Therapy.* Raven Press, New York.

中井久夫（1974）．精神分裂病状態からの寛解過程．宮本忠雄・編「分裂病の精神病理 2」pp. 157-217．東京大学出版会.

中村雄二郎（1991）．場所．弘文堂

永田俊彦，他（1976a）．口愛期退行を経過して寛解した 1 破瓜病者の世界．臨床精神医学 5，1451-1459.

永田俊彦（1976b）．精神病院の治療状況と分裂病の寛解過程について．精神医学 18，951-957.

鈴木純一（1986）．大集団精神療法―大グループを中心として．「精神科 MOOK 15」pp. 81-89．金原出版.

Tiffany EG（1989）. *Willard and Spackman's Occupational Therapy, 6th ed*（ed. Helen LH & Smith HD）. JB Lippincott, Philadelphia（冨岡詔子・訳，1989．精神科作業療法過程の 4 つの要因．「作業療法改訂第 6 版」pp. 381-393．協同医書出版社）.

Winnicott DW（1965）. *The family and individual development.* Tavistock Publications Ltd, London（牛島定信・監訳，1984.「子どもと家庭」誠信書房）.

Yalom ID, Vinogradov S (1989). *Concise Guide to Group Psychotherapy.* American Psychiatric Press, New York（川室　優・訳, 1991.「グループサイコセラピー」金剛出版）.

山口　隆, 他（1986）. 小集団精神療法.「精神科 MOOK 15」pp. 90-99. 金原出版.

山根　寛（1989a）. 完成作品の活用法. OT ジャーナル 23, 372-373.

山根　寛（1989b）. 評価のための面接—構成的作業. 投影的作業を中心に. OT ジャーナル 23, 885-890.

山根　寛, 他（1989c）. 作業療法セミクローズドグループの構造決定因子と治療因子について. OT ジャーナル 23, 695-700.

山根　寛（1992）. 作業療法における物の利用—術後歩行困難となった接枝分裂病患者. 作業療法 11, 274-281.

山根　寛（1993）. 退行現象をともなう寛解過程における作業活動の力動的観点からみた役割—精神分裂病の寛解過程より. 作業療法 12, 229-237.

山根　寛（1995a）. 作業療法と園芸—現象学的作業分析. 作業療法 14, 17-23.

山根　寛（1995b）. 分裂病障害にとっての集団と場. OT ジャーナル 29, 88-93.

山根　寛（2000）. チームアプローチ. 蜂矢英彦, 岡上和雄・監修「精神障害リハビリテーション学」pp. 260-270. 金剛出版.

山根　寛（2005a）. ひとの進化・生活と作業・作業活動. 鎌倉矩子, 他編「ひとと作業・作業活動第 2 版」pp. 26-36. 三輪書店.

山根　寛（2005b）. 一般的分析と試み. 鎌倉矩子, 他編「ひとと作業・作業活動第 2 版」pp. 121-136. 三輪書店.

山根　寛（2005c）. 道具としての作業・作業活動. 鎌倉矩子, 他編「ひとと作業・作業活動第 2 版」pp. 61-85. 三輪書店.

山根　寛（2005d）. 脳と作業活動.「ひとと作業・作業活動第 2 版」pp36-44. 三輪書店.

山根　寛（2007a）.「ひと」と集団. 鎌倉矩子, 他編「ひとと集団・場第 2 版」pp. 13-29. 三輪書店.

山根　寛（2007b）. 集団の利用. 鎌倉矩子, 他編「ひとと集団・場第 2 版」pp. 45-71. 三輪書店.

山根　寛（2007c）. パラレルな場とその利用. 鎌倉矩子, 他編「ひとと集団・場第 2 版」pp. 73-81. 三輪書店.

山根　寛（2007d）. 作業療法と集団・場. 鎌倉矩子, 他編「ひとと集団・場第 2 版」pp. 89-112. 三輪書店.

山根　寛（2007e）. 集団プログラムの計画と評価. 鎌倉矩子, 他編「ひとと集団・場第 2 版」pp. 113-128. 三輪書店.

山根　寛（2008a）. 身体の意識.「治療・援助における二つのコミュニケーション」pp. 16-18. 三輪書店.

山根　寛（2008b）. 心身統合の喪失と回復—コミュニケーションプロセスとしてみる作業療法の治療機序. 作業療法 27, 73-82.

山根　寛（2008c）. ひとと作業活動.「治療・援助における二つのコミュニケーション」pp39. 三輪書店.

山根　寛（2008d）. 身体と生活.「作業療法の詩・ふたたび」pp. 108-109. 青海社.

CHAPTER 05

작업치료의 순서

CHAPTER 05

작업치료의 순서

작업치료에서는 원칙적인 것이긴 하지만, 특히 대인관계의 장애라고도 불리는 정신장애를 가진 사람에게는 필요한 평가를 다 끝낸 후 치료를 개시하는 방법은 취하기 힘들다. 「4-4-2 치료 · 원조관계를 만들기」 또는 「4-4-3 자기의 치료적 이용」에서 서술했듯, 치료 · 원조관계의 성립 여하가 그 후의 치료 · 원조의 진전 및 효과에 크게 영향을 미치기 때문에, 치료 · 원조의 관계는 첫 회 면접 시부터, 경우에 따라서는 아직 본인과 만나보지 못한 작업치료 처방이 나왔을 때부터 시작된다고 말해도 좋을 것이다.

여기서는 그러한 특성이 있는 정신장애를 가진 사람에 대한 작업치료의 기본적인 순서에 대해 서술하겠다.

5-1 순서-기본 흐름

정신장애에 대한 작업치료는, 의료기관일 경우, 치료방침으로서, 또는 다직종으로부터의 의뢰, 가족 및 본인으로부터의 희망 등에 기초를 두고, 의사의 지시(처방전 또는 지시전)가 나와 시작하게 되는데, 그 외의 기관일 경우는, 관계자로부터의 의뢰 및 본인의 참여희망에 따라 시작된다. 일반적인 과정은 그림 5-1-1에서 나타나듯, 초기 평가, 치료 · 원조 목표의 결정, 작업치료 계획, 실시, 효과 검토, 필요에 따라 재평가와 목표 및 계획의 수정을 반복하여, 종료 또는 중지 · 중단, 최종 평가와 필요에 따른 follow-up과 같은 흐름으로 나아간다.

실제로는 「3-4 개입-회복상태에 따른 개입」에서 나타나는 레벨의 어느 부분에 해당하는지, critical path[*E1]의 유무 등에 의해, 임상에서는 다양한 고안이 이루어지고 있다.

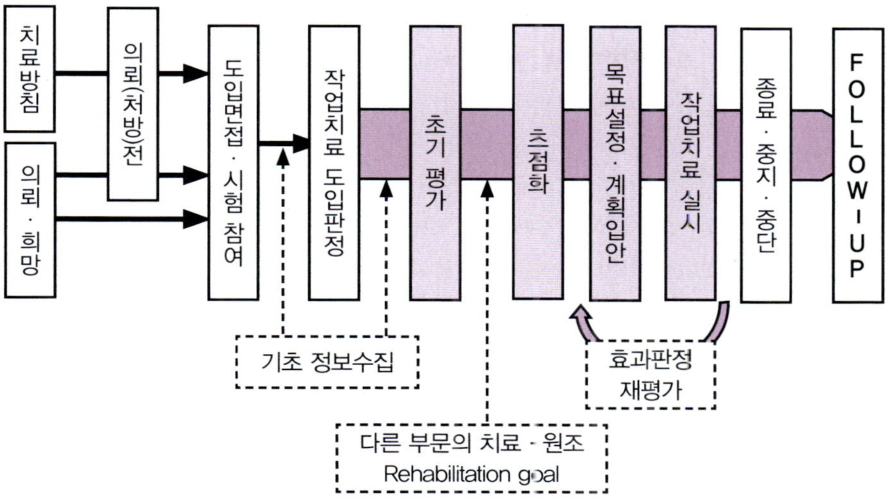

그림 5-1-1 ● 작업치료 과정

5-1-1 작업치료 도입

작업치료의 대상자는 처방 및 의뢰, 소개, 본인의 희망 등에 의해 참여가 시작된다. 본인의 희망이 아닌 경우, 대상자에 관한 어떠한 정보가 처방전 또는 의뢰서, 소개장에 모두 기입되어 있다. 우선 작업치료가 적절한지 어떤지를 판단해 주었으면 좋겠다는 의뢰 및 소개도 있다. 받아들이기에 앞서, 될 수 있는 한 정보를 입수하고, 필요하다면 사정청취(intake) 면접을 실시하여 도입할지 안 할지를 판단하고, 도입하고자 한다면 어떠한 순서로 실시해 나갈지를 결정한다.

작업치료 도입 시에는, 대상자의 부담을 경감시키고, 불필요한 시간을 소비하지 않기 위해서라도 대상자에 관한 입수 가능한 기초 정보는 사전에 다 입수하도록 한다.

1 사정청취(intake) 면접과 개인담당

도입 시, 작업치료에 관한 오리엔테이션을 포함한 도입을 위한 사정청취(intake) 면접을 실시한다. 이 면접은 새롭게 시작하는 작업치료에 대해 어떻게 불안을 적게 하고 원활하게 도입할 것인지를 목적으로 실시한다(상세한 사항은 5-2-4「면접 방법」을 참조). 사정청취 면접 후에는 필요하다면 시험 참여를 할 수 있도록 하여 도입이 적절한지 또는 도입 방법에 대해 검토한다.

예를 들면, 작업치료 도입이 적절한지 부적절한지를 물어 온 의뢰자에게, parallel 장에서 실시하는 작업치료를 견학해 보면서 사정청취 면접을 실시하게 되었다고 생각해 보자. 오리엔테이션을 겸한 사정청취 면접을 실시하기 위해, 간호사를 동반하여 작업치료실로 오도록 한다. 방으로 들어 올 때 또는 들어와서의 모습 등으로부터 회복상태 및 본인의 의욕 정도를 알 수 있다.

같이 방으로 들어 온 간호사의 뒤로 숨듯 서서 고개를 푹 숙이고 불안한 듯 몸을 움직이고 있다. 작업치료사가 자기소개를 하고, 이름을 묻자, 간호사 쪽을 힐끗 보고는 조금 입을 움직였지만 소리가 들리지 않는다. 간호사가 "S씨 입니다."라고 소개하는 것을 듣고는 고개를 끄덕이고 있다. 의자에 앉아 이야기를 하는 것보다 그대로 작업치료실을 안내하는 편이 좋다고 생각되었기에, 작업치료의 장에서 지내는 법 또는 작업치료실에서 할 수 있는 작업을 설명하고, 지금까지 해 본 경험이 있는 작업이나, 어떠한 흥미를 가지고 있는 작업이 있는지 등을 물으며 S씨의 표정, 복장, 대화 방식, 움직임 등을 관찰한다. 의뢰서의 정보로는 28살, 정신분열증, 입원한 지 2주, 안정이 필요한 시기(급성기의 요안정기)는 지났지만(아급성기), 현실감이 부족하며 self-care도 말 걸기 또는 원조가 필요. 병동에서 가만히 있는 것이 무서우며 아무 것도 할 수 없지만 무언가 하지 않으면 불안하다고 해서, 작업치료를 통해 무언가 할 수 있지 않을까 하는 의뢰였다.

시선은 거의 맞추지 않으나, 작업치료사의 설명을 들으면서 설명에 맞추어 그 작업 쪽을 보고 있다. 설명도 일단은 듣고 있는 듯 하기에, 다음부터는 2~3회 parallel 작업치료의 장에 시험 참여하여, S씨가 이곳에서 지내는 것이 병실보다 안정될 수 있을 것 같으면 작업치료를 개시해보자고 말하였다. 다음 참여할 날을 정하고 시험 참여를 하는 동안에는 간호사가 데려와 주는 것으로 하여, 그날은 다른 참여자들의 활동 모습을 조금 견학하고 끝냈다.

사정청취 면접은 데이케어[*C3] 등에서는 사정청취 담당자를 정해놓는 일도 있으나, 치료 · 원조를 담당하는 작업치료사가 직접 실시하는 편이 좋다. 이러한 경우, 담당자의 역할은 모든 치료 · 원조의 책임을 지는 것이 아니다. 치료 과정에 있어 대상자와의 목표 설정, 제공하는 작업치료 서비스에 관한 informed consent[1)], 방침 변경 및 지속, 종료 등의 시기 판단 등, 작업치료 개시부터 종료까지의 길 안내로서 상담을 실시하는 것이 개인 담당자의 역할이다. 사회적 입원 및 사회적 통원이라 불리는 기한없는 참여의 방지, 넓은 의미로서의 clinical path[2)]라는 의미로, 개인담당제[3)]가 필요하다.

2 시험 참여와 도입 평가

본래의 목표를 정하는 초기 평가(assessment) 이전에 작업치료의 도입 적합 여부를 검토

1) Informed consent : 치료 및 원조를 받는 대상자가 치료 또는 원조의 목적, 내용, 기대되는 효과, 비용 등에 대해 상세한 설명을 듣고 이해한 상태에서(informed), 방침에 합의하는(consent) 것을 의미하는 개념.

2) Clinical path : 이용자가 원하는 전문적이며 효과적인 의료 및 재활치료 서비스가 여러 가지 직종에 의해 효과적으로 제공되는 최적의 계획을 세우는 것을 말한다. 질을 낮추지 않고 비용을 낮추는 것이 특질이라 한다. Critical path[*E1]라고도 말한다.

3) 개인담당제 : 담당측이라고도 말할 수 있는 담당자는 자신이 담당하는 작업치료 이용자에게 작업치료를 이용하기 위한 일련의 상담, 목표 및 프로그램의 설정, 관련부서에 대한 정보제공, 주치의에게 보고 등을 실시한다. 담당제에는 그 외에도 병동 담당제 및 프로그램 담당제가 있다.

하고, 도입한다면 치료(원조)관계를 만들면서 초기 평가를 진행해 나가기 위해 당분간 어떠한 접근법을 실시할 것인가, 어떠한 평가 순서로 실시할 것인가를 판단하는 것이「도입 평가(screening)」다.

작업치료를 도입하는 것이 적합한지 그렇지 아니한지는 작업치료를 실시하는 장소에서 그 장의 사람 및 작업 등으로부터 받는 자극에 대한 대상자의 반응(감각 · 지각 · 인지 패턴)을 보면서 판단하게 된다(腰原, 2001).

S씨가 시험 참여 날에 간호사와 함께 작업치료실로 들어왔다. 생각 탓인지 전에 왔을 때보다 발걸음이 가벼웠고 얼굴을 마주치니 고개를 끄덕이며 인사를 한다.「병동에 있으면 불안하고 초조해서, 무서워요.. 무언가 할 수 없을까요?」「아무 것도 할 수 없는데.. 무언가 할 수 없을까요?」, 고개를 숙인 채 모기소리로 말한다. 아무 것도 할 수 없지만, 무언가 하고 싶은 기분, 이것은 무언가 하고 있지 않으면 초조하고 불안하다는 기분이며, 무언가 정확히 정리된 일을 하고 싶다는 욕구의 표현이라고 생각된다. 몇 가지 활동을 소개하자 비즈 공예를 하고 싶다 하여, 함께 준비를 했다.

이렇게 본인이 무언가 하고 싶은 일이 있다면 부담의 정도를 고려하며 시작해 본다.「아무 것도 하기 싫지만 다른 사람들의 작업을 보고 있으면 안심된다」「조금 보고 나서」와 같은 경우에는 작업을 하지 않아도 된다는 보장을 하면 마음이 편안해진다. 좋아하는 음악을 듣거나 타인의 작업을 보며 지냄으로써 타인의 활동을 보는 여유도 생기게 된다.

아무 것도 하기 싫다고 말하면서도 침착하게 앉아 있는 것조차 되지 않는 경우나 작업을 하는 것이 좋을지 어떨지 판단하기 힘든 경우는 작업치료사가 책임을 지는 형태로 작업을 추천하는 것이 좋다. 이 상태에서 작업을 대상자에게 결정하도록 하거나 아무거나 자유롭게 해도 된다고 하는 것은 오히려 부담이 커지게 된다. 때문에 작업치료사가 책임을 지는 형태로 작업을 결정하여 제공한다. 이렇게 작업을 실시하면서 작업의 영향을 관찰한다. 작업을 하고 있을 때 표정 또는 움직임이 부드러워지거나 비교적 침착하게 작업을 실시하고 있을 경우는, 그대로 계속 지속시키는 것이 부담을 적게 하는 방법이 된다. 반면, 실수가 많거나 손을 멈추고 멍하게 있거나 이것저것 흥미가 확산되는 등, 작업을 이용한 치료가 대상자의 혼란을 증가시킨다면, 작업치료의 도입을 삼가는 편이 좋다.

S씨는 작업 속도는 느리지만, 비즈를 선택하고는 하나씩 하나씩 확인하듯 나일론실에 넣으며 보낸다. 종료 시, "다음에도 와서 보겠습니까?"라고 물으니, 천천히 고개를 끄덕인다. 현병력 등 기본적인 정보는 병동의 차트 등으로 확인하고, 병동에서의 생활 상태를 간호사로부터 들으며, 당분간은 Parallel 장에서 지금 하고 있는 비즈 공예를 하며 상태를 지켜 보기로 했다. 다시 한 번 더 참여해 보고 프로그램을 결정하기로 하고, 첫 시험 참여를 끝냈다.

평가 순서는 본인이 작업치료를 희망하고 취업 준비 등 목적이 분명할 경우에는 맨 처음 정보수집 면접부터 실시하여 평가에 필요한 작업을 행하는 상황을 설정하여 관찰 및 작업을 통한 면접을 실시할 수도 있다. S씨와 같이 약간 긴장이 높은 경우는 함께 작업을 실시하면서 관찰하거나, 본인의 자유에 맡긴 자연스러운 행동 관찰부터 들어가는 편이 좋다. 정신장애에 대한 작업치료는 정보 입수보다 대상자와의 관계 수립을 우선시하여 평가를 해 나간다.

5-1-2 초기 평가와 원조계획

도입 평가(screening)에서 작업치료의 도입과 평가 순서가 결정되면, 그 순서에 따라 필요한 데이터를 수집하고 수집된 데이터로부터 작업치료에서 무엇을 원조할 것인지, 다음 절인 「5-2 평가-알아가는 작업」에서 상세히 서술할, 이른바 초기 평가(assessment)를 실시한다. 그렇게 하여 대상자와 함께 목표를 결정하고, 작업치료 계획을 입안하여(「5-3 계획-개인 프로그램의 작성」에서 상세히 서술), 그 내용에 관하여 대상자의 이해와 동의를 얻고(informed consent), 작업치료를 실시한다.

1 데이터 수집

도입 평가에 기초한 접근법과 평가 순서에 따라 작업치료의 방침(목표와 계획)을 설정하기 위해 필요한 데이터를 수집한다. 치료 예정기간에 따라 일정하진 않지만 초기 평가는 치료적 개입과 함께 병행하여 보통 1주일 이내에는 끝내도록 한다. 초기 평가 시에는 아직 담당 작업치료사와 대상자의 관계가 형성되어 있지 않기 때문에 작업치료사가 판단하지 않으면 안 되는 일이 많으며, 대상자는 수동적인 입장이 되기 쉽다. 또한, 개입을 시작할 때의 작업치료사의 대응은 그 후의 치료관계에 크게 영향을 미친다.

개입 시작 시, 평가에 너무 얽매이게 되면, 대상자의 불안 및 불신감을 증강시켜 버릴 위험성이 있다. 원조를 위한 평가라는 사실을 자각하고, 눈앞의 대상자와 마주 바라보고 대하거나, 평가 항목을 메우기 위한 평가가 되지 않도록 주의하지 않으면 안 된다. 작업치료 등 재활치료의 치료개입은, 평가에서 대상자의 상태를 알더라도 목표가 꼭 결정되는 것은 아니다. 대상자 자신이 무엇에 어려움을 겪고 있으며, 어떠한 생활을 보내려고 하고 있는지, 그 필요 · 요구(needs)에 의해 목표가 달라진다. 따라서, 일찌감치 초기 평가를 실시하고, 구체적인 작업치료 개입을 통해 수정을 하면서 치료 · 원조를 해 나간다.

종합적 평가에 필요한 데이터의 수집은 타 부분으로부터의 정보의 수집, 면접, 관찰, 검사, 조사 등의 수단에 의해 실시된다. 구체적으로는 「5-2-3 정보와 수집」에서 설명하는 방법에 의해 수집한다.

S씨는 대학 재학 중에 정신적인 변조가 있어 1개월간 입원했으나, 대학은 무사히 졸업하고 서점에 취직. 이번이 3번째 입원이지만, 여태껏 모두 1~2개월만에 퇴원했다. 근

무처가 이해를 해주어, 파트 타임 근무로 일하고 있지만, 이번 입원기간 중에도 휴직 처리되어 있다.

2 데이터 정리, 요약

여러 가지 수단으로 획득한 데이터를 표 5-1-1에서 예시하듯 공통 항목별로 요약하여 정리한다. 정리된 데이터는 동일항목으로 큰 모순은 없는지, 빠진 것은 없는지를 체크한다. 크게 빠져 있는 항독 및 모순된 내용 등이 있다면, 필요에 따라 데이터를 재수집, 재확인한다. 정리된 데이터를 요약하고, 각 항목의 인과관계, 관련성을 분석한다. 정리와 요약의 과정에서는, 자칫하면 줄곧 문제점을 파악하고 있기 쉬운데, 그 사람이 할 수 있는 일, 살릴 수 있는 부분, 그 사람의 생활에 크게 영향을 미치는 환경 요소 등을 요약 정리하는 것을 잊어서는 안 된다.

3 초점화

재활치료는 많은 직종이 관련하는 집학적(集學的) 치토이며, 대상자를 중심으로 한 팀 접근법에 의해 진행된다. 의학적 치료, 기본적 생활상의 care, 사회자원의 활용 등, 타직종의 원조가 주가 되는 편이 나을 때도 많다. 초점화(focusing)는 그러한 치료 · 원조를 위한 팀 속에서 작업치료로 원조하는 것이 적절한 항목을 고르는 작업이다(松井, 1978).

초점화를 할 때에는, 정리된 각 항목의 평가 요약으로부터 각각의 문제 원인과 인과관계를 생각해 본다. 그리고 작업치료 이외에 어떠한 치료 및 원조를 받고 있는지, 대상자의 재활치료 목표를 팀에서 어떻게 정하고 있는지와 같은 사항 등을 고려한다.

S씨는 현재 복직을 목적으로 한 기능장애의 경감을 재활치료의 목표로 삼고 있다. 예상기간도 2~3개월 이내로 되어 있었다. 작업치료로서는 기능장애의 경감과 퇴원을 향한 심신의 기본적 기능 회복에 초점을 맞추기로 했다.

4 작업치료 계획

유지(요양)기 사람을 대상으로 하는 작업치료는 작업으로의 안주가 입원을 장기화시키고 마는 경우가 있다. 애매한 개입을 피하는 의미에서도, 독적과 기한을 한정시켜 계획을 세우고 실시하는 한계 설정을 하지 않으면 안 된다.

초점화의 작업이 끝난 시점에서 대상자의 장애상태 및 회복상태에 따라, ① 기능장애의 경감과 이차적 장애의 방지, ② 심신의 기본적 기능 회복, ③ 생활에 필요한 모든 기능의 습득, ④ 환경의 조정, ⑤ 더욱 좋은 작업의 체험과 같은 대략적인 레벨에서 무엇이 필요한 것인지

표 5-1-1 ● 정신장애에 대한 작업치료 평가 항목 예

항목	세부 항목	내용
지금까지의 생활(지금까지의 생활 경험)		
생활의 역사		생육력, 생활력, 가족구성, 가족력, 교육력, 그 외 생활사상의 중요한 사건 등
질병과 건강		현병력, 치료력
역할체험		직력, 가정내 또는 사회에서의 습관 및 역할 등
지금의 생활(어떠한 상태로 생활하고 있는가, 원조의 필요성을 포함하여)		
심신의 상태	정신기능	지각 · 인지 · 심리적 기능의 상태와 장애
	신체기능 · 구조	감각 · 운동기능과 구조, 내부기능, 체력 등의 상태와 장애
활동의 상태	신변처리	식사, 배설, 수면, 몸단장, 위생, 옷 갈아입기, 입욕 등
	생활관리	금전, 시간, 귀중품, 안전, 건강(복약을 포함) 등
	가사행위	청소, 빨래, 정리정돈, 조리, 장 보기, 육아 등
	커뮤니케이션	표현수단, 대답, 주장, 거절 방법, 듣는 방법, 이해도 등
	대인관계	대상에 따른 관계, 관심을 가지는 방법의 차이, 항상성 등
	작업수행	인지 · 과제수행적 측면, 신체적 측면, 심리적 측면
	이동 · 사회자원 이용	공공기관, 교통기관 · 통신 등의 이용
참여의 상태		사회생활, 직업생활
앞으로의 생활(어떠한 생활을 희망하고 있는가, 예후를 포함하여)		
본인의 희망		심신의 상태, 생활에서의 활동 및 참여와 관련된 희망
주위의 기대		가족 및 주위 사람이 본인에 대해 품고 있는 기대
예측 예후		앞으로의 생활에 어떻게 영향을 미치는가
환경 · 제도 · 서비스(개인이 생활하고 이용할 수 있는 자연, 사물, 사람, 제도 등)		
생활의 환경	인적 환경	가족의 지원, 친구 · 지인의 지원, 사회적 지원
	물리적 환경	주거, 교통기관, 주거 주변환경, 학교 · 직장환경 등
	경제환경	치료비 및 생활비 등의 경제적 배경
법이나 제도, 서비스		유효하게 이용 가능한 것으로 충분히 활용하지 못하고 있는 것
개인의 특성(「지금까지의 생활」 이외의 개인의 특성)		
기본적인 작업수행 능력		과제수행의 인지 · 신체 · 심리적 측면, 직업인성
직업기술 등 특수 기능		면허나 그와 비슷한 특별한 기능
취미, 특기 등		
자기이해와 수용(자신의 상태를 어떻게 파악하고 있는가)		
자기능력의 현실검토		자신의 능력에 대한 자기평가와 그에 대한 마음
자기인지		자신의 가치관 및 생각 방식, 장점 및 단점, 성격 등의 인지 방식과 그에 대한 마음
장애에 대한 인식과 수용		자신의 질병 및 장애에 대한 인식과 그에 대한 마음

는 짐작이 간다. 상세한 사항은「5-3 계획-개인 프로그램의 작성」에서 서술할 것이지만, 초점화된 문제로부터 작업치료로 무엇을 원조할 것인가, 대상자에 맞춘 구체적인 목표를 설정한다.

급성기와 조기 퇴원이 목적일 경우는 단기 목표를 설정하고, 조기 퇴원이 곤란한 문제가 있는 경우에는 단기 목표와 장기 목표를 설정한다. 또한, 장기 목표 및 그 상위 목표에 해당하는 재활치료 목적의 설정은 어느 정도 예후 예측을 해 보는 것이 좋다. 정확한 예후의 추정은 할 수 없지만, 너무 큰 기대를 걸거나 포기하는 일 없이, 대상자의 본래의 필요 · 요구(needs)와 가능성을 항상 마음에 새겨 두기 위함이다.

S씨의 경우, 2개월 정도에 퇴원을 할 수 있도록 목표를 삼고(장기 목표), 우선은 조금 침착하게 지낼 수 있는 시간을 제공하여, 병동에서 마음 편히 쉴 수 있도록 한다(단기 목표). 구체적으로는 Parallel 장과 작업치료사와의 개인 작업치료를 각 1회, 작업은 본인이 지금 하고 있는 비즈 공예를 계속하면서, 흥미를 가지고 있는 것을 조금씩 해 보도록 한다.

작업치료의 대략적 목표와 계획이 그려지는 시점에서, S씨에게「병실에서 가만히 앉아 있어도 쉰 것 같지 않죠. 지금 하고 있는 작업을 계속해서 해 봅시다」,「조금 안심할 수 있는 시간을 보낼 수 있으면 좋겠네요. 신경 쓰이는 일이나 곤란한 일이 있다면 말씀해 주세요」라고 말하고 작업치료를 개시했다.

대상자의 성격 및 상태에 따라서도 달라지겠지만, S씨와 같이 아급성기의 상태일지라도, 원칙적으로는 치료 · 원조자의 생각을 전하고 양해를 얻어(informed consent), 작업치료를 개시하는 것이 중요하다. 많은 대상자들이 나중에 현실감을 되찾고 자신의 일을 뒤돌아 보며 이야기할 여유가 생기면, 치료 · 원조자가 말한 내용 및 대응에 대해,「그때……..라고 말씀해 주셔서 마음이 편해졌었습니다」와 같이 병상기에서는 이야기하지 않았던 속마음을 마치 혼란했던 자신을 컨트롤할 수 없었지만 지그시 보고 있던 또 한 명의 자신이 이야기를 하듯 털어 놓는다. 내성적이라 확실히 자신의 의견을 말할 수 없는 사람이라 할지라도, 그 사람의 의향은 있는 것이다. 동의를 얻어 대상자가 납득하고 주체적으로 치료에 임하지 않는 한, 그 효과는 기대될 수 없다.

5-1-3 실시와 효과 검토

작업치료가 시작되면, 초기 계획은 당분간의 목표에 불과하며, 대상자의 상태는 좋게도 나쁘게도 매일 변화한다. 치료 · 원조자로서 무엇을 의도하고 장을 제공하거나 치료했는가, 그리고 그에 대해 대상자는 어떻게 반응했는가, 대상자에게 일어난 변화는 작업치료에 의한 것인가, 무언가 다른 요인은 없는가, 상황에 따른 임기응변적 대응이 필요하다. 이러한 유연한 대응은 개인 담당제 아래 작업치료 계획이 입안되어, 매일의 기록이 이루어져 효과판정이 이루어짐으로써 가능해진다. 효과 검토(outcomes evaluation)는 임상활동의 성과(outcome)를 객관적인 생활기능의 개선, 대상자의 생활의 질 변화 등으로 평가하는 것으로, 대상자에 대한 작업치료 서비스의 적절/부적절을 판단하는 데 없어서는 안 되는 것이다. 의료의 질도 구조와 과정의 평가에서 성과(outcome)평가로 변화되고 있다.

S씨는 똑같은 비즈 공예를 계속해 왔는데 2~3주 지나자, 차츰 여유를 되찾고 현실감도 회복한 듯 조금씩 손을 멈추고 주위 사람들이 하고 있는 작업을 보는 여유가 생겨났다. 개별 작업치료 시간에는「다음 외박 상태를 보고 퇴원일이 결정됩니다. 신세를 진 간호사 선생님들께 무언가 감사의 뜻을 전하고 싶어요」라며, 칠보세공*E2으로 열쇠고리를 만들고 싶으니 가르쳐 달라고 말하게 되었다.

이렇게 작업치료의 장 또는 개입이 대상자가 안심할 수 있는 장 및 의미를 가지는 장이 될 경우, 현실적으로 목적 있는 작업을 희망하거나, 친구를 불러 참여하는 모습을 보이게 된다. 작업치료의 장은 구체적인 작업을 매개로 하여 치료를 하기 때문에, 대상자의 이해력, 집중력, 운동기능, 문제해결 패턴, 자기평가 등에 대한 관찰이 용이하다.

또한 회복상태의 그 어떠한 시기에도 재연 · 재발의 위험성은 존재한다. 만성화, 장기화의 위험성도 있다. 작업을 계속하는 것이 좋을지 어떠할지도 변화를 예측해 가며 경과를 보고 판단하는 것이 필요하다.

5-1-4 방침의 수정

S씨는 현실감을 되찾아 조금씩 여유가 생기고, 외박을 통해 확인도 되었기에 입원한 지 2개월, 작업치료에 참여한 지 1개월 반만에 퇴원하게 되었다. 퇴원 전, 같은 병실의 Y씨를 데려와「이 사람 같은 방을 쓰게 되었는데, 예전의 나처럼 똑같이 방에서 가만히 앉아 있는 것이 무섭대요. 무언가 하게 해 주세요」라고 말하며, S씨 자신은 신세를 진 간호사 선생님들에게 감사의 뜻으로 칠보세공*E2 제작에 몰두하고 있었다.

S씨와 같이 자연스러운 회복 과정 흐름을 타는 경우도 있지만, 일정 기간 참여하면 초기 평가에 기초하여 실시된 작업치료 경과를 뒤돌아 보고, 작업치료의 효과, 목표 및 방법의 유효성 또는 타당성, 변경의 필요성을 검토하는 것이 필요하다. 이것이 재평가인데, 매일 치료에 쫓기다 보면, 그대로 경과해 버리기 쉽기 때문에 맨 처음의 재평가는 초기 평가 후 적어도 1개월 정도로 실시하는 것이 바람직하다. 만성상태의 경우는 참여가 장기로 되어 변화가 거의 보이지 않는 경우도 있지만, 그러한 케이스라 할지라도 원조의 타당성 확인을 위해 재평가를 3개월에 1회 정도는 실시하도록 한다.

재평가의 내용은 초기 평가와 달리, 대상자 자신이 작업치료에서 실시한 활동에 기초한 것이다. 따라서 평가 내용을 대상자에게 전하여, 대상자와 함께 목표의 재검토를 실시한다. 초보자에게 있어서는 평가 내용을 전달하는 일이 힘들게 느껴질 수 있지만, 평가 결과를 어떻게 적절하게 전달하는가, 공통의 이해가 얻어질 수 있는가가 작업치료의 효과에 크게 영향을 미치게 된다. 전달 방식 또한 중요한 원조 기술이며, 이후의 치료 · 원조관계를 좌우한다.

목표 및 계획 등 방침을 변경할 경우에는 그 이유와 내용을 기록으로 남겨, 주치의 및 관계 부서로 연락하고, 필요에 따라 처방을 갱신한다.

5-1-5 종료 · 중지 · 중단

그리고 목적으로 한 효과가 얻어졌을 경우, 혹은 어떠한 이유로 작업치료를 계속하기 곤란해져 중지 또는 중단을 하지 않으면 안 되게 되었을 경우, 작업치료를 마치게 된다. 그러할 때, 지금까지의 작업치료 경과와 현재의 상태를 요약 정리하여 필요에 따라 주치의 및 관련 부서에 보고한다. 때로는 다른 시설로의 소개장을 적을 수도 있다. 정신장애의 경우, 의료기관의 변경 및 입원에서 외래로, 의료기관에서 사회복귀시설로 이행하는 경우도 있다. 이처럼 작업치료부문으로서 최종 평가는 다음 기관으로 대상자를 소개하거나 새로운 기관에서 적절한 원조를 받을 수 있도록 상대편에게 정보제공을 하는 데 이용된다. 상대편에게 정보를 전하는 정보제공은 대상자의 지원에 협력을 받기 위한 것이며, 그 내용은 본인의 동의를 얻어야만 한다.

또한 작업치료를 중지 · 중단한 경우의 재개 및 작업치료 재처방의 경우에도 이 최종 평가가 이루어져 있으면 도움이 된다. 작업치료뿐만이 아니타 정신장애에 대한 치료 · 원조는 2번째, 3번째 만남으로 인해 처음으로 관계가 형성되는 일도 많다는 사실을 생각해 보면, 자연히 최종 평가도 손을 뗄 수 없게 된다.

5-1-6 에프터 서비스(follow-up services)

정신장애자의 경우, 환경, 특히 인적 환경의 영향을 받기 쉽기에, 입원 중이라면 퇴원 후 무리를 하고 있지는 않은지, 생활이 안정되어 있는지와 같은 확인이 필요하다. 확인이라고 하더라도 본인의 동의가 필요하기에 될 수 있다면 종료 시에 퇴원 후 조금 지나 피로가 나타날 수도 있다는 것, 너무 열심히 하지 말고 자신의 상태를 볼 것, 혹시 곤란한 일이 있다면 연락해도 괜찮다는 것 등을 전하고, 1개월 정도 후에 연락을 하겠다는 약속과 동의를 얻어 두면 좋다. 이러한 follow-up 절차의 유무가 종료 후의 경고에 크게 영향을 미친다.

S씨의 경우, 무리를 하고 있지는 않은지 걱정이 되기에 2주에 1번 외래 진찰을 받을 때, 만약 시간이 있다면 얼굴을 보여 달라고 이야기를 해 두었더니, 2회째 진찰을 받으러

왔을 때, 「다시 이전에 일하던 서점에서 2주 전부터 파트타임으로 일하고 있습니다. 점장님과 다른 점원들 모두 친절해서요, 잘 지내고 있습니다」라고 보고를 하러 왔다.

5-2 평가–알아가는 작업

알고자 한다.
이 사람에 대해서
나는 알고자 하고 있다.

왜냐고
…………………….?

그것은
내가 이 사람에게
해도 괜찮은 일을
알기 위해서
안 해도 되는 일을
알기 위해서
하지 않으면 안 되는 일을
알기 위해서

내가
알게 됨으로써 시작되는
관계

[작업치료의 시 · 다시 한 번(山根, 2008a)으로부터]

대상과 목적에 따라 평가의 내용 및 방법은 달라진다. 작업치료는 「질병이나 그에 동반되는 기능장애, 활동의 제한, 참여의 제약이 있는 사람과 그 생활환경」을 대상으로 하여 질병으로서 치료를 받고 생활자로서의 권리가 보장된 생활의 장을 획득할 수 있도록 구체적인 작업을 수단으로 하여 자율과 적응을 원조한다.

「5–1 순서–기본 흐름」에서 도입 평가, 초기 평가, 재평가, 최종 평가와 같은 작업치료 과정에 따른 평가의 개략에 대해 서술했으나, 여기서는 정신장애에 대한 작업치료 평가의 구체적인 내용과 방법에 대해 서술하겠다.

질환 및 기능장애를 주요 대상으로 하고 치유를 목적으로 하는 치료의학의 평가에는 질환 및 장애의 「보편적, 논리적, 객관적」인 판정이 요구된다. 그에 반해 「심신의 기능장애 및 그 결과로서의 활동의 제한 또는 참여의 제약이 있는 개인」을 대상으로 하고, 생활의 재건을 위한 원조를 실시하는 작업치료의 평가는, 본인의 의사 · 납득이라는 「개별성, 다의성, 주관성」을 중시한다. 때문에, 대상자가 무엇에 힘들어하며 무엇을 원하고 있는지를 이해하는 것이 필요하다. 작업치료를 실시함에 있어 장애 및 장애가 있는 사람 자신과 그 능력, 살고 있는 환경을 이해하는 것이 작업치료의 평가이다.

따라서 정신장애에 대한 작업치료의 평가는 「원조를 위한 이해」를 목적으로 실시되는 「질적 평가」가 주가 된다. 대상자 자신에 관한 일이라면 대상자의 활동 및 참여에 어떠한 제한 및 제약이 있으며 어떠한 원조 및 지도가 있으면 좋을지를 평가한다. 대상자를 둘러 싼 환경(가족, 지역사회, 사회자원, 제도 등)에 관한 일이라면 현재 또는 앞으로 생활하는 장의 환경과 대상자 자신이 이용 가능한 사회자원, 필요한 환경조정을 평가한다.

한편, 다른 장애와 마찬가지로 원조의 기준을 정하거나 원조의 내용을 정하기 위해 장애의 정도를 나타내는 상대적 척도 평가가 필요한 경우도 있다. 「질적 평가」에 대한 「양적 평가」다. 이러한 경우는 질적 평가가 적절히 실시되고 있다면 각각의 항목을 원조의 필요 정도로 대체하여 적용해 보면 본래 질이었던 것을 양으로 나타낼 수가 있다. 행동평가 등에는 그러한 평가표도 있다.

5-2-1 평가 항목

작업치료의 목적은 장애를 가진 사람의 생활을 재건하는 데 있으므로, 심신의 기본적 기능 및 생활활동의 제한, 사회참여의 제약상태와 대상자 자신의 능력, 생활환경 등에 대해 평가한다. 대상자가 주체라는 입장에서 평가의 주요 항목을 생각해 보면 「지금까지의 생활」 「지금의 생활」 「앞으로의 생활」 「환경인자」 「개인인자」 「자기 이해와 수용」으로 크게 나눌 수 있다(표 5−1−1).

1 지금까지의 생활

「4−2 대상자−주체로서」에서 서술했듯, 대상자가 지금까지 어떤 생활을 해 왔는가 하는 것은 대상자의 현재 심정을 이해하고 앞으로의 원조 형태를 생각하는데 중요한 ICF의 개인인자에 해당하는 항목이다.

질환 및 기능장애에 대한 치료의학으로서의 대처는 늘같다 할지라도 활동 및 참여라는 생활에 초점을 맞춘 작업치료의 목표 및 내용은, 한 사람 한 사람의 「지금까지의 생활」상태에 따라 달라진다.

작업치료 평가의 내용은 탄생 시의 상태 및 그 후의 생육(낳아서 기름), 생활(생육력), 생활력, 가족구성 및 관계, 중대한 질환의 유무, 가족력, 교육 및 취업 경험(교육력), 직력(일한 경험), 몇 살 때, 어떠한 상태로 발병했는지(현병력), 그 후의 치료의 경과(치료력) 등에 더하여 가정 내에서의 역할, 결혼 및 근친자와의 거리 등 생활상의 중요한 사건(life event) 등이다.

이러한 정보는 작업치료사가 대상자 및 가족과의 면접 등으로 획득하는 것도 있지만, 의료시설에서는 이미 타부문, 타직종에서 이러한 정보가 획득된 경우가 많으므로 그러한 정보를 적절히 정리한다(「5-2-3 정보와 수집」 참조).

2 지금의 생활

이것도 「4-2 대상자-주체로서」에서 서술했듯, 환경과의 상호성을 생각한 현 시점에서의 생활상태 전체를 아는 것으로, ICF의 생활기능의 3요소에 해당하는 항목이다.

내용은, ① 대상자의 현재 정신기능 및 신체의 기능 · 구조의 상태, 생활에 지장을 미치는 기능 · 구조상의 문제의 유무(심신의 기능 · 구조), 그리고 ② 일상생활의 활동 및 참여에 관련된 기본적인 기능(신변처리기능, 생활관리기능, 가사기능, 커뮤니케이션 기능, 대인기능, 작업수행기능 등)과 그 상태, 사회자원의 이용 및 지역생활, 직업생활의 상태, 만약 이러한 것들에 제한 · 제약이 있다면 그 내용과 필요한 원조 등이다.

정신기능에 관해서는 관찰된 결과에 가까운 예를 표(부표 3 「정신기능 check list」)에서 고르고, 적절한 예가 없는 경우는, 예를 참고로 하여 보다 적절한 표현으로 보충하고 전체로서 특성을 파악하면 좋다. 부표 3은 정신기능을 파악하기 위한 키워드 리스트다. 표에 예시된 키워드는 ICF의 정신기능과 관련된 것으로 정신과 영역에서 볼 수 있는 정신기능장애(정신증상)와 관련된 정신의학용어가 열거되어 있다. 따라서, 관찰결과에 가까운 키워드를 선택하되(복수 가능), 적절한 키워드가 없을 경우는 보충하고, 마지막엔 일상적 언어로 문장을 만들어 정신기능의 특성을 요약 정리한다.

3 앞으로의 생활

「앞으로의 생활」은 ICF의 참여에 있어서 개인의 의욕과 환경인자, 특히 인적 환경과의 상호성에 의해 결정되는 항목이다.

내용은 지금까지의 생활과 지금의 생활 상황에 입각하여, ① 대상자가 지금의 심신의 상태에 대한 필요 · 요구(needs) 및 앞으로, 어디서, 누구와, 어떠한 생활을 보내고 싶다고 생각하고 있는지, 그리고 ② 함께 생활하는 혹은 생활상의 중심인물이 되는 가족 및 관련 있는 사람이 대상자에게 무엇을 기대하고 있는지, 아울러 ③ 질병 및 장애의 예후가 어떠한 것인지(예후 예측) 등이다.

대상자의 필요 · 요구(needs) 및 가족의 기대 등의 정보는 대상자 및 가족 등으로부터 직접 획득하는 편이 좋다. 가족구성 및 가족력 등에 대해서는 보통 공통 차트에 요약 정리되어 있다.

4 환경 · 제도 · 서비스

「환경 · 제도 · 서비스」는 ICF의 환경인자에 해당하는 것으로, 대상자의 생활에 영향을 미치는 환경 전반에 관한 내용인데, 특히 가족 및 친구, 그 외의 사회지원 등 인적 환경 및 주택 혹은 교통기관, 활동장소 등의 물리적 환경, 경제적 환경, 이용 가능한 제도 및 서비스 등이 중요하다.

생활보호를 받으며 혼자 살 수밖에 없는 사람의 경우, 장 보기 및 요리를 할 수 없다면 퇴원을 할 때 문제가 되지만, 홈헬퍼*D1의 원조가 있거나 돌아갈 집이 있으며, 식사를 만들어 주는 가족이 있는 사람의 경우는 특별히 문제가 되지 않는다. 혼자 사는 데 자신이 없어도 그룹홈*B10과 같이 함께 생활하는 동료가 있거나 어느 정도 간호를 해 주는 사람이 있다면 퇴원이든 생활이든 가능하다. 사람의 시선 및 폐소공포증으로 인해 혼잡한 시간대의 지하철을 타지 못해 직장을 다닐 수 없는 사람이라 할지라도, 직장이 걸어서 다닐 수 있는 거리에 있거나 자전거 통근이 가능하다면 직장을 다닐 수 있다.

어떠한 환경에서 살 것인가, 살고자 하고 있는가, 사물 및 사람, 제도 등도 포함하여, 그 개인의 일상생활환경, 살고 있는 지역사회의 생활환경, 이용할 수 있는 사회자원의 내용에 따라 생활하기 쉬운 정도 및 어려운 정도, 원조의 상태는 달라진다.

이러한 정보는 보통 사회복지활동 전문가(caseworker)가 파악하고 있다.

5 개인의 특성

「개인의 특성」은 ICF의 개인인자 중 「지금까지의 생활」 이외의 기본적인 작업수행능력, 직업기술 등 특수기능, 취미, 특기 등 개인의 특성을 말한다.

6 자기이해와 수용

「자기이해와 수용」은 자신의 능력에 대한 자기평가(자기능력의 현실검토)와 그에 대한 감정, 자신의 가치관 및 생각 방식, 장점 및 단점, 성격 등을 어떻게 인지하고, 또 그에 대한 감정, 자신의 질병 및 장애에 대한 인식과 그에 대한 감정 등, 대상자가 자신의 상태를 어떻게 파악하고, 어떻게 생각하고 있는가를 말한다.

5-2-2 평가 수단

정신장애에만 한정되지는 않지만, 작업치료와 관련된 일반적인 평가 수단은 크게 정보수집, 면접, 관찰, 검사, 조사로 나눌 수 있다. 정신장애 영역에서는 표 5-2-1에서 나타나듯, 장애를 가진 사람과 그 생활을 포괄적으로 판단하기 위해 관련된 여러 가지 평가 수단을 병용해서 사용한다. 표 안의 *표시는 작업치료에서 자주 사용하는 평가 수단이다.

5-2-3 정보와 수집

타부문, 타직종으로부터의 정보수집은 타부문의 스터프로부터 직접 듣는 경우와, 차트 등의 기록으로부터 읽어 알아내는 방법이 있다. 어느 쪽이든, 자신이 직접 대상자로부터 얻은

표 5-2-1 ● 작업치료에 관련된 평가 방법

- 정보 *
  - 직접입수
    - 주치의, 간호사로부터
    - 임상심리사, 정신보건복지사, 그 외로부터
  - 간접입수
    - 처방전, 차트, 심리테스트로부터
    - 그 외의 기록으로부터
- 면접 *
  - 일반면접
    - 대상자로부터 청취
    - 관계자로부터 청취
  - 작업면접 – 대상자로부터 (작업관찰에 기초한 면접)
- 관찰 *
  - 자연관찰
    - 생활장면(개인행동, 집단내 행동)
    - 작업활동 등 특정행위 · 활동
  - 실험관찰 – 투영적 작업, 구성적 작업
- 검사
  - 지능검사
    - Tanaka-Binet intelligence scale
    - WAIS-R 성인지능검사 *, WISC-R 지능검사
    - 하세가와(長谷川)식 치매검사, MMSE
  - 정신기능
    - GAF * (전반적 기능평가 척도) 18세 미만에게는 C-GAS 척도
    - BPRS * (단순 정신과적 평가 척도)
    - BACS-J * (정신분열증 인지기능 간이평가 척도 일본판)
    - BDI * (Beck 우울검사)
    - HRSD (Hamilton 우울평가 척도)
    - MAS (현재성 불안검사) *
    - PANSS (양성 · 음성증상 평가 척도) 외
  - 생활기능
    - LASMI * (정신장애자 사회생활 평가 척도)
    - REHAB (정신과 재활치료 행동평가 척도)
    - SAS (사회적응 척도)
    - COPM (캐나다 작업수행측정) *
    - JAOT판 assessment *
  - 인격검사
    - 설문지법
      - MMPI (미네소타 다면적 인성검사)
      - MPI (Maudsley 성격검사)
      - Y-G 테스트, 외
    - 작업검사법 – Uchida-Kraepelin psychodiagnostic test *, 외
    - 투영법
      - SCT (문장완성법), TAT
      - P-F study (picture-frustration study)
      - Rorschach test, draw-a-person test *
      - House-Tree-Persong Test (H-T-P) *
      - Drawing a family (D-A-F) *, 외
  - 인지, 행위, 구성검사 *
  - 직업적성검사 *
  - 신체기능검사 *
- 조사 *
  - 직업검사
  - 생활환경검사
  - ADL검사
  - 흥미검사
  - 그 외(발달평가)

(* 는 작업치료에서 이용하기 쉬운 것)

일차 데이터 이외에는 이차 데이터로, 누가, 언제, 누구도부터, 어떻게 얻은 정보인지, 정보원을 명확히 해 둘 필요가 있다.

이차 데이터는 자신이 그것을 알아낸 시점에, 마치 소문이 사실로 전달되듯 객관적인 사실이라 생각하고 마는 위험성이 있다. 정보는 말한 사람, 들은 사람, 관찰한 사람, 각자의 주관을 포함하고 있다는 인식을 확실히 가지는 것이 필요하다

물론 대상자에 관한 정보가 거의 없어서, 담당 작업치료사가 직접 면접하거나 관찰할 수밖에 없을 때도 있다. 작업치료사가 직접 면접을 할 경우의 방법 및 유의점에 대해서는 면접 항목인 「5-2-4 면접의 방법」에서 서술하겠다. 치료 및 원조와 관련 있는 일반적 정보는 표 5-2-2에서 나타내겠다.

1 사회적 배경

사회적 배경과 같은 정보는 발병의 원인 및 관련 배경, 경제적인 것을 포함하여 앞으로의 생활에서 가족의 원조가 어떠한 형태로 얻어질 수 있을까, 등을 알기 위해 필요한 정보다. 대상자에게 있어 이러한 정보는 불명확한 것도 많으며 청취가 곤란한 경우도 있다. 프라이버시에 관련된 것이 대부분이며, 작업치료로서 작용해 나가는데 꼭 필요한 것만 알면 된다.

의료시설이라면 입원(또는 진찰) 시, 주치의나 정신보건사회복지사, 경우에 따라서는 간호사가 청취하여 차트 등에 이미 기재되어 있을 것인데, 없다면 주치의, 간호사, 정신보건사회복지사 등에게 확인한다. 의료기관이 아닐 경우에는 진찰받고 있는 또는 진찰받았던 의료기관으로부터 입수하게 되는데, 개인정보로 취급이 되기 때문에 충분한 배려가 필요하다. 정보의 입수 및 타기관으로의 제공은 본인에게 정보의 내용과 입수 혹은 제공 이유를 설명하고 본인의 동의를 얻는 것이 전제가 된다.

2 현병력, 치료력, 병력(medical history)

현병력은 현재 치료의 대상이 된 주질환이 언제, 어떠한 상황에서 시작되었는가, 초발 시기, 발병에 이르는 경과, 발병 전후의 모습 등을 말한다. 이러한 사항도 주치의나 정신보건사회복지사가 청취한 정보가 보통은 차트에 기재되어 있다. 발병 후의 경과가 긴 경우는 그 후의 치료 경과(치료력)도 포함하여 파악해 두면 좋다.

발병 상황은 대상자 특유의 약점(weak point)을 나타내고 있는 것이기에, 발병에 이르게 된 경과 및 발병 시의 상황을 알게 되면 재연 · 재발을 예방하기 위한 중요한 기준이 된다. 치료력으로부터는 예후 예측 및 재연 · 재발하기 쉬운 상황의 예측이 가능하다.

병력(medical history)은 지금까지 걸려 본 적이 있는 질병으로 입원 및 수술 등이 필요했던 질병의 기록을 말한다.

3 주소(chief complaint), 현재증

주소(chief complaint)는 현재의 질병에 관해 본인이 직접 어려움을 겪고 있는 일이나 이

표 5-2-2 ● 보통 타부문으로부터 얻을 수 있는 정보

사회적 배경	
성명, 생년월일, 성별	
진단명	현재, 치료 및 원조의 대상이 되어 있는 질환 또는 장애명
가족구성, 관계	동거, 별거, 가족의 특성, 본인과 가족의 관계 등
가족력	환자와 혈연관계에 있는 사람들의 질병
생육력, 생활력	탄생 · 유아기의 생육상의 특징, 부모와 자식 및 동포와의 관계, 학창시절의 교우 및 공부 · 놀이, 가정내 또는 사회에서의 역할 등
교육력	학교의 종류, 입학, 졸업, 휴학, 퇴학 등
직력	아르바이트를 포함한 직업 경력, 기간, 직업기능
경제상황	생활비 및 치료비 등 경제적 배경
현병력, 치료력, 병력	
현병력	현재의 주요 질환 발병 시기, 발병 전후의 모습, 진찰을 받기까지의 경과, 초진의 진단, 발병에 따른 생활 및 교우관계의 변화 등
치료력	입 · 퇴원 횟수와 기간, 입 · 퇴원 시의 모습, 입원 후의 경과, 치료에 대한 수용태도 등
병력	과거에 걸렸던 질환
주소(chief complaint), 현재증	
주소(主訴)	본인이 질병에 관련되어 주로 호소하고 있는 것
현재증	현재의 질병의 상태, 합병증 등
일상생활의 상태	
신변처리	자율의 정도와 원조 내용
생활관리	자율의 정도와 원조 내용
대인관계	대상에 따른 관계, 관심을 가지는 방법의 차이, 항상성 등
그 외	여가이용, 생활리듬, 생활습관, 하루를 보내는 방법 등
작업치료 이외의 치료 내용	
주치의의 방침	치료목표를 포함한다.
약물치료	종류, 양, 목적, 변경의 경과, 부작용의 유무와 정도 등
간호방침	간호 내용을 포함한다.
그 외의 치료, 원조	정신(심리)치료, 합병증에 대한 치료, 그 외

렇게 되고 싶다고 호소하고 있는 일을 말한다. 주소의 배경에는 그러한 호소의 원인인 치료상의 필요 · 요구(needs)가 있다. Needs가 필요라는 의미를 가지고 있는데 반해, demand로서의 주소의 대부분은 대상자의 요구이며, 의식적, 무의식적으로 표현이 다른 경우가 많다.

「병에 걸린 것도 아닌데 입원을 시켰다. 조금 피곤했던 것뿐이기 때문에 컨디션이 돌아와 좋아지면 바로 퇴원하겠다」라고 약을 먹지 않는 사람이 있다. 병에 대한 인식이 없다던가 약을 거부하는 경향이 있다고 보여지는 경우도 있지만, 자신의 질병을 인정하고 있지 않은, 입원하고 있는 사실을 납득할 수 없다는 마음이 그러한 표현이 되어 나타나는 경우가 많다. 주소(chief complaint)에 대해서는 그 사실을 명확히 하기보다는 그러한 호소를 받아들여 대처해 나가면서 그 배후에 있는 진짜 원인을 아는 것이 치료 및 원조에 있어 중요하다. 작업치료에서는「지금까지 어떻게 생활해 왔고 지금 무엇에 대해 어려움을 겪고 있으며 어떻게 하고 싶은가」라는 본인도 충분히 자각하고 있지 않은 필요 · 요구(needs)가 작업을 함께 하는 과정에서 분명해지게 된다.

현재증은 질병이 현재 어떠한 상황이며, 어떠한 증상 및 합병증이 있는지, 그것이 생활활동에 어느 정도 영향을 미치고 있는지를 말한다. 이것도 보통 주치의에 의해 청취되어 차트에 기재되어 있다.

4 일상생활의 상태

일상생활의 상태는 입원 환자라면 병동생활에서 관찰된 것, 외래라면 주치의나 정신보건사회복지사에 의해 청취된 것이 차트에 기재되어 있다. 일상생활에 관한 정보는 작업치료의 원조에서 중요한 항목이기에 실제로는 작업치료가 개시되면서 타부문으로부터 얻어진 정보의 확인을 포함하여, 더욱 구체적으로 알아보는 경우가 많다. 자기 주변의 일을 어느 정도로 스스로 할 수 있는가, 또 어떠한 원조가 필요한가, 기능의 저하가 있다면 그것은 정신증상 탓인가, 미경험 · 학습 불충분의 탓인가 등의 판단이 필요하다.

5 작업치료 이외의 치료 내용

작업치료 이외의 타부문의 치료 · 원조 내용 및 방침은 치료 · 원조 팀의 일원으로서의 작업치료사의 역할을 판단하기 위해 필요한 정보다. 타직종의 방침과 작업치료사의 방침이 다를 경우는 회의 등으로 확인과 조정이 필요하다.

약물치료에 관해서는, 일반적인 사용과 비교해 보고 종류 및 양이 많은지 적은지, 주요 사용 목적, 약물처방의 변화, 부작용을 방지하는 약의 양 등을 알고 있어야 한다. 약물의 종류 및 양, 처방의 변화로 대상자의 증상이 어떠한 상태인지 추측 가능하다. 양이 많다면 증상이 강하다는 것을, 종류가 많다면 증상이 복잡하다는 것을, 빈번한 처방의 변경이 있다면 증상이 불안정하다는 것 등을 살필 수 있다. 또 부작용을 방지하는 약이 많을 경우에는 그 정도로 부작용이 강하다는 것을 나타내는 것이며, 작업치료 장면에서 관찰되는 행동도 부작용의 영향이라 생각할 필요가 있다. 의욕이 없고 활동 중 침착하질 못하며 자주 물을 마시는 등과 같은 상태도 부작용에 의한 경우가 있다.

5-2-4 면접의 방법

면접(interview)은 대상자 자신 또는 가족, 관계자로부터 직접 이야기를 듣는 기회로, 정신과 작업치료에서는 관찰과 함께 평가의 중요한 수단이 된다. 면접에는 목적에 따라 몇 개의 종류가 있으며, 구조도 다르다. 각각 무엇을 주요 목적으로 실시되는가에 따른 차이는 있으나, 모든 면접은 치료 · 원조관계의 수립, 정보의 입수 · 관찰 등 평가의 수단, 원조 및 상담을 포함한 치료적 개입과 같은 3가지 측면을 항상 가지고 있다. 여기서는 주로 평가를 목적으로 한 일반적인 면접에 대해 서술하겠다. 작업을 매개로 한 작업치료 특유의 「작업면접」(冨岡, 1989a ; 1090b ; 山根, 1989)의 구체적인 방법에 관해서는 「5-2-5 작업을 사용한 면접-작업면접」에서 서술하도록 하겠다.

1 면접의 구조와 장점

면접은 주로 언어를 매개로 실시되지만, 표정, 태도, 행위 등에서 나타나는 비언어적인 부분이 중요한 정보가 된다. 특히 작업을 매개로 하는 작업치료에서는 면접 시 언동에서 보이는 비언어 정보와 작업을 통해서 관찰된 행위 및 작품에서 나타나는 비언어 정보가 중요하다. 작업치료에서의 면접의 구조는 그림 5-2-1과 같이 나타낼 수 있다. 작업치료에서의 면접은 대상자의 구체적인 작업체험과 결과에 기초하여 이야기를 할 수 있기 때문에, 일반적으로 면접이 곤란한 정상성이 낮은 대상자 및 긴장도가 높은 자에게도 적용할 수 있으며, 작업과제의 설정에 의해 구체적인 특성평가가 가능하다는 장점이 있다(표 5-2-3).

2 면접의 물리적 요소

면접에서는 대상자와의 위치관계 등 물리적 요소(표 5-2-4)도 영향을 미친다. 위치에 관

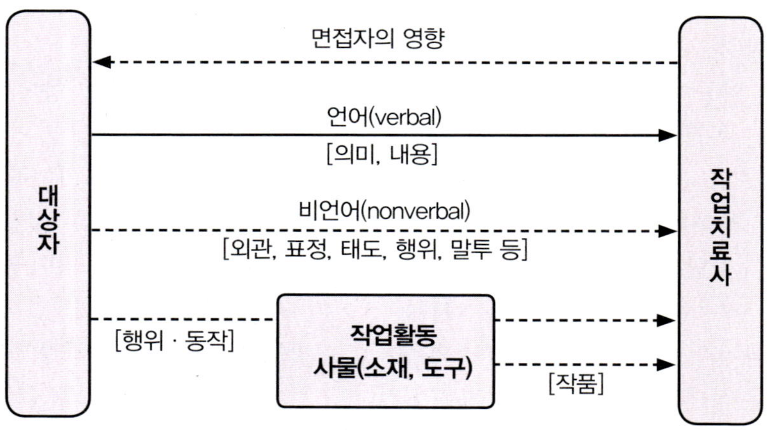

그림 5-2-1 ● 작업면접의 구조

표 5-2-3 ● 작업을 매개로 하는 면접의 특징

① 대상자의 구체적인 체험과 결과에 기초하여 이야기를 할 수 있다.
② 언어를 주로 쓰는 일반적인 면접이 곤란한 정상성이 낮은 대상자 및 긴장도가 높은 자에게도 적용 가능하다.
③ 대상 및 목적에 따라 작업과제를 설정함으로써 구체적인 특성 평가가 가능하다.

표 5-2-4 ● 면접에 영향을 미치는 물리적 구조

대면의 각도	옆으로 나란히……마주 바라보기
시선의 높이	낮다.………………높다.
서로의 거리	가깝다.……………멀다.
작업활동의 유무	있다.………………없다.
면접 장소	장소가 가진 의미 등
방의 크기	작다 크다
창문, 입구	위치, 크기
책상	위치, 크기
그림 및 꽃 등	유무, 위치

해서는 그림 5-2-2의 도식을 보면서 실제로 자신이 면접을 하는 자, 받는 자의 위치에 각자 몸을 옮겨 보고 확인하는 것이 좋다. 서로의 위치관계는 ①과 같이 마주 바라보는 대면에서 ③과 같이 산책 및 벤치에 앉아 이야기할 때와 같은 옆으로 나란한 상태, 여기에 앉은 자세, 일어선 자세 등에 의한 시선의 상하가 더해진다. ①과 같이 마주 바라보는 상태가 시선을 맞추기 쉬우며, 제대로 된 이야기를 나누기 쉽다. 보통은 ②와 같이 90°에서 약간 사선 정도의 각도가 자연스러운 느낌으로 이야기를 나눌 수 있다. 옆으로 나란한 상태는 가까워짐에 따라 약간 스스럼없는 느낌의 이야기가 되기 쉽다.

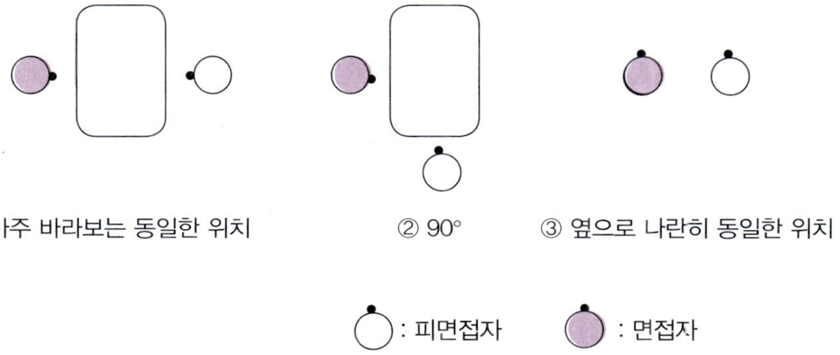

그림 5-2-2 ● 면접자와 피면접자의 위치관계

시선의 높이는 대상자와의 상하관계를 상징하기 때문에, 보통은 시선의 높이가 같도록 한다. 또한 서로의 물리적 거리는 심리적 거리에도 관련하며, 서로의 얼굴과 손이 자연스럽게 보일 정도로, 또 약간 얼굴을 움직이면 거의 전신이 쉽게 보일 정도의 거리가 적절하다. 작업을 하면서 실시하는 면접은 작업에 의해 적절한 물리적 거리가 자연스럽게 정해진다는 장점이 있다.

면접 기법의 상세한 설명은 다른 기법서(木戸, 1976 ; 土居, 1992 ; 神田橋, 1984 ; 1990 ; 奥川, 1997)로 넘기겠으나, 면접의 장소, 방의 크기, 창문 및 입구의 위치 및 크기, 책상, 벽의 그림과 같은 비품까지 적잖은 영향을 미친다. 아직 충분히 관계가 형성되지 않은 상태 또는 정신적으로 불안정한 사람을 대상으로 면접을 실시할 경우는, 이러한 면접의 물리적인 구조가 크게 영향을 미친다. 나 자신은 어렵고 딱딱한 면접이 아닌 한, 작업을 하면서 면접을 하는 경우가 많다. 면접자가 어떤 작업을 하고 있는 편이 피면접자의 긴장을 경감시키기 때문에, 도예를 하고 있을 때 등의 경우에는 자신의 작업을 계속하면서 피면접자에게도 점토를 한 덩어리 건네며 면접을 하는 경우도 있다.

3 면접의 형태

면접의 형태는 크게 공식적인 구성적 면접(structured interview)과 비공식적인 비구성적 면접(non-structured interview)으로 나뉜다. 공식적인 구성적 면접은 목적 및 장소, 일시 등이 설정되어 대상자의 양해를 얻고 실시하는 것을 말한다. 작업치료로의 도입과 사전의 정보수집을 목적으로 한 사정청취(intake) 면접, 평가면접, 치료 · 원조에 필요한 정보를 얻기 위한 정보수집 면접, 치료적인 카운셀링 등이 공식적인 것에 해당하며, 면접이라고 불리는 것은 일반적으로 공식적인 것을 가리키는 것이다. 공식적인 면접의 경우, 서로의 위치관계는 그림 5-2-2에서 보자면 ①, ②와 같이 된다.

반면, 비공식적인 비구성적 면접은 함께 작업을 하고 있는 상황 및 그때 나누는 언어, 대수롭지 않은 잡담 등, 형식이 정해지지 않은 것을 가리킨다. 비공식적인 면접은 의도했던 정보수집 및 목적 있는 평가면접에는 적당하지 않지만, 공식적인 면접에서는 얻을 수 없는 정보를 얻게 되는 경우가 많은 것이 특징이다.

분명한 틀이 있는 공식적인 면접의 경우에, 안심감 및 신뢰감을 느끼는 사람도 있으나, 긴장해서 초조하고 불안한 사람도 있다. 어느 쪽이 더 좋다는 것이 아니라, 대상자의 필요 · 요구(needs) 및 긴장도, 치료 · 원조자측의 목적 등에 따라 가려 쓰는 것이 좋다. 어느 쪽이든 대상자를 이해한다는 기본에 서서 유연하게 실시하면 좋다.

4 면접의 종류

면접의 종류에는 작업치료를 개시할 때 실시하는 사정청취(intake) 면접(内村, 1981 ; 山下 등, 1989), 정보수집 면접(intake에도 포함된다), 평가를 위한 면접, 치료 및 원조 · 상담으로서의 면접(佐野, 1981 ; 大丸, 1990 ; 横田, 1989) 등이 있다.

| 사정청취(intake) 면접

사정청취(intake) 면접은 이미 서술했듯 간단한 작업치료에 관한 오리엔테이션을 실시하며 행하는, 작업치료로의 도입을 위한 면접이다. 정확한 정보를 얻는 것도 중요하지만, 작업치료라는 새롭게 시작하는 장소에 대해, 어떻게 하면 불안을 적게 하고 부드럽게 도입할 것인가와 같은 것을 목적으로 실시한다.

따라서 입수 가능한 타부문으로부터의 기초 정보는 사전에 입수하여 발병 시의 상황 및 현재 병의 증상 등 직접 질환 및 장애에 관한 질문은 피하는 편이 무난하다. 참여하는 작업치료(또는 데이케어*C3, 그 외)에 대해 어느 정도 알고 있으며 어떠한 동기로 참여하고 싶은가 등에 대해 물어 두는 편이 좋다. 주치의가 권하여 참여하는 자도 있으며, 다른 참여자로부터 듣고 흥미를 가지고 참여하는 자도 있다. 맨 처음에 참여 동기에 대해 이야기를 들어 두면, 작업치료의 오리엔테이션 및 이후 작업의 추천 방법에 도움이 된다. 작업치료에 관한 오리엔테이션도 작업치료를 바르게 이해해 주길 바라는 것보다는, 작업치료에 참여하는 데 있어 상황을 잘 몰라 나타날 수 있는 불안의 제거를 중시한다.

면접 시의 이야기 방식 및 이야기의 내용, 표정, 자세 등으로부터 긴장 및 불안의 정도, 이해력 및 표현력 등 지적능력, 어느 정도의 병식(자신의 병에 대해 인식하는 것) 등도 대충 파악할 수 있다. 뒤에 설명하겠지만 비언어적인 커뮤니케이션에 관한 관찰이 중요해진다.

덧붙여, 작업치료사 자신이 대상자에 대해 품었던 인상을 적어 두면 좋다. 작업치료사 자신도 상대에 대한 자신의 주관적인 인상의 영향을 받는다. 작업치료사가 받는 인상은 대상자의 외관, 행동거지, 이야기하는 방식, 표정 등과 작업치료사의 받아들이는 방식이 합쳐진 주관적인 것이다. 사정청취(intake) 면접 등에서 작업치료사가 처음으로 대상자를 만났을 때, 맨 처음 받았던 인상은 그대로 기록해 두는 것이 좋다. 긍정적인 인상이든, 부정적인 인상이든, 역전이(counter transference)를 자각하기 위해 필요하다. 이러한 의식화가 행해진다면 상호의 관계를 객관적으로 보면서 진전시킬 수 있게 된다.

| 정보수집면접

직접 본인으로부터 이야기를 듣고, 그 사람에게 있어서의 현실을 알며, 그 사람을 이해하는 것을 목적으로 실시하는 면접이다. 기본적인 정보(표 5-2-2) 중, 사회적 배경, 현병력, 치료력, 주소(chief complaint), 기본적 일상생활에 관한 것은 일반적으로 작업치료에서 치료를 하는 시기에는 주치의 및 정신보건사회복지사, 간호사 등의 스태프가 이미 면접 및 조사를 끝낸 경우가 많다. 작업치료에서 정보수집을 목적으로 한 면접은 그러한 기본적인 정보의 부족한 부분 및 본인으로부터의 확인이 필요한 것, 그 외에 작업치료에 관한 청취가 목적이 된다.

작업을 하면서 자연스러운 대화 속에서 이야기되는 것도 많지만, 정보수집을 목적으로 하는 경우는, 목적을 명확히 전달하여 공식적인 형식을 취함으로써 안심 및 신뢰가 보장되도록 한다. 작업치료에 관련된 부분 및 직접 본인으로부터 들어 보는 것으로는,

- 작업치료(또는 데이케어*C3, 그 외)에 참여하여 어떠한 감상을 가지고 있는가
- 작업치료(또는 데이케어*C3, 그 외)에 희망하는 것
- 자기가 해 보고 싶은 것
- 지금 어려움을 겪고 있는 것(생활상의 장애)
- 취미 및 흥미가 있는 것

등, 대상자의 기분 및 필요 · 요구(needs)를 아는 것이 주가 된다. 그리고 퇴원 및 취업을 앞두고 있을 경우에는 눈앞의 목표가 명확하기 때문에 생활 및 일에 대한 불안, 불만, 희망, 예정 등 약간 구체적인 내용에 대해 물어본다.

5 면접의 유의점

면접에 관한 기법 및 유의점에 대해서는 임상적인 시점으로부터 서술되고 있는 것이 꽤 있다(Sullivan, 1954 ; 松井, 1978 ; 長谷川, 1980 ; 神田橋, 1984 ; 土居, 1992). 여기서는 작업치료에 관련된 부분에 대해 서술하겠다.

사전의 배려

면접을 실시할 경우, 비공식적인 것은 둘째치고, 공식적인 면접은 사전에

① 무엇을 목적으로 실시하는가를 명확히 한다.
② 이미 있는 기본적인 정보는 입수한다.
③ 면접장소 및 시간, 목적 등을 전한다.
④ 대상자에게 면접의 동의를 얻는다.

와 같은 배려를 하는 것이 좋다.

스태프의 사정 또는 형편에 따라 실시된다면 타의가 없다 할지라도 피면접자의 수동적인 자세를 강요하게 되며, 결과적으로는 대상자의 주체성을 빼앗아 버리게 된다. 누구든지 불명료한 채 실시되는 스트레스의 경우보다 목적 등을 전해 듣고 일어나는 스트레스의 경우가 더 대처하기 쉽다.

첫 회 면접에서의 유의점

첫 면접에서는 대상자 자신이 작업치료사에 대해 어떠한 이미지를 가지거나, 또 가지게 될 것인지 모른다. 그리고 대상자 자신도 지금부터 자신에 대한 치료가 어떠한 형태로 실시될 것인지에 대한 불안을 가지고 있다. 상대를 수용하고 지지하는 대응 속에서도 부주의한 전이를 일으키지 않도록 배려할 필요가 있다. 예를 들면,

① 최소한의 필요한 정보로 자신을 소개한다.
② 상대의 레벨에 맞추어 작업치료에 관한 오리엔테이션을 실시한다.

③ 대상자의 이야기를 듣는 자세(경청)를 무엇보다도 우선시한다.
④ 병의 증상 등에 대한 질문은 관계가 형성되기까지 삼가한다.
⑤ 다음 회의 약속(언제, 어디서 등)을 한다.

등이다.

서로의 관계가 충분히 형성되어 있지 않을 때, 작업치료사에 관한 과잉 정보는 상대에게 안심을 주기보다는 전이에 의해 만들어진 작업치료사의 이미지가 지도 및 원조의 관계를 방해하는 경우가 많다.

| 기본적인 유의점

작업치료뿐만 아니라 일반적인 면접에서 배려가 필요한 것으로는,

① 이야기한 내용에 관해서는 비밀을 엄수할 것을 전한다.
② 대상자의 기분을 수용하는 지지적 대응을 한다.
③ 면접자의 가치관에 의한 판단을 하지 않고, 대상자의 이야기의 이해를 목적으로 한다.
④ 판단원조를 요구하더라도 안이한 보장, 약속은 하지 않는다.
⑤ 작업치료사 자신의 감상 및 의견은 원칙적으로 될 수 있는 한 삼가한다.
⑥ 비판적인 뉘앙스를 가지는 의문형의 사용에는 주의한다.
⑦ 질문은 대상자의 이야기 내용에 관한 확인, 명확화, 정리를 목적으로서 실시한다.
⑧ 망상 및 환각 등 이상체험에 대해서는, 이야기해 주는 것에 대해서는 어느 정도 듣더라도 면접자가 직접 캐물어 알아내지는 않는다.
⑨ 이상체험에 대해서는 부정 및 긍정도 되지 않도록 대상자의 이상체험의 괴로움에 대한 공감을 전한다.

와 같은 것을 들 수 있다.

그리고 들은 내용을 자신의 언어로 이야기로써 구성해 본다(土居, 1992). 시간의 흐름에 따라 이야기를 구성해 보면, 잘 알지 못하는 부분 또한 분명해진다.

면접은 자칫하면 언어의 의미에 붙들리기 쉬운데, 표정, 사지의 움직임 등 비언어적 사인(관찰의 항목 참조)으로 눈을 향하도록 한다. 이야기하는 언어와는 별개로, 많은 사실을 전달해 준다. 또한, 면접도 상호의 관계에 의해 성립되는 것으로, 면접자가 나타내고 있는 비언어적 사인이 상대에게 영향을 미치며, 상대는 그에 반응하고 있다는 것에 대한 자각이 필요하다. 면접을 행하며 메모를 하느냐 안 하느냐와 같은 면접자의 행위 등도 같은 의미로, 피면접자에게 적지않은 영향을 미친다. 좋은지 나쁜지와 같은 사실보다는 그것이 어떠한 영향을 미치는지를 고려하는 것이 중요하다.

초기의 관계성을 중요시할 경우는, 바른 정보를 구하여 메모를 하기보다는 공감을 하면서 이야기를 듣는 편이 좋다. 그러나 상대에게 필요한 원조를 실시하기 위해 정확한 정보가 필요한 경우에는 허가를 얻어 메모를 한다. 그리고 맨 마지막에는 실제로 확인을 하거나 하지

않거나 하는 사실에 관계없이「이러한 것으로 틀림없나요?」라고 확인을 하는 자세가 이야기를 듣는 것만으로 끝내는 것보다 확실히 안심감, 신뢰감을 가져온다.

5-2-5 작업을 사용한 면접-작업면접

작업면접은 실제로 대상자가 경험한 작업의 관찰에 기초하여 실시하는 작업치료 특유의 면접이다(冨岡, 1989a ; 1989b ; 山根, 1989). 작업을 함께 행하여「관여하면서 관찰」된 것, 이는 대상자 자신이 구체적으로 체험하고 그 공유체험에 기초한 면접이며, 일반적인 면접에서는 얻을 수 없는 구체적인 개인의 특성을 알 수 있다. 때문에, 작업면접은 공통의 목표를 세우는 데 적합하다.

여기서는 구성적 요소가 높은 과제를 사용하는 구성적 작업면접과 투영적 요소가 높은 과제를 사용하는 투영적 작업면접의 개요를 나타낸다. 구성적 작업과 투영적 작업의 차이를 표 5-2-5에서 나타낸다.

1 구성적 작업을 사용한 작업면접

구성적 작업의 수행에는, ① 받은 지시 설명 및 작업 절차를 이해하고, ② 무엇을 어떻게 만들지를 마음속에 그리며(일의 순서 · 방법), ③ 재료의 치수를 재고, ④ 다소의 궁리 및 판단을 하며 조립을 한다는 기본적인 과정이 있다. 그러한 구성도 높은(자유도가 낮은) 작업의 특성을 살려 실시하는 것이 구성적 작업에 의한 관찰과 면접이다.

| 평가 항목

구성적 작업면접에서는 틀의 명확한 과제에 대한 반응, 대처 방법과 수행 시의 문제해결 패턴, 기본적인 작업수행 특성 등이 주요 평가 항목이 된다. 또한, 집단에서 실시할 경우는 덧붙여 집단교류기능을 평가할 수 있다. 그리고 작업 중의 대화 및 작업 후의 면접으로부터

표 5-2-5 ● 구성적 작업과 투영적 작업의 비교

	구성적 작업	투영적 작업
작업 공정	공정이 정해져 있다. 자유도가 낮다.	거의 정해져 있다. 선택이 가능하며 자유도가 높다.
소재 · 도구	사용하는 소재 · 도구는 거의 같다. 소재는 가역성이 적은 것이 많다.	선택 가능 소재는 가역성이 높은 것이 많다.
완성 작품	완성도를 제외하면 똑같은 물건이 된다. 결과가 예측하기 쉬우며 재현성이 높다. 작품에 작업수행기능이 나타나기 쉽다.	작자의 궁리로 달라진다. 재현성이 낮다. 작품에 성격특성 및 심리가 나타나기 쉽다.

대상자 자신의 자기능력에 관한 현실적 인지 및 자기평가를 알 수 있다. 사용하는 작업의 종류 및 사용 방법으로 평가 항목이 다소 한정되지만, 일반적 관찰 · 면접 항목을 표 5-2-6에 나타낸다.

인지 · 수행 특성, 신체적 특성 이외의 것은 다른 관찰 및 면접에서도 판단할 수 있는 것이다. 하나의 작업 과제에서 표 5-2-6의 항목 모두를 평가하는 것은 힘들며, 평가 목적에 맞추어 작업을 설정하면 좋다. 이러한 작업의 설정에 의해 특정 항목에 관한 구체적인 특성을 평가할 수 있다는 것이 작업면접의 장점이기도 하다.

표 5-2-6 ● 작업면접의 관찰, 면접 항목

인지 · 수행 특성	
과제에 대해	반응, 감상
지시에 대해	이해도, 이해의 방식, 대응, 실행, 외
지속, 집중, 주의	정도
순서(공정)	이해와 일의 순서와 방법
결과의 예측	앞일을 내다봄
문제대처기능 · 특성	상황파악, 문제의 예측, 문제의 파악, 타인의 이용, 외
작업수행기능	정확성, 세세한 부분에 대한 주의, 기능장애의 영향, 작업속도, 작업능률, 작업의 안정성, 작품의 완성된 상태, 작업능숙도, 외
신체적 특성	
신체적 내성	지구성, 안정성, 기초체력, 작업내성, 외
목적동작의 협응성 등	정교하고 치밀함, 요령, 운동의 협조성, 큼직한 운동의 협응성, 외
심리적 특성	
스트레스 내성	실패 및 문제에 대한 내성, 시간적 내성, 외
감정표현	감정의 처리, 충동의 통제, 외
활동에 대한 흥미 관심	활동 그 자체에 대한 흥미나 관심의 정도
작품에 대한 관심	자신의 작품에 대한 관심의 표현 방법, 정도
대인적 특성(집단과제를 사용할 경우)	
커뮤니케이션 기능	작업수행에 필요한 언어적 교류와 적절성
대인기능 · 특성	작업수행에서 볼 수 있는 타인과의 교류 특성
	작업수행상의 자신의 의견 및 의사 주장의 적절성
	작업수행에 필요한 협조성
자기에 대한 인지 등	
자기 현실의 인지	자신의 인지와 그에 대한 마음
자기능력의 평가	자신의 능력에 대한 자기평가와 그에 대한 마음

사용하는 작업과 조건

구성적 작업면접에는 작업의 공정 및 사용하는 도구, 제작하는 것이 정해져 있으며, 재료도 나무 · 종이 · 천 · 가죽 등 비교적 가소성이 적은 작업을 사용한다. 구체적인 것으로는, 완성 작품이 정해진 수예, 종이세공, 가죽공예, 목공, 동판세공, 타일 모자이크 등의 수공예 및 지그소 퍼즐(jigsaw puzzle), 키리에(종이를 오려서 만드는 그림), 하리에(찢어 붙이는 그림), 간이조립작업 등, 일에 관한 기술을 요하는 것이 일반적으로 이용되고 있다. 도미오카(富岡)는 구성적 작업면접의 표준화를「상자 만드는 법」[*E3]으로 시도하고 있다(富岡, 1978).

구성적 작업면접에 사용되는 작업은 대상자의 적응 수준에도 따르지만, 맨 처음 평가에서 사용하는 작업은 1회의 작업시간으로 종료할 수 있을 정도의 것이 좋다. 나아가 지속력 및 계획성 · 예측성 등의 평가가 필요한 경우는 수 회에 걸쳐 완성할 수 있는 작업을 사용한다.

학습 · 숙련을 요하는 것 또는 공정을 자유롭게 바꿀 수 있는 것은 평가를 하기 힘든 항목도 있다. 때문에 일반적으로는 학습 · 숙련을 필요치 않는, 공정이 분명한 비교적 간단한 것을 사용한다. 학습능력 및 작업시간, 완성된 결과 등을 판단하기 위해서는 평균 데이터가 파악된 작업을 사용한다. 또한 작업치료사 자신이 각 작업요소의 단계 나누기를 할 수 있을 정도로 충분히 체험한 작업을 사용하지 않으면, 작업치료사의 기대치 및 이상치로 비교평가할 우려가 있다.

그리고 완성 견본과 각 공정별 견본을 만들어 두면, 대상자가 작업을 하던 도중 막혔을 때, 원조 수단으로서 사용할 수 있다. 구두로 원조해도 괜찮은지, 견본을 보여줄지 등, 도움 및 보조가 필요한 정도에 따라 지시 · 설명의 이해력, 판단력, 문제대처기능 등이 평가된다.

실제로는 작업종목에 의해 평가 내용이 한정되기 때문에, 공정이 간단한 것부터 조금씩 복잡한 것으로, 익숙한 것에서 새롭게 학습이 필요한 것으로, 큼직한 동작으로 실시할 수 있는 것에서 정교하고 치밀함을 요하는 것으로 등, 대상자와 평가 목적에 맞추어 몇몇 종목의 작업을 단계적으로 구성해 보면 좋다. 또한 학습능력, 숙련성, 궁리 등의 평가는 똑같은 것을 연달아 만들어 봄으로써 알 수 있다.

진행 방법

구성적 작업면접의 구체적인 진행 방법에 대해 일반적인 순서에 따라 설명하겠다.

❶ 작업의 선택, 재료 도구의 준비

작업 과제를 작업치료사가 선택하여 실시할 경우, 필요한 재료 및 도구는 작업치료사가 준비한다. 대상자가 스스로 선택한 작업을 실시할 경우나 똑같은 작업 및 비슷한 작업을 반복하여 실시할 경우의 두 번째 작품부터는 재료도구의 준비도 본인이 실시하도록 함으로써 그 때까지의 작업 순서의 이해도 등을 평가할 수 있다.

❷ 도입, 오리엔테이션

평가를 목적으로 실시하는 작업면접의 경우, 대상자의 적응 수준에 맞춰가면서 그 목적에 대해 오리엔테이션을 한다. 예를 들면, 취업을 전제로 하고 있는 사람이라면, 「실제 일과는 다르지만, 어느 정도 집중해서 일을 할 수 있는지, 어떠한 때에 이해하기 어렵거나 어려움에 부딪치는지, 그러할 때에는 어떻게 벗어나면 좋을지 등을 확인해 보거나, 함께 생각해 봅시다」라고 말하며 개시할 수도 있다.

동기가 확실하지 않은 사람이라면, 「작업치료에서 어떠한 것이 당신에게 도움이 될지는 아직 잘 모르겠습니다. 어쨌든 이것을 해 보세요. 그리고 나서 함께 생각해 봅시다」라고 동기부여의 숙성 준비를 겸해서 시작할 수도 있다.

이어서 작업 순서를 설명한다. 이 도입 시의 오리엔테이션을 통해 과제 및 사진이 놓인 상황의 현실적 인지, 이해력, 대응 등을 보는 것이 가능하다

❸ 활동 과정

오리엔테이션이 끝나고 실제 활동에 들어가면, 허둥지둥하며 좀처럼 시작하질 못하거나, 계속 담배를 피우러 가거나, 세세한 부분에 구애되어 앞으로 나아가지를 못하거나, 일일이 확인 또는 원조를 구하는 등, 대상자에 따라 여러 가지 언동을 보인다.

작업활동 중에 원조를 구하는 경우, 일반적인 심리검사 등에서는 객관성을 중시하기 때문에 원조적 언동은 하지 않는 것이 원칙이다. 하지만 작업면접에서는 될 수 있는 한 본인의 능력을 살리면서 독적에 꼭 맞는 행동이 되도록 필요에 따라 조언 및 원조를 한다. 조언 및 원조는 견본의 제시로도 좋지만, 어떠한 도움이 필요한지, 스스로 판단할 수 있도록 촉구하기만 하면 되는지 등, 과제 수행에 필요한 최소한도의 원조 내용을 조언 및 원조한다. 이 원조의 내용 및 정도가 문제해결 패턴의 평가가 된다. 자기인지 항목 이외의 대부분은 이 작업과정의 관찰에서 평가가 가능하다.

또 작업수행기능에 관해서는 지시 및 원조를 실시할 작업치료사의 영향이 있다는 사실을 전제로, 작업치료사 자신이 어떠한 역할을 취하고 있는지(취해지고 있는지)에 대해 항상 객관적으로 파악해가며 진행시킨다.

❹ 작업 종료 후

대강의 작업이 종료한 시점에서, 사용했던 도구 및 재료의 정리, 작품이 어떻게 취급되고 있는가를 관찰한다. 주요 활동이 끝난 시점이기 때문이야말로 대상자가 어떠한 기분으로 과제를 받아들이고 실행하고 있었는가를 잘 알 수 있다.

| 면접의 포인트

면접은 실시한 작업에 관해 구체적으로 질문하는 형태로 진행된다. 실제로는 작업 과제에 대해 어떻게 느꼈는지, 작업을 하고 있을 때 어려웠던 점은 없었는지, 완성된 작품을 어떻게 생각하는지, 이 작업으로 인해 자기 자신에게 자신감을 가지고 할 수 있었던 일, 조금 더 수정하고 싶다고 생각하고 있는 부분이 있다면 어떻게 하고 싶은지 등에 대해 물어보면 좋다.

작업 및 작품에 대한 흥미 및 관심, 자기의 현실적 인지, 자기능력의 평가는 면접에 의해 알 수 있는 항목이기에, 구체적인 작업체험을 통한 면접의 기회가 중요하다.

간접적 이용

이상은 과제에 대한 반응 및 과제수행과정의 능력을 평가하는 직접적인 구성적 작업의 이용이었다. 그 외에는 구성적 작업의 간접적인 이용으로써 언어 커뮤니케이션의 보조 수단으로 사용하는 것도 가능하다.

예를 들면, 뜨개질 등을 하면서 나눈 이야기라면 일반적인 면접과 같은 긴장감도 없으며 서로 소탈하게 주고받는 이야기가 활기를 띤다. 이는 간단한 작업이 사이에 있음으로 말미암아 직접 대화보다는 one cushion을 두고 상대의 기분에 조심성 없는 개입을 하지 않아도 되는 심리적 거리를 유지할 수가 있다는 것과, 간단하며 틀이 분명한 작업이 자기 내외의 자극을 명확히 하여 자극을 단순한 것으로 감소시키기 때문이라고 생각된다. 또한 공통의 틀을 가진 활동을 실시하는 것이 공유체험이 되어 심리적인 거리를 가깝게 한다고 볼 수도 있다.

이러한 구성적 작업면접의 간접적인 이용은 공식적인 면접의 구성적 작업 이용의 하나로, 작업치료사들은 경험적으로 작용 및 평가에 많이 사용하고 있다.

2 투영적 작업을 사용한 작업면접

투영적인 작업은 구성적 작업과 비교해 볼 때, 공정, 테마, 소재 등의 틀이 느슨하며, 만드는 자가 스스로 판단하는 요소가 많다. 이 자유도 높이 때문에, 완성에는 대상자 자신만의 고유한 해결 패턴이 필요하다. 구성적 작업에 비해 자유도가 높은 작업의 특성을 살려 실시하는 것이 투영적 작업에 의한 관찰과 면접이다.

평가 항목

투영적 작업면접의 평가 항목은 구성적 작업면접과 거의 같지만, 틀이 느슨한 과제에 대한 반응, 문제에 대한 대처기능 및 행동에 투영되는 인격특성 등을 주로 평가한다. 그리고 작품에 표현된 내용의 상징적 해석으로 대상자의 감정 및 욕구, 갈등, 자기 이미지, 가치관 등 내면적 이해를 깊게 하는 것이 가능하다.

작업면접에 의한 경우는 반응 및 행동의 관찰과 그 역동적 해석으로 비교적 객관적인 평가가 가능하지만, 작품으로 해석할 경우는 해석 기법의 난해함과 객관적 타당성이라는 문제를 피할 수 없다. 어찌되었든 간에, 본인이 의식하여 실시하는 자기표현으로부터 무의식적으로 실시하는 행위 및 작품에 투영되는 인격 특성까지 볼 수 있다는 것이 투영적인 작업을 사용한 관찰과 면접의 특징이다.

사용하는 작업과 조건

투영적 작업면접에는 공정의 자유가 가능하며, 만드는 자가 자유롭게 표현할 수 있는 요소를 많이 포함하고, 소재 및 그림을 그리는 용구도 유연하며 가소성이 높은 것을 사용한다. 구체적으로는 손가락 그림(finger painting), 회화, 도예, 점토공예, 조각, 잡지 콜라주(magazine collage) 등, 자기표현을 하기 쉬우며, 게다가 기술 및 숙련을 별로 요하지 않는 것이 이용된다. 심리검사로서 표준화되어 있는 투영적 기법을 다른 몇 개의 활동과 짜맞추어 봄으로써, 인격 진단의 방법인 작업면접에 이용하는 경우도 있다.

투영적 작업에는 어린 시절에 그것과 비슷한 어떤 체험을 가지고 있는 것이 많다. 어린 시절의 익숙한 감각과의 관련도 있어, 가소성이 높고 간단한 것일수록 퇴행적, 발산적 표현이 된다. 그림을 그린다면, 연필로 그리는 것보다 크레파스로 그리는 그림, 크레파스로 그리는 그림보다 손가락 그림(finger painting), 입체물의 제작일 경우는, 금속보다는 나무, 나무보다는 점토와 같은 순서로 퇴행적, 발산적 요소가 크다.

작품에 내면적인 투영이 이루어지기 쉽고, 어디서든 약간의 준비로 실시할 수 있으며, 손쉽고 간편하다는 점으로는, 그림 그리기 계열의 활동이 도예 및 조각 등에 비해 더 강하다.

| 진행 방법

투영적 작업면접의 진행 방법을 순서에 따라 설명하겠다.

❶ 재료 도구의 준비

그림 그리기의 경우는 B4, A4 사이즈의 도화지, 모조지(집단 그림 그리기에 사용), 연필(HB~4B), 색연필, 크레파스, 사인펜, 매직, 포스터 칼라 등을 자유롭게 사용할 수 있도록 해두면 좋다. 색깔 수는 정신분열증이라면 색을 섞어 쓰기 힘든 상태를 보일 수 있기 때문에, 될 수 있다면 20색 정도 있는 것이 이상적이다.

점토는 수분 조정을 하며, 몇 종류 정도 경도(굳기)가 다른 것과, 색이 다른 것을 준비해 두면 도움이 된다. 또 흙점토 외에도 종이점토, 유점토 등 소재가 다른 것도 준비해 두면 좋다. 흰 종이점토는 만질 수 있지만, 흙점토는 더럽다며 만질 수 없다고 말하는 불결공포가 강한 사람이나 사춘기의 섭식장애를 가진 사람들의 소재의 색 및 감촉에 대한 저항에 대응하고 평가하기 위해서 다양한 소재의 점토를 준비해 둔다.

❷ 도입, 오리엔테이션

투영적 작업면접의 진행 방법도 기본적으로는 구성적 작업면접의 진행 방법과 마찬가지이다. 단지 평가당한다는 데 대한 저항의 차이에 관해서는 약간의 배려가 필요하다. 구성적 작업의 경우는 잘 할 수 있을지 어떨지와 같은 기술평가에 대한 저항이 보이지만, 투영적 작업의 경우는 자신의 성격 등 마음 속을 꿰뚫어 보는 것은 아닌가와 같은 내면이 드러나는 데 대한 저항이 일어나는 경우가 있다. 내면이 드러나는 데 대한 저항감 쪽이 기술평가에 대한 저항감보다 더 배려가 필요하다.

또한 창작활동에 대한 검사자의 싫어하고 어려워하는 의식 및 검사자 자신의 저항이 피험자에게 투영되는 경우도 있다. 구성적인 것과의 과제의 차이에 대한 대처라는 점에 시점을 두고, 피험자에게 불필요한 긴장감을 주지 않도록 주의할 필요도 있다. 심리검사에서 실시되는 것과 마찬가지로, 조건을 일정하게 할 필요가 있는 경우도 있지만, 작업면접에서는 유연하게 실시하는 편이 좋다. 갈피를 잡지 못하고 망설이기 쉬운 사람이나 긴장이 높은 사람에게는「어릴 때 점토로 무언가 만들어 본 적 있으시죠? 함께 만들어 보지 않겠습니까?」「아무것도 보지 않고 그림을 그리는 것이 힘들 수 있겠지만, 무언가 아무거나 괜찮으니 낙서하듯 놀면서 그려 봅시다」와 같이 대상자의 부담을 적게 하는 말을 해도 좋다.

재료에 대해 설명을 하면서 함께 준비하는 것도 긴장 및 저항을 완화하는 데 도움이 된다.

❸ 활동 과정

투영적 작업은 자유제작을 원칙으로 하지만, 시작하는 데 저항이 있거나 자유도가 너무 높아 작업수행상 결정을 내리지 못하는 자도 있다. 그러한 경우는 틀을 조금 한정하게 되는데, 테마를 주거나 작업치료사가 함께 실시하여 진행시키면 좋다. 그러나 테마에 따라서는(특히 심리적 테마 등) 오히려 저항을 높이거나 조심성 없는 내면으로의 침입이 되는 경우가 있기에 주의가 필요하다. 투영적 활동으로 표현하는 것에 대한 저항이 강한 경우 및 정신분열증 관련 장애 내에서 망상구축의 가능성이 높은 자 등 자아 조절이 곤란한 자의 경우는 작업치료사가 함께 스케치를 하는 등의 방법으로 다소 틀을 한정시켜 자유도를 조금 낮춘 활동을 사용하면 좋다.

활동과정을 통해 작업치료사 및 재료, 용구, 과제에 대한 반응, 어떻게 작업을 진행해 나가는가를 관찰한다. 이야기를 걸어 오는 것도 여러 가지 의미가 있기에 활동에 영향을 주지 않을 정도로 대답을 하며 어떠한 때에 무슨 이야기를 걸어 왔는지 등을 기억해 둔다.

❹ 작업 종료 후

투영적 작업의 경우, 특히 내면이 표출되기 쉬운 그림 등의 경우, 대강의 활동이 끝난 후에는 다소의 긴장감이 남아 있거나 퇴행 기분이 높아져 있다. 그러한 기분에 대해서는 조금씩 현실로 되돌려 두는 편이 좋다. 정리를 같이 하거나, 한숨 돌리고 휴식을 취하며 감상을 듣거나, 잡담을 하는 활동들이 대상자를 현실로 되돌리는 데 도움이 된다.

| 면접의 포인트

투영적 작업면접의 내용은 만든 작품 그 자체 또는 만드는 과정에 관한 감상을 듣는 형태로 실시한다. 무의식적으로 표출된 내용의 상징적 의미 등에 관한 것은 작품을 통한 이야기 속에서 자발적으로 이야기하는 것을 듣는 정도로 하여, 화제의 주체성을 상대에게 두도록 노력한다. 그리고 이야기하는 것을 듣는 경우에도 병적인 내용이 커질 듯 싶으면 너무 이야기하지 않도록 마음을 쓰고 배려할 필요가 있다.

| 내용의 해석에 대해

작품에 투영된 내용에 대해서는 그 전체적인 인상이 대상자의 이해를 돕는다. 형식분석 및 내용 분석의 평가 척도는 임상심리학 분야에서 실시되는 인격검사의 투영법과 마찬가지로 통계처리에 기초한 것을 사용하게 된다. 그러나 작업치료에서 사용하는 투영적 작업은 심리검사에서 사용하는 것보다 범위가 넓기에 독자적으로 표준화된 척도가 없는 것이 많다. 따라서 다른 표준화된 투영법의 해석법을 참고로 실시하게 되는데, 이렇게 얻게 된 정보에 관해서는 반드시 다른 평가 수단 및 관찰 내용과 조합해 보는 것이 필요하다. 표준화된 척도에 관해서도 그 통계모체 및 시대, 문화배경이 어떠한 것인가에 따라서도 상징적 의미가 달라지기에, 충분한 지식과 주의가 필요하다. 작업면접은 투영적인 심리검사와는 달리 작업활동을 통하여 직접 대상자와 이야기를 하는 데 있다는 사실을 염두에 두고, 작품의 투영적 해석은 이해를 보조하기 위해 사용하는 정도가 좋다.

| 소재와 행위의 간접적 이용

도예실에서 손에 쥔 한 뭉치의 점토를 반으로 나눠 하나를 상대에게 건넨다. 무엇을 만든다기 보다 손장난을 하며 점토로 놀던 중 어느 쪽부터라 할 것 없이 자연스럽게 이야기가 시작된다. 「점토는 더러우니까」라며 마지못해 만지고 있던 사람이 언제부턴가 「어릴 때 같아~」라며 몰두하여 무언가를 만들기 시작한다. 점토를 만지고 있으면 자연스럽게 퇴행하여 아이가 놀 듯 열중하게 되거나 곧잘 어릴 적의 일을 이야기하기 시작하는 사람이 있다. 손가락 그림(finger painting)에도 비슷한 반응이 보인다.

이는 점토나 풀, 그림물감과 같은 소재 및 이를 직접 손으로 섞거나 붙이는 등의 행위가 프로이트류의 관점에서 보면 항문기 레벨의 체험에 이어지기 때문에 유발되는 퇴행상태로 생각할 수도 있다.

어찌 되었든, 투영적 작업이 가지는 표현의 자유로움 속에서 점토 등 가소성이 높은 소재 및 이를 다루는 행위가 좋은 의미로 퇴행을 촉진시키고 긴장이 풀려 방위의 틀이 풀려, 커뮤니케이션에 도움이 되는 경우가 많다.

5-2-6 작업치료에서의 관찰

관찰(observation)은 대상자의 실제 생활 및 작업 모습을 자신의 눈으로 보고, 듣고, 만지고, 느낀 부분을 분석하여 기술하는 평가 수단이다. 다른 치료 및 원조에서도 그러하지만, 작업치료의 평가에 있어 관찰이란 가장 기본적이면서도 중요한 평가 수단에 해당된다. 여기서는 작업치료에서 관찰을 실시할 경우의 특성에 입각하여, 주로 작업치료사가 직접 관찰하는 항목 및 관찰의 포인트에 대해 서술하겠다.

거친 말에
숨겨진 배려를
느낄 때도 있지만
다정한 듯 말을 걸어 오는 데에
뿌리 깊은 나쁜 마음보가
잠재되어 있을 때도 있다.

이야기되는 말
전해지는 말
그 말의 표정이
말이 나타내는 의미를 뛰어넘어
사람의 생각 또는 마음을 드러낸다.

말의
크기 강도 또는 높이
말의
타이밍 속도와 변화
말의
템포 리듬과 억양
말의 수와
말의 살결
손에 닿는 감촉이
가르쳐 주는
당신의 생각
당신의 마음

[작업치료의 시 · 다시 한 번(山根, 2008b)으로부터]

1 관찰의 구조

관찰은 관찰자의 감수기능(감각, 지각, 인지)을 매개로 실시된다. 대상의 현상(외관, 표정, 태도, 행위, 행동, 이야기하는 방식, 목소리, 작업의 결과 등)을 객관적으로 판단, 파악하는 과정은 관찰자의 감수능력에 의존하기 때문에 행동평정과 같은 관찰이라 할지라도 관찰자의 감수능력, 분석능력, 판단능력에 따라 얻어지는 데이터가 달라진다. 또한 관찰의 형태에 따라서는 관찰자 그 자체의 존재가 어떠한 자세 혹은 모습이냐가 현상에 반영된다는 구조상의 특성이 있다(그림 5-2-3).

2 관찰의 형태

관찰에는 장면의 설정 방법에 따라 자연관찰과 실험관찰이, 관찰한 사실을 집어내는 방식에 따라서는 직접관찰과 간접관찰이, 관찰자의 개입 방식에 따라서는 관여관찰(participant observation)과 비관여관찰이 있다.

자연관찰은, 대상자의 생활장면 전반의 행위 및 행동을 관찰하는 것으로, 기본적인 일상생활의 패턴 또는 대인 패턴, 집단내 행동 패턴 등의 이해에 적합하다. 자연관찰이라 해도 대상

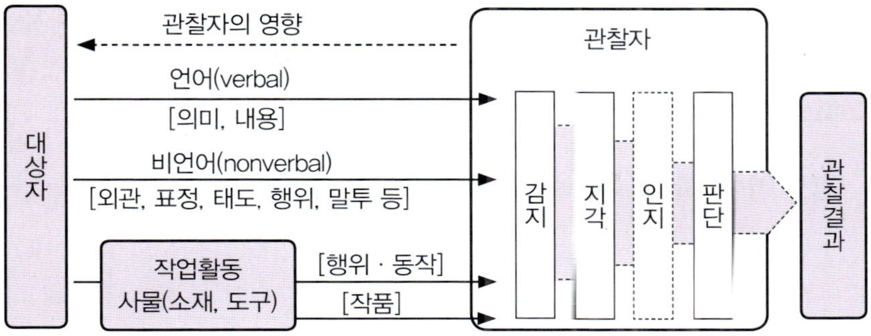

그림 5-2-3 ● 관찰의 구조

자가 이미 실시하고 있는 작업 등 특정장면에서의 행위 및 행동을 관찰하는 장면선택관찰은, 실험관찰과 같이 장면을 설정한 관찰이 곤란한 대상의 행동 패턴 및 작업수행기능 등의 이해에 적합하다.

실험관찰은 관찰자가 특정 평가 항목에 대해 설정을 한 작업을 대상자의 양해를 구해 실시해 보도록 하여 그 작업장면을 관찰하는 것으로, 작업수행 패턴의 구체적인 평가에 적합하다.

직접관찰은 관찰자의 감각을 매개로 실시하는 것이며, 간접관찰은 시청각기재 등의 관찰 보조기기에 의한 기록을 매개로 실시한다.

관여관찰은 작업치료사가 대상자들 속에 들어가 함께 지내거나 활동하는 것을 통해 실시하는 것이며, 비관여관찰은 대상자와 직접적인 교류를 갖지 않고 행하는 것이다.

3 관찰에서의 관여

관여를 하며 행하는 관찰은 정신의학을 대인관계의 학문이라고 정의한 Sullivan이 사용한 정신분석용어(Sullivan, 1954)이지만, 원래는 문화인류학의 현장연구(fieldwork) 방법에서 유래한다. 대상자의 행위 및 행동을 이해하기 위해서는 대상자와 행동을 함께 하는 도중에 자신의 체험을 핵으로 하면서 직접관찰을 하고 이해하고 분석하는 현장연구(fieldwork) 방법(佐藤, 1992)이 가장 적합하다.

작업치료는 대상자와 함께 활동한다는 특성을 살려 관여하면서 관찰하는 자가 됨으로써 대상자에 대한 보다 구체적이며 객관적인 평가를 실시할 수 있다. 관찰하는 대상과 같은 장소에 몸을 두고, 자신의 오관이 파악한 것을 그대로 취사선택하는 일 없이 있는 그대로 지각하고 가치판단을 하지 않으며 자신의 체험을 기준으로써 객관적으로 상황을 파악한다. 관여하는 자기의 대상에 대한 영향과 감수하는 능력에 대한 객관적 검증의 눈을 가져야 대상의 사실을 관찰하는 것이 가능하다. 주관적인 관점에 사로잡히지 않고 현상의 객관적 사실을 감각적으로 바로바로 파악하는 직관은 일상생활의 관여를 통해 훈련될 수 있다.

또한 관찰된 대상자의 반응에는 관여하고 있는 관찰자와 상호 영향을 주고받는다는 사실을 잊어서는 안 된다. 관찰하는 입장이 되면 때때로 자신의 서투름 또는 긴장감이 상대에게 영향을 미친다는 사실을 눈치채기 힘들다. 「대상자가 조금씩 익숙해지면서 긴장이 적어지고 저에게도 말을 걸어오게 되었습니다」와 같은 보고에는 관찰자 자신의 긴장이 풀림에 따라 대상자가 솔직하게 반응했을 뿐일 경우가 있다.

4 비언어적 사인(sign)의 관찰

사람의 성격 또는 심신의 상태는 외관, 이야기되는 언어의 의미 및 내용보다 이야기하는 방식, 표정 · 자세 · 태도 · 행위 · 동작과 같은 근육의 움직임에 의해 나타나는 운동계의 변화, 자율신경계의 변화로써 표출된다.

관찰의 연습은 관찰된 결과에 가까운 예를 표(부표 4 「Watching list」)에서 고르고, 적절한 예가 없을 경우는 보다 적절한 표현을 자극어로 보충하여, 전체를 일련의 문장으로 만들어 보면 좋다. 관찰기록을 타인이 읽었을 때, 대상의 모습이 생생히 눈에 떠오를 수 있을 정도가 되도록, 대상자를 다시 보았을 때 「아, 분명히 이 사람이다」라고 알 수 있을 정도로 기록 할 수 있어야 하고, 또 그렇게 하겠다는 마음을 가져야 하는 것이 보통이다. 그렇게 하기 위해서라도 현상을 있는 그대로 파악하는 눈이 필요하다. 관찰자의 개인적인 가치관 및 잘못된 믿음이 그 눈을 흐리게 만든다.

| 외관의 관찰

소지품 및 복장 등도 포함하는 외관은, 그 사람의 성격 및 생활상태, 신체의 건강도, 기분, 자기에 대한 관심, 타인에 대한 자세 등 많은 정보를 제공한다. 또한 작업치료사가 대상자에게 품는 첫인상은 외관 및 행동거지, 이야기하는 방식, 표정 등 대상자가 제공하는 것과, 이쪽에서 받아들이는 방식이 합쳐진 주관적인 것이지만, 외관으로부터 받는 것이 크게 영향을 미친다.

관찰된 외관과 맨 처음 받았던 인상을 그대로 기록해 두는 것이 치료 · 원조관계의 경위를 재검토해 볼 때에 아주 중요한 포인트가 된다. 긍정적이든, 부정적이든, 관찰자가 받은 인상의 기록은 역전이의 자각을 위함이며, 이 의식화가 제대로 되어 있지 않으면 쌍방의 대상관계에서 어떻게 작업치료가 나아가고 있는지를 알 수 없게 된다.

외관으로써 관찰하는 것은 연령, 체형, 신장, 안색과 같은 신체적 외관과, 행동거지, 이야기하는 방식, 표정 등의 행위 및 동작의 특성, 머리 스타일 및 이발상태, 복장, 화장, 장신구, 소지품 등 신체를 장식하거나 부속하는 것이다. 행위 및 동작은 「몸의 표정」이라 말하듯, 무의식적으로 나타나는 사람의 마음의 움직임이다(山根, 2008c). 그리고 물건은 확장된 자아라고 불리듯 만든 작품, 도구 및 일상용품 등 사용하고 있는 물품 등에는 그 개인에게 있어 고유의 의미 혹은 뜻이 부가되어, 비언어 메시지로서 대상자의 성격특성을 나타낸다(山根, 2008d).

「Watching list」에서 체크된 관찰결과를 일련의 문장으로 만들어 보면, 예를 들어 「부수수한 머리에 키가 작고 통통하며 잠이 오는 듯한 눈을 하고 있다. 화장기 없는 얼굴이지만 피부

안색은 좋다. 유행이 지난 수수한 슬랙스(slacks)를 입고 있으며 나이는 어린지 많은지 알기 힘들다. 언제나 손수 만든 듯한 인형을 안고 고개를 숙인 듯한 자세로 걸어간다」와 같이 표현할 수 있다.

| 이야기하는 방식의 관찰

언어는 그것을 사용하는 자의 긴장도 및 상대에게 품고 있는 감정에 의해 무의식적 방위로서, 또는 의도적으로 마음을 숨기는 수단으로 사용되기도 한다. 그에 반해, 대화 중 이야기하는 방식에서 관찰되는 비언어적 사인은 이야기의 의미 내용이 정말로 언어 그대로의 것인지 어떤지를 나타내는 것이다. 이야기하는 방식은「언어의 표정」이라 불리듯, 정신상태 및 감정, 이야기 대상에 대한 관심 등을 나타낸다.(山根, 2008e).

이야기하는 방식의 관찰은, 무엇을 이야기하느냐가 아니라, 말하는 속도, 목소리의 높고 낮음 · 크고 작음 · 억양, 어조, 말투, 연속성, 언어의 양 등, 어떻게 이야기를 하고 있는가를 관찰한다.「언어의 표정」으로 보이는 것의 의미에 대해서는『치료 · 원조의 2가지 커뮤니케이션』(山根, 2008e)을 참고하면 좋다. 보통 호소할 일이 많이 있을 경우는 이야기의 템포가 빨라지며 약간 흥분한 기미로 목소리도 커지고 언어의 양도 많아진다. 무언가 알려지고 싶지 않은 일이 있을 경우에도 언어의 양이 많아지는 경우가 있다. 자신이 없거나 대답하기 힘든 경우는 언어가 자주 끊어지기 쉬우며 작고 이야기의 템포도 늦어진다. 의무적으로 대답을 하고 있을 경우는 억양이 없으며 언어의 양도 적어진다. 피곤하여 침울한 경향이 있을 때도 비슷한 이야기 방식이 된다. 안이하게 단정을 내리지는 못하겠지만, 이야기하는 방식은 언어의 의미를 뛰어 넘어 많은 것을 전한다. 외관의 관찰에서 나타냈던 것과 마찬가지 방법으로 대상자의 이야기 방식 특성을 정리해보면 좋을 것이다.

| 운동계의 관찰

근육의 운동으로 나타나는 마음의 움직임의 정보량은 대뇌피질운동 영역에서 차지하는 면적과 대개 비례한다. 가장 세세한 움직임을 하는 것은 입가나 눈 등 얼굴 부분으로, 그 중에서도 시선은 대인적으로 사람이 가장 민감하게 반응하고 받아들이며 거부 · 좋고 싫음 등 상대에 대한 관심을 표현하기 쉽다. 뒤이어 손가락, 상지, 하지, 체간의 순이다. 손가락은 상대에 대한 관심 및 긴장, 불안의 정도를 나타낸다.

여러 가지 다른 메시지가 동시에 관찰된 경우, 언어보다 표정, 표정보다 손, 손보다 자세 쪽이 진짜 마음을 나타내기 쉽다. 하지 및 자세 등 큼직한 움직임에는 세세한 표현은 적지만 그만큼 의식적으로 억제를 하기 힘들며, 마음이 솔직하게 나타나고 만다. 피질운동 영역의 비율이 높은(정보량이 많은) 부분일수록 그것이 의식될 대 억제가 크기 때문일 것이다.

외관의 관찰에서 나타냈던 것과 마찬가지 방법으로 대상자의 표정 및 신체 움직임의 특성을 정리하면 좋을 것이다. 신체표현에는 단순한 버릇도 포함되지만, 전체 자세는 그때의 기분 및 상황에 대한 반응의 표현으로 볼 수 있다.

| 자율신경계

자율신경계에서 나타나는 것은, 동공, 심박, 혈압, 소화계, 배뇨, 호흡, 발한 등의 변화이다. 이 중에는 직접 보기만 해서는 알기 힘든 것도 있지만, 자율신경계에서 나타나는 것은 신체적 변화로서 관찰된다. 직접 봐서 알 수 있는 것은, 호흡, 발한 등이다. 자율신경계의 변화로 침착한 정도, 긴장도, 불안 및 공포와 같은 정서적 상태를 알아챌 수 있다.

5 생활활동의 관찰

일상 활동에 관한 기능은「신변처리, 생활관리」,「가사 행위」,「커뮤니케이션」,「대인관계」,「작업 수행」,「이동과 사회자원 이용」(표 5-1-1 참조)으로 크게 나누어 관찰하면 좋다.

| 신변처리, 생활관리

일상생활과 관련된 것은 식사 등 매일 생활에 빠질 수 없는 기본적인 신변의 처리, 생활을 말끔하게 유지하기 위해 필요한 청소 및 빨래, 식사에 관한 자립적 행위를 포함하는 가사 행위, 금전 및 시간, 자신에게 중요한 물품 등 생활에 필요한 사물의 관리, 복약을 포함한 건강관리와 같은 사항을 본다(부표 5 참조).

신변처리와 생활관리는 대인행동의 특성 및 커뮤니케이션 기능과 함께 생활의 자율에 있어 중요한 항목이다. 이 기본적인 생활기능에 지장이 있어 원조 및 간호가 필요한 경우, 사회생활을 하는데 매일 타인의 도움이 필요하게 된다. 정신장애를 가진 사람들은 비교적 젊은 시기에 발병하는 경우가 많기에 요양생활을 위해서는 보통은 경험했어야 하는 일이 불충분하거나 경험하지 못하고, 혹은 다소 적절치 않은 방법이 몸에 배어 있을 경우가 자주 보인다. 환청 또는 피해적 관념 등, 질환에 의한 기능장애가 원인이 되어 지장이 일어나는 경우도 있기에, 무엇이 원인이 되었는가에 관해서는 충분한 검토가 필요하다(山根, 1994 ; 久野, 1994).

또한 일상생활에 관해서는 꽤 폭이 넓은 관점이 필요하다. 본인 및 본인과 함께 생활을 하는 사람들이 납득하여, 직접, 간접적으로 큰 지장이 없다면 생활 가능한 편이 좋다고 보는 시점이 있다는 것을 잊어서는 안 될 것이다. 치료 및 원조의 입장에서 보면, 자칫하면 이상적인 기준으로 판단하여 지도하기 쉽다. 무엇을 원조하고 학습의 대상으로 삼을 것인가는 대상자가 어떠한 생활 방식을 취하고 있는지, 앞으로 어떻게 생활하고 싶다고 생각하고 있는지에 따라 달라진다.

| 가사 행위

가사 행위(부표 5 참조)는 가정 내에서의 일에 해당하는 것으로 누구든지 필요한 것은 아니지만, 혼자 생활을 한다든지 가족이 일하여 자신이 가사일을 할 경우 등에는 필요하다. 신변처리 및 생활관리와 함께 장애에 의해 가사 행위가 불가능한 경우에는 홈헬프[*B11]의 대상이 된다.

| 커뮤니케이션

커뮤니케이션에 관한 것으로는 이웃 사람 또는 직장 등에서 관계가 있는 사람과 인사를 나누는 것과 같은 일상적 대화부터, 자신이 알고 싶은 일 또는 배우고 싶은 일을 타인에게 묻고 자신의 기분을 상대에게 전하며 상대가 말하고 싶은 내용을 이해하고 대답하며 확실히 자기주장을 하는 것까지 있다. 인사, 일상대화, 작업수행상 필요한 대화, 의사표시 등, 커뮤니케이션이 필요한 상황에서 적절히 판단하여 필요한 말을 주고받는 것이 어느 정도 가능한지가 커뮤니케이션 기능에 해당된다.

커뮤니케이션 기능을 알기 위해서는, 우선 어느 정도 언어에 의한 표현으로 의사소통이 가능한지를 살펴본다(부표 5 참조). 그 다음 의미 기호로서의 언어가 커뮤니케이션 역할을 충분히 완수하고 있지 못할 경우, 감정 및 기분은 어떠한 형태로 표현되고 있는지, 이쪽 기분을 전달하기 위해서는 어떠한 방법이 좋을지를 본다. 초조감이 강한 경우 또는 자신이 없을 경우, 자책적인 기분이 강할 경우 등에는 분노의 형태로만 자신의 기분을 표현할 수밖에 없는 사람도 있다.

더욱이 커뮤니케이션에 관해서는 이쪽의 이야기를 듣는 방식 및 이해도 등에 관해서도 살펴본다. 무언가 호소하고 싶은 일이 있을 경우 및 불만이 있을 경우는 이쪽이 하는 말을 들을 여유가 없으며, 자신이 말하고 싶은 말만을 일방적으로 이야기할 것이다. 질문을 받았지만 이야기하고 싶지 않은 콤플렉스에 관한 경우는, 이야기가 끊기거나 전혀 관계 없는 이야기로 바뀌어 버릴 수도 있다. 또한 이해도 및 논리성의 관찰로부터 그 사람의 지적 능력 및 자아기능의 상태 또한 알 수 있다.

관찰에 익숙하지 않은 경우, 말을 걸었는데 대답을 하지 않기에 커뮤니케이션이 성립되지 않았다고 말하는 사람도 있는데, 커뮤니케이션은 서로의 기분 또는 생각, 의사 등을 상대에게 전하고, 상대의 기분 및 생각, 의사를 아는 것이다. 언어는 소중한 커뮤니케이션 수단이지만, 언어에 의지하면, 대답의 유무 등 주고받는 언어의 양만으로 커뮤니케이션의 힘을 판단해 버리게 된다. 또한 커뮤니케이션은 상호의 영향에 의해 생겨나는 것이기 때문에, 자신의 접근 방법이 크게 영향을 미치고 있다는 사실에 대한 자각이 필요하다.

| 대인관계

대인관계는 상대의 연령(연상, 동년배, 연하) 및 성별(동성, 이성), 역할 · 지위(직무 및 사회적 역할, 어떠한 계급 등), 본인과의 관계(친구, 직장의 상사, 가족, 친척 등), 성격과 같이 대상의 차이에 따른 대인행동의 특성을 말한다. 각각의 다른 대상에 대한 관심의 표현 방법 및 정도, 관계를 가지는 방법, 대상에 대한 관계 항상성, 대상의 인지 방법 등을 관찰한다.

기본적으로 대인관계의 기능에 관해서는 커뮤니케이션 능력과도 깊이 관련되며, 사회생활 및 사회참여를 하는 데 있어 본인 자신이 자각하거나 새로운 생활기능으로서 학습하는 요소를 포함하고 있다. 실제로 행하는 관찰훈련이 익숙하지 않은 동안은 부표 6의 체크표를 이용하여 대상의 차이에 따른 특성을 파악한다.

| 작업 수행

직업관련능력의 관찰에 관해서는 「5-2-5 작업을 사용한 면접-작업면접」에서 서술한, 작업수행기능을 척도로 만든 체크표를 참고로 나타낸다(부표 7).

| 이동과 사회자원 이용

이동과 사회자원 이용은 생활의 연계 및 확장을 가져오는 기능으로 직업안정소[*E4] 및 복지사무소[*E5], 보건소, 은행, 우체국 등 여러 가지 공공 서비스 기관, 버스 및 지하철 등 일반적인 교통기관, 전화 등의 통신기기와 같은 사회자원을 잘 이용할 수 있는지를 살펴본다(부표 5 참조). 일상생활에 관련된 능력과 마찬가지로, 비교적 젊은 시기에 병에 걸려, 투병생활을 위해서는 보통 경험해 보았을 일이 불충분하거나, 미경험이거나, 다소 적절하지 않은 방법이 몸에 익은 경우도 있다. 증상이 원인이 되어 지장이 일어나고 있을 경우도 있기 때문에 사회자원을 잘 이용할 수 없을 경우의 원인에 관해서는 충분한 검토가 필요하다.

6 기본적 참여능력의 관찰

기본적 참여능력이란, 지역에서의 생활 및 직업생활을 하는 데, 복수의 사람들, 즉, 여러 가지 사회집단이 큰 지장 없이 관계를 가지는 기능을 말한다. 집단에 대한 경우, 그 집단을 의식하는지 어떠한지, 그리고 집단으로의 참여에 관해서는 그 집단에 대한 관심의 정도 및 관심의 표현 방식, 집단에 참여할 수 있을지 어떨지, 어떠한 참여 방법을 취할지와 같은 사항을 본다(부표 8).

자신을 받아 들여주는 장을 필요로 하면서도, 사람의 모임 그 자체에 대한 긴장도가 높아, 참여하기 이전에는 집단 그 자체에 가까이 다가가지 않는 사람도 있다. 받아들여지지 않는 것이 아닌가 등 대상 상실의 예측에 대한 방위적인 것이 영향을 미치고 있을 때도 있다. 또한, 참여하는 데 큰 에너지가 필요하며 주저하고 있는 사람도 있다.

집단에 참여하고 나서부터는 집단에 소속하고 있다는 의식의 유무, 기본적인 집단 참여기능의 레벨(Mosey, 1970 ; 1986), 집단의 다른 멤버 및 원조자와의 교제 방법, 집단 내에서의 행동 및 태도, 집단 내에서의 역할, 집단 내에서 기본적으로 필요한 협조성 등을 본다. 또한 본인에 대한 다른 멤버들의 반응 및 그 집단의 목적이 본인의 목적과 일치하는 것인지 어떠한지와 같은 것도 집단 내에서의 행동에 영향을 미친다.

개인적인 생활이라면, 사회자원을 적절히 이용할 수 있으며, 주변 사람과 약간의 일상적 교류가 가능하다면 큰 문제는 없다. 그러나 학교 및 직장 등에서 어떠한 역할을 가지고 사회에 참여할 경우에는 자신의 자유 보장에 따른 사회적 의무를 다하지 않으면 안 된다. 이를 위해 집단에 대한 것과 집단 내에서의 기능에 관한 최저한도의 학습이 필요하다.

물론 집단의 내용에 따라 대상자의 행동특성은 달라진다. 집단 그 자체의 목적과 개인이 추구하고 있는 목적이 일치하고 있는지, 집단의 종류에 따라 대상자의 집단행동이 어떻게 다른지, 어떠한 집단이면 안심하고 참여할 수 있는지와 같은 사항도 살펴보도록 한다.

5-2-7 검사와 조사

검사와 조사는 둘 다 일정 항목 및 절차에 따라 정보를 수집하는 것이지만, 보통 어느 정도 표준화된 것을 검사라 부르고 있다. 작업치료에서는 표준화도 시도하고 있지만, 그 포괄적 특성으로부터 이미 개발된 것을 필요에 따라 구분하여 사용하고 있는 경우가 많다.

1 검사, 측정

검사는 표 5-2-1의 검사 항목에서 나열하고 있는 표준화된 방법을 사용하여 실시하는 것으로, 판정은 표준화된 척도에 따른다. 지능 및 인격 등 정신장애 영역의 검사의 대부분은 임상심리부문에서 실시하는 경우가 많기에, 그 결과를 사용하면 좋다. 작업치료에서 사용하는 것으로는 GAF(global assessment of functioning, 전반적 기능평가 척도) (American psychiatric association, 2000), BPRS(brief psychiatric rating scale, 단순 정신과적 평가 척도) (稲田 등, 2009), BACS-J(brief assessment of cognition in schizophrenia. Japanese version, 정신분열증 인지기능 간이평가 척도 일본판) (兼田 등, 2008) 등이 있다. 구체적 방법에 관해서는 각각의 검사법의 전문서적으로 넘기겠지만 인지기능 장애는 대부분의 정신질환에서 보이며, 작업수행에도 큰 영향을 미치는 것으로, 작업치료로서 확실히 평가할 필요가 있다. BACS-J는 정신분열증을 대상으로 만들어진 것이지만, 언어성 기억과 학습, 워킹메모리, 운동기능, 언어유창성, 추고(inference)기능과 같은 부분의 인지기능을 파악하는 것으로, 다른 질환에도 응용 가능하고 대상자의 부담도 적은 검사법이다.

또한 생활기능에 관해서는 LASMI(life assessment scale for the mentally Ill, 정신장애자 사회생활 평가 척도) (岩崎 등, 1994), REHAB(rehabilitation evaluation Hall and Baker, 정신과 재활치료 행동평가 척도), SAS(social adjustment scale, 사회적응 척도), COPM(Canadian association of occupational therapists, 1991 ; 1997, 캐나다 작업수행측정), JAOT판 assessment(일본작업치료사협회, 2002b ; 2002c) 등이 있는데, JAOT판 assessment(부표 11, 12) (「5-4-2 생활에 시점을 둔 기능평가」 참조)가 간단하며 사용하기 쉽다.

신체상황, 운동기능, 체력 등 신체기능에 관해서는 정신장애자의 경우도, 투병기간 및 요양이 장기에 걸쳐지면, 체력 저하 및 신체기능 전반의 저하가 일어나고 있을 경우가 많다. 또한 본래 방위체력이 낮은 자 및 협조운동기능이 낮은 자 혹은 저하되어 있는 자도 많다. 일상생활로의 영향뿐 아니라 직업생활에서 이러한 신체적 측면의 문제가 원인이 되어 정신적 피로를 증대시켜, 발병 · 재발에 이르는 케이스가 있기에 충분한 평가가 필요하다. 신체기능과 관련하여 신체장애 영역 작업치료에서 사용하는 검사 · 측정법을 활용하면 좋을 것이다.

직업적성에 관해서는 직업 재활치료의 영역에서 여러 가지 검사 · 측정법이 나오고 있다. 작업치료사가 실시하기 위해서는 일을 수행하는 데 필요한 지적능력, 언어능력, 수리능력, 서기(scribe)적 지각, 공간 판단력, 형태지각, 운동 협응, 손가락의 기민성, 손과 팔의 기민성, 이렇게 9종류의 능력을 측정하는 「GATB(general aptitude test battery, 후생노동성편 일반 직업적성검사)」가 간편하다.

2 조사

조사는 보통 특정 항목에 대해 일정 형식에 따라 작성된 조사 용지를 사용하여, 청취하면서 기입하는 방법과 대상자에게 기입하도록 하는 설문지법이 있다. 조사의 이점은 항목과 양식이 정해져 있기 때문에 특별한 훈련이 필요치 않으며, 누가 실시해도 어느 정도 일정한 정보를 얻을 수 있다는 점이다.

작업치료의 영역에서 작성되어 소개된 것에는 흥미 체크 리스트(Matsutsuyu, 1969 ; 山田, 1982)가 있다. 이러한 조사양식은 표준화된 검사와 달리 원조에 필요한 정보를 적절히 얻을 수 있도록 양식을 각각의 시설에서 궁리하여 작성하면 좋을 것이다. 보통 타부문으로부터 얻을 수 있는 정보로 나열된 항목(표 5−2−2)에 관해서도 조사형식이 만들어진 것도 많다. 작업치료에서 직접 조사할 경우를 생각하여, 독자적으로 준비해 두면 좋다.

작업치료의 원조에 있어 특히 중요한 요소로서, 이용 가능하고 필요한 사회자원 및 환경이 있다(표 5−2−7). 자원 및 환경에 따라 재활치료 목표가 크게 달라진다. 법 또는 제도 등은

표 5−2−7 ● 사회자원과 환경조사 항목

인적 자원과 환경	
가족 구성	가족 구성과 동거가족의 유무
가족의 이해	질환 및 장애에 대한 가족의 이해 유무와 정도
가족의 지원	주로 중심이 되어 지원하는 사람, 지원의 내용과 정도 외
친구 · 지인의 이해	질환 및 장애에 대한 친구 · 지인의 이해 유무와 정도
친구 · 지인의 지원	지원이 기대 가능한 구체적인 사람, 지원의 내용과 정도 외
사회적 지원	사회적으로 타인으로부터 받을 수 있는 지원의 내용과 정도
그 외	그 외에 특별히 인적 자원으로 유용한 것
물리적 자원과 환경	
경제적 배경	수입원(가족의 원조, 장애연금, 생활보호, 급여보장, 그 외) 의료비의 지불(보험의 종류, 자비, 그 외)
주거	주거의 유무, 임대, 수호료, 그룹홈 등의 유무 등
교통기관	이용 가능한 교통기관의 종류 등
주택 주변환경	가게 및 공공기관의 유무, 주거 주변의 생활환경 등
학교 · 직장 환경	주거지로부터의 거리 및 통근 · 통학의 편리 등
그 외	그 외에 물리적인 환경으로서 유용한 것
법 또는 제도, 서비스	
이용 가능한 법 · 제도	의료비의 감면, 보조 생활비의 보조, 각종 수당, 대부, 공제 주거의 제공, 조성 생활의 훈련, 원조 취업 훈련, 지원, 고용 원조

정신보건사회복지사 등과의 연계를 얻어 아직 충분히 활용하고 있지 못한 것 등을 조사해 두면 좋을 것이다. 작업치료사가 대상자와 함께 이용하기 좋은 매뉴얼 등(일본작업치료사협회, 1996 ; 2002 ; 전국정신장애자가족회연합회, 1994)도 출판되어 있다.

5-3 계획-개인 프로그램의 작성

작업치료 계획 입안은 작업치료로 원조하는 것이 적절하다고 초점화된 항목에 대해 회복상태 및 예후 예측, 대상자의 필요 · 요구(needs) 등을 고려하여 구체적인 목표 및 수단을 설정하는 작업이다.

여기에서는 작업치료의 목표 설정, 계획의 입안에 대해 서술하겠다(그림 5-3-1).

목표 설정과 계획 입안 시에는,

① 의료 · 보건 · 복지와 일관된 원조가 행해지도록 다음과 같은 단계를 고려한다.
② 대상자의 생활 재건을 목적으로 포괄적인 원조가 이루어지도록 한다.
③ 작업치료 계획은 개인을 대상으로 하고, 개개인의 목적, 생활환경에 맞추어 세운다.
④ 작업치료의 원조는 급성기 이탈 후엔 병리보다는 생활에 초점을 두어 생활의 폭을 넓히는 데 중점을 둔다.
⑤ 작업치료의 목표와 계획은 대상자 자신이 동의하고 주체적으로 임할 수 있는 내용으로 한다.
⑥ 사회자원의 이용, 환경의 조정을 포함하여 입안한다.
⑦ 재활치료 목표와 일치하는 내용으로 한다.

와 같은 사항에 유의한다.

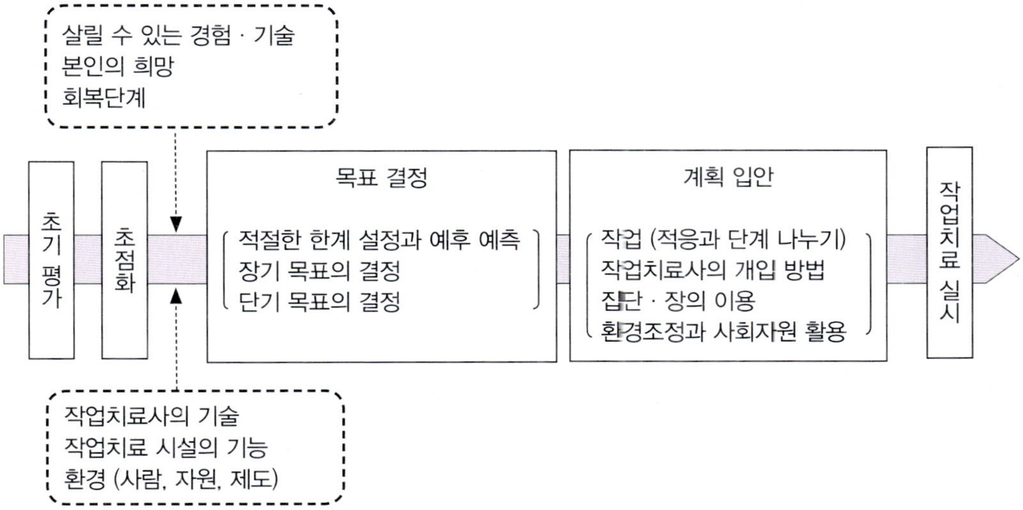

그림 5-3-1 ● 치료계획 입안의 과정

5-3-1 목표의 설정

1 목표설정 시의 원칙

평가 결과의 초점화 작업으로 정리된 항목에 대해 표 4-1-1「주체로서의 대상자의 요소」 및 표 5-1-1「정신장애에 대한 작업치료 평가 항목 예」에서 나열한 요소로부터 다음과 같은 사항을 고려하여 작업치료의 목표를 설정한다. 작업치료뿐 아니라 재활치료의 원칙이기도 하지만, 목표는 작업치료 서비스를 제공하는 자와 서비스를 이용하는 대상자가 공통의 목표를 설정하는 것이 바람직하다.

- 대상자의 경험 및 기술을 살린다.
- 대상자 자신이 현재의 생활 및 장래에 대해 품고 있는 희망에 기초한다.
- 대상자의 생활의 기반이 되는 생활환경 및 지역환경을 고려한다.
- 법 제도를 포함하여 사용할 수 있는 사회자원은 이용한다.
- 회복과정의 단계에 따른 구체적이며 효과판정이 가능한 목표를 세운다.
- 대상자의 연령, 발병 후의 경과 등 그 개인의 생활주기를 생각한 목표를 세운다.

그러나 현실적으로는 원조하는 작업치료사의 기술에 한계가 있으며, 원조하고자 하는 시설의 기능에도 한계가 있다. 따라서 부문 및 시설에서의 팀 어프로치를 생각하면서 대상자의 예후 예측도 포함하여, 목표의 달성기간 및 내용에는 한계 설정이 필요하다.

2 목표달성기간

목표를 달성하는 기간은 치료 및 원조를 실시하는 영역에 따라 달라진다. 정신장애에 대한 경우, 급성기부터 회복기에 걸친 조기 작업치료는, 일반적으로 3개월, 길어도 6개월을 목표로 설정하는 것이 바람직하다. 데이케어[*C3] 및 나이트케어[*E6] 등 통원진료로서의 회복기 후기 재활치료, 장기 재원자 및 복지 영역 서비스를 받을 경우는 반년으로부터 길어도 1년을 목표로 한다. 기간에 관해서는 규정된 것은 없지만 너무 장기에 걸친 목표는 구체성이 결여된다.

반년에서 1년을 달성기간으로 할 경우는 그 목표를 장기 목표로 하여, 그 목표 달성을 위한 보다 구체적인 하위 목표에 해당하는 단기 목표를 설정하는 것이 좋다. 단기 목표는 1~2개월만에 달성할 수 있도록 설정한다. 단기 목표는 당분간 대처가 필요하며, 1~2개월로 달성 가능한 것, 달성을 구체적으로 확인할 수 있는 것이 바람직하다.

3 목표의 예

심신의 기능 및 생활기능의 상태, 회복경과에 따라 다르지만, 작업치료의 목표로서는,

- 병적 상태로부터의 조기 이탈
- 이차적 장애의 방지
- 현실로의 이행 원조

- 심신의 기본적 기능 회복
- 자율과 적응의 원조(생활기능의 회복과 습득)
- 생활의 질의 유지, 향상
- 사회생활, 사회참여의 원조

등, 작업치료의 기능(「3-4 개입-회복상태에 따른 개입」을 참조)을 살려 설정한다.

작업치료의 목표설정 포인트는 이 장의 처음에서 서술했듯이, 질병으로서 치료를 받아들이고, 생활자로서의 권리가 보장되며, 생활의 장으로 참여하여, 재정착할 수 있도록 하는 「생활의 재건」, 「생활의 질」에 있다. 심신의 기능장애를 경감하는 치료적 대처, 생활기능의 회복 · 습득을 위한 훈련, 환경과의 상호성을 고려한 사람 및 자원의 활용, 보다 좋은 작업체험 등, 개인의 필요 · 요구(needs)에 따른 목표를 설정한다. 보통 설정되는 목표의 예를 표 5-3-1에 나타낸다. 이 표에서 나타낸 것도 어떠한 개인을 대상으로 한 것이 아닌, 예를 들어 일반화시킨 표현이며, 실제로는 대상자 개인에 맞추어 설정된 기간에 효과가 확인 가능한 구체적인 목표를 설정한다.

목표의 한계 설정

- 효과판정이 가능한 구체적인 내용으로 한다.
- 달성기간을 정한다.
- 장기의 경우는 하위의 단기 목표를 설정한다.

5-3-2 계획의 작성

작업치료의 목표가 결정되면, 이를 실행하는 구체적인 계획을 세우는 작업이 시작된다. 제4장에서 서술한 작업치료의 구조와 형태의 각각의 요소를 어느 대상자에게 어떻게 사용할 것인가와 같은 것이 작업치료 계획의 입안에 해당된다. 목표를 포함한 작업치료 계획도 대상자에 대한 사전동의를 받는 것이 원칙이다.

계획 작성의 항목

작업 : 적절한 종목 선택, 적응 · 수정, 단계 나누기
개입 방법 : 작업치료사의 대응
집단 이용 : 이용의 유무, 목적
장소 : 작업치료를 실시하는 장소
시간 : 1회의 시간, 빈도, 기간

표 5-3-1 ● 작업치료 목표의 예와 역할

목표의 예	역할
병적 상태로부터의 조기 이탈, 이차적 장애의 방지	
• 약간은 안심하고 지낼 수 있는 시간을 만든다.	(휴식, 안전 · 안심의 보장)
• 초조함 및 불안의 경감	(증상의 경감, 무의식적 욕구의 충족, 충동의 발산)
• 일어나서 몸을 조금 움직여 본다.	(기본적 생활리듬의 회복)
• 다른 사람이 있는 장소에서도 함께 지낼 수 있다.	(현실로의 이행 준비)
현실로의 이행의 원조, 심신의 기본적 기능의 회복	
• 자신의 신체 및 마음에서 일어나고 있는 느낌을 알 수 있다.	(신체감각의 회복)
• 신체를 생각하는 대로 움직일 수 있다.	(신체감각의 회복, 기초체력의 회복)
• 운동 등으로 신체를 움직인 후, 기분 좋은 피로를 느낀다.	(신체감각의 회복)
• 밤엔 자고, 낮엔 일어나 지낸다.	(기본적 생활리듬의 회복)
• 즐겁고 재미있다고 느끼는 시간을 보낸다.	(신체감각의 회복, 즐기는 체험)
• 1~2시간 정도의 레크리에이션 및 스포츠를 즐길 수 있다.	(즐기는 체험, 기초체력의 회복)
• 기상, 식사, 옷 갈아입기, 신변의 처리 등은 다른 사람의 손을 빌리지 않는다.	(신변처리 능력의 회복)
• 스스로 해냈다는 체험을 한다.	(달성 경험, 유능감 · 자기애의 충족)
• 아주 작은 일로 짜증내는 일 없이 지낼 수 있다.	(자기 컨트롤 능력의 개선)
자율과 적응의 원조	
• 시간 및 돈 또는 물건, 건강 등에 대해 자기 관리가 가능하다.	(생활관리기능의 개선 · 습득)
• ㅇㅇ에 대해 자신이 어떻게 할 수 있을까를 확인한다.	(자기능력의 현실검토)
• 자신감을 되찾거나, 무언가를 할 수 있었다는 체험을 한다.	(자신감의 회복, 달성감의 획득)
• 일상적인 이웃과 잘 지내는 방법 등 사회생활에 필요한 기능을 습득한다.	(사회성의 획득)
• 매일 정해진 시간에 참여할 수 있는지 확인한다.	(직업준비 훈련)
• 작업을 하다가 막혔을 때 적절히 원조를 요청한다.	(직업준비 훈련)
• 사회자원의 이용 방법을 배운다.	(사회자원의 이용)
• 곤란할 때 원조를 구하는 것이 가능하다.	(사회자원의 이용)
• 자신의 병 또는 장애와 타협을 짓는다.	(장애와의 타협 · 수용)
사회참여를 위한 원조	
• 일주일간의 생활이 안정된다.	(사회생활리듬의 습득)
• 공동사회의 행사에 참여한다.	(지역사회와의 교류)
• 취미를 가진다.	(여가의 이용)
• 취업 원조	
환경의 조정	
• 가족과의 상담, 협력 의뢰	
• 직장 상사 및 학교와의 연계	

1 작업의 선택

작업의 기본요소에 관한 특성에 대해서는 제3장에서 검토했다. 복수의 작업 중에서 그림 5-3-2에 나타낸 과정에 따라 치료적 필요 · 욕구(needs)에 기초하여 적절한 종목을 선택한다(山根, 2005a). 그러나 실제로는 대상자의 흥미 및 작업치료사의 특기, 비특기 등에 의해 결정되는 경우도 많다. 작업을 수행할 때엔 선택된 작업을 그대로 사용하는 것이 아니라, 치료 · 원조 목표 및 대상자의 실제 능력, 필요 · 욕구(needs)에 적합한 것이 되도록 적응 · 수정(adaptation)하여, 대상자의 기능 레벨에 맞춘 단계 나누기(grading)를 실시할 필요가 있다.

도입기에는 희망 종목이 몇 개나 있거나 요구 레벨이 높은 것이라면, 희망대로 실시하기보다는 조금 억제하는 경향으로 개시한다. 본인의 희망을 그대로 실시하는 것은 방위적 행동을 강화하게 되는 경우가 있다. 또한 반대로 본인이 선택할 수 없는 경우에는 「당분간 이것을 해 보고, 함께 무엇이 좋은지 생각해 봅시다」라고 작업치료사가 책임을 지는 형태로 작업을 지정하는 것이 좋다. 「당신이 하고 싶은 것을」과 같은 형태는 언뜻 보기에는 자유를 보장하고 있는 것처럼 보이지만, 마음이 확실치 못한 자에게 있어서는 부담이 더 크다. 도입기는 상태를 보는 시험 기간으로서, 작업도 시도적으로 사용하는 편이 본래 프로그램으로 이행하기 쉽다.

작업치료사는 사람의 생활을 구성하는 작업을 사용하며 사람의 생활의 재건에 관련된 전문직이다. 작업을 적절히 잘 다루기 위해서는, 모든 작업에 관한 기술을 배우고 능숙하면 좋겠지만, 적어도 자신이 작업의 특성을 충분히 알지 못해서 결과적으로 실패체험을 일으키는 일이 없도록, 작업체험과 그 체험에 기초한 작업분석에 따라 작업을 잘 다루는 센스가 필요하다(山根, 2005b).

2 작업치료사의 개입 방법

대상자의 대인적 긴장도, 불안, 작업치료사에 대해 품고 있는 이미지 등을 고려하여, 작업치료사의 개입 방법을 정한다. 대상자가 작업치료 및 작업치료사에 대해 어떻게 생각을 하고 있는지 알 수 없는 시기는 당분간 대응 방식을 정하여 개입하게 된다(「4-4-2 치료 · 원조 관계를 만들기」, 「4-4-3 자기의 치료적 이용」을 참조).

학생 또는 초보자인 경우, 대등하게 숨김없이 다 보여 주겠다는 생각에, 충분히 서로를 잘 알지 못하는 시기에 자신의 생활 및 학력, 직력 등을 묻는 대로 다 이야기해 버리고 마는 때가 있다. 억지로 숨길 필요는 없지만, 예측할 수 없는 전이 현상을 일으킬 수 있다. 따라서 왜 지금 이 시기에 자신에 대한 일을 이야기하는가를 똑똑히 생각해 보고, 대처할 수 없는 불필요한 자극을 주는 일은 피하는 편이 좋다. 「대등하게」라고 말하면서도, 자신에 대해 이야기하는 것은 자신의 불안 회피, 자기현시 등의 표현일 경우가 많다. 어느 정도 관계가 확실해지기 전까지는,

- 작업치료의 안내역할을 맡는다.
- 이야기를 듣는 역할이 된다.

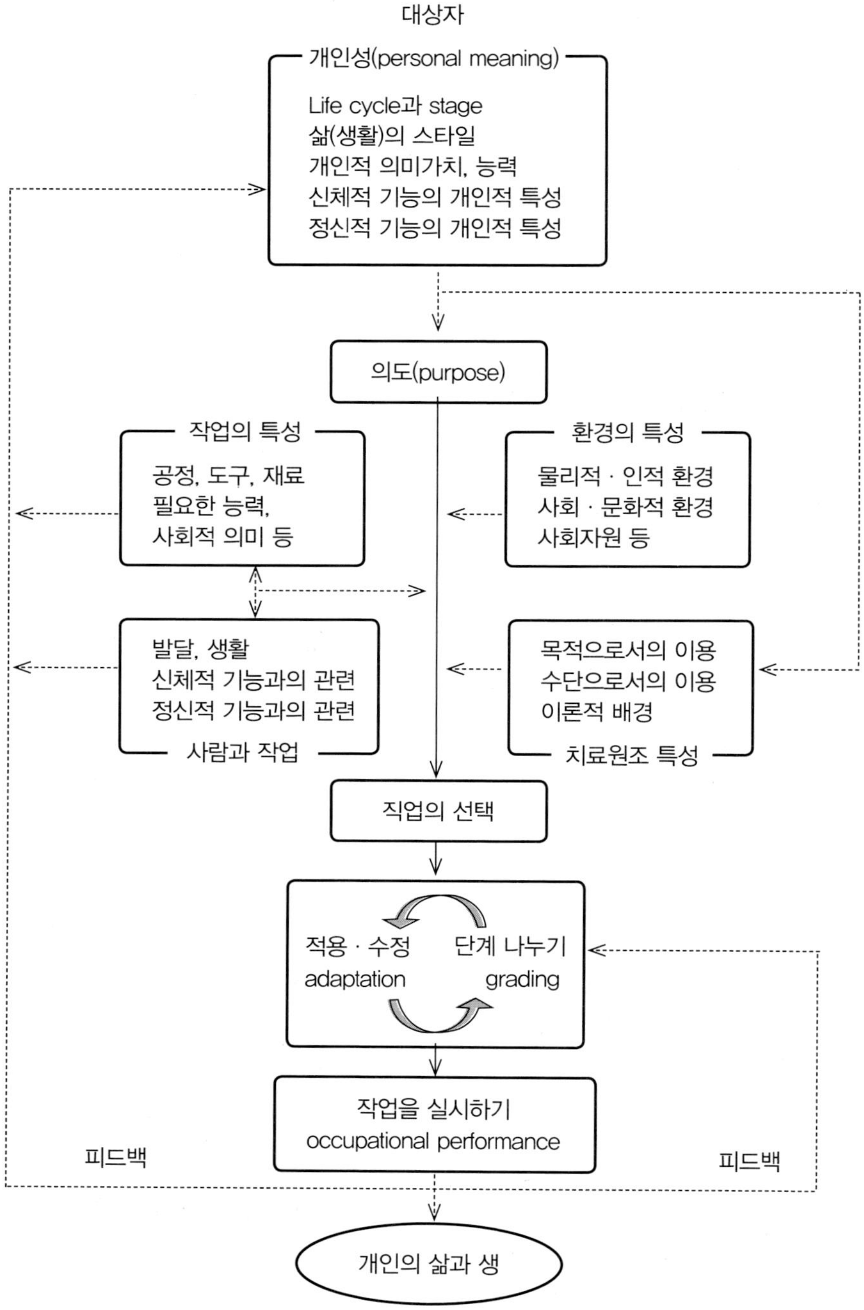

그림 5-3-2 ● 치료 · 원조로서 작업을 사용하는 과정(山根, 2005a)

- 당분간 도구가 되어 본다.
- 작업을 가르침으로써 상태를 살펴 본다.
- 본인의 움직임에 맡겨 본다.
- 보호적으로 개입한다.

와 같은 개입 방법으로, 대상자에게 이쪽을 충분히 관찰할 수 있는 시간을 제공할 정도의 기분으로 있는 것이 좋다. 치료 및 원조관계에서 초조해하는 것은 금물이다.

3 집단 이용의 유무와 목적

도입 시점에서 집단 프로그램을 사용할 것인지 말 것인지는 대상자의 회복상태 및 긴장 정도에 따른다. 일반적으로는 그렇게 응집성이 높지 않은 Parallel 장부터 참여하여, 상태를 살펴 보는 경우가 많다. 집단의 특성 및 기능에 관해서는「4-5 집단 · 장-모임, 모으는 것의 이용」을 참조해 보는 것이 좋다.

4 작업치료를 실시할 장소의 선택

작업치료를 실시하는 장소는 도입기에는 대상자의 긴장도 및 불안에 맞추어 선택한다. 보통은 작업치료가 실시되는 장소에 당사자가 오는 것이 원칙이나, 부담 없이 참여할 수 있도록 하기 위해 작업치료사가 병동을 방문하여 침대 옆에서 실시하거나, 병동의 거처하는 방 밖에 있는 공동 장소에서 실시하고, 다른 이용자가 적은 장소에서 실시하는 등의 배려가 필요한 경우도 있다. 퇴원한 대상자의 경우는 필요하다면 자택을 방문하는 경우도 있다.

또한 목적에 따라서는 산책 및 하이킹 등과 같이 실외 혹은 시설 밖으로 나가거나, 교통기관 및 공공시설의 이용 등, 실제 사회자원을 사용하는 경우도 있다. 정말로 필요한 생활기능을 습득하기 위해서는 어떻게 하면 좋을지를 생각해 보는 것이 좋다. 작업치료의 체험이 생생히 몸에 밸 수 있게 하려면 그 사람이 실제로 생활하는 장이어야 한다는 원칙을 잊어서는 안 된다.

장소의 특성에 관해서는「4-5-5 장소의 의미, 장의 힘」을 참조하는 것이 좋다.

5 시간 · 빈도 · 기간의 설정

시간에 관한 설정에 대해서는「4-6 시간-효율과 효과」에서 결정 방식에 대해 서술한 대로지만, 작업종목과 마찬가지로 도입기가 필요하다면 수회의 시험 참여 기간을 마련하여 상태를 살펴 보는 편이 좋을 수도 있다. 맨 처음 수회는 매일 열심히 참여하다가 억지가 통하지 않게 되면 중단해 버리는 자도 있다. 또한 우울증 경향으로 하루 중 변동이 있는 사람의 경우는 오전 중보다 오후가 더 부담이 적다. 1회에 시간을 길게 하는 것보다 시간은 짧아도 빈도를 높이는 방법 등, 병의 증상에 따라서는 병리특성에 대한 고려가 필요한 시기도 있다.

시간에 관해서는 1회의 시간, 1주일간의 빈도, 그리고 언제까지 실시할 것인가 등 기간의 한계 설정을 확실히 해두지 않으면 안 된다. 편히 쉬는 것 또한 필요하지만, 치료자측 나태함으로 인해 대상자 인생의 시간을 빼앗는 일은 있어서는 안 된다.

5-3-3 Rehabilitation sheet의 이용

생활기능모델 ICF의 임상 응용 중 하나인 rehabilitation sheet를 소개한다. 이는 다직종 간의 연계, 전문직 혹은 전문 외의 사람들과의 연계, 대상자와의 목적 공유화 등, 이용자 주체의 구체적인 원조를 실시하기 위해 작성된 것이다(山根, 2001 ; Yamane et al, 2001). Conference sheet(부표 9)와 counseling sheet(부표 10)으로 형성되며, conference sheet는 전문직종 간의 회의에, counseling sheet는 의뢰자와의 면접 및 상담에 사용된다.

1 연표

2개의 rehabilitation sheet의 연표 부분은 life cycle에서 중요한 사건, 예를 들면, 생육력, 학력, 직력, 발병, 입원력, 치료력, 가족내 혹은 사회생활에서의 역할 및 습관 등을 기입한다. 그림 5-3-3에 기입 예를 나타낸다.

2 Conference sheet

「심신의 기능 · 구조」「활동」「참여」「개인인자」「환경인자」의 틀 안에는 표 5-1-1의 항목에 대해 얻어진 정보(현시점의 것)를 기입한다.

| 심신의 기능 · 구조

현 질환에 직접 유래하지 않는 것(합병증 및 나이가 들어감에 따른 영향 등)도 포함하여, 현재의 신체기능 및 정신기능의 상태(기질적 문제 및 구조상의 이상을 포함함)를 기입한다.

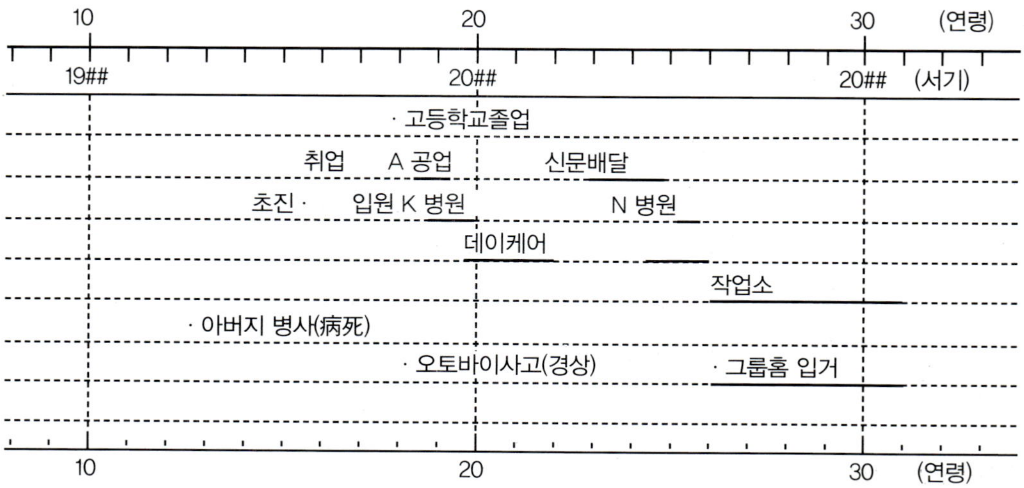

그림 5-3-3 ● Rehabilitation sheet 연표 기입 예

| 활동

매일 활동상태와, 이에 대해 원조가 필요한 것이 있다면 필요한 원조의 내용 및 정도(조언 및 간호 등)를 기입한다.

| 참여

일상생활 및 공동체생활, 사회생활, 시민생활, 직업생활에 대해 어떻게 임하고 싶다고 생각하고 있는지(본인의 의지 · 의욕과 대처), 또 실제로 노력하고 있는 경우에는 어떠한 제한과 제약이 있는지 기입한다.

| 개인인자

개인의 생활사 및 현재까지 생활에서 특별한 배경으로, 심신의 기능 · 신체구조 이외의 그 사람의 특징을 가리킨다. 예를 들면, 성별, 연령, 생육력, 교육력, 직력, 경험, 성격, 사용언어, 습관, 역할, 취미, 특기 등이다. 일상생활로의 관여보다 인적 환경인자의 영향을 받아 취직 및 취학 등 적극적인 사회참여에 더 크게 영향을 미친다

| 환경인자

환경인자는 개인이 생활하는 장에서 교통기관, 공공기관, 주거 등 생활환경, 가족, 친구, 지인 등의 인적 환경, 생활과 관련된 서비스, 법률, 사회지도 등 사회문화적 환경을 가리킨다. 환경인자는 개인을 둘러 싸는 것으로, 개인이 사회의 일원으로서 기본적인 인권을 행사하고, 사회적 역할을 수행할 때 긍정적 또는 부정적인 영향을 미친다.

또한 환경인자는 가정 및 직장, 학교 등 개인에게 있어 가까운 개인적 환경인자와 community 및 사회의 사회적 환경인자로 나뉘어진다. 전자는 자택을 중심으로 한 물리적 환경, 가족, 지인, 동료와 같은 일상적으로 교류가 있는 사람들, 이미 알고 있는 사이는 아니지만 그러한 일상생활의 장에서 만나게 되는 사람들을 포함한 인적인 환경을 들 수 있다. 후자는 community 및 사회의 물리적 환경, 공공 교통기관 등 일반적으로 이용 가능한 서비스 또는 규칙 · 법률 · 제도, 사람들의 태도 및 이데올로기 등에 관련된 조직 등을 들 수 있다.

「주거, 경제사정」은 환경인자 중에서도 중요한 인자이기에, 주거의 유무 및 생활 또는 치료에 필요한 비용의 출처 등을 특별히 따로 마련된 틀에 기입한다. 이러한 틀 안은 ICF에 준거한 항목으로 대상자가 생활하는 환경 및 현재 심신의 상태 · 생활의 상태를 나타낸다.

| 그 외 난외(margin)

「평가 개략」은 생활에 초점을 둔 정신증상의 영향, 원조의 내용 및 정도 등을 간략하게, 「가족구성」은 가족의 구성과 중심 인물, 협력의 내용 · 정도를, 「초점화 항목」에는 치료 · 원조에서 가장 중점이 되는 것을, 「rehabilitation goal」에는 치료 · 원조에 대한 팀 전체로서의 목표를, 「목표, 원조계획」에는 각각의 직종에 맞춘 구체적인 목표와 계획을 기입한다. 초점화, 치

료목표, 목표, 계획은「5-3-1 목표의 설정」「5-3-2 계획의 작성」에서 검토한 내용과 똑같은 것이다.

3 Counseling sheet

Counseling sheet(부표 10)의 기본구조는 conference sheet와 똑같이 되어 있으며, 다른 점은 개인인자와 난외(margin)에 기입하는 부분뿐이다. Counseling sheet는 대상자 자신이 기입하거나 대상자가 스스로 기입할 수 없을 경우는 스태프가 청취하여 기입한다.

Counseling sheet는 대상자 자신이 자신의 상태를 어떻게 파악하고 있는지, 그리고 지금 무엇을 희망하고 있는지를 들음으로써,

- 치료-원조관계의 수립
- 대상자 자신의 자기인식을 높이고, 역량을 강화
- 치료-원조 목표의 공유화
- 대상자 자신의 주체적 노력

을 꾀하는 것이 목적이다.

4 Rehabilitation sheet의 이용

Conference sheet은 대상자의 회복 레벨에 상관없이 치료 · 원조의 개시 초기부터 사용할 수 있다. 따라서 치료 · 원조자가 어느 정도 대상자의 상황을 파악하고 있는지를 체크하기 위해서라도 개시 초기부터 사용하는 것이 바람직하다. Counseling sheet도 될 수 있는 한 조기부터 사용하는 편이 좋지만, 자기 기입 및 청취 기입이기 때문에 어느 정도 현실감이 돌아오고, 언어적 커뮤니케이션이 가능한 시점부터 사용하는 것이 현실적이다.

2개의 sheet에 공통된 연표는 대상자의 생활을 이야기로 읽어 내는 것이 가능하고, 재활 목표의 결정에 유용하다. 또한 대상자에게 있어서는 자신의 생활사를 뒤돌아 봄으로써 객관적으로 자신의 생활을 재검토할 수 있다.

Conference sheet의 사용으로 정보를 공유하는 것으로 인해 각각의 관계자가 무엇을 목적으로 어디에 초점을 맞추어 원조할 것인가, 재활치료 전체로서 무엇에 초점을 두면 되는가, 등의 검토가 용이해진다. Counseling sheet에서는 자기 기입된 내용에 대해 이야기를 듣거나 청취 기입을 하면서 공통의 목표를 결정해 나가는 과정이 대상자의 주체적 노력을 촉진시키고, 대상자 자신의 자기인지 및 현실검토를 재촉한다. 또한 conference sheet와 counseling sheet의 항목 내용의 다른 점을 비교해 봄으로써 대상자의 주관적 현실과 치료 · 원조자측의 견해의 차를 알 수 있으며, 목표의 공유를 위한 작용에 유용하다(Yamane et al, 2001).

Counseling sheet의 난외(margin) 항목에서는 대상자의 생각 및 희망을 알고, 동기를 높이며, 원조 목표의 공유화를 꾀하는 데 유용하다. 무엇보다도「나는 지금 이러한 상태(심신의

기능, 생활활동, 사회참여)에 있으며, 이렇게 되고 싶다고 생각하고 있다. 때문에 이러한 일(목표)이 필요하며, 이것이 이러한 형태로 제공되고(작업치료계획), 내가 해야 할 노력은 ○○」와 같이 대상자가 납득하는 과정이 큰 의미를 가지고 있다.

5-4 성과(outcome)의 평가

정신장애에 동반되는 일상생활의 제한 및 사회참여에 제약을 가진 사람들의 생활 재건의 원조에서는 그 성과(outcome)의 질이 가장 중요하다. 최근, 의료의 질도 구조와 과정의 평가에서 성과(outcome) 평가로 바뀌고 있는데(Sederer et al, 1996), 대상자에 대한 작업치료 서비스의 적합 부적합을 판단하는 데에는 객관적인 생활기능의 개선, 대상자에게 있어서 생활의 질 변화 등 성과 평가(outcomes assessment)는 빠질 수 없는 것이다.

5-4-1 성과(outcome) 평가의 수법

무엇을 성과(outcome)로서 평가할 것인가가 문제시되는데, 정신장애에 대한 작업치료에서는,

① 작업치료의 원조에 대한 이용자의 만족도
② 심신의 기능장애상태
③ 일상생활에서의 활동상태
④ 사회참여의 상태
⑤ 가족의 부담도

등을 들 수 있을 것이다. 특히 ①의 이용자 만족도는 재활치료의 성과(outcome)평가에서는 중요하다. ②~④에 대해서는 같은 항목으로 이용자의 만족도를 평가하면 좋을 것이다. 실제 데이터의 수집은 자기 기입식이거나 청취식에 의한 경우가 많다. 변화의 비교 및 레벨을 알 수 있도록 단계식의 평가 척도를 사용한다.

5-4-2 생활에 초점을 둔 기능평가

여기에서는 일본작업치료사협회가 사회복지 · 의료사업단의 조성사업으로서 작성한「정신장애자 원조평가(care assessment)」(일본작업치료사협회, 2002b)를 소개한다(부표 11, 12). 이 평가는 ① 대상자와 상담을 하면서 검토하는 것이 가능하다, ② 검토를 통해 대상자가 자신의 상태를 알아차릴 수 있다 ③ 대상자가 어떠한 서비스를 받으면 좋을지 지원자와 공통인식을 가질 수 있다 와 같은 점이 특징이다. 또한 단시간에 간결하게 직종을 불문하고 평가가 가능하도록 작성된 것이다.

내용은「현재의 생활기능」에 관한 ① 신변에 관련된 일에 대해(4항목), ② 생활 관리에 대해(3항목), ③ 자신의 건강상태에 대해(5항목), ④ 가사일에 대해(4항목), ⑤ 사회자원 이용에 대해(3항목), ⑥ 대인관계에 대해(4항목), ⑦ 사회참여의 제약이 되는 일(1항목)과「일하는 것에 대해」로 구성되어 있다.

평가 등급은 다음과 같이,

5. 크게 문제 없다.
4. 때때로 조언, 확인이 있다면 가능
3. 정기적인 조언 · 확인이 필요
2 부분적인 원조가 필요
1. 전체적인 원조가 필요

와 같이 조언 · 원조의 정도가 기준이 되어 있으며, 각 항목마다 1~5의 점수로 평가한다. 정보가 불확실하며 확인할 수 없는 경우는 0, 평가할 필요가 없는 경우는 N의 해당없음을 체크한다. 각각을 집계하여, ①~⑦의 항목에 대해 원조의 필요도를 산정하고 원조 계획 작업에 사용한다. 이용 매뉴얼 및 이용 가능한 제도 · 자원 자료까지 완비되어 있다(일본작업치료사협회, 2002a ; 2002b ; 2002c).

원조 개시 시와 종료 시에 실시함으로써 일상생활에서 활동상태와 사회참여의 상태에 관한 성과(outcome)평가로서 이용할 수 있다.

제5장 요약

:: 초점화

1. 팀 어프로치에서 작업치료의 관여가 최적인 것을 고를 것

:: 평가

1. 하지 않으면 안 되는 것, 하지 않아도 되는 것을 알아가는 작업
2. 대상자의 지금까지의 생활, 지금의 생활, 앞으로 어떻게 생활하고 싶은지를 안다.
3. 인적 환경을 중심으로 물리적, 제도, 서비스 등 생활환경을 안다.

:: 정보수집

1. 정보는 입수자의 주관을 포함하고 있기에 이차 정보는 정보원을 명확히 한다.
2. 왜 현병력, 주소(chief complaint), 현재증, 가족력 등을 알고자 하는가?
3. 약물치료 처방으로부터 환자의 병의 증상 정도 및 변화를 알 수 있다.

:: 면접의 종류, 기본적 유의점과 이유

1. 면접은 관계구축, 정보입수 · 관찰, 원조 · 상담의 3측면을 항상 포함하고 있다.
2. 공식적인 면접과 비공식적인 면접을 구분하여 쓰기
3. 첫 면접에서는 조심성 없이 전이를 일으키지 않도록 배려가 필요
4. 쌍방의 위치, 시선의 높이
5. 비밀엄수. 안이한 보장이나, 감상 및 의견, 이상체험 등에 대한 유의

:: 작업면접은 작업치료 특유의 것

1. 구성적 작업을 사용한 작업면접에서는 무엇을 볼 것인가?
2. 투영적 작업을 사용한 작업면접에서는 무엇을 볼 것인가?
3. 작업면접은 실시한 작업에 관해 구체적으로 질문한다.
4. 투영된 작업의 취급과 심리검사와의 차이

:: 작업치료에서의 관찰의 기본

1. 관여하면서 실시하는 관찰은 자신의 영향력을 아는 것이 중요하다.
2. 비언어 사인(외관, 소지품, 화장, 장식, 운동계, 자율신경계 등)을 본다.
3. 활동(ADL, 커뮤니케이션, 대인관계, 작업수행 등)을 본다.

:: 목표는 구체적이며 효과판정이 가능한 내용으로 한다.

:: 작업치료 계획의 항목

1. 사용하는 작업은 적응과 단계나누기(grading)를 한다.

2. 자신의 개입 방법을 명확히 한다.

3. 사람의 모임(집단)의 이용 유무와 사용 방법

4. 어디서 실시할 것인가?

5. 효과적인 1회의 시간과 빈도, 기간을 정한다.

:: Rehabilitation sheet는 ICF의 **임상적 활용**

■ 참고문헌

American Psychiatric Association (2000). *American Psychiatric Association : Diagnostic and Statistical Manual of Mental Disorders* 4th ed. (DSM-Ⅳ-TR). pp. 34. APA, Washington, D. C. (高橋三郎, 大野 裕, 染矢俊幸・監訳, 2002.「DSM-Ⅳ-TR 精神疾患の診断・統計マニュアル」pp. 43. 医学書院).

Canadian Association of Occupational Therapists (1991). *Occupational Therapy Guidelines for Client-Centered Practice.* CAOT Publications ACE, Tront.

Canadian Association of Occupational Therapists (1997). *Enabling Occupation : An Occupational Therapy Perspective.* CAOT Publications ACE, Tront (吉川ひろみ・監訳, 2000.「作業療法の視点：作業ができるということ」大学教育出版).

土居健郎 (1992). 新訂方法としての面接. 医学書院.

長谷川直義 (1980). 臨床医のための面接法. 南江堂.

稲田俊也, 岩本邦弘 (2009). 観察者による精神科領域の症状評価尺度ガイド改訂版. じほう.

岩崎晋也, 宮内 勝, 大島 巌, 他 (1994). 精神障害者社会生活評価尺度の開発—信頼性の検討 (第 1 報). 精神医学 36, 1139-1151.

久野節子 (1994). 更衣. 日本作業療法士協会・編著「作業療法学全書第 10 巻日常生活活動」pp. 208-216. 協同医書出版社.

兼田康宏 (2008). 統合失調症認知機能簡易評価尺度日本語版 (BACS-J). 精神医学 50, 913-917.

神田橋條治 (1984). 精神科診断面接のコツ. 岩崎学術出版社.

神田橋條治 (1990). 精神療法面接のコツ. 岩崎学術出版社.

木戸幸聖 (1976). 面接入門. 創元社.

腰原菊恵 (2001). 急性期における作業療法評価尺度. OT ジャーナル 35, 207-210.

松井紀和 (1978). 精神科作業療法の手引. 牧野出版.

Matsutsuyu J (1969). *The interest check list.* Am J Occup Ther 23, 323-328.

Mosey AC (1970). *Three Frames of Reference for Mental Health.* Charles B. Slack, New Jersey (篠田峯子, 他訳, 1977.「こころと行動の発達」協同医書出版社).

Mosey AC (1986). *Psychosocial Components of Occupational Therapy.* Raven Press, New York.

日本作業療法士協会 (1996).「使おう生かそう社会資源第 2 版」. 作業療法マニュアル 7, 日本作業療法士協会.

日本作業療法士協会 (2002a). 精神障害者が利用できる制度・資源. 日本作業療法士協会.

日本作業療法士協会 (2002b). 精神障害者ケアアセスメント. 日本作業療法士協会.

日本作業療法士協会 (2002c). 精神障害者ケアアセスメント・マニュアル. 日本作業療法士協会.

奥川幸子 (1997). 未知との遭遇—癒しとしての面接. 三輪書店.

大丸 幸 (1990). 危機介入面接. OT ジャーナル 24, 30-35.

佐藤郁哉 (1992). フィールドワーク書を持って街へ出よう. 新曜社.

佐野直哉 (1981). 精神療法的治療面接—通院治療を中心に. 理・作・療法 15, 789-792.

Sederer LI, Dickey B (1996). *Outcomes Assessment in Clinical Practice.* Williams and Wilkins, Baltimore (伊藤弘人, 栗田　広・訳, 2000.「精神科医療アセスメントツール」医学書院).

Sullivan HS (1954). *The Psychiatric Interview.* Norton, New York (中井久夫, 他訳, 1986.「精神医学的面接」みすず書房).

冨岡詔子 (1978). 実験方法. 松井紀和・編著「精神科作業療法の手引」pp. 43-65. 牧野出版.

冨岡詔子 (1989a). 作業面接の意義と構造 (上). OT ジャーナル 23, 664-672.

冨岡詔子 (1989b). 作業面接の意義と構造 (下). OT ジャーナル 23, 736-745.

内村静子 (1981). 作業療法におけるインテーク面接—精神障害. 理・作・療法 15, 785-788.

山田　孝 (1982). NPI 興味チェックリスト. 理・作・療法 16, 391-397.

山下清次, 小山内隆生 (1989). 導入時の面接—初回面接を中心に. OT ジャーナル 23, 813-818.

山根　寛 (1989). 評価のための面接—構成的作業, 投影的作業を中心に. OT ジャーナル 23, 885-890.

山根　寛 (1994). 整容. 日本作業療法士協会・編著「作業療法学全書第 10 巻日常生活活動」pp. 57-71, pp. 84-92, pp. 123-133, pp. 158-168, pp. 184-194. 協同医書出版社.

山根　寛 (2001). 障害構造モデル IMMD の概念と応用：国際障害分類 ICIDH に基づいた実践モデルの提唱. 作業療法 20, 145-153.

山根　寛 (2005a). 作業・作業活動をもちいる. 鎌倉矩子, 他編「ひとと作業・作業活動第 2 版」pp. 161-169. 三輪書店.

山根　寛 (2005b). 作業分析とは. 鎌倉矩子, 他編「ひとと作業・作業活動第 2 版」pp. 105-119. 三輪書店.

山根　寛 (2008a). 知る.「作業療法の詩・ふたたび」pp. 62-63. 青海社.

山根　寛 (2008b). ことばの表情.「作業療法の詩・ふたたび」pp. 18-19. 青海社.

山根　寛 (2008c). 身体—からだの表情.「治療・援助における二つのコミュニケーション」pp. 129-133. 三輪書店.

山根　寛 (2008d). 物—拡張した自我.「治療・援助における二つのコミュニケーション」pp. 133-134. 三輪書店.

山根　寛 (2008e). 声—ことばの表情.「治療・援助における二つのコミュニケーション」pp. 126-129. 三輪書店.

Yamane H, Kinoshita T (2001). *An Interactional Model of Mental Disability (IMMD) Based on the International Classification of Functioning and Disability (ICIDH-2).* Asian Journal of Occupational Therapy 1, 1-11.

横田　碧 (1989). 相談面接. OT ジャーナル 23, 793-798.

全国精神障害者家族会連合会 (1994).「精神障害者が使える福祉制度の手引き」改訂版. 全国精神障害者家族会連合会.

CHAPTER 06

작업치료의 실천

6-7 아동기 정신장애와 작업치료	6-7-1 아동기 정신장애의 특징 6-7-2 작업치료의 지원
6-8 노년기 정신장애와 작업치료	6-8-1 노년기 정신장애의 특징 6-8-2 작업치료의 지원
6-9 사법정신의료와 작업치료	6-9-1 의료관찰법 6-9-2 의료관찰법의 대상자 6-9-3 작업치료의 역할

06 CHAPTER

작업치료의 실천

6-1 작업치료가 행해지는 장(場)

입원의료중심에서 지역생활중심으로 이동하는 움직임에 동반하여 작업치료가 행해지는 장 또한 의료 영역을 중심으로 하면서 지역이행지원, 지역생활지원, 취업지원과 보건 · 복지 영역으로 확대되는 모습을 보이고 있다(일본작업치료사협회백서위원회, 1985 ; 1991 ; 1996 ; 2001 ; 2006 ; 일본작업치료사협회, 2008).

일상생활을 구성하는 구체적인 작업을 사용하여 생활기능의 장애라는 시점에서 생활의 재건을 지원하는 작업치료(「3-3 목적-자율과 적응」 참조)가 필요한 영역 또는 장은 앞으로도 더욱 널리 확대될 것이다. 작업치료의 지식 및 기술은 필요하지만, 명칭만 독점하고 실질적 능력을 동반하지 않은 작업치료사는 도태하는 시대가 되었다고도 말할 수 있다. 작업치료의 지식 및 기술이 기능하는 영역과 장을 표 6-0-1에 나타낸다.

정신보건복지 영역에서의 작업치료 대상자 대부분은 정신분열증에 관련된 장애를 가진 사람들이지만, 크게 이극분화되고 있다. 하나는, 사회복귀, 사회참여의 촉진에 의해, 입원을 하지 않거나 입원하더라도 단기며, 그 후는 지역에서 지원하는 조기 재활치료 및 재연 · 재발의 예방 어프로치가 필요한 군이며, 또 하나는 장기입원 중 사회복귀를 위한 어프로치가 필요한 군이다. 그리고 이 장기입원환자도 사회적 입원이라 부르던 역사적인 장기 재원군과, 병리적인 원인으로 의료적 환경이 필요하기 때문에 조기 퇴원이 곤란한 장기 입원군으로 이극분화 되어있다. 이러한 이중의 이극분화에 대해 작업치료도 각각의 필요 · 요구(needs)를 충족시키는 지원이 요구되고 있다. 나아가 사회구조의 변화를 나타내듯, 작업치료의 대상자도 정신분열증에 관련된 장애와는 다른 질환 · 장애가 늘어나고 있으며, 여러 갈래에 걸친 작업치료 지원이 보다 필요해졌다.

표 6-0-1 ● 작업치료가 실시하는 지원과 장

- 의료
  - 입원의료
    - 정신과 작업치료(작업치료 시설, 필요에 따라 작업치료 시설 이외)
    - 퇴원 전 지도(사회내)
    - 퇴원 시 지도(주거장소)
  - 통원의료
    - 정신과 작업치료(병원의 작업치료 시설)
    - 데이케어 등(병원, 진료소의 데이케어 시설)
  - 방문의료
    - 방문재활치료, 방문간호, 포괄형 지역생활지원 등(주거장소)
  - 사법정신의료
    - 사법정신 작업치료(지정 입원의료 기관)
- 보건
  - 보건소
  - 시읍면
  - 도도부현(일본광역자치단체) · 정령 지정도시의 정신보건복지센터
  - 가정(방문지도)
- 복지
  - 낮 활동의 지원
    - 일반 취업으로의 이행지원
    - 취업계속 지원
      - 고용형
      - 비고용형
    - 활동지원(지역활동지원센터)
  - 주거생활의 지원
    - 생활훈련(수호료)
    - 케어홈
    - 그룹홈
    - 복지홈
    - 홈헬프 서비스
    - 쇼트스테이
- 교육
  - 특별지원교육(특별지원학교, 특별지원교실)
  - 발달지원(보육원, 학교)

6-1-1 의료 영역에서의 작업치료

의료 영역에서의 정신장애자에 대한 작업치료의 치료 · 원조 서비스에는 작업치료사가 단독으로 실시하는 정신과 작업치료, 그리고 정신과 데이케어*C3, 정신과 나이트케어*E6, 정신과 데이나이트케어*F1, 그 외 방문간호, 포괄형 지역생활지원 프로그램(ACT : assertive community treatment)[1] 등 타직종과 연계하여 실시하는 것, 직종은 특정되어 있지 않고 작업치료사도 실시할 수 있는 것이 있다.

1 정신과 작업치료

정신과 작업치료는 1974년에 정신과 특수치료로서 사회보험진료보수의 대상이 되었다. 작업치료는 명칭 독점으로 인가된 작업치료시설에서 의사의 지시 아래 작업치료사가 실시하는 경우에 한해 진료보수를 청구할 수 있다. 진료보수를 청구하지 않는 보건 · 복지 영역에서 작업치료를 실시할 경우는 의사의 지시가 특별히 필요치 않다. 치료 형태는 「4-8 형태-시스템이라는 시점」에서 서술한 바와 같다.

입원 중인 경우, 보통은 치료 및 훈련에 필요한 설비가 갖추어져 있는 작업치료실을 중심으로 실시되지만, 회복과정 조기에 병실 밖으로 나가는 데 대한 불안이 큰 경우 및 장기 입원 혹은 장기 재원으로 인해 자폐 경향이 강하여 병실에 틀어박혀 있을 경우나, 완화기에 병실에서 밖으로 나가는 위험이 더 큰 경우에는 침대 맡 및 병동 내로 찾아가 실시한다.

또한 입원 중이라 할지라도 사회생활적응기능 훈련은 될 수 있는 한 실제 상황에 맞는 상태로 실시하는 것이 바람직하다. 실제로 교통기관 및 은행의 이용을 시도해 보는 등, 사회자원을 직접 이용해 보는 것이 필요한 사람도 있다.

퇴원의 목표가 정해지면, 그 사람이 사는 집 또는 주변 환경을 보고 사회자원의 이용 등 조언 지도를 실시하는 것이 퇴원 후의 생활 안정에 효과가 있다. 때문에 대상자의 동의를 얻어 함께 퇴원 후에 살게 될 주거지를 방문하는 경우도 있다. 외래 작업치료는 일반적인 외래진료와 아울러 입원 중 맺은 관계를 잘 살려 조기 퇴원을 지원하거나, 단위제라는 치료 개입을 살려 통원 재활치료의 일부로서 실시할 수 있다.

2 통원 재활치료

정신과 데이케어*C3, 정신과 쇼트케어*F2, 정신과 나이트케어*E6, 정신과 데이나이트케어*F1, 외래정신과 작업치료는 각각이 정신과 통원 재활치료로서, 통원환자를 대상으로 일반

---

1) 포괄형 지역생활지원 프로그램(ACT : Assertive Community Treatment) : 1970년대 초두, 탈시설화 시책의 전성기를 맞은 미국에서 사회자원이 충분히 개발 · 통합되어 있지 않은 상태의 지역으로 퇴원한 환자의 재입원 방지를 위해 창설된 것으로, 지역에서 포괄적인 지원을 제공하는 프로그램. 정신과 의사, 간호사, 정신보건사회복지사, 작업치료사, peer staff(정신적 장애를 경험했던 사람) 등이 참여하여 실시한다.

적인 외래진료와 아울러 실시된다. 무엇을 이용할 것인가는 이용자의 필요 · 요구(needs)와 각각의 치료구조 및 제공되는 서비스 내용의 차이에 따른다.

데이케어*C3 및 나이트케어*E6는 의사의 지시 · 감독하에 일정한 의료 팀(작업치료사, 간호사, 정신보건사회복지사, 임상심리사 등)에 의해 사회참여를 목적으로 한 집단치료로써 실시된다. 따라서 어느 정도 정해진 프로그램을 통해 기본적으로 집단치료가 적합하며 매일 참여하는 것이 유용한 사람에게 이용된다. 그에 반해, 외래정신과 작업치료는 단위제이기 때문에 예를 들어 주 1회의 참여라도 치료를 유지할 필요가 있는 사람 또는 사회참여를 위한 준비활동으로 1일 6시간 이상의 참여 및 매일 참여할 필요가 없는 사람들에게 이용된다.

이러한 통원 재활치료도 보통은 인가된 전용 시설에서 실시되지만, 사회참여 및 사회적응을 목적으로 한 프로그램의 경우는, 필요에 따라 지역의 사회자원이 직접 이용된다. 데이케어는 사회복귀시설이 정비되어 있지 않았던 시기의 인가기준에 기초하여 운영되고 있으며, 현재 그 자리매김이 문제시되고 있다(堀内 등, 2002).

3 그 외의 의료 영역에서

정신과 작업치료 및 정신과 데이케어*C3 등 이외의 의료 영역에서 작업치료사가 관여하는 것으로 입원환자를 대상으로 한 입원사회 기술훈련, 정신과 퇴원지도, 정신과 퇴원 전 방문지도, 외래환자를 대상으로 한 정신과 방문간호가 있다. 이는 작업치료사에 한정된 것이 아닌, 의사의 지시하에 다른 직종과 협동하여 실시하는 것이다. 어느 직종이 실시하느냐 하는 것은 이용자의 필요 · 요구(needs)에 따른다.

6-1-2 보건 영역에서의 작업치료

보건 영역의 작업치료는 관할행정하의 지역정신보건활동의 일환으로 실시된다. 실제로는 상담업무, 교육 · 계발활동으로서 보건소 및 시읍면 등의 행정시설에서 실시하거나, 대상자가 살고 있는 집을 직접 방문하여 실시한다. 구체적으로는,

① 사회자원을 활용한 지역이행의 지원
② 사회자원의 정비와 개발 원조
③ 정신장애에 대한 바른 지식과 이해의 계발
④ 공생사회(normalization)의 추진
⑤ 정신보건의 교육 · 계발활동

과 같은 역할을 정신보건 팀의 일원으로서 담당하게 된다. 보건 · 복지 영역에서는 의료 영역과 달리 반드시 의사의 지시가 필요한 것이 아니기에, 작업치료사가 평가부터 원조 내용까지 판단하게 된다. 때문에 케어 매니지먼트 능력이 한층 더 필요하다.

6-1-3 복지 영역에서의 작업치료

복지 영역의 서비스는 국가의 법에 의해 정해진 것과 지방자치단체 독자의 것이 있으며, 이용자 본인 혹은 가족의 희망에 따라 받아들이는데, 가부판정이 내려진다. 크게는 표 6-0-1에서 나타나듯, 낮 활동의 지원과 주거생활의 지원으로 나눌 수 있다.

낮 활동의 지원에는 일반적인 취업으로의 이행을 지원하는 것, 일반적인 취업은 힘들지만 장애를 배려한 취업계속을 지원하는 것, 낮 활동을 지원하는 것이 있다. 취업이행지원은 종래의 수산시설*B7과 유사하고, 고용형의 취업계속지원은 종래의 복지공장*F3과 유사하며, 비고용형의 취업계속지원은 종래의 소규모 작업소*F4와 유사한 것이다. 지역활동지원은 지역에서 자립된 일상생활 · 사회생활이 가능하도록 활동의 기회를 제공하기 위해 교류의 촉진을 꾀하는 것이다. 그리고 주거생활의 지원에는 케어홈*F5 또는 그룹홈*B10, 복지홈*B9, 홈헬프 서비스*B11, 쇼트스테이*B12 등, 지역에서 생활하는 장소의 제공 및 일상생활의 원조 · 지도 등이 있다.

취업지원, 낮 활동의 지원, 주거생활의 지원, 모두 다 지역사회에서 살고자 하거나 이미 살고 있는 정신장애를 가진 사람들을 대상으로 한다. 작업치료사로서는 일상생활과 관련된 활동 및 직업적 활동을 이용하여 일상생활의 자율(최대하의 자립) 및 사회참여를 위해 적응 능력의 개선 · 학습 · 유지를 꾀하거나 평가 · 원조 · 지도를 실시하는 것이 지원의 주요 내용이 된다. 또한 가정을 방문하거나 순회하여 실시하는 경우드 있으며, 이러한 경우에는 가족 및 간호를 실시하는 자에게 구체적인 방법의 지도도 중요한 원조의 하나로서 실시한다.

이러한 서비스를 받을 때의 판정에 필요한 대상자의 능력과 장애의 평가, 사회참여 및 타시설을 이용하는 경우 상대편에게 정보제공을 받는 것도 작업치료사의 중요한 역할이다. 또한 본인 및 가족을 대상으로 한 직접적인 원조 · 지도와 함께 실제로 현장에서 지도를 행하는 스태프에 대한 기술상담 및 지도도 실시하도록 한다. 작업치료의 구체적인 활동에 기초한 평가와 정보가 완수하는 역할은 크다.

6-1-4 교육 영역에서의 작업치료

교육직원면허법에 의해, 학교교육법(쇼와 22년 법률 제26호)에서 정하는 유치원 · 초등학교 · 중학교 · 고등학교 · 중등교육학교*F6 · 특별지원학교*F7의 교사, 보건교사(양호교사), 영양교사는 특별비정규강사를 제외하고는 면허증을 취득해야만 한다. 때문에, 작업치료사는 교원면허가 없을 경우는 실습 조수로서, 혹은 교원자격인증시험을 치고 양호훈련 1종 면허증을 취득하여 양호학교*F8의 교사로서 근무하게 된다. 이러한 사항 등이 장벽이 되어 교육영역으로의 작업치료 관여가 진전되지 않는다는 사정도 있지만, 작업치료에 대한 교육현장으로부터의 기대는 크다.

보통학급에서는 부적응을 일으키는 아동 및 주의력결핍, 과잉행동 장애, 학습장애, 고기능 전반적 발달장애(HFPDD, high functioning pervasive developmental disorder) 등, 새로운 타입의 문제를 안고 있는 아동이 증가하고 있으며, 그러한 장애를 가진 아동을 대상으로 한 교육지원을 위해 2006년에 학교교육법이 일부 개정되어, 2007년부터 특별지원교육을 실시하게 되었다.

교육 영역에서는 장애아 교육시설 및 학교의 양호교육부문에서 교육지도자와 연계하여 정신적인 문제를 가진 아동을 치료하게 되었다. 장애의 유무와 관계없이 정신적인 면의 문제가 심신증적인 신체증상으로 나타나거나, 언어뿐 아니라 충분한 커뮤니케이션이 성립되지 않는 것이 유아기 또는 아동기의 특징이다. 이러한 발달상의 특징을 근거로 놀이 및 여러 가지 작업활동을 사용하여 발달을 원조하는 작업치료사는 발달의 지원에 필요한 전문적인 지식 및 판단력을 제공할 수 있는 유용한 직종이라 말할 수 있다.

6-2 급성기 작업치료

급성기에서의 조기 작업치료는 안정이 필요한 급성상태를 벗어난 시기(아급성기)에서부터 조금씩 현실과의 관계를 되찾기 시작하는 회복기 전기에 이르기까지 「병적 상태로부터의 조기 이탈」, 만성화 및 장기화에 의한 「이차적 장애의 방지」를 목적으로 개시하여, 「현실로의 이행 원조」 및 「심신의 기본적 기능 회복」을 꾀한다(표 6-2-1). 시기로 보면 입원 방식 및 회복상태에 따라 다르지만, 입원 후 1~2주 정도부터 상태를 보며 도입하여 1~2개월, 길어도 3개월이 목표다.

표 6-2-1 ● 급성기 작업치료에서의 역할

	급성기 작업치료	
회복상태	아급성기	회복기 전기
시기, 기간	1~2개월, 길어도 3개월	
재활치료의 목표	병적 상태로부터의 조기 이탈 이차적 장애의 방지	현실로의 이행 원조 심신의 기본적 기능 회복
작업치료의 역할	안전 · 안심의 보장 증상의 경감 무의식적 욕구의 충족 충동의 발산 휴식의 보장 기본적 생활리듬의 회복 현실로의 이행 준비 진정과 활성화 자극	신체감각의 회복 기본적 생활리듬의 회복 즐기는 체험 기초체력의 회복 신변처리능력의 회복 자기 페이스의 이해 자기 컨트롤 능력 개선 퇴원 지도 · 원조
치료 · 원조의 장	작업치료 인가 시설 필요에 따른 병동 등	작업치료 인가 시설 필요에 따른 원외 시설 등

질환에 따라 대처는 조금씩 다르지만, 정신분열증을 주대상으로 급성기에서의 작업치료의 접근법을 나타내고자 한다. 다른 질환에 대해서는 정신분열증과의 질환의 병리특성 차이를 고려함으로써 대처 가능하다.

6-2-1 작업치료 개시 시기의 특성

급성기 작업치료를 개시하는 아급성기라 불리는 상태는, 요안정기의 급성증상이 소실되기 시작하는, 이른바 관해*A5과정의 초기에 해당한다. 이 시기부터 회복기 전기에 걸쳐서는 회복의 과정과 치료환경이 미묘하게 상호 영향을 미치며 진전된다(中井, 1974 ; 永田, 1981). 이 시기에는 충분한 휴식이 필요하지만, 병적인 상태에서 빨리 벗어 나느냐(이탈의 촉진), 반대로 언제까지나 안정치 못하고 병적 상태가 오래 지연되거나(장기화 · 만성화), 더욱 악화되느냐, 하는 것은 치료환경의 상태가 크게 영향을 미친다. 특히 치료 · 원조자 등 사람과 관계를 맺는 방법이 과민하게 영향을 미치게 된다. 이 회복과정의 전기에는, 의미로서의 언어에 기대지 않고, 작업치료의 비언어적인 작업활동 및 대상물을 매개로 한 치료구조가 유용하다(永田 등, 1976 ; 飛鳥井, 1986 ; 井上, 1985 ; 山根, 1993).

정신분열증의 관해*A5과정에서 보이는 병적 방위로서의 퇴행현상에 대해서는 작업활동에서 사용되는 대상물(작품, 소재, 도구, 물품 등) 또는 작업치료의 환경이라는 구체적인 대상이나, 작업활동이라는 행위가, 괴로운 현실로부터 환자를 보호한다. 그리고 이러한 대상물 또는 작업활동이 다시 한 번 현실세계로 되돌아 갈 수 있도록 도와준다(阿部, 1987 ; 松浦, 1990). 예를 들면, 언제나 인형을 안고 하루 종일 인형에게 말을 걸며 시간을 보내며, 사람과의 현실적인 관계를 가지지 않는 환자에게 직접 작용을 거는 대신, 그 인형을 통해서 이야기를 걸거나 개입함으로써 조금씩 관계가 형성되는 경우(山根, 1992a)와 같은 개입이 하나의 예이다.

이 대상물 혹은 작업활동을 매개로 한 대상관계에 관해서는「4 작업치료의 치료 · 원조 구조와 치료 메커니즘」에서 서술한 것처럼, 작업치료의 비언어적 특성의 이용에 해당된다.「이행대상」「이행현상」[2](Winnicott, 1971) 혹은 그 유사현상(牛島, 1982)에도 관련된 현실 생활로의 이행을 원조하는 작업치료 기능의 하나라고 할 수 있다.

6-2-2 급성기 작업치료의 도입

목적에 따른 일은 할 수 없지만 아무 것도 하지 않으면 불안하다고 말하는 아급성기 상태는, 큰 정신적 혼란에 빠지기 전이나 안정이 필요한 급성상태는 벗어났지만 환각, 망상 등 양

2) 이행대상, 이행현상 : 절대 존재로부터 상대 의존으로 옮길 때, 분리불안이 생기게 된다. 이 분리불안을 방위하기 위해 유아는 인형 또는 타월 천으로 만든 이불 등을 한시도 몸에서 떼지 않는 경우가 있다. 이 인형 등 주관적인 내적 세계로부터 현실세계로 이행해 가는 중간 역할을 맡는 것을 이행대상이라 부른다. Winnicott가 제창한 개념. 이행현상은 이행대상과 같은 구체적인 것이 아닌, 이행해 가는 중간 역할을 맡는 현상을 가리킨다.

성증상의 영향도 조금 남아 있어 혼란되기 쉬운 시기이다. 이 모든 자극에 대해 과민하게 반응하거나, 자기의 내외에서 일어나고 있는 일을 구별하기 힘든 상태는, 감각 레벨에서 들어온 것을 지각, 인지, 판단하여 출력하는 자아의 통합기능장애라 말할 수 있다. 자극에 대한 과각성 상태의 영향으로, 선택적 주의가 기능하지 않는 상태라고도 말할 수 있다.

또 급성기 증상이 소실되면 활동성이 저하하여 모든 행동이 느려지고, 멍해져 반응이 적어지게 되는 경우도 있다. 이 모든 자극에 대해 반응이 적어지는 상태는 과각성상태에 대한 방위로 입력자극에 대한 반응이 저하되어 있거나, 또는 급성상태에 대한 반동으로 보인다. 이 상태에 대해 적절한 작용을 하지 않은 채 경과해 버리게 되면, 장기화 및 만성화를 불러 오기 쉽다.

과각성상태에서는 아주 작은 자극에도 과민하게 반응하며, 상황 판단이 불충분한 상태로 물건 또는 타인에 대해 충동적인 행위를 취하기 쉽다. 때문에 억압된 불만 및 갈등 등에 기인하는 충동적 에너지가 적절히 처리되지 못한 채, 행동화(acting out)[3)]로 나타나는 경우도 있다.

이러한 상태에서는「아무 것도 할 수 없지만 아무 것도 하지 않으면 불안하고 초조하다」와 같은 말을 하게 된다. 무언가 목적에 따른 일을 할 수 없지만, 아무 것도 하지 않고 가만히 있는 것도 할 수 없는, 침착하지 못한 상태라 말할 수 있다. 어떠한 목적이 있는 활동을 하거나, 작품을 만드는 일반적인 작업은 힘들며, 오히려 스트레스를 높이고, 혼란을 심하게 만들어 버리는 경우가 많다. 때문에, 위협받지 않는 안전이 보장된 장과 안심할 수 있는 환경(인적 환경) 속에서, 작업의존을 이용하면서 피신처로 보호하듯 불안 또는 혼란을 멀리 떼어 놓으며, 필요에 따라 적당히 활성화시키기 위해 자극을 줄 필요가 있다.

작업치료를 도입하는 것이 안전 및 안심을 보장하고, 증상을 경감시키게 하지만, 반대로 혼란을 증가시키지는 않는지, 급성기 작업치료의 도입에 있어서는 충분한 판단이 필요하다. 기본적으로는 작업치료 장면에서 그 장의 사람 및 작업 등으로부터 받는 자극에 대한 대상자의 반응(감각 · 지각 · 인지 패턴)을 보면서 판단한다(腰原, 2001).

대상자의 반응은 본인의 외견 및 이야기하는 방식, 움직임, 작업활동에 나타난다. 처음으로 참여하는 경우에는 참여의 계기 및 입원생활에 대한 감상, 흥미 있는 작업활동의 유무 등을 들으며, 대상자의 표정, 복장, 이야기하는 방식, 움직임 등을 관찰한다. 작업치료의 장이 안심할 수 있는 장인 것 같다고 느끼게 되면, 표정이 조금 누그러지거나, 침착하지 못했던 움직임이 조금 안정되거나, 이야기하는 방식에도 부자연스러움이 조금씩 사라져 간다.

「무엇이든 하고 싶은 일을…」,「자유롭게…」와 같은 개입은 오히려 부담을 증가시킨다. 아무 것도 하기 싫다고 말하면서 침착하질 못하거나 무엇을 하면 좋을지 판단이 서지 않는 것 같은 모습이 보여질 경우는, 작업치료사가 책임을 지는 형태로 몇 가지 작업을 소개해 본다.

---

3) 행동화(acting out) :「4-3-1 작업 · 작업활동의 기본 요소」의 주석 7 참조

작업을 함으로써 표정 혹은 움직임이 침착해지면, 그대로 계속하는 것이 좋다. 실수가 많거나, 멍하니 앉아 있거나, 반대로 흥미가 확산되는 등 혼란이 증가한다면, 권유했을 때와 마찬가지로 작업치료사가 책임을 지는 형태로 작업을 멈추는 것이 좋다. 어느 쪽이든, 대상자에게 결정의 부담을 주지 않게 하기 위해서다. 이 시기에는 병의 증상 변화가 크기 때문에, 작업에 도입한 후에도 작업을 계속해 나갈 것인지 적합 여부의 판단이 항상 필요하다.

6-2-3 급성기 작업치료의 접근법

급성기는 회복을 향한 변화도 빠르기 때문에 작업치료의 어프로치 또한 아급성기와 회복기 전기로 나누어 그 변화에 꼭 맞는 대처가 필요하다.

1 아급성기에서의 접근법

「병실에 있으면 무서워요」, 「아무 것도 할 수 없지만 무언가 하지 않으면 불안해요」라고 말하며 작업에 틀어박힌 듯 몇 개나 똑같은 비즈 반지를 계속 만든다. 「술렁거리는 어수선한 느낌이 신경 쓰이지 않게 된다」라고 말하며 가만히 헤드폰을 귀에 대고 음악을 듣고 있다. 묵묵히 뜨개질을 하면서 「아무 것도 생각하지 않아도 되어서 좋고 기분이 침착해진다」라고 말한다. 키리에(종이를 오려서 만드는 그림)를 만들며 오로지 커터칼로 종이를 계속 잘라낸 후, 「자르면 후련해진다」라고 말하거나, 마음껏 샌드백을 치고 땀을 흘린 후, 「물이 맛있다, 기분이 진정된다」며 신들림이 풀린 듯한 좋은 얼굴을 보인다.

이러한 현상은 작업활동에 동반되는 리듬 및 신체감각, 사용되는 도구 또는 행위의 상징적 의미를 포함한 신체 에너지가 사용되는 방식 등의 작용(山根, 2005a)에 의한 것이다. 이러한 상태에서는 작업치료사 자신 또는 작업활동 등 작업치료의 환경(물적, 인적 환경)을 자극으로부터 회피하여 쉬기 위한 진정과, 만성화시키지 않기 위한 적절한 활성화 자극으로써 사용한다. 예를 들면,

① **자기 내외의 자극의 명확화, 자극의 단순화 · 감소**
작업활동에 동반되는 적절한 신체의 움직임(리듬), 자신의 행동에 동반되어 일어나는 신체감각이 현실적인 자극으로써 신체감각 레벨로 자기 내외의 자극을 명확히 하고, 주위로부터 들어오는 자극을 단순화하여 감소시킨다.

② **자극으로부터의 보호와 진정**
대상자의 상태(적응 수준)에 맞춘 작업활동을 실시함으로써 활동하는 자를 다른 자극으로부터 보호하고 기분을 가라앉힌다.

③ **조심성 없이 침입하지 않는 심리적 거리의 유지**
작업활동을 매개로 간접적으로 접촉함으로써, 직접적인 대인접촉을 회피하고, 조심성 없이 정신 내부세계(intrapsychic)로 침입하지 않는 적절한 심리적 거리를 유지한다.

와 같은 작업활동의 이용 방식이다.

단지 이 시기에는 무언가를 하는 일 자체가 자극이 되어 혼란을 가중시키는 경우가 있기에 대상이 되는 상태의 확인이 필요하다. 병의 증상 안정과 만성상태로의 이행 방지를 위해, 안전 · 안심의 보장, 증상의 경감, 무의식적 욕구의 충족, 충동의 발산, 휴식의 보장, 기본적 생활리듬의 회복, 현실로의 이행 준비와 같은 일이 목적이 된다(표 6-2-1). 작업치료의 대상관계로부터 보면, 대상사물과의 환상적 · 주관적 관계를 적극적으로 이용하는 개입에 해당한다(「4-7 대상관계-치료 · 원조에서의 관계」의 그림 4-7-1 「작업치료에서의 대상관계」 참조).

안심과 안전이 보장되어 필요한 휴식 시기를 넘기게 되면, 양성증상의 큰 영향도 없어진다. 그러나 당분간 혼란을 회피하여 반동적인 반응의 저하상태로부터 벗어나게 되어도, 목적있는 활동을 실시하거나, 타인과 함께 무언가를 하는 것은 힘들며, 조그마한 자극으로 사물 혹은 사람에 대해 충동적인 행위를 취해 버리기 쉬운 경우가 있다. 회복과정의 전기에 보이는 상태의 하나이긴 하지만, 증상의 악화로 착각하기 쉽다. 억제가 풀려 충동의 적절한 확산 및 개인적인 정서적 욕구의 충족이 요구되는 상태라 말할 수 있다.

이 시기의 무의식적인 개인의 욕구는 언뜻 보기엔 제멋대로 구는 것처럼 보이지만, 허용되는 한 받아들이도록 한다. 그리고 병적인 행동으로 향하기 쉬운 비뚤어진 정신적 에너지(충동)를 작업활동에 의해 신체 에너지로서 발산시키고, 보다 적응적이며 주위에 허용되는 활동으로 옮겨 나가도록 한다. 이 시기의 작업활동은 적응적 행동화(acting out)의 대가로서 이용된다. 작업활동의 결과에 따라서는 행동화를 위한 도움에 멈추지 않고, 작품으로 승화됨으로써 자아의 재통합에 도움이 되는 경우도 있다.

이러한 조기 작업치료는 타인과 협조행동을 하는 것이 힘든 경우가 많기 때문에, 개별적 또는 병렬적인 작업치료의 장(山根, 2007a)을 이용하여 개시한다. 작업치료사와 함께 실시하는 게임 또는 산책 등, 도움을 주는 양자관계에 의해 성립되는 것 또는 신체감각을 되찾기 위해 큼직한 움직임의 운동을 함께 동반하는 것 등이 사용된다. 고바야시(小林)가 말하는 「작업으로의 틀어 박힘」(小林, 2001)의 이용도 앞서 말한 ①부터 ③의 작업에 동반되는 작용을 사용한 것이라 말할 수 있다.

2 회복기 전기의 작업치료

치료적 퇴행(therapeutic regression)[4)]이 보장되고, 억압된 정동이 어느 정도 발산되면, 극단적인 퇴행상태는 보이지 않게 된다. 아급성기와 회복기 전기에 명확한 단락이 있는 것은 아니지만, 조금씩 현실감이 회복되고, 현실감이 촉진되면 오감을 통해 자신의 주위에서 일어

4) 치료적 퇴행(therapeutic regression) : 발달한 정신이 정신적인 내적 혹은 외적 압력에 의해 유년기의 어느 지점으로 회귀하는 현상을 퇴행(regression)이라 한다. 일반적으로도 수면, 식사, 배설, 입욕, 놀이 등 릴렉스할 수 있을 때에는 가벼운 퇴행이 일어나지만, 이는 건강한 퇴행이다. 그에 반해, 입원 시 혹은 카운셀링 등에서도 보여지는 퇴행을 치료적 퇴행이라 말하며, 치료에는 필요한 요소라 본다.

나고 있는 현상에 의식을 돌려, 지각할 수 있게 되는 무렵이 회복기의 시작이라 보는 것이 좋을 것이다. 이 시기는 현실감이 되돌아 오기 시작함과 동시에 급성기의 경과에 의한 심신의 피로가 의식되는 시기이기도 하다. 자신이 지쳐 있음을 느낄 수 있다는 사실은 현실감의 회복에 따른 것이라 말할 수 있다. 현실로의 이행의 원조와 심신의 기본적인 기능 회복을 위해, 신체감각의 회복, 기본적 생활리듬의 회복, 즐기는 체험, 기초체력의 회복, 신변처리능력의 회복, 자기의 페이스(pace) 이해, 자기 컨트롤 능력개선, 퇴원을 향한 지도 및 원조와 같은 사항이 목적이 된다(표 6-2-1).

퇴행상태로부터 관해[*A5]하는 과정에서 작업활동 초기에는 신체감각 레벨에서의 현실감이 자기 내외의 자극에 의한 혼란을 감소시키고, 작업활동이 가지는 현실 생활에서의 의미가 현실로의 이행을 돕는다. 작업치료의 장은 초기에는 환자의 주관적인 이미지의 세계를 보장하고(치료적 퇴행의 보장), 차츰 객관적인 현실 생활의 장으로서의 일면이 현실로의 이행을 원조한다.

이러한 현실로의 이행을 원조하면서 급성상태에 의해 무너진 심신의 기본적인 기능 회복을 꾀하는 것이 이 시기의 큰 목표이다. 병리 그 자체에 관한 치료적 개입 및 훈련지도를 하기보다는 생활을 구성하는 여러 가지 활동을 이용하여 병상기로부터 빠져 나온 후의 피로 및 흐트러지거나 저하된 심신의 기본적인 기능, 생활의 리듬 회복을 주목적으로 한다. 심신의 기본적인 기능이 충분히 회복되지 않은 사이에 생활기능 등의 훈련을 실시하면 장애 회복을 지연시키게 된다. 너무 빠른 치료는 히키코모리(은둔)를 강화시키며, 적절한 치료의 부족은 퇴행상태인 채로 멈추게 하는 등, 둘 다 회복의 장기화 및 만성화로 이어지기 때문에, 대상자의 상태 변화에 맞춘 개입이 중요하다.

심신의 기본적 기능의 회복 · 개선은,

① 생활에 필요한 신체기능(감각 · 지각기능, 신체도식, 기초체력 등)을 되찾는다.
② 밤에 자고 아침에 일어나는 일반적인 생활리듬(일상생활습관)을 회복한다.
③ 다소의 심신의 스트레스를 넘길 수 있는 생활체력 · 방위체력을 회복 · 획득한다.
④ 질병으로 제한된 놀이 및 즐기는 일을 실행한다.

와 같은 질병으로 저하된 심신의 기본적 기능의 회복부터 시작한다. 유일하게 이 시기에서 훈련적인 것으로는,

⑤ 식사 및 입욕, 옷 갈아입기, 신변의 정리 등 신변처리를 할 수 있게 된다.

라는 것을 들 수 있다. 이는 대리행위 등에 따른 개인의 생활권에 타인의 개입을 적게 하여 프라이버시와 자유를 되찾는 자기자립으로의 촉진이다.

권유하여 산책을 나가 보는 것과 혼자서는 할 용기나 의욕도 없었던 놀이 및 레크리에이션, 신변의 일 등을 작업치료사의 원조 및 동료의 협력으로 시도해 본다. 외출을 하기 위해 약간의 멋을 내어 보고, 새로운 취미를 가지며, 처음으로 테니스에 도전해 보고 즐기면서 신체의 기능을 되찾는 등과 같은 일반적인 생활 레벨의 작업활동을 자연스럽게 할 수 있게 되

는 것에 의미가 있다.

이 시기의 작업치료는 작업활동 행위의 구현화 및 작업치료사를 향한 개인 의존을 이용하고, Parallel 장에서 점차 여러 가지 크기의 집단의 장에서 있는 그대로의 자신이 사람에게 받아들여지는 안심감(수용되는 체험)을 체험하는 것이 중요하다. 타인에게 받아들여지는 체험(수용되는 체험)을 통해 사람은 자기 자신을 받아들이게 된다(자기의 수용).

그리고 조금씩 생활리듬을 되찾아, 즐기는 체험, 즐길 수 있다는 것의 발견, 달성하는 기쁨과 같은 일반적인 생활의 축적이 자율과 적응을 위한 치료로의 이행에 있어서도 큰 의미를 가진다. 또한 레크리에이션 등을 통해 즐기면서 기초체력을 회복하는 것도 이 시기에는 중요하다. 작업에 의한 구체적인 체험을 통하여 자신의 능력 및 한계를 알고, 자신의 병이나 장애와 타협을 지으며 현실적인 대처를 향한 준비가 시작된다. 또 이 시기에는 조기 퇴원에서의 지역이행지원 (「6-3-1 조기퇴원에서의 지역이행지원」을 참조)을 병행하여 시작한다.

6-2-4 급성기 작업치료의 프로그램

급성기 작업치료의 프로그램은 아급성기의 어프로치에서 서술했듯이 신체감각 레벨로 자기 내외의 자극을 명확히 하고, 외부 자극을 단순화하여 감소시키는 작업의 신체성(「4-3-1 작업 · 작업활동의 기본 요소」「4-3-3 작업 · 작업활동의 사용 방법」 참조)을 살린 평행집단, 혹은 단기과제집단 레벨(山根, 2007b)에서 실시하는 신체 프로그램과 Parallel 장을 이용한 작업치료, 도입을 위한 개인 작업치료, 덧붙여 조기 심리교육[5] 등이 중심이 된다.

급성기 작업치료가 제공하는 주간 프로그램의 한 예를 표 6-2-2에 나타낸다.

1 신체 프로그램

마음의 병이든 몸의 병이든 그 회복은 신체에 대한 위화감[이인감(depersonalization) 및 체감환각 등]이 감소하고, 외부 정보를 혼란 없이 받아들일 수 있게 되는 것부터 시작된다. 그리고 차츰 신체감각 레벨의 현실감(냄새, 미각, 온도, 촉각, 소리 등) 또는 기본적인 하루

표 6-2-2 ● 급성기 작업치료 프로그램의 예

	월	화	수	목	금
오전	회의	신체 프로그램1 개인 작업치료	조기 심리교육1 개인 작업치료	신체 프로그램2 개인 작업치료	신체 프로그램3 개인 작업치료
오후	Parallel 장을 이용한 개인 작업치료				
	개인 작업치료	개인 작업치료	개인 작업치료	조기 심리교육2	개인 작업치료

5) 심리교육: 정신장애 등 수용이 곤란한 문제를 안고 있는 사람들에게 심리적 측면의 배려를 하며, 질병 및 치료, 생활 등에 관한 바른 지식 및 정보를 전하고, 질병 및 장애에 동반되는 여러 가지 문제의 대처법을 습득하게 한다.

생활리듬이 회복되고, 생활유지기능이 적절히 활동하게 된다. 그리하여 적절한 수면과 식사, 운동에 의한 기초체력의 회복, 자각하여 휴식 및 즐기는 여유를 가질 수 있게 되는 등, 신체를 기반으로 한 심신의 안심감, 안정감을 조절한다. 이러한 사항이 정돈됨으로써, 생활체력(정동면, 신체면을 합친 스트레스 내성)의 향상 및 1주일간의 생활리듬 안정, 사회생활기능의 습득과 같은 것이 가능하게 된다(山根 등, 2006).

이러한 신체 프로그램은 신체감각으로 의식을 돌려, 받아들이고, 심신의 긴장을 풀어주는 것부터, 신체자아의 회복을 목표로 신체를 의식하면서 움직이는 것, 기본적인 심신의 기능 회복을 목적으로 하는 가벼운 스포츠 등이다. 예를 들면 이를 표 6-2-2의 신체 프로그램 1~3과 같이 구성함으로써 회복상태에 맞추어 이용할 수 있다. 신체로 작용을 거는 구체적인 방법은 이미 출간되었으니(山根 등, 2006) 참고하길 바란다. 이러한 급성기에서 실시하는 집단 프로그램은 모두 다 평행집단, 또는 단기과제집단 레벨의 구성으로 운영한다.

2 Parallel 장을 이용한 작업치료

사람 속에 있으면서 타인과 똑같은 일을 하지 않아도 되고, 자신의 상태 및 목적에 맞춘 이용이 가능한 Parallel 장은 집단으로서의 과제 및 제약이 없는 것이 특징이다. Parallel 장에서는 회복상태가 다른 사람들이 각자의 상태에 맞추어 지내는 모습 및 치료나 원조를 하는 스태프의 모습을 자연스럽게 보고 들을 수 있다. 입원치료라는 환경에서 Parallel 작업치료의 장은 현실사회에 가장 가까우면서도 현실사회에 대한 유예(moratorium)기간과 공간이 보장된다.

이러한 점은 자신뿐만이 아니라는 보편적 체험을 동반한 안심감을 제공하는 기회가 되거나, 타인과 관계를 가지는 방법 및 거리를 두는 방법을 브고 배우는 자연스러운 모델링의 기회가 된다. 그리고 자아를 필요 이상으로 위협하는 일 없이, 약간 퇴행한 행동을 포함하는 시행탐색행동이 보장된다. 나아가 이것이 적응적인 대처행동을 일으키고, 유능감 및 자기애를 충족시키며, 보다 현실적인 생활세계를 향한 발걸음을 촉진시킨다(山根, 2007a).

이러한 Parallel 장을 이용한 프로그램은 표 6-2-2의 예시와 같이 오후에 같은 시간대, 같은 장소에서 매일 실시함으로써 하루 중 변동이 있는 사람 및 매일 병의 증상이 변동하는 경우라도 참여가 가능하도록 한다.

3 조기 심리교육

조기 심리교육은 질병 및 치료, 생활에 대한 바른 지식에 따른 이해를 꾀하기보다는, 정신과 병원에 입원하는 데 대한 불안을 경감시키고, 안심하여 치료에 집중하며, 병의 증상 안정과 조기 퇴원을 목적으로 실시한다. 여러 가지 방법이 있지만, 요안정상태를 벗어나면 큰 부담이 없는 한 될 수 있는 대로 조기부터 시작하는 것이 좋다. 횟수는 주 1~2회, 1회 1시간 이내에 종료할 수 있도록 구성한다.

표 6-2-3 ● 조기 심리교육 프로그램의 예

입원	: 알고 계십니까? 바른 입원생활
질병 Ⅰ	: 질병을 바르게 알자.
질병 Ⅱ	: 질병과 잘 지내는 방법을 생각해보자.
약 Ⅰ	: 약 효과의 +와 −
약 Ⅱ	: 바른 약 사용법을 알자.
퇴원	: 퇴원을 위해 주의해야 할 점
생활 Ⅰ	: 함께 생각하는 일상생활의 고안
생활 Ⅱ	: 함께 생각하는 사회생활의 고안

예를 들면, 표 6−2−3의 예에서 나타나듯, 입원에 대한 불안의 경감으로 시작하여, 질병의 이해, 약에 대한 바른 지식 및 사용 방법, 매일의 건강 관리 등 일상생활에 대한 궁리, 대인 교류 등 사회생활에서의 궁리와 같은 것이 있다.

4 개인 작업치료

개인 작업치료란 작업치료사가 1대 1로 실시하는 것을 말하는데, Parallel 장으로 들어가는 것이 곤란한 상태의 환자에게 조기 안정 및 개인적인 평가와 개입이 필요한 경우에 실시한다.

6-3 지역이행지원과 작업치료

퇴원한 것만으로는 단순히 침식(잠자는 일과 먹는 일)의 장이 병원에서 거주지로 옮겨진 것에 불과하며, 진정한 의미의 지역이행이라 말할 수 없다. 질병 및 장애를 가지고 있어도 사회의 일원으로서, 일상생활 및 활동이 지역사회와 연계를 가지며, 여러 가지 사회자원을 활용한 생활의 자율이 성립될 때 처음으로 지역이행이 되었다고 말할 수 있다.

조기 퇴원에서의 지역이행지원은 「자율(최대한의 자립)과 적응의 원조」를 꾀하고, 장기 재원에서 지역이행지원은 「생활의 질 유지 · 향상」 「시설내 생활의 원조」를 꾀하면서 퇴원을 위한 원조를 실시한다(표 6−3−1).

지역이행은 지역생활지원까지 포함하여 사용되는 경우가 있지만, 여기서는 퇴원과 그 후의 원조를 중심으로 하는 지역이행지원과 지역에서의 생활을 원조하는 지역생활지원으로 나누어 생각해 보도록 하겠다. 또한 입원 · 입소생활에서 지역생활을 향해, 조기 퇴원의 지역이행과 장기 재원의 지역이행에서 작업치료가 담당하는 역할이 다르기 때문에, 조기 퇴원에서의 지역이행지원과 장기 재원에서의 지역이행지원도 나누어 서술하겠다.

표 6-3-1 ● 지역이행지원에서의 작업치료의 역할

	지역이행지원 작업치료	
회복상태	회복기 후기 (조기 퇴원 후)	시설내 유지기 (장기 재원)
시기, 기간	~1년 정도	–
재활치료의 목표	자율(최대한의 자립)과 적응의 원조	생활의 질 유지 · 향상 시설내 생활의 원조
작업치료의 역할	생활관리기능의 개선 · 습득 대인기능의 개선 · 습득 역할수행능력의 개선 · 습득 자기능력 및 한계의 확인 달성감의 획득 자신감 회복 사회성의 획득 직업준비훈련 가족조정 · 환경정비 사회자원이용의 원조 장애와의 타협 · 수용	생활의 자기관리 질병과 잘 지내는 방법 동료 만들기 역할 · 일하는 체험 즐기는 체험 취미를 넓힌다. 기초체력의 유지 타인과의 생활상의 교류 환경정비
치료 · 원조의 장	작업치료 인가 시설 데이케어 시설 등	작업치료 인가 시설 필요에 따른 원외 시설 등

6-3-1 조기 퇴원에서의 지역이행지원

조기 퇴원에서의 지역이행지원은 회복기 전기부터 회복기 후기에 걸쳐 실시되지만, 급성기 작업치료가 개시된 시점에는 퇴원 시기를 내다보고 준비를 시작한다. 지원 기간은 길어도 퇴원 후 1년 정도를 목표로 지역생활지원으로 옮기도록 한다. 회복기 후기는 현실감이 돌아와 기본적인 심신의 기능이 회복되고, 지역생활, 사회참여를 위한 학습 및 시행이 가능한 상태가 된 시기를 말한다. 나카이(中井)의 제2임계기*F9의 귀에 해당한다.

1 자율과 적응

지역이행지원은 사람다운 생활의 재건을 위한 자율 및 적응의 지원을 말한다. 여기서 말하는 자율이란, 다른 사람의 원조를 받지 않고, 무엇이든 혼자서 할 수 있게 된다는 의미의 자립은 아니다. 주위 사람 및 사물, 시설 및 설비, 제도 등의 사회자원을 잘 이용하여, 스스로 생활을 컨트롤한다는 것을 의미한다. 자율이란, 질병 또는 장애와 마주 보며 행하는 최대한의 자립이라 말해도 좋을 것이다.

적응이란 말도 대상 및 상황에 자신을 맞춘다는 것이 아니다. 자신과 대상의 관계에서 적절한 대처가 가능할 수 있게 되는 것을 의미한다. 또한, 자신의 질병 및 장애를 받아들인다는 「장애의 수용」도 자기의 실존적 상황에 대한 적응에 해당된다. 자기 완결적인 완전함을 의미하는 것이 수용이 아니라, 「질병 또는 장애와의 타협」이라는 갈등 속의 적응이란 해석을 하는 편이 현실적이지 않을까.

2 작업치료의 지원

조기 퇴원에서의 지역이행지원은 「자율(최대한의 자립)과 적응의 원조」를 위해 생활관리기능의 개선 · 습득, 대인기능의 개선 · 습득, 역할수행능력의 개선 · 습득, 자기능력 및 한계의 확인, 달성감의 획득, 자신감 회복, 사회성 획득, 직업준비훈련, 가족조정 · 환경정비, 사회자원이용의 원조, 장애와의 타협 · 수용과 같은 사항 중에서 대상자의 필요 · 요구(needs)에 응한 지원 내용을 선택하여 실시한다(표 6−3−1).

작업치료는 장애의 수용을 포함한 자율과 적응을 위해 자기 나름의 생활을 재건하는 과정에 유예(moratorium) 기간 및 장과 구체적인 작업활동을 제공한다. 이렇게 현실이면서도 보호되고 배려된 작업치료의 장과 치료가 유능감을 만족시키면서 자신감을 되찾게 하거나, 현실검토의 과정에서 생기는 좌절을 지지해 주는 장이 되어, 장애를 수용하는 과정을 원조한다.

그리고 실제 생활에 관련된 상황 및 작업활동을 사용하여 그 사람의 생활에 필요한 기능의 학습 원조를 실시한다. 「아~ 그렇구나」 혹은 「이걸로 괜찮구나」, 「이렇게 해도 괜찮구나」, 「이렇게 하면 되는구나」와 같은 학습 및 현실검토가 대상자 자신의 주체적인 체험을 통해 이루어진다. 사회기술훈련(SST : social skills training)과 같이 역할극(role play) 등을 사용한 몇 가지 체계화된 치료에는 범화(일반화)[*F10]의 한계라는 큰 결점이 있다. 반대로 작업치료는 체험이 몸에 익기 쉬운 반면, 너무나도 생활에 가까운 작업활동을 사용하기 때문에 체계화된 구조를 가지는 방법에 비해 치료하는 쪽도 치료받는 쪽도 애매한 채로 경과하기 쉽다. 체계화된 치료와 서로 보충하는 형태로 작업치료의 특성을 살리면 좋을 것이다.

실제로는, 그 사람다운 생활의 재건을 위해,

① 시간 및 돈 또는 사물, 자신의 건강 등에 대해 자기관리를 할 수 있다.
② 일상적인 이웃과의 적절한 교제(왕래) 방법 등 사회생활에 필요한 기능을 습득한다.
③ 여러 가지 사회자원을 이용하거나 곤란할 때 원조를 구할 수 있다.
④ 현실검토와 함께 조금씩 자신감을 되찾거나, 무언가가 완성되었다는 달성감을 체험한다.
⑤ 자신의 질병 및 장애와의 타협을 짓는다.
⑥ 필요에 따라 취업 · 취학을 위한 준비를 한다.

와 같은 것이 목적이 된다. 신체장애에 휠체어 등 보조기구를 사용하는 것과 마찬가지로, 인지장애에는 사람이 보조기구의 역할을 맡고, 비뚤어진 인지기능을 보충해 주거나 생활환경을 조정하면 좋다. 또한, 사람 또는 사물 등 자원의 이용 및 생활적응기능의 습관 등, 역할극

(role play)으로 범화(일반화)[*F10]되기 힘든 생활기능은 상황에 관련된 구체적인 체험을 통해 실시하는 편이 효과적이다.

이 시기의 작업치료는 자신이 받아들여지고(수용되는 체험 및 감정표현에 따른 카타르시스), 비슷한 고민을 안고 있는 사람이 있음을 알고(보편적 체험에 따른 안심감), 어떻게든 되겠지라는 희망을 가지며, 조금씩 사람들이 믿어 주고(애타적 체험), 협동활동을 통해 대인관계를 개선하거나, 사회적응기술을 배우는 등 사람과의 관계를 통해 얻을 수 있는 것이 많으며, 집단치료의 기능을 살린 치료가 중심이 된다.

정신분열증은 인지장애를 동반하기 때문에 구체적인 작업활동에 의한 작업수행능력의 평가, 공동작업에 의한 타인으로부터의 시인, 주의, 지지를 통해 자기개념을 명확히 하는 등 실제로 경험한 사실을 통해 본인이 깨닫는 과정이 유용하며, 재활치료로서 불가결하다.

6-3-2 장기 재원에서의 지역이행지원

일본에서는 사회적 입원이 큰 과제로 남아 있는데, 장기 입원은 단순히 생활감각을 저하시킬 뿐 아니라 의원성(iatrogenesis)이라 말할 수 있는 여러 가지 문제를 일으킨다. 저자가 작업치료사로서 일하기 시작했을 때(1980년대 초반)에는 배회 및 강경증(catalepsy)이 정신분열증의 만성증상이라 이야기되었으며, 만성기 병동이라 불리는 병동에서는 실제로 그러한 사람들을 만나 볼 일이 많았다. 하지만 불충분하다고는 하나 개방화가 진전된 현재의 정신과 병원에서는 거의 보이지 않게 되었다.

일본의 입원환자 약 1/2은 5년 이상, 1/4은 10년 이상의 장기 입원으로, 약 34만 명의 입원환자 중, 사회적 입원자가 7만 명 혹은 8만 명이라고도 말한다(2003년 2월 말 현재). 따라서 명확히 둘로 나눌 순 없으나 장기 입원환자의 자율생활을 위한 생활지원은 사회적 입원이라 불리는 사람들을 위한 지원과, 순수하게 병의 증세가 위독하여 입원이 장기화되어 버린 사람들을 위한 지원이 있다.

1 사회적 입원(장기 재원)자의 지역이행지원

사회에서 받아들여주는 곳이 없어 어쩔 수 없이 장기에 걸친 입원을 하고 있는 장기 재원 사람들에게는 우선 그 사람들이 원하는 생활을 획득하기 위한 지원과 그 생활의 장 확보가 제일 중요하다. 필요 · 요구(needs)의 평가 및 사회기술훈련 등에 관해서는 지역생활지원에서와 다름 없다.

단지 1년 이상 장기 입원을 하게 되면 입원 기간이 길어질수록 생활감 저하 및 실제 생활기능의 저하가 크게 일어나 입원 전에는 할 수 있었던 일이 지금은 할 수 있을지 어떨지도 분명치 않게 된다. 퇴원을 위한 생활기능평가 및 퇴원 전의 사회기술훈련도 병원 내에서 실시하기에는 생활의 장과 너무나도 동떨어져 있다. 자택이 있다면 자택으로 병원 외박을 하고, 자택이 없을 경우 또는 혼자 살 것을 염두에 두고 있을 경우에는 생활지원시설을 이용하는 등, 실제로 가까운 생활의 장을 사용하여 평가 혹은 훈련을 한다.

사회적 입원에 의해 고령이 된 사람들도 사회복귀는 가능하지만, 그 중에는 보호적인 생활 시설에서 지원을 받지 않으면 안 되는 사람들도 있다. 이러한 사람들에게는 조금이라도 생활 환경을 조정하여 생활을 즐기고, 보다 좋은 시간과 체험을 가지는 등 생활의 질을 위한 배려가 필요하다. 생활에 시점을 두고 원조하는 작업치료사는 그러한 생활의 질이라는 것을 분명히 생각하고, 시설의 이상적인 상태를 환경으로써 정비하는 역할을 담당해야 한다.

2 의학적 이유에 의한 장기 입원자의 지역이행지원

만약 병의 증상이 안정되지 않았기에 입원이 장기화된 경우라도 급성기의 상태 및 그에 가까운 상태를 항시 반복하는 경우를 제외하고는 지역사회의 이해와 적절한 배려가 있다면 퇴원하여 생활하는 것이 가능하며 그렇게 되어야 한다. 질병은 사람의 취약한 부분(weak point)이 만나는 작은 위기의 중복에 의해 악화된다. 그러나 그 사람의 심신상태 및 일상생활의 상태, 생활기능의 정도, 주거 혹은 사람의 지원, 경제적인 환경, 사회생활환경 등 모든 것이 밸런스 좋게 정돈되면, 질병은 회복되고 생활은 안정된다. 이렇게 환경의 영향을 받기 쉬운 정신장애의 특성을 생각해 보면, 어떠한 환경에서 어떻게 대응하면 좋을 것인지와 같은 구체적인 평가와 정보의 제공이 이루어져, 대상자에게도, 지역사회에서 함께 사는 주변 사람들에게도, 불필요한 스트레스가 일어나지 않도록 해야 한다.

일본에서는 제도적, 문화적으로 그러한 체제의 정비가 앞으로도 큰 과제이지만, 병원에서 근무하는 작업치료사 역시 항상 환자가 살아갈 생활을 시야에 두고, 예후 예측을 하며 관련된 기관 및 직종, 그 사람과 관계를 가진 사람들과 연계하며, 입원 중의 생활을 지원하는 것이 필요하다. 관련된 기관 및 사람들에게 생활활동 장면을 통한 구체적인 평가와 정보를 제공하는 것은 작업치료사의 중요한 역할이다.

3 장기 입원에서의 지역이행지원은 생활의 질 유지부터

시설내 유지기는 생활의 질 유지가 작업치료의 큰 역할이 된다. 필요한 의료적 환경 아래에서 요양하면서 사회복귀 · 사회참여를 목표로 하여 생활의 기능을 저하시키지 않도록 하는 것이 기본적인 목적이 된다. 생활을 기본으로 한 하루의 리듬, 일주일간의 리듬 속에서 생활적응기능의 습득 등을 꾀한다는 의미로는 시설내 데이케어[*C3]적인 프로그램을 병동 스태프와 이용자가 함께 실시하면 좋다.

몇 십년 동안 만성상태로 입원해 있던 사람이 아주 작은 계기로 퇴원하여 자신의 현실적인 생활을 되찾는 경우도 있다. 갑작스런 자극을 주거나 침습(invasion)을 하지 않고 관심을 계속 나타내는 것이 사회복귀의 조짐을 놓치지 않고 기를 수 있다. 이러한 장기적인 개입도 필요하다.

다만 1950년대부터 시작된 보호수용시책에 의해 부득이하게 사회적 입원이라 불린 장기 입원을 할 수밖에 없었던 경우는 앞으로 감소할 것이다. 이제 요양병동에서 장기적으로 입원하는 사람들은 사회적 이유보다도 그 병리를 원인으로 사회생활이 곤란하기 때문에, 의료환경하에서의 원조가 필요한 사람들이다. 이러한 사람들에게 우리들은 아직 충분한 원조의 경험을 쌓지 못했지만, 아급성상태에서의 원조 기술을 살린 개입도 필요해질 것이라 생각된다.

6-4 지역생활지원과 작업치료

병은 힘들지만
병의 괴로움보다
병에 걸린 데 대한 비참함을
뼈저리게 느끼게 되는 때는
아파트 구하기나 직업 찾기 등
평범하게 살고자 할 때 만나게 되는 차별
평범한 삶을 방해하는 장벽은
편견 또는 차별이라는 사람의 마음의 벽

이는 작업소*D5,F4, 또는 수산시설*B7을 다니는 사람들의 목소리다. 조금씩 개선되고 있다고는 하지만, 아직 정신장애를 가진 사람들이 지역에서 살아 가기에는 그 병을 짊어진 고통 이상으로 무거운 오해와 편견에 따른 괴로움을 짊어진다. 질병에 따른 생활의 장애와 질병을 이해하지 않는데 따른 생활의 제한이라는 이중의 「마음의 아픔」을 동반한다. 지금까지의 생활지원은 생활의 파탄 및 재발의 방지, 생활의 유지라는, 조금은 소극적인 것이었다. 그러나 지금부터는 「생활의 질 유지 · 향상」 「사회생활 · 사회참여의 원조」를 위해 사회생활리듬의 습득, 사회생활기능의 습득, 질병과 함께 살아가는 방법, 동료 만들기, 지역사회와의 교류, 생활의 자기관리, 여가의 이용, 환경조정, 상호지원 네트워크 만들기, 취업원조, 적절한 위기개입과 같은 다양한 지원을 대상자의 필요 · 요구(needs)에 맞추어 실시하게 된다(표 6-4-1).

생활 및 사회로의 참여지원은 한 직종이 단독으로 실시할 수 있는 것이 아니라, 대상자를 중심으로 하여 많은 전문직 혹은 비전문직이라 불리는 사람들의 연계에 의해 성립된다. 이러한 많은 사람들의 연계 속에서 작업치료사는 무엇을 원조하면 좋을까. 이 장에서는 정신장애를 가진 사람들의 생활 및 사회참여의 지원에 시점을 두고, 무엇을 어떻게 지원하면 좋을지, 작업치료사가 제공할 수 있는 지원과 유의점에 대해 생각해 보도록 하겠다.

6-4-1 지역생활지원의 목적

일상성과는 다른 치료 및 훈련이 중심인 생활은 너무 장기에 걸치면 생활감을 잃고 생활기능 또한 저하된다. 일반적으로 치료 및 훈련의 효과가 현저하게 나타나는 것은 1년까지로, 그 후는 삶의 질을 배려하고 생활에 시점을 둔 생활이 재활치료가 되는 것과 같은 원조가 바

표 6-4-1 ● 지역생활지원에서의 작업치료의 역할

	지역생활지원 작업치료
회복상태	사회내 유지기 (조기 퇴원 후)
시기, 기간	한정 짓지 않는다.
재활치료의 목표	생활의 질 유지 · 향상 사회생활 · 사회참여의 원조
작업치료의 역할	사회생활리듬의 습득 사회생활기능의 습득 질병과 잘 지내는 방법 동료 만들기 지역사회와의 교류 생활의 자기관리 여가의 이용 환경조정 상호지원 네트워크 만들기 취업 원조 적절한 위기 개입
치료 · 원조의 장	지역생활 지원시설 지역활동 지원시설

람직하다. 평온한 회복 가능성을 지닌 생활 속에서 재발을 방지하면서 기능을 유지하는 이러한 상태를 유지기라 부른다. 임상적으로는 유지기를 그 의료적 환경의 필요도에 따라 지역사회에서 생활을 지지하면 좋은 경우(사회내 유지)와, 의료의 보호적 환경이 필요한 요양 병동 등에서 생활을 지지하는 경우(시설내 유지)가 있다. 어느 쪽이든, 재발을 방지하는 적절한 위기 개입 및 평상시 생활지원이 중요하다.

사회내 유지기에서는 환경과의 상호성을 고려하여,

① **가족 지도**

가족 및 관계자에게 질병에 대한 바른 지식을 제공하고, 작업치료장에서 관찰된 정보로부터 본인과 어떻게 관계를 가지면 좋을지와 같은 관계 유지 방법 등을 지도하여 가족의 심리적 안정을 꾀한다.

② **복직, 복학, 취학의 준비 및 원조**

본인의 능력을 잘 끌어내어 살릴 수 있도록, 작업치료장에서 관찰된 작업수행상의 특성 및 능력, 관계를 맺는 방법과 같은 구체적인 정보를 제공한다.

③ **사회자원의 이용 원조**

본인이 이용 가능한 공적 시설 및 제도 등을 이용할 수 있도록 소개, 원조한다.

④ **생활, 취업의 지원**

수호료*B8 또는 그룹 홈*B10 등의 이용에 의해 사회생활을 원조하거나, 소규모 작업소*F4 및 수산시설*B7, 복지공장*F3 등 사회참여를 원조하는 장에서는 실제로 장을 함께 하여 지원한다.

⑤ 지역사회와의 교류를 지원하거나, 지원 네트워크를 정비한다.

등, 정신장애에 대한 사회의 배리어 프리(barrier free)화에 해당하는 지원을 직접적 · 간접적으로 실시한다. 대상자 자신이 유의하여 생활을 통해 습득하는 것으로는,

⑥ 하루 생활리듬의 안정, 일주일간의 생활리듬 습득 등의 자기관리를 한다.
⑦ 건강의 자기관리라는 의미로 자신의 질병과 함께 살아가는 방법을 안다.
⑧ 지역사회의 행사에 참여한다.

등이 있다. 개인이 사회에 참여하는 경우에 생기는 사회생활상의 제약(사회적 불리)에 대해서는, 기본적인 인권 행사 및 사회적 역할의 수행을 보조하기 위해 생활환경의 조정 및 사회적 원조를 실시한다. 보통 작업치료 단독으로 실시하는 경우는 적으며, 보건 · 복지관련 스태프와 연계한다. 휠체어 생활자를 위해 도로의 높낮이 차이를 적게 하는 물리적 구조의 배리어 프리화와 마찬가지로, 정신장애를 위한 「마음의 배리어 프리」를 위해 환경조정을 주로 한 원조라 말할 수 있다. 지역사회에서는 자신이 가지고 있는 능력을 살려 자신에게 맞는 생활의 장을 가지는 것이 목적이 된다.

이렇게 많은 직종이 중복, 연계하는 치료에서는 작업치료사의 전문성이 문제시된다. 각각의 직종이 대상자의 생활을 지원하지만, 작업치료사는 ① 의학적 지식과 기술을 배경으로, ② 작업활동을 통한 대상자의 장애와 능력에 대한 평가와 원조, 그리고 ③ 구체적인 평가에 기초한 정보 제공을 한다. 이렇게 정신의 병리 및 신체의 기능을 알고 있음으로써 치료부터 생활까지 일관된 시점으로 병리에 휘둘리지 않고 대상자의 건강한 브분을 살려 생활지원을 하는 것이 작업치료사의 특징이라 할 수 있다.

6-4-2 지역생활지원의 과정

지역생활지원의 계획은 특정 직종에 한정된 것이 아니라, 여러 가지 직종에 의해 실시된다. 그 과정은 모두 다 케어 매니지먼트의 기본적인 흐름에 준한 것으로 ① 대상자와의 만남으로 시작하여, ② 필요 · 요구(needs)의 평가, ③ 필요한 지원과 계획의 작성, ④ 지원계획의 실시 후 효과검토와 같은 흐름을 가진다(그림 6-4-1).

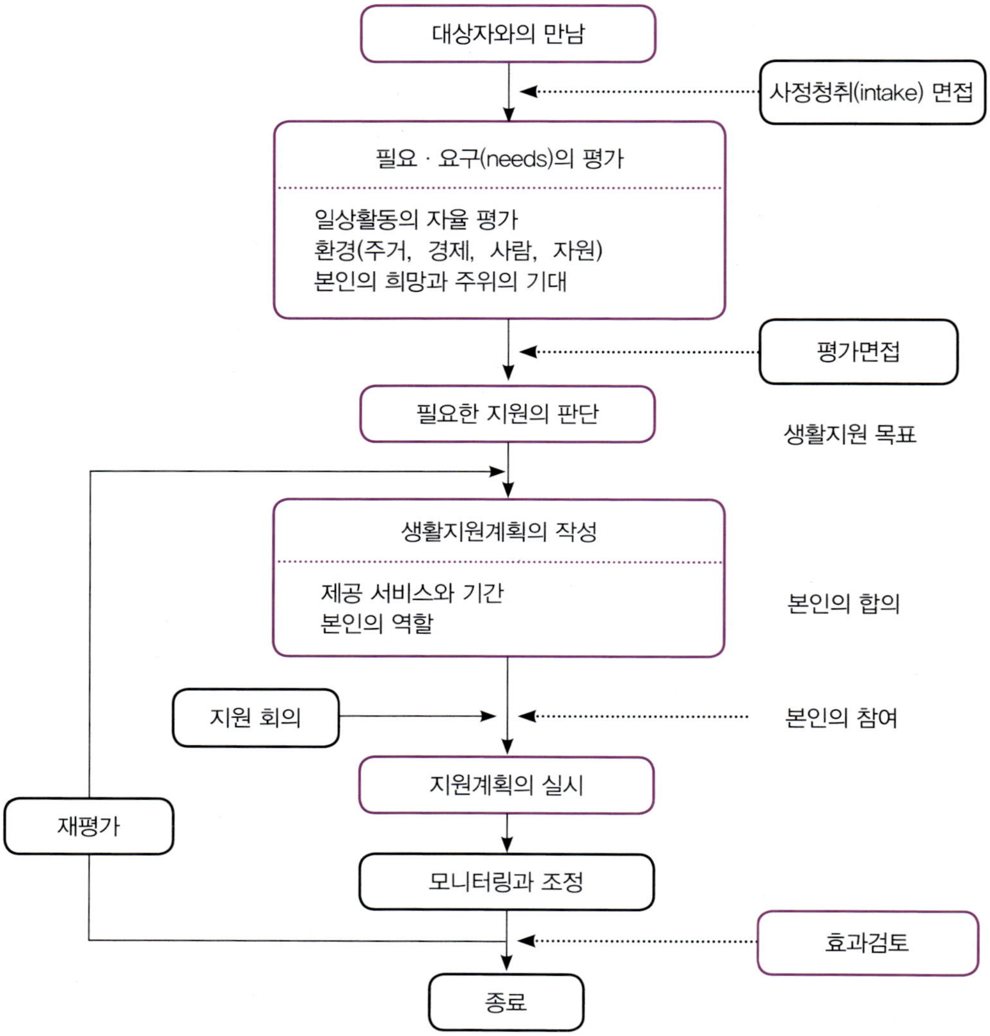

그림 6-4-1 ● 생활지원의 과정

1 대상자와의 만남

지역생활지원 대상이 되는 사람은 그룹홈*B10과 같은 원조가 제공되는 주거도 포함하여 자택 및 아파트 등 지역에서 이미 생활하고 있는 사람, 혹은 지금부터 지역에서 생활할 것이 예정되어 있으며 계속적으로 생활 상담 및 지원이 필요하고 생활지원을 희망하는 사람이다.

지역생활지원에서 대상자와의 만남은 생활지원의 일부를 담당하는 경우와 작업치료사가 생활지원계획을 세우는 경우로 다르다. 전자의 경우는, 계획을 세운 다른 사람(care planner)이 있으며, 작업치료사는 원조의 일부를 담당하게 됨으로, care planner로부터 소개받게 된다. 후자의 경우는 ① 본인이 상담을 받으러 온다, ② 타기관으로부터의 의뢰, ③ 가족 및 그 외 생활에서 관계를 가진 사람으로부터의 상담, ④ 지금까지 치료를 받았던 사람에게 다시 한 번 실시한다와 같은 경우가 있다.

어찌 되었든 작업치료사가 개입할 경우는 의료의 지식 및 기술을 배경으로 구체적인 생활 활동을 수단으로써 평가(assessment) 및 지원이 가능하다는 것이 특징이라 말할 수 있다.

2 필요 · 요구(needs)의 평가

무엇을 지원할 것인가, 지원 필요 · 요구(needs)의 평가는 기본적으로는 「5-2 평가-알아가는 작업」에서 서술한 것과 크게 다르지 않지만,

① 지금까지 어떠한 생활을 해 왔는가
② 지금 어떠한 생활을 하고 있으며, 무엇에 곤란해 하고 있는가
③ 앞으로 어떠한 생활을 희망하고 있는가
④ 어떠한 생활환경에서 살고(혹은 살려고 하고) 있는가

를 아는 것부터 시작한다(평가 항목은 표 5-1-1을 참조).

①은 생육력, 직력, 현병력, 역할체험 등 일반적인 기초 정보로, 작업치료사 자신이 면접 등으로 입수할 경우는 부표 11 「상담표」 등을 참조하면 좋다.

②는 심신의 기본적 기능의 상태와 생활로의 영향, 일상활동(신변처리, 생활관리, 커뮤니케이션, 대인관계, 이동 · 사회자원이용 등) 사회참여의 내용인데, 부표 3 「정신기능 check list」, 부표 5 「활동(일상생활) 기능관찰 list」, 부표 6 「대인 pattern check list」, 부표 7 「작업수행기능평가표」, 부표 12 「평가(assessment)표」를 참조하면 좋다. 생활지원의 평가에서는 대상자 자신이 어느 정도 스스로 할 수 있으며 조언 정도로 괜찮은지, 무언가 트레이닝이 필요한지, 직접적 지원이 필요한지와 같은 구체적인 지원 내용과 정도를 파악하는 것이 중요하다. 특히 일상활동 중 자신의 신변의 일, 금전 및 시간, 건강 관리, 타인과의 커뮤니케이션 등은 지역에서 생활할 경우 최저한도의 필요한 생활과제에 해당하는 항목이다.

③은 대상자가 현재 생활에 어느 정도 만족하며, 무엇에 곤란해 하고 있고, 자신의 심신 상태 및 일상생활, 사회참여 각각에 대해 어떠한 희망을 품고 있는지(본인의 희망), 가족 및 주위 사람들은 대상자가 어떻게 되었으면 하고 생각하고 있는지(주위의 기대)를 아는 것이다. 또 자신이 잘 할 수 없거나 무언가 곤란한 상태가 되었을 때, 이를 어느 정도 알아채고, 어떠한 대처를 하는지, 그 대처가 적절한 것인지와 같은 사실을 알아두면 좋다. 그리고 의료 지식 및 기술을 배경으로 원조를 행하는 자로서는 대강적인 예후 예측을 가지는 것 또한 필요하다.

④에서는 주거환경, 인적 지원환경, 경제적 환경, 그리고 주변 환경 및 대상자가 이용 가능한 법 제도 등을 포함한 생활을 지지하는 환경 전체를 평가한다. 특히 사람에 관해서는 가장 가까이 있는 인적 환경에 해당하는 가족이, 어떻게 대상자 혹은 질병에 대해 이해하고 있고, 무엇을 바라고 있는지, 어떠한 지원을 하고 있는지와 같은 사항이 중요하다. 그리고 그러한

근친자 이외에 의료 · 보건 · 복지에 관련된 전문직 및 친구 등 비전문직이라 불리는 사람들이 어떠한 관계를 가지고 있는지, 또 앞으로 기대되는 지원자가 있는지와 같은 사항을 알아두면 좋다.

3 필요한 지원과 계획의 작성

어떠한 지원이 필요한지는 본인의 권리 보장과 희망을 중심으로 판단하게 되지만, 단순히 본인의 희망에 머물지 말고, 무엇을 하고 싶은지(demands), 무엇이 필요한지(needs)부터 시작하여, 지역에서 생활하는 데 타인과 함께 생활하기 위해 필요한 것 또는 재발을 방지하면서 보다 좋은 생활을 보내기 위해 필요한 것(needs)을 고려하여 지원목표를 정한다.

그 목표를 달성하는 지원계획은 의학적 재활치료와 달리,

① 일상생활 및 사회생활에 필요한 기능의 습득
② 복지자원 및 일반 사회자원의 이용
③ 생활환경의 정비와 법 제도의 이용 등에 의해
④ 개인에게 있어 보다 좋은 생활을 찾아낸다.

를 목적으로 대상자 자신의 합의(납득과 선택) 아래 작성된다.

작성된 지원계획은 복수의 기관 및 직종의 지원, 공식적인 지원뿐만 아니라 비공식적인 지원 등이 필요한 경우도 많다. 때문에 지원계획의 입안자는 관계된 기관 및 사람에게 호소하여 지원회의를 열고, 어떻게 연계할 것인지 지원계획의 검토와 조정을 실시하는 것이 바람직하다. 지원은 개인을 위해 실시하는 이상, 대상자 자신도 동석함으로써 자신의 지원계획을 이해하고 자신이 어떠한 역할을 하면 좋을지를 함께 생각하는 주체적인 참여가 된다면 지원의 효과 또한 크게 달라진다.

또한 지원계획은 반년 혹은 1년 등, 기한을 설정하고, 목표는 지원자와 대상자 쌍방이 그 효과를 확인할 수 있는 구체적인 내용으로 한다. 이렇게 하면 효과판정과 계획의 검토를 실시하기 쉬워진다.

☑ 생활지원의 원칙

무엇을 하고 싶은지, 무엇이 필요한지부터 시작한다.	(needs 중심)
지원은 개인을 위해	(개별처우)
지원은 납득과 선택부터	(이용자 주체)
기한과 목표를 명확하게	(한계 설정)
치료는 연계하여	(팀 어프로치)
차이를 뛰어넘은 권리의 보장	(인권 보장)
지역에서 함께 산다.	(공생 사회)

4 지원계획의 실시와 효과검토

생활지원이 시작되면 적절히 실시되고 있는지, 새로운 문제가 발생하고 있지는 않은지와 같은 사항을 적절한 시기에 파악하고, 필요에 따라 조정을 한다. 설정된 기한이 가까워져 오면, 효과의 검토를 실시하여, 필요하다면 재평가를 하여 계획을 검토한다. 그 중에는 항상 지원이 부분적으로 필요한 사람도 있지만, 생활이 안정되어 있다면 종료하도록 하는 것이 원칙이다.

6-4-3 지역생활지원의 내용

병에 의한 생활의 장애와 병을 이해하고 있지 못한 데 따른 생활의 저한이라는 이중의「마음의 아픔」을 가진 사람들이 지역에서 요양하며 평범하게 살기 위해서는 무엇이 필요할까. 사회적 불리로 이어지는 여러 가지 요인이 얽혀 있지만, 아파트 퇴원[6]을 하거나 생활지원시설 및 취업지원시설을 이용하고 있는 사람들의 실상으로부터 보면 대상자 자신의 생활기능을 높이는 것과 주변 환경정비가 필요하다.

생활기능을 높이는 지원으로는,

① 생활리듬의 조정
② 생활의 자기관리
③ 생활기능의 습득
④「즐긴다」는 것
⑤ 적당히「쉰다」는 것을 들 수 있다.

그리고 생활환경에 관해서는,

① 생활의 기반으로서 안심하고 살 수 있는 집(주거)
② 안심할 수 있는 장과 속속들이 아는 사람들(휴식의 장, 동료)
③ 자신의 힘에 맞춰 일할 수 있는 장(일, 역할)
④ 주위의 이해(질병의 이해와 지원)
⑤ 필요할 때, 빨리, 쉽게 받을 수 있는 의료(적절한 의료)

등의 정비가 필요하다. 나아가 필요에 따라 취업지원을 실시하거나, 어떠한 위기가 생겼을 때의 위기 개입이 있다.

---

6) 아파트 퇴원 : 정신장애로 장기 입원하고 있는 사람들 중에는 집이 있어도 부모가 그령이거나 긴 입원생활로 집으로 퇴원하고자 하여도 돌아갈 장이 없는 상태의 사람 또는 취업이 곤란하여 경제적으로 자립된 단신생활이 곤란한 사람들이 있는데, 그러한 사람들도 생활보호를 받으면 퇴원이 가능하다는 생각으로 사회복귀의 한 형태로서 주거를 빌려 퇴원하여 혼자서 생활하는 것을 가리켜 만들어진 호칭.

취업의 지원 및 위기 대응, 생활환경의 정비에 관해서는 따로 서술하기로 하고, 여기서는 작업치료사가 개입하는 생활기능을 높이는 지원에 대해 서술하겠다.

1 생활리듬의 조정

사람은 다른 많은 생물과 마찬가지로 내적인 활동일주기(circadian rhythm)와 동조하는 자연광 아래에서 24시간 주기의 일주기 리듬(diurnal rhythm)으로 생활리듬을 유지하고 있다. 이 리듬은 자율신경계, 내분비계, 면역계 등에 영향을 미치고, 낮 시간의 활동과 저녁의 휴식 · 숙성과 깊이 관련되어 있다. 사회에서 생활하기 위해서는 자신의 심신상태에 맞춘 생활리듬 유지가 필요한데, 생활리듬의 기본은 이 일주기 리듬(diurnal rhythm)과 일주일간의 리듬(circaseptan rhythm)이 있다. 하루, 일주일간의 리듬이 안정되면, 월 단위 및 계절의 리듬 등은 크게 문제되지 않는다. 생활리듬의 흐트러짐은 여름 휴가 등 정기적으로 학교를 가지 않아도 된 학생에게서 보여지듯, 식사 및 일상생활 또는 수면의 흐트러짐에 따른 일주기 리듬(diurnal rhythm)의 붕괴부터 시작된다. 이것이 일주일간의 리듬(circaseptan rhythm)의 붕괴가 되고, 생활 전체의 붕괴가 된다.

생활리듬의 조정은 우선 특별한 이유가 없는 한 밤에 자고 낮엔 일어나 지내는 일주기 리듬(diurnal rhythm)의 회복에 있다. 항상 정시에 일어나지 않더라도 필요할 때에는 일어날 수 있고, 식사는 크게 흐트러지는 일 없이 정기적으로 먹음으로써 하루의 기본적인 생활리듬을 조정하는 일부터 시작하면 좋다. 이를 위해서는 매일 활동을 자기 페이스로 행하는 감각을 잡는 것이 중요하다. 그리고 일주일간의 리듬(circaseptan rhythm)은 주 1회라도 좋으니 어떠한 모임에 나가는 것부터 조절한다. 주 1회 정해진 외출이 있으면 그것이 일주일간의 단락을 만들어 생활의 방향성을 만든다. 그리하여 조금씩 무언가를 하거나 외출하는 기회를 늘려가면 좋다. 보건소의 데이케어[*C3] 및 작업소[*D5,F4], 자조 그룹[*F11], 외래 작업치료 등 그다지 많은 횟수를 참여하지 않아도 되는 것부터, 작업소[*D5,F4] 및 데이케어[*C3], 수산시설[*B7] 등과 같이 거의 매일 참여하는 것까지 있으므로 단계 나누기를 하면서 이용하는 것이 좋다.

2 생활의 자기관리

생활의 자기관리란 살아가기 위해 자기를 유지하는 기본적인 생활활동에 해당하며, 표 5-1-1의「지금의」생활에서 활동상태의 신변처리 및 생활관리에 관한 일을 큰 지장 없이 행할 수 있게 되는 것이다. 신변처리로는 큰 치우침 없이 또 그렇게 불규칙적이지 않은 식사를 할 수 있으며, 주위 사람들로부터 이상하게 생각되지 않는 정도로 몸가짐을 정돈할 수 있어야 한다. 개인의 생활에 있어서는 입욕 및 차림새가 직접 생활에 큰 영향을 미치는 것은 아니지만, 사회생활에 있어서는 타인과의 교제에 지장이 생겨 사회참여에 제약이 생길 경우가 있다.

생활관리는 금전, 물품 같은 것의 관리와 불의 관리 및 문단속 등 안전의 관리, 복약 등을 포함한 자신의 건강관리 등이다. 생활기능에도 관련된 것으로, 홈헬프 서비스[*B11]를 적

☑ 생활리듬

생활리듬의 기본은 밤에 자고 낮에 활동
하루의 리듬으로 시작하는 일주일간의 리듬
주 1회 언제나 정해진 활동이
생활의 단락이 되어 생활에 방향을 만든다.

용할 수 있게 되었다고는 하지만 스스로 관리할 수 있게 되는 것이 사회참여에 있어서는 중요하다.

생활의 자기관리는 식사 및 복약과 같이 거의 매일 필요한 것도 있으며, 이러한 일에 타인의 원조가 필요하다면 항상 누군가가 옆에 있지 않으면 안 된다. 그러한 의미에서 생활의 자기관리의 자율은 사회참여를 위한 발걸음의 시작이라 할 수 있다.

3 생활기능의 습득

생활기능에는 앞서 서술한 일상생활에서의 자기관리에 관련된 것과 가사행위 및 커뮤니케이션 기능, 대인기능, 교통기관을 이용한 이동 및 사회자원(상점, 은행, 우체국, 공공 시설 및 기관 등)의 이용, 지역생활에서 규칙을 지키는 등과 같은 것이 있다. 모두 다 자기 자신도 어려움을 겪지 않고 주위에 큰 폐를 끼치지 않을 정도면 된다.

생활기능의 습득에는 「8-6-5 사회기술훈련」에서 서술할 계통적 훈련법으로서 기법화된 것(SST : social skills training)이 있으며 (Liberman, 1989 ; 1992), 그 효용도 인정되고 있지만, 역할극(role play)을 중심으로 하는 행동치료수법의 한계도 있다. 작업치료사가 개입할 경우에는 SST의 특성인 modeling, positive feedback 등을 활용하면서 구체적인 작업활동을 사용하여 보다 생활에 가까운 장에서 체험하는 등 작업치료의 이점을 살리면 좋다(大橋 등, 1996). 장보기, 가스기기 다루기, 세탁기 등 전기기기의 사용 방법과 같은 아주 평범한 생활기능의 습득도 의외로 경험해 보지 않았기에 할 수 없는 사람이 많다. 실제로 해 보고 습득하는 것보다 나은 건 없다.

4 「즐긴다」는 것

병이나 장애가 있어서 라기보다는 병이나 장애가 있기에, 매일 요양생활 속에서 「안심할 수 있는 한때」, 「나도 모르게 나를 잊고 즐기는 시간」, 「긴장하지 않고도 보낼 수 있는 시간」과 같은 것이 필요하다. 「즐긴다」는 것은 작업치료에서의 작업분석(山根, 2005b)에서도 이야기하고 있듯이 놀이 · 여가활동에 해당되며, 사람의 생활을 구성하는 중요한 요소다. 단순히 여가적인 활동 시간을 가진다기보다는 생활을 즐길 수 있다는 것이며, 「보다 좋은 작업체험」(「3-2 수단-생활의 영위」를 참조)으로서 「즐긴다」는 것이 생활의 여유가 되어 생활의 리듬을 정돈해 준다. 훈련지도라는 시점이 되면 일상 활동 및 일 등으로 눈을 돌리게 되기 쉽다. 하지만 생활지원을 하고 있다 보면 정신장애를 가진 사람들에게 있어서는 평범하게 「즐긴다」는 것 또는 다음 절에서 서술할 적당히 「쉰다」는 것이 가능하게 되는 것이 가장 중요한 목표이지 않을까라고 생각하게 된다. 「즐긴다」는 것은 타인으로부터 지도 및 훈련을 받는 것은 아니지만, 「8-6-9 레크리에이션치료」에서 서술하듯, 자발적으로 즐기는 것이 잘 안 되는 상태의 사람에게는 그러한 장 또는 기회를 제공하여 자발적으로 동료와 함께 보다 좋은 시간을 보낼 수 있는 계기를 만드는 것도 필요하다.

5 적당히 「쉰다」는 것

정신적인 장애를 가진 사람들은 일하고 있을 때뿐만 아니라, 매일 생활활동 전체에 걸쳐 적당히 「쉰다」는 것이 어려우며, 아무 것도 하고 있지 않을 때도 초조해 하고 있을 때가 많다. 초조해 하는 건, 인지기능을 더욱 저하시키는 큰 요인이다. 「즐긴다」는 것과 함께 어떻게 하면 적당히 「쉰다」는 것이 가능할까, 「쉰다」「즐긴다」는 것이 일상의 여유가 되어, 생활의 안정을 유지한다. 재연 · 재발의 대부분은 일상의 초조함 등 아주 작은 스트레스가 겹쳐져 일어난다.

6-4-4 생활환경의 정비

생활의 지원을 하는 전문직이라면 생활환경의 정비도 큰 역할의 하나이다. 지역생활에서 환경정비는 일상생활환경과 사회생활환경에 대해 실시한다.

1 일상생활환경의 정비

일상생활환경은 주거환경, 인적인 지원환경, 그리고 경제적인 환경으로 나눌 수 있다(표 6-4-2).

주거환경

주거환경정비란 단순히 사는 집이 있다는 것이 아니라, 어떻게 하면 안심하고 살 수 있는 집이 있을까에 대한 것이 가장 중요하다. 주거에는, 자택, 임대 아파트, 공영주택, 복지홈[*B9], 그룹홈[*B10], 그리고 주거 방법으로는 가족과의 동거, 단신, 공동생활 등이 있다. 안심하고 편히 쉴 수 있는 주거가 있는지 아닌지는 지역이행의 제1 조건이며, 사회참여의 기반이 된다.

인적인 지원환경

인적인 지원환경은 가장 가까운 가족부터 시작하여, 친구, 이웃집 사람 및 자원봉사자 등 이른바 비공식적인 지원환경을 말한다. 각자가 일상 생활 속에서 필요에 따라 지원할 수 있을 것, 또 중심인물(key person)에 해당하는 사람이 있는지 어떤지와 같은 것이 중요하다.

가장 가까운 가족의 경우, 가족이 느끼는 마음의 부담을 어떻게 하면 적게 할 수 있을 것인

표 6-4-2 ● 생활환경 항목

일상생활	주거환경	자택, 민간 아파트, 공영 주택, 복지홈, 그룹홈, 수호료, …
	인적인 지원환경	가족, 친구, 이웃 사람, 자원 봉사자, …
	경제적인 환경	가족으로부터의 원조, 자신의 저축, 자기 수입, 생활보호, 장애연금,…
사회생활	의료 · 보건환경	병원, 진료소, 보건소, 외래 작업치료, 데이케어, …
	공적 지원환경	홈헬프, 쇼트스테이, 성년후견제도, …
	공공기관환경	은행, 우체국, 복지사무소, 사회복지협의회, 보건복지센터, 학교, 관공서, 권리옹호센터
	취업지원환경	직업안정소, 장애자 직업센터, 수산시설, 복지공장, 정신장애자 사회적응훈련사업
	활동지원환경	소규모 작업소, 지역생활지원센터
	교통기관환경	버스, 전철, 지하철, 택시, …
	소비생활에 관한 환경	상점, 시장, 슈퍼마켓, 편의점, …

가가 대상자의 일상생활 안정도에 직접 영향을 미치게 된다. 가족 간의 커뮤니케이션 또는 그 역동성을 생각하여, 대상자와의 관계성에서 조정하는 것이 중요하다. 누구도 가족을 대신할 수 없다는 사실을 확실히 인식하고, 어떻게 하면 가족의 이해 또는 협력을 얻을 수 있을지를 생각한다. 가족에 대한 심리교육 및 가족교실 등은 인적인 지원환경의 정돈에 중요한 역할을 한다.

경우에 따라서는 무리하게 가족과 살지 않고 혼자서 생활하여 가족과 적절한 거리를 유지하는 편이 좋은 경우도 있다는 시점 또한 필요하다. 그 다음으로 일상 생활에서 속속들이 알고 지내는 동료가 있는지 어떤지가 생활의 안정에 크게 영향을 미친다.

| 경제적인 환경

생활비, 치료비 등 경제적인 환경은, 개인에 따라 다양하지만, 우선 살기 위해 돈을 어디서부터 어느 정도 얻을 수 있는지가 생활을 좌우한다. 가족으로부터의 원조, 자신의 저축, 자기 수입, 생활보호, 장애연금 등, 개개인에 따라 사정은 다르지만 주거의 환경과 함께 조기에 대처할 필요가 있다. 법 제도의 이용에 관해서는 정신보건사회복지사가 가장 자신 있어 하는 분야이며, 일찍 상담하는 것이 좋다.

2 사회생활환경의 정비

주거지를 중심으로 한 일상생활을 둘러 싼 사회생활환경은 의료 · 보건, 공적 지원, 공공기관, 취업지원, 활동지원, 교통기관, 소비생활에 관한 환경 등 여러 분야와 관련이 있다(표 6-4-2). 사회생활환경은 이른바 사회자원의 중핵(core)이 되는 것으로, 그 정비에 관해서는 지역차가 크며, 사회복귀 및 사회참여를 촉진시키기 위해서는 각각의 지역에서 자원의 개척 또한 필요하다. 그리고 인적 자원과 함께 공식적, 비공식적을 불문하고 어떻게 하면 그러한

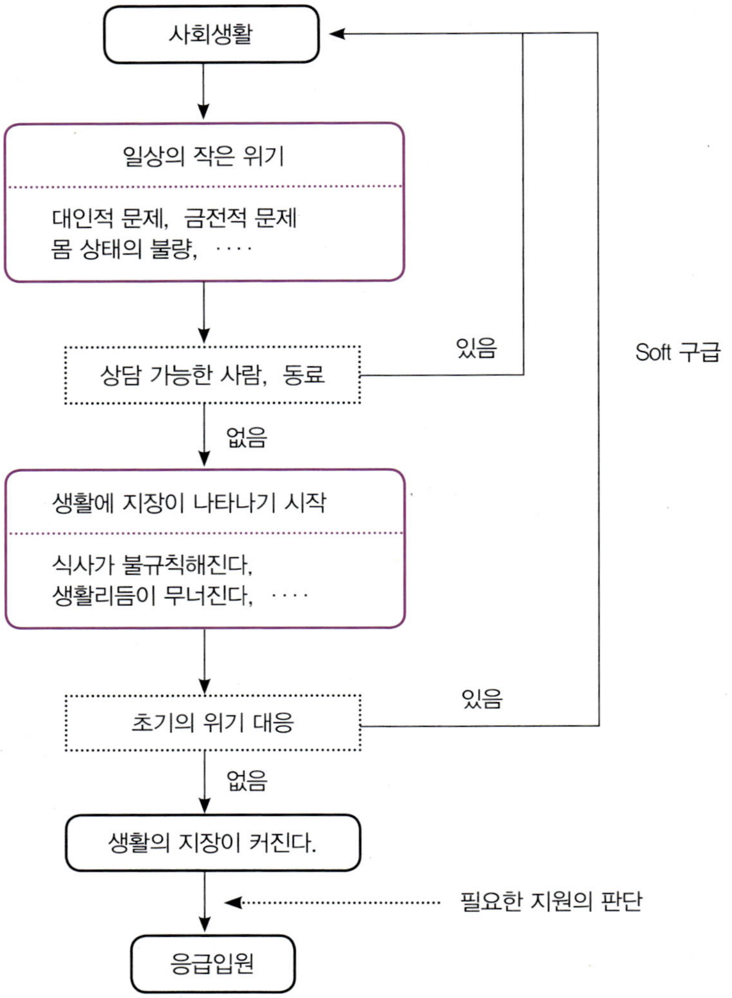

그림 6-4-2 ● 위기와 재발 과정

자원을 유기적으로 연계시킬 수 있는지가 환경정비에서 가장 중요한 작업이 된다. 생활지원에서의 간접적 지원은 지역 네트워크 형성과 관련된다.

6-4-5 위기 대응

정신장애를 가진 사람들의 위기 상황을 크게 분류해 보면, 증상악화 및 문제행동 등에 따른 가족 또는 그 주위 사람들의 위기(사회적 위기)와 환자 개인의 위기(개인적 위기)가 있다.

일반적으로 실시되는 위기 개입(위기 대응)은 주변의 「위기」를 포함한 사례가 많다(桑原, 1986 ; 1990). 의료기관이 말하는 위기에 대한 대처 중 약 3/4이 사회적 위기에 대한 개입에 해당된다(桑原, 1986). 이러한 사회치안적 응급 대응에는 병리적 이유도 있지만, 대부분은 정신과 진찰을 받는 데 대한 갈등이 원인이거나 지역사회에서의 일상적인 지원이 불충분한 경우가 많다.

1 Hard 구급*F12과 soft 구급*F12

사회적 위기에 대한 대응은 필연적으로 응급입원 등 hard 구급*F12이라 불리는 긴급성이 높은 것이 되기 쉽다. 그러나 재연 · 재발은 아주 작은 하나의 사건에 의해 갑자기 일어나는 것이 아니라, 지역생활지원에서 일상의 사소한(본인에게는 심각한) 사건이 적절히 해결되지 못한 채, 쌓이고 쌓여, 굴러가는 눈덩이가 제 무게에 의해 갈라지는 듯한 것이 많다(그림 6-4-2). 일상의 조그마한 위기에 적절한 대응이 이루어지기만 한다면 대부분을 예방할 수 있다. 작은 위기를 크게 만들지 않는 것이 중요하다. 그러한 일상의 작은 위기에 대한 개입은 hard 구급*F12에 맞서는 soft 구급*F12이라 말할 수 있다.

M씨는 수회 입원력이 있으며, 맨 마지막 입원은 조금 길게 퇴원까지 5년 걸렸다. 퇴원을 하면서 사회생활로부터 오랫동안 떨어져 있었기에 자신이 없다고 말하며 조금 긴박 상태가 이어지면 피해 · 피독망상에 사로잡혀 사소한 일에도 확인이 필요해졌다고 하기에, 외래 작업치료에서 지원하여 필요할 때에는 아파트 방문을 하게 되었다. 혼자서 생활하기 시작하고 얼마 후, 「아파트에 사는 누군가가 나를 싫어해서 산 지 얼마 안 되는 세탁기를 고장냈다」, 「내가 잠들지 못하도록 하기 위해 밤 중에 물 소리가 난다」 등의 호소가 시작되었다.

방문해 보니 아파트가 좁아서 현관문 바깥에 세탁기를 놓는 장소가 있었다. 세탁기를 조사해 보니 탈수조의 회전축에 너덜너덜해진 스타킹이 휘감겨 있었다. M씨는 「스타킹 한 쪽이 없어졌었는데, 누군가가 일부러 날 싫어해서 훔쳐갔다고 생각하고 있었습니다」라고 말한다. 물 소리는 수도 패킹이 오래되어 몇 십초에 한 방울 정도씩 물이 새고 있었다. 생활음이 있는 낮 동안은 눈치채기 힘들지만, 밤이 되어 조용해지면 싼 스테인리스 스틸을 흐르며 떨어지는 물방울이 「똑」하고 울려 퍼진다. 패킹을 사와 교환해보니, 물 소리가 그쳤고, M씨의 호소도 그쳤다. 이렇게 일상에 개입을 해 나가던 중에 피로가 쌓였다는 본인의 희망에 따라 1주일 정도 휴양입원을 했지만, 그럭저럭 생활이 안정되었다.

(자기 경험 예로부터)

이렇게 개입이 없었던 이전에는 퇴원하고 얼마동안 생활은 가능하지만, 조그마한 불안이 쌓여서 크게 되어, 피해망상이 되면, 이웃 사람과 트러블이 발생하게 되거나, 방에 틀어 박혀 식사도 하지 않게 되어 상태가 악화되고 입원하는 것이 반복되었던 것이다. 이번 경우도 일상의 불안을 이야기하는 사람 또는 장이 없었더라면, 역시 똑같은 경과로 입원하여, 회복까지 시간이 걸렸을 것이라고 생각된다. 조그마한 위기에 대한 대응이 있다면, 만약 입원이 필요하게 되었다 하더라도, 좋은 형태로 조기에 단기 휴양입원으로 해결되며 본인의 피로 또한 적다.

특히 혼자서 생활하고 있을 경우, 정신병리와는 특별히 관계 없이 누구에게도 일어날 수 있는 감기 또는 피로, 성인병 등 신체에 일어나는 문제도 불안의 원인이 되며, 그대로 두면 심각한 사태에 이르게 된다. 자신의 신체상태를 알아차리지 못하고, 또 알아차리게 되어도 잘 대처할 수 없는 사람도 많기에, 신체적인 일 또는 혼자서 사는 일에 대해 어쩐지 불안해지는 등 평범하게 일어나는 일도 위기의 원인이 된다는 것을 머릿속에 넣어 두면 좋다.

2 생활지원의 위기 대응

M씨의 예에서도 나와 있듯이 생활지원에서의 위기 대응은 hard 구급[*F12]보다 soft 구급[*F12]이 중요한 역할을 한다. 주위에서 보기에는 사소한 걱정거리도, 본인에게는 심각한 문제이다. 일상의 작은 위기를 들어 주는 것만으로 안정되는 경우도 많다. 그러한 의미로 수호료[*B8] 및 그룹홈[*B10], 작업소[*D5, F4] 또는 수산시설[*B7], 생활지원센터[*F13]에서 스태프의 일상적 개입 방식이 지역에서의 생활 안정 및 재발 예방에 크게 영향을 미친다.

휠체어가 신체장애를 위한 보조기구인 것처럼 정신장애를 위한 보조기구는 그 마음에서 함께 사는 우리들 자신이다. 「사람이 보조기구」가 될 때, 질병 또는 장애가 있든 없든 안심하고 살아갈 수 있는 「마음의 배리어 프리(barrier free) 마을」이 생겨난다. 생활지원에서는 이러한 지원이 공식적, 비공식적으로 이루어질 필요가 있다. 작업치료사 자신이 그러한 지원을 하는 것뿐만 아니라 그러한 지원이 가능한 인원을 한 사람이라도 늘리는 작업이 중요하다.

사람이 보조기구가 됨으로써
조그마한 위기를 크게 만들지 않는다.
마음의 배리어 프리(barrier free) 마을 만들기

6-4-6 재발 예방과 작업치료

정신장애에 대한 예방은, 초발에 대한 예방이 세계적으로 시도되고 있으나, 일본의 실상에서는 힘들며, 현 시점에서는 회복기 및 유지기 상태에서 보이는 재발 예방을 일컫는다. 재발로 이어지는 위기상태는 갑자기 발생하는 일은 거의 없다. 일상 생활에서 생기는 조그마한 사건(작은 위기)이 쌓이고 쌓여 궁지에 이른다.

N은 유치원 무렵부터 친구가 없이 언제나 혼자서 토끼를 보며 지내는 아이였다고 한다. 중3 여름, 관계망상과 같은 체험이 있었다. 고1 3학기에 친구와 싸우고 난 후 환청이 심해져 혀를 깨물고 자살을 시도하여 처음 진료를 받게 되었다. 그 후, 3번째 입원 시, 퇴원 후에 조금이라도 집안일 또는 요리 등을 할 수 있도록 작업치료를 소개했다. 긴장도가 높아, 작업에 의존하여 겨우 장에 있는 것이 가능하게 된 상태였다.

사춘기에 발병하였기에 가사일은 거의 다 미경험이었다. 집에 있을 때 스스로 식사를 만들거나 가사일을 조금씩 도울 수 있도록 간단한 요리 연습을 시작했다. 첫 연습은 감자로 된장국을 만드는 것으로 했다. 껍질 벗기는 방법을 가르치고, 다시국물을 내기 위해 냄비를 준비한 뒤 N을 향해 돌아보니 이마에 땀을 엄청 흘리며 감자를 자르고 있었다. 그런데, 자르고 있는 감자가 빨갛게 물들어 있었다. 겨우 2~3분만에 생긴 일이었다. 왼손에는 베인 상처가 없었다. 처음으로 요리를 하게 되어 너무 긴장한 나머지 힘껏 도마를 눌러 식칼의 등 부분이 식칼을 쥔 오른손의 집게손가락의 아랫 부분을 짓눌러 생긴 상처의 출혈이었다. 본인은 감자가 피로 빨갛게 물들었다는 사실을 눈치채지 못하고 있었다.

매우 힘들었던 첫 시작이었지만, 자신이 처음으로 만들었다는 것, 완성된 된장국을 작업치료사와 함께 먹었던 것이 그녀에게는 큰 놀라움과 기쁨이었다. 외박 시에는 사정을 이해한 엄마가 저녁식사를 만드는 데 그녀에게 도움을 요청했다. 병원으로 돌아왔을 때,「처음으로 엄마와 함께 만든 저녁을 가족 모두가 먹었어요. 이런 일 처음이야. 기뻤어요」라고 정말로 기쁜 듯이 이야기해 주었다.

퇴원 후에는 거울 앞에서 머리를 정리하거나, 립스틱을 바르거나, 동세대의 동성 작업치료사 또는 실습학생과의 갈등[성 정체성 장애(GID gender identity disorder)의 문제] 등, 늦어진 사춘기를 되찾는듯한 여러 가지 새로운 경험, 이는 말 그대로 위기적 상황이었다. 남성으로부터 처음으로 데이트 신청을 받았을 대는 기쁨과 동시에 곤란하고 당황해 하는 마음 또한 컸다. 키스를 하고는「세상이 전부 노란색으로 보여, 또 병에 걸리겠어」라며 재입원 직전까지 갈 정도의 큰 소동이 일어났었다. 여동생의 전문대학 입학, 졸업, 취직도, N에게는 큰 위기였다. 여동생이 합격했을 때는 축하의 의미로 작업치료에서 가죽으로 케이스를 만들었지만 건네주질 못했다. 위기상태일 때마다 주치의 또는 케이스워커(case worker)에게 사정을 전하였고, 각각의 장에서 지원했다.

퇴원한 지 4년 째, 작업치료에서 서로 알게 된 여성 환자의 권유로 파트타임 일을 시작했다. 얼마 동안 상태를 보고 파트타임이 안정되기 시작한 반년 후에 작업치료를 종료하였다. 성장 과정의 과제가, 그리고 살아가는 동안 여러 가지 사건이 위기가 되었지만, 만난 지 10년, 또 다시 입원하는 일 없이 그녀 나름대로 자기 자신을 받아들이고 자신의 생활을 획득하고 있다.

(사례「빨간 감자」(山根, 1995)로부터)

일상의 조그마한 위기를 받아들이고, 이야기를 들어 주는 사람이 있으며, 자신을 상대해 주고, 안심할 수 있는 장과 동료가 있는, 이러한 것이 재발을 예방한다. 지역 속에서 삶의 장에서의 개입은 막다른 곳에 이르러 입원할 때 hard 구급*F12에 맞서는 soft 구급*F12이라 말한다. Soft 구급*F12에는 다양한 사람이 관련되는데, 의학 지식 또는 기술을 배경으로 사람의 생활장애를 경감시키는 작업치료사는 큰 역할을 맡을 수 있다.

6-5 완화기의 작업치료

완화기에서의 작업치료는 현재 조금씩 시작되고 있지만, 앞으로 중요한 의미를 가지게 될 것으로 생각된다. 호스피스적인 의학적 관리에 의해 목숨의 질을 유지하며, 인생의 마지막을 편안하게 보내는 「생활(인생)의 질」이라는 것을 배려하고, 「간병과 치유」와 같은 개입이 주가 된다(표 6-5-1).

실제로는,

① 안정 · 휴식 또는 안전 · 안심을 보장한다.
② 안심하고 슬퍼할 수 있는 장, 회상의 기회를 제공한다.
③ 보다 좋은 체험으로서 작은 즐거움을 제공한다.
④ 생활리듬을 유지한다.

와 같은 일이 작업치료의 역할이 된다.

G씨는 젊었을 때 발병하여 몇 번 입원과 퇴원을 반복하고, 이번에 40세 때부터 입원해서 30년 정도 흘렀다. 똑같은 병으로 입원해 있었던 남동생도 5년 전에 죽었다. 무언가

표 6-5-1 ● 완화기에서의 작업치료의 역할

	완화기 작업치료
회복상태	완화기
시기, 기간	한정 짓지 않는다.
재활치료의 목표	생활(인생)의 질 유지 간호와 치유
작업치료의 역할	안전 · 안심의 보장 안심하고 슬퍼할 수 있는 장의 제공 작은 즐거움의 제공 생활리듬의 유지 안정 · 휴식
치료 · 원조의 장	병실 작업치료 인가 시설

조금 즐길 수 있는 것이 없을까 하고 작업치료 처방이 내려진 지 7년이 된다. 작업치료에서는 원예나 바둑을 두는 일이 낙이었으나, 늘 8월이나 12월, 1월이 되면 참여가 끊어졌다. 병동에서는 우란분재*F14 또는 연말연시에는 몸 상태가 안 좋아진다고 말했다. 우란분재*F14 또는 한 해의 마지막, 설날과 같은 시기에는 입원하고 있던 사람들도 외박을 하는 사람이 늘어나기에, 우란분재*F14와 연말연시는 작업치료도 쉬었었다. G씨가 작업치료를 쉬게 되는 시기가 가까워지면, 그 조금 전부터 참여하지 않게 되는 것 같다는 사실을 깨닫게 되었다. 한 해의 마지막, 언제나처럼 쉬기 시작한 G씨를 병동으로 방문해 보았을 때, 넌지시 이야기를 해보니 「모두 돌아갈 집이 있지만, 난 돌아갈 집도 없어」라고 모두가 외박하는 시기에는 공연히 외로워져서 아무 것도 하고 싶지 않아진다고 이야기했다.

그 뒤로 나는 연말연시의 숙직을 인수 받은 날 병실을 돌며 외박을 할 수 없어서 병원에서 신년을 맞는 작업치료에서 면식이 있는 사람들과 이야기를 하며 지내게 되었다. G씨와는 좋은 일이 없을지도 모르지만 해를 새롭게 맞이 하게 되는 것이니, 한 해의 마지막 날에 병실을 방문하여 홍백색*F15 학을 접고, 머리맡에 장식하여 그 한 해의 일을 이야기하며 보내는 것이 한 해 활동의 마지막이 되었다.

그 해는 더위가 너무나도 심했고, G씨도 마루에 늘 엎드려 있었다. 언제나처럼 한 해의 마지막 날, 병실을 방문하니 「이제 내년은 무리일지도 모르겠어, 당신들한테도 신세를 졌네」라며 중얼거리듯 이야기했다. 「약한 소리 하지 말고, 다시 새해가 되면 작업치료에서 기다리고 있겠어요」라고 말하며, 지금까지는 항상 홍백색*F15 학이었지만, 그 해는 금은색 색종이도 있었기에, 금은색 학을 접어 머리맡에 장식했다. 그날은 평소와는 다르게 옛날 이야기가 많았었던듯 싶었다. 그 해는 연말연시 당직업무도 없었으며, 3일이 지나 처음으로 출근한 날, G씨가 돌아가셨다는 이야기를 들었다.

(자기 경험 예로부터)

완화기 상태에서의 작업치료는 아무것도 할 수 없는 것처럼 생각하기 쉽다. 그러나 「사람의 일상생활을 구성하고, 인생을 자아내는 작업」을 병든 사람과 관계를 맺는 수단으로 하는 작업치료사가, 죽음을 향해 가는 「생」(木村, 1999), Dame Cecily Saunders가 호스피스 케어의 불가결 요인이라 말한 정신적 고통(spiritual pain)에 대한 케어(窪寺, 2004 ; 窪寺 등, 2009)와 같은 시점으로부터, 그 사람의 인생을 함께 회상하며 시간을 보낸다는 것은 그 사람이 「살아 온 증거」를 확인하는 인생의 마무리를 하는 시기에 치료 · 원조를 하는 자가 곁에서 자신의 「시간」을 제공하는 것과 다를 바 없다. 친척이 없고, 자신의 인생의 끝을 의식하지 않으면 안 되는 사람들에게 있어 누군가가 「자신이 살아 온 시간」을 함께 한다는 것에 대한 의미는 크다. 과제는 많지만, 완화기 작업치료에는 큰 의미가 있다.

6-6 취업지원과 작업치료

「일한다」는 것을 희망하여, 수산시설*B7 및 정신장애자 사회적응 훈련사업*F16을 이용하고 있는 정신장애를 가진 사람들이 훈련기간을 마치고 일반 고용으로 이어지는 경우는 그 중 극히 일부이다(腰原 등, 2000 ; 山根 등, 1998 ; 2001). 취업을 한 케이스의 대부분은 실제로 취업의 장을 이용하여 지원을 받은 자다. 대부분의 직종 혹은 기관이 관련하는 가운데, 작업치료사로서 정신장애를 가진 사람들의 취업을 어떻게 생각하고, 지원하면 좋을까, 「일한다」는 마음에 어떻게 응하면 좋을까.

6-6-1 「일한다」는 것의 의미

「일한다」라는 생산적 활동은, 본래 사람이 자신의 삶에 필요한 일을 스스로 하는, 자신 또는 자신의 가족이 사는 데 필요한 것을 손에 넣거나 만드는 것이다. 그로 인해 자신이 「기대」가 되고, 타인으로부터 「기대」받고 있다는 것이 일하는 기쁨, 일하는 즐거움이 되어 사는 보람으로 이어진다. 병이나 장애가 있고 없고를 뛰어넘어 함께 살며 함께 일하는 사회를 만들기 위해서는 일하는 기쁨, 일하는 즐거움의 본래 의미를 우리들 모두가 되찾을 필요가 있다.

이 경우, 「함께 산다」는 것에서 보면, 일반 취업뿐만 아니라 자신의 질병과 잘 지내며, 본인 신변의 일을 타인의 손을 빌리지 않고도 할 수 있고, 가사일의 일부를 부담하는 등과 같은 일도 중요한 「일한다」는 것이라 말할 수 있다. 때로는 존재 그 자체가, 본연의 존재 형태가, 주위 사람에게 큰 의미나 가치를 주는 경우도 있다. 함께 사는 사람에게 있어 인생의 의미 또는 가치를 낳는 것 또한 중요한 「일한다」는 것의 일부라 말할 수 있지 않을까. 자신의 존재가 「기대가 된다」, 「기대받고 있다」는 사실이 사람에게 미치는 힘은 크다.

그리고 일에 사람을 적응시키는 것부터 일과 사람의 적응이라는 것, 이를 위한 이상적인 원조 형태 또는 환경의 조정이라는 것도, 「일한다」는 것을 지원하는 데 중요하다. 병이나 장애를 가진 사람뿐 아니라, 아이 또는 고령자를 포함하여 「일한다」는 것의 의미를 생각한 지원이 있다는 것이야말로 진정한 의미의 생활지원이라고 할 수 있다.

6-6-2 취업의 형태

병이나 장애를 가진 사람들이 일을 할 경우에는,

① 기업에서 비장애자로서 일한다(일반취업).
② 기업에서 장애자로서 일한다(보호취업).
③ 복지공장*F3 및 작업소*D5, F4에서 복지적 취업으로서 일한다(복지적 취업).
④ 기업의 장을 이용하여 복지적 취업으로서 일한다(복지적 취업).

와 같은 스타일이 있다(倉知, 1998). ①은 정신장애라는 사실을 표명하지 않고, 일반고용으로 일할 경우, 그 외는 정신장애를 가지고 있음을 표명하고 그러한 이해 아래 고용되어 일하는 경우다. ②의 일반기업으로의 취업은 정신장애에 대해서도 「장애자의 고용 촉진 등에 관한 법률」의 고용률 제도가 2006년도부터 적용되게 되었지만, 신체장애 및 지적장애에 비해 확산되지 않고 있다. ③의 경우는, 특히 작업소 일의 대부분이 하도급의 간이작업이 되기 쉽기에, 한 달 수입이 몇 십만원인 곳이 대부분으로, 일하는 보람 또는 기쁨으로는 이어지기 힘든 현상이 있다. ④는 기업측의 이해에 의지하는 것으로, 실제로는 고용률 등의 법적인 규정이 없으면 힘들다.

6-6-3 취업지원의 과제

수산시설*B7 및 헬로워크*E4 등을 통해 취업을 시도하는 사람들에게 그 직업적성을 가늠하는 검사 등이 실시되는데,

① 대인적응능력
② 작업적성
③ 활동의 지속성 및 안정성
④ 취업하기 위해 필요한 생활리듬
⑤ 취직에 대한 자신감 결핍 및 불안

등과 같이 직업인성(work personality)에 관한 것은 이러한 검사로 헤아릴 수 없다. 직업적성검사로 큰 차이가 보이지 않는 데도 취업의 안정 및 지속에 차이가 생기는 것은 이러한 취업판정인자의 영향에 의한 것이다(山根 등, 2001). 따라서 취업지원에 있어 기본적인 작업적성뿐만 아니라 시험고용 등에서 실제로 어느 기간 일해 봄으로써 직업인성평가를 실시할 필요가 있다.

작업적성 및 기본적인 작업수행능력 이외에, 취업하는 데 있어 구체적으로 확인하거나 지도하는 내용으로는,

① 직장의 기본적인 규칙을 지킨다.
② 정해진 날짜와 시간에 다닐 수 있다.
③ 복약을 스스로 관리하며 생활리듬이 안정되어 있다.
④ 인사나 몸가짐 등 기본적인 것에 대한 배려가 가능하다.
⑤ 필요한 커뮤니케이션을 취할 수 있다.

와 같은 것이 있다. 작업치료사로서는 구체적인 활동 및 장을 함께 함으로써 작업면접(「5-2-5 작업을 사용한 면접-작업면접」을 참조) 등으로 대상자 개개인의 특성을 평가하거나 안정적인 취업에 필요한 직업인성의 습득을 지원하는 것이 큰 역할이 된다.

6-6-4 보호취업의 지원

비장애자로서 일할 경우, 취업 조건 및 대우는 일반고용과 대등하지만 장애에 대한 배려가 없다는 단점이 있다. 때문에 질병 및 장애를 이해해 주고, 어느 정도 장애에 따른 배려를 해 주며 일할 수 있는 보호취업이라는 스타일을 취할 수 있다. 보호취업을 할 경우에는,

① 취업하는 데 기본적으로 필요한 일, 그 일을 하는 데 필요한 일을 구체적으로 설명한다.
② 직업인성의 육성을 포함하여 일한다는 데 대한 적응훈련을 실시한다.
③ 특히 직업상 필요한 커뮤니케이션을 적절히 할 수 있도록 한다.

와 같은 사항을 취업 전에 지도한다. 그리고 취업 시에는, 동행 방문하여, 취업하게 되는 곳의 담당자에게 본인의 장애특성 및 작업수행능력, 무엇을 어떻게 배려하면 좋은지를 지도 방법과 함께 전달한다. 아직 충분히 제도가 정비되진 않았지만, 직업코치(job coach)[*F17] 또는 피어코치(peer coach)를 활용할 수 있다면 취업 초기의 안정도가 크게 증가한다. 그리고 고용 후의 지원 체제에 대해서는 고용하는 회사와 본인을 포함하여 상호 간에 확인해 두는 것이 필요하다.

6-7 아동기 정신장애와 작업치료

아동과 성인의 정신장애의 큰 차이는 발달과정에 동반되는 심신의 변화에 영향이 있다. 유아기, 초등학교 교육이 가능한 연대의 초기 잠복기, 사춘기에 이르기 전의 중기 잠복기, 제2차 성징의 발현이 바로 다가오는 후기 잠복기, 이렇게 일반적인 발달과정에서 보이는 현상을 기준으로 장애의 유무를 판단하지 않으면 안 되는 어려움이 있다.

6-7-1 아동기 정신장애의 특징

아동의 정신적 문제는 각 발달 시기에 보이는 정상적인 발달상의 문제와도 겹치면서, 신체면, 행동면, 정신면에서 나타나기(大原編, 1979a ; 1979b) 때문에, 기능장애에 따른 것인지, 단순히 활동상의 문제인지, 구별하기 힘들다는 것이 특징 중 하나이다. 일반적으로 아동의 정신적인 문제는 복통 및 두통 등 신체의 아픔, 구토 또는 설사, 발작, 여위는 증상, 보행 및 상지의 부자연스러운 움직임 등 운동장애, 말더듬이(stammering symptom), 틱(tic)과 같은 신체적인 증상으로서 나타나게 된다. 그리고 정신면으로는 강박적인 얽매임, 불안 또는 공포, 피해적 관념이 많이 보이게 된다. 또한 등교 거부, 가정내 폭행, 섭식장애(eating disorder), 야뇨(bedwetting), 사회적 일탈 행위(물건 훔치기, 불장난, 그 외), 자상(self mutilation), 폐거(집에 틀어박혀 지냄) 등, 행동면에서의 문제가 보인다.

그 원인은 뇌 또는 신체 질환에 기인한 지적장애(mental retardation), 간질(epilepsy), 미세

뇌기능장애 등의 기질증후군, 신경증적 발증 및 심신증, 조발형(early onset) 기능성 정신장애, 인격장애(personality disorder) 등이 있는데, 초기의 문제로는 구별하기 힘들며, 발달의 경과와 함께 분명해지는 경우가 많다.

더욱이 발달 도중이기 때문에 학교 및 가정생활, 타인고의 교류 등, 보통은 경험하게 될 일들이 정신적인 문제가 있음으로 인해 충분히 경험되지 못한다. 또한 학교생활이라는 장에서 집단생활을 보내는 것이 기본이 되어 있는 현대 문화에서는 이유가 무엇이든간에 그 집단으로부터 벗어나 있다는 것이 큰 콤플렉스가 되기도 한다. 치료적 배려로써 실시되는 것이라 할지라도 보통 교육과정으로부터 조금 떨어진 특수한 환경에서의 공부 및 입원생활 등이 그러한 이차적인 문제를 일으키는 원인이 되기 쉽다.

6-7-2 작업치료의 지원

아동의 정신장애는, 부모와 자식관계, 가정생활, 학교교육 등 배려가 필요한 문제가 겹겹이 겹쳐져 있다. 때문에 어떠한 기관 또는 전문직이 어느 정도 개입할지와, 각 기관 및 직종간의 연계가 원조의 효과에 크게 영향을 미친다.

작업치료에서는 관련된 치료(원조)기관 및 교육기관, 다른 직종과의 연계 속에서 역할을 정하게 된다. 원칙적으로는 구체적인 생활에 관련된 것 또는 놀이, 운동 등, 아동의 발달에 있어 생활의 중심이 되는 것을 사용하여 원조를 한다. 치료(원조)자와의 교류가 말만으로는 성립되기 힘든 이 세대의 특성에 대해 작업활동의 구체성, 신체운동을 동반한 표현기능은 유효한 수단이 된다.

회복과정은 발달과정을 그대로 다시 걷는 듯한 경과를 취한다고 말해도 좋을 것이다. 어리광부려 보거나, 우겨보거나, 행동화(acting out)도 많다. 그들이 보이는 신체적 증상 및 행동의 배경에 있는 불만 또는 욕구를 본인 자신도 의식치 못하는 원조를 구하는 사인으로 읽어내면서, 이 어른은 괜찮다고 조금씩 신뢰받을 수 있게 되기를 기다리도록 한다. 지지적 정신치료에서 사용되는 수용과 공감의 자세라 말해도 좋을 것이다. 그러한 기반을 기초로 하여,

- 적응적인 행동화(acting out)에 따른 발산
- 비언어적 수단에 따른 감정표현의 원조
- 놀이를 통한 발달과정의 재흐름
- 타인과 함께 보내는 체험의 기회 제공
- 집단으로의 적응적 참여와 집단 내에서의 위기상황 원조
- 기본적인 생활리듬의 확립
- 대인관계의 개선

과 같은 사항을 목적으로 원조한다. 이는 놀이 치료(play therapy)와도 공통되는 역할이며, 작업치료사가 담당하는 일도 있지만, 아동에 대한 정신치료의 하나로서 다른 전문직종이 실

시하는 경우도 있다. 작업치료의 기능을 가장 특징적으로 살릴 수 있는 것은 가능한한 건강한 보통생활의 체험의 장을 제공하는 것이다. 그리고 치료로서 필요한 한정된 시간, 회복 초기의 모성적 보호가 필요한 시기 이외에는 어른과의 관계보다 될 수 있는 한 동세대 동료와의 교류의 장을 제공하는 것이 좋다.

아동은 생활주기(life cycle)의 초기, 성장 · 발달의 가장 소중한 시기에 있음을 잊어서는 안 된다. 치료가 너무 우선시되어 생활을 잃어버리지 않도록 항상 배려하는 것이 중요하다. 아스퍼거 증후군과 주의력 결핍/과잉행동 장애에 대한 더욱 자세한 사항은 「7-8 아스퍼거 증후군과 작업치료」와 「7-9 주의력 결핍/과잉행동 장애와 작업치료」를 참조하길 바란다.

6-8 노년기 정신장애와 작업치료

고령자에게 나타나는 정신장애는 노년기에 발증한 기능성 정신장애와 노년기의 기질적 병변에 기초한 기질성 정신장애로 나눌 수 있다. 고령이 됨에 따라 양자의 혼합형이 가장 많아진다.

6-8-1 노년기 정신장애의 특징

Erikson은 스스로가 80대가 되어 life cycle론의 매듭을 짓는 연구에서, 「노년기는 지금까지 거쳐 온 life cycle이라는 직물을 거꾸로 짜 가며, 포괄적인 예지의 감각으로 통합하는 최후의 단계이다」라고 서술하고 있다(Erikson, 1986). 감정과 의지 · 성격에서 나이가 들어감에 따라 노화하는 것처럼 보이는 것은 사회적 역할로부터의 물러남, 신체의 쇠약, 가까워지는 죽음과 같은 상실체험에 대한 부적응이 개개인의 인격 변화에 깊이 관여하고 있다(折茂編, 1992 ; 新福, 1989 ; 1992).

그림 6-8-1과 같이 나이가 들어감에 따른 정신기능의 변화는 노년기의 피할 수 없는 실존적인 요인으로서 생리적으로 쇠해지는 신체(신체적 요인)와 뇌(뇌의 생리적 요인), 반드시 찾아오는 죽음의 예측이 있다. 그리고 크게 개인차에 관계되는 것으로는 성인기까지 형성된 개인의 기본적인 감정과 의지의 경향 및 성격과 같은 심리적 요인, 자신의 생활상태와 관련된 사회 및 가정 등의 환경 요인, 유전 및 뇌의 병적 변화 등의 기질적 요인이 있다. 병적 노화의 주요한 기질적 요인은 뇌혈관장애(뇌경색, 뇌출혈)에 따른 뉴런(neuron)의 파괴, 아직 충분히 해명되지는 않았지만 알츠하이머형 치매에서 보이는 뉴런 또는 시냅스의 변성 · 탈락 · 감소 등이다. 각각의 요인이 어떻게 관련되어 있는지, 복잡하긴 하지만 잘 조화되어 통합되거나, 과잉 방위 및 포기 등 부적응에 따른 반응이 강화되기도 한다.

때문에, 기능장애와 능력장애가 항상 혼재하며, 게다가 여러 가지 신체장애 또는 정신적 장애를 합병하고 있다. 또한 가족도 그 간호 방식에 따라 여러 가지 부담을 지게 된다.

노년기의 기능성 정신장애의 대부분은 우울상태, 망상상태 등이다. 사회적으로는 노년 그

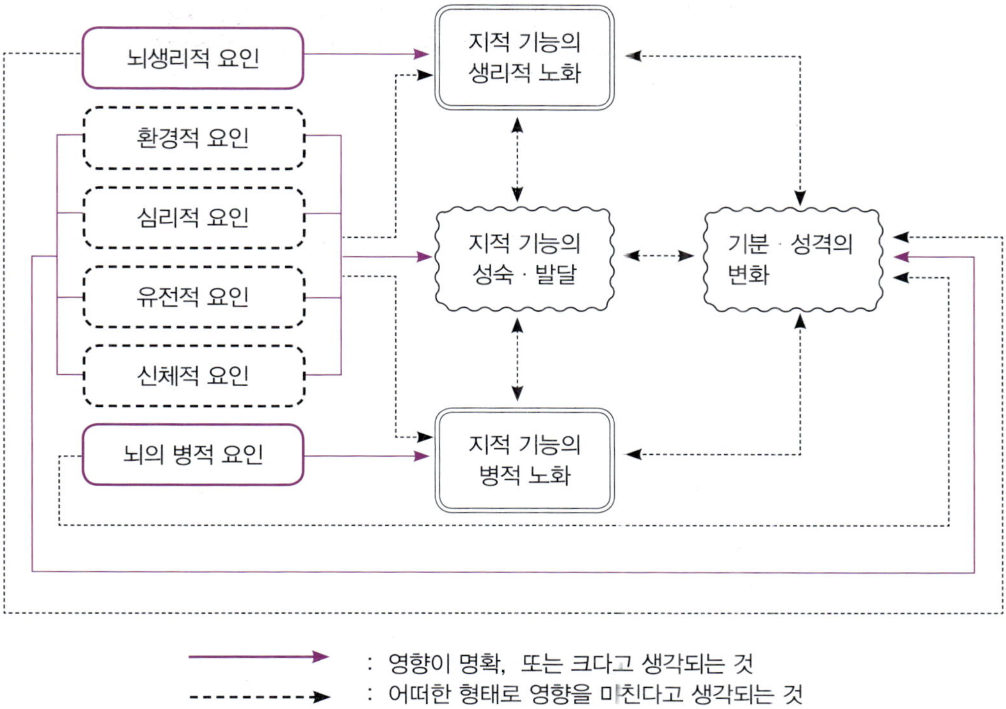

그림 6-8-1 ● 나이가 들어감에 따른 정신기능의 변화와 요인(山根,1994)

자체가 성숙과 상실이 겹쳐지는 실존적인 현상이며, 본인에게 있어서는 역할의 상실이 가장 큰 사회적 불리에 해당된다. 그러한 역할상실감 및 친한 사람과의 사별 등이 원인이 된다.

노년기의 기질성 정신장애의 대부분은 퇴행성 치매(알츠하이머형 치매, degenerative dementia 등)와 혈관성 치매로, 그 외에는 크로이츠펠트-야곱병(Creutzfeldt-Jakob disease) 등 감염에 따른 것이 있다.

노년기의 기능성 정신장애 대부분은 초로기(presenility) 우울증이며, 일반적으로는 우울증이 초로기가 되어 발병된 것이지만, 불안초조감 또는 건강염려증(hypochondriasis)이 대부분으로 빈곤망상 및 건강염려망상(hypochondriacal delusion)을 동반하며 때론 일과성 치매상태도 보인다. 그리고 장기화 · 고정화되기 쉬운 것이 청년 우울증과 다른 점이다. 그 외에 피해망상적인 환각망상, 신경증 증상, 인격장애 등도 기능성 정신장애로 볼 수 있다.

1 기능성 정신장애-우울상태

초로기(presenility)의 정신과 초진자의 1/3이 우울증이라고도 말하며, 신체기능의 저하 및 사회적 고독과 같은 여러 가지 상실체험을 배경으로, 불안감, 초조감이 강하며, 갈증, 가슴두근거림, 몸이 쑤시고 아픔, 권태감, 식욕부진 등 신치고통의 호소가 많다. 고혈압 및 뇌혈관장애, 백내장, 파킨슨병과 같은 노년기에 많이 보이는 만성적 난치질환 등에 의해서도 기인한다. 또한 집착기질이라 불리는 완벽주의, 한 가지 일에 지나치게 열중하는 성질, 꼼꼼함, 책임감이 강한 성격 경향도 원인의 하나라 불린다.

어찌 되었든 퇴직 및 은퇴, 아이들의 자립에 따른 역할 상실, 친한 사람과의 사별, 경제적 · 사회적 지위의 저하 등에 따라 사는 보람을 잃고 목표가 없어짐으로 인해 오는 고독 또는 불안에 신체적 요인이 계기가 되어 발병하는 경우가 많다. 나이가 들어감, 노화에 동반되는 변화에 순응하지 못한 데 따른 것이라 말할 수 있다.

노년기 우울증은 여러 가지 상실체험과 동반된 불안감, 초조감으로 시작되는 것이지만, 일상생활에서 신체기능의 저하도 함께 나타나기 때문에, 치매와의 감별이 어렵다.

2 기질성 정신장애-퇴행성 치매

퇴행성 치매는 병적인 뇌 위축에 따른 인지기능의 장애가 주증상으로, 치매의 40% 정도를 차지한다. 증상은 완만히 발증이 진행되어, 건망증 또는 똑같은 일을 반복하는 등과 같은 기명력장애로 시작하여 주의산만, 일상생활의 지장 등으로 이어진다. 옛날 기억은 비교적 남아 있으며, 지남력(orientation)장애, 작화(confabulation), 야간 배회가 보인다. 다음으로 자발성 저하가 보이게 되면 감정둔마 및 사고기능도 저하하여, 전신적 쇠약을 동반하게 된다.

3 기질성 정신장애-뇌혈관성 치매

뇌혈관성 치매는 초기에는 두통, 현기증, 주의력 저하, 건망증, 언어완만(bradylalia) 등에 일시적 현상의 부전마비가 보이지만, 객관적 소견(objective finding)으로는 알기 힘들다. 진행되면 인지기능의 장애를 중심으로 감정실금(emotional incontinence) 등의 증상이 나타나는 장애가 주로 보이게 된다. 판단력 및 인격은 비교적 유지되며, 지적 기능은 분명한 부분과 저하된 부분이 보인다. 특히 한밤중에 의식장애가 보이며, 지남력(orientation)장애, 섬망, 착란, 배회, 흥분 등을 동반한다. 진행은 한결같지 않다.

6-8-2 작업치료의 지원

고령자에 대한 작업치료의 지원은 기초질환에 대한 배려는 물론이거니와 사람으로서의 존엄을 빼앗거나 고독하지 않도록 될 수 있는 한 지원하고, 해왔던 일을 살리는 것이 질환을 초월한 공통 원칙이다.

1 뇌장애의 차이에 의한 고안

| 우울상태에 대해

노년기 우울증의 특징으로 두부 · 흉부 · 소화기 등과 관련된 나쁜 신체 컨디션을 호소하여 건강이 염려되기 쉬우며, 아픔 또는 불쾌감에 과장된 호소를 하는 경향이 있다.

사회적 역할 및 심신의 기능 등 여러 가지 상실체험으로부터 고독감, 좌절감, 무시되는 일에 대한 공포가 있으면서도 정신운동기능의 저하에 따라 행동이 완만하며 기분전환이 잘 안되고, 시력 및 청력 저하에 따라 틀어박히기 쉬워 사회적으로 격리된 듯한 상태가 되는 경우가 많다.

작업치료에서의 치료는 원칙으로서는 「7-3 기분장애(조울증)와 작업치료」에서 서술할 기분장애에 대한 치료와 마찬가지이지만, 어떻게 하면 고독하게 만들지 않을 수 있는지, 은둔상태로 만들지 않을 것인가가 중요하며, 산책 등 조금이라도 무리하지 않을 정도로 신체를 움직일 것, 사람과의 교제, 작은 역할, 이야기 상대가 있다는 것과 같은 사항이 중요해진다.

| 퇴행성 치매에 대해

퇴행성 치매 노인에 대해서는 고립되지 않게 친숙한 관계가 되도록 배려한다. 친숙한 사람이 될 수 있도록 기다리는 정도의 개입이 좋다. 누군가가 친숙한 사람이 되면 함께 활동할 수 있도록 식사하는(tablemate) 정도의 작은 모임이 되도록 한다. 집단이라기보다는 왠지 모르게 안심할 수 있는 분위기 속에서 함께 있는 사람이 있다, 함께 지내는 장이 있다는 등, 눈앞에 의존대상 또는 장을 만들도록 한다. 사용하는 작업활동도 별로 변화를 가지지 않도록 고정화, 패턴화시켜 반복하는 것이 더 좋다. 과거의 경험을 살린 간단하면서 예측성이 용이한 것이 적합하다. 특히나 음악 등은 오래된 친숙한 것뿐 아니라 새로운 것도 리듬 등의 영향이 크기 때문에 좋은 자극이 되는 경우가 많다.

| 뇌혈관성 치매에 대해

뇌혈관성 치매에 대해서는, 개개인의 생활사에 기초한 성격특성이 분명하기에 집단에서 모두와 함께 무언가를 하는 것 이외에, 개인이 가장 자신 있어 하는 일 또는 안심할 수 있는 활동, 역할 등을 찾는 개별적 대응이 중심이 된다. 도입 시에도 스태프와의 관계 형성이 중요하며, 개인의 우월성을 보증하는 형태의 관계성을 살려 타인과의 교류의 장으로 유도하는 편이 좋다.

활동은 생활연령에 입각하여 개인에게 흥미가 있으며 가장 자신 있는 것을 선택할 수 있도록 한다. 비교적 놀이와 관련된 것보다 일과 관련된 요소가 있는 것이 좋다.

2 집단을 이용하기

치료 · 원조는 개별로 실시하는 경우와 집단으로 실시하는 경우가 있는데, 개별의 지지적인 치료 또는 특정 치료목표에 대한 것 이외는 타인과의 관계를 살리는 집단이 더욱 효과적이다.

뇌혈관성 치매 노인의 강한 개성은 집단 속에서 종종 트러블의 원인이 되기도 한다. 그러나 잘 살리기만 하면 퇴행성 치매나 다른 노인에게는 현실적인 자극이 된다. 그리고 개인행동의 장에서는 활동도 저하되기 쉬우며, 신체기능의 폐용으로 이어지기 쉬운 뇌혈관성 치매 노인에게 있어서는 집단에 참여하는 것에 의미가 있다. 참여가 신체기능 · 정신기능 양면으로 적당한 자극이 되고, 또 조금 개성이 강한 행동을 하면서도 그것이 잘 받아들여지면 자존심이 충족되고 정서적으로도 안정된다.

퇴행성 치매 노인은 누구와도 친숙한 관계를 만들기 쉬우며, 친숙한 사람과 있으면 정서적으로도 안정된다. 때문에 집단에서 목적을 가진 행동을 한다기보다는 이렇다 할 것도 없이 친숙한 사람과 함께 있다고 하는 의미로, 개별 치료에 더하여 집단의 장이 필요하다. 자극이 적은 의존대상이 필요한 퇴행성 치매 환자에게 있어서는 만성 정신분열증 노인의 수동적인 반응이 위안이 된다.

나아가 뇌장애상태의 차이를 뛰어넘어 남녀가 함께 장을 가진다는 데에도 큰 의미가 있다. 합동집단활동을 개시하는 처음에는 남녀가 따로따로 떨어져서 앉아 있었지만, 손을 잡고 게이트볼(gate ball, 일본에서 고안된 스포츠)을 가르치거나, 여성분들이 병동으로 오래 자리에 누워 발길이 뜸해졌던 남성 환자를 병문안 가는 경우도 있다. 이성과 함께 장을 보내는 일은 지극히 자연스러운 일이며, 만약 인지기능의 저하가 있다고 하더라도 같은 장 속에서 자신의 성을 조금씩 의식하고, 서로 사회적 역할 행위가 생겨나 생각치 않은 능력을 끌어낼 수 있다.

신체기능의 유지 및 회복을 목적으로 하는 경우는 비교적 동질집단이 더 효과적이다. 그리고 앞서 서술하였듯 뇌장애의 상태에 따라 집단에서 요구되는 역할은 다르며, 집단의 장으로 들어가는 방법도 다르다. 그러나 대인교류 및 정신기능의 유지개선에 대해서는 뇌장애의 상태 및 레벨에 따라 동질집단을 형성하려고 하기보다는 각각의 뇌장애상태의 차이를 근거로 하여 동일집단(같은 장을 공유한다는 의미로) 속에서 대우하는 편이 효과적이다.

집단은 친숙하고 안정된 장을 제공하는 것을 집단 전체의 목적으로 한다. 계절 행사 등 그 장 안에서만의 단기과제집단 이외는 개개인의 기호 및 역할활동을 소중히 하는 Parallel 장의 특성을 살린다. 집단의 크기는 레크리에이션적인 것이면, 20~30명 정도가 적당하다(山根, 1992b). 너무 적으면 개인의 움직임이 눈에 띄기 쉬우며 많은 사람 속에 뒤섞여 있는 안전감 또는 아무 생각없이 함께 있다는 안심감을 얻기 힘들어진다. 그러나 서로의 친숙함 또는 교류 등을 이용한 집단의 경우는 8~10명 정도가 좋다.

병동 내에서 실시하면 많은 환자가 참여할 수 있다는 이점이 있지만, 정기적인 소집단활동은 장을 바꾸는 의미가 더 크다. 이동함으로써 심신으로의 자극, 장의 지남력(orientation)으로의 정기적 자극, 생활의 장이 되어 있는 병동과는 다른 장으로 이동한다는 것 등 많은 의미가 있는 것이라 생각된다.

사용하는 작업활동으로는 기본적으로 될 수 있는 한 많은 준비를 하여 실제로 보고 접할 수 있도록 해 두는 것이 중요하다. 활동종목은 과거에 경험했던 놀이 및 일상생활과 관련된 것부터, 화분에 물 주기 또는 작은 새나 금붕어 돌보기 등 여러 가지 일이 있는 자리나 시선을 조금씩 바꿔 작업을 눈으로 보게 되고, 손으로 만질 수 있도록 하나의 장에서 제공할 수 있도록 하는 편이 좋다. 그리고 전원을 대상으로 하는 활동도 정기적으로 짜 넣도록 한다. 전원 대상의 프로그램은 가벼운 체조 및 스포츠 게임 등, 될 수 있는 한 간단하며 알기 쉬운 것이 좋으며, 스태프가 리드하면서 실시한다. 노년기에서의 집단 프로그램의 상세한 부분은 졸저(山根, 2007c)를 참고해주길 바란다.

늙은 일신의 몸과 마음
그 생활세계에서 일어나는
조그마한 흔들림
조그마한 뒤틀림
흔들림과 뒤틀림은
원인이 되기도 하고 결과가 되기도 하여
마음 또는 몸의 활동
생활세계 전체를 휩쓸어
크나큰 흔들림
크나큰 뒤틀림이 된다.
늙은 일신을 받쳐주는 건
잃어버린 것을 애석하게 여기지 않고
할 수 없는 것을 구하는 일 없이
의학에 따른 이해
사람으로서의 존엄을 가지고
그 사람이 가질 수 있는 힘이라 호응하여
그 사람이 할 수 있는 일
그 사람이 해 온 일을 살려
늙음을 살린다.

[작업치료의 시 · 다시 한 번(山根, 2008)으로부터 개편]

6-9 사법정신의료와 작업치료

사법정신의료에서의 작업치료는 중대한 타해행위를 했지만, 정신장애 때문에 심신상실*F18 등으로 책임을 물을 수 없는 상태라 판단되어, 재판관과 정신과 의사의 심판에 따라 입원에 따른 전문적 의료가 필요하다고 판단된 자를 대상으로 하는 작업치료를 말한다. 『심신상실*F18자의 상태로 중대한 타해행위를 한 자의 의료 및 관찰 등에 관한 법률』(이하, 의료관찰법)에 기초하여 실시된다.

6-9-1 의료관찰법

『의료관찰법』은 심신상실[7)]*F18 또는 심신모약[7)]*F19상태로 선악의 구별이 힘든, 형사책임을 묻지 않으며, 중대한 타해행위(살인, 방화, 강도, 강간, 강제추행, 상해)를 행한 자에게 적절한 의료를 제공하는 제도다. 2003년에 제정되어 2005년부터 시행되었다.

「계속적이면서 또한 적절한 의료 및 그 확보를 위해 필요한 관찰 및 지도를 실시함에 따라 그 병의 증상 개선 및 이에 동반되는 비슷한 행위의 재발 방지를 꾀함으로써 사회복귀를 촉진할 것」이 목적으로 되어 있다.

6-9-2 의료관찰법의 대상자

『의료관찰법』의 대상자는 정신질환에 따른 심신상실*F18 또는 심신모약*F19상태로 대상행위*F20에 이르러, 입원 및 통원에 따른 의료가 필요하다고 판단된 자다.

대상자의 대부분은 안정된 생활을 유지하기 위해 필요한 능력을 충분히 획득하지 못하고 있는 것, 자기의 능력에 대한 인식이 충분하지 않은 것, 문제가 생기기 전에 대처하지 못하는 것 등, 생활의 밸런스가 불균형한 상태에 있어 생활활동이 여러 가지 요인으로 파탄되기 쉬운 작업적 위기(occupational risk)상태를 보인다.『의료관찰법』의 대상자는 단순히 정신질환에 따른 문제뿐만 아니라, 그 생육과정에서의 문제 또는 생활유지 · 관리능력, 작업수행능력, 커뮤니케이션 및 대인교류능력 등 일상의 활동 및 참여에서의 생활기능 문제, 생활을 둘러싼 환경(물리적 환경이나 사회집단, 의료 및 각종 서비스와의 연계 등)의 문제 등, 일반적인 정신과 의료 대상자와 비교해 볼 때 더욱 복잡한 필요 · 요구(needs)를 안고 있다.

6-9-3 작업치료의 역할

『의료관찰법』의 대상자에 대한 작업치료는 지정입원의료기관과 지정통원의료기관에서 실시된다(표 6−9−1). 해당 작업치료의 주요 역할은 심신상실*F18 등으로 중대한 타해행위를 하기에 이른 대상자가 잃어버린 일상성을 되찾기 위해 대상자 자신의 일상생활 및 사회생활에 필요한 활동 재체험을 원조하는 것이다. 대상자 스스로가 생활의 의미를 생각하고, 지역사회로 돌아가, 정착하여 직업에 종사하며 또 다시 비슷한 행위에 휩쓸리지 않도록 건강한 심신활동을 통해 치료 · 원조를 행한다.

작업치료사의 업무는 대상자 개개인의 평가 및 치료와 함께 팀으로서의 움직임 또는 환경

7) 심신상실, 심신모약: 정신의 장애 등으로 인해 시비선악(옳고 그름과 선함과 악함)을 판단할 능력(사리변식능력*F21)을 잃어버린 상태를 심신상실, 현저히 감퇴되어 있는 상태를 심신모약이라 말한다. 심신상실상태는 형법상 그 책임을 추궁할 수 없기 때문에 무죄, 심신모약상태는 형법상 책임이 경감되기 때문에 형이 감형된다.

표 6-9-1 ● 지정입원의료기관에서의 의료관찰법 병동의 예

배치 인원	병동 구조
• 의사 4명(1/2 이상은 상근) 정신보건지정의사 1명, 그 외 3명 • 간호사 43명 • 의료기사 7명, 임상심리사 3명, OT 2명, 정신보건복지사 2명 • 사무 2명 • 경비원 2명(24시간)	• 30병상(의료법 • 전 병실이 독실로, 병상 면적은 $10m^2$ 이상 • 4 unit 급성기, 회복기, 사회복귀기, 공용 • 전 병상 보통 독실 30병상, 예비실 3병상, 보호실 1병상

설정에 대해서도 타직종과 협력하며 치료하는 것이다. 특히 입원의료에서는 대상자가 주체적으로 생활관련활동에 개입할 수 있도록 보안과 치료의 밸런스가 잡힌 환경설정에 대해서도 타직종과 함께 검토하는 것이 중요하다. 치료를 실시할 때에도 특정 시간 및 장소에서의 협의한 훈련뿐만 아니라 병동에서의 생활장면(공유 스페이스에서의 다른 대상자 및 스태프와의 관계성, 보호실 등), 외출 · 외박 시의 실제 생활상황에도 미치는 것으로, 치료의 성과를 생활에 정착시키기 위해서는 보다 구체적 · 현실적 장면에서의 평가 및 치료적 개입이 중요하다.

제6장의 요약

:: 작업치료가 행해지는 장

1. 의료 영역에서의 작업치료(조기 퇴원, 통원, 방문)
2. 보건복지 영역에서의 작업치료(지역이행과 생활지원)
3. 교육 영역에서의 작업치료(발달지원)

:: 급성기(조기) 작업치료

1. 작업의존을 이용하여 병 증상의 안정을 꾀한다.
2. 신체상태를 알아챔으로써 현실감의 회복을 꾀한다.
3. Parallel 장을 이용한 안심과 안전 보장
4. 조기 심리치료에 따른 불안 경감과 주체적인 치료 실시

:: 지역이행지원과 작업치료

1. 조기 퇴원에 동반되는 지역이행은 자율과 적응의 지원
2. 생활의 질 유지부터 시작되는 장기 재원자의 지역이행지원

:: 지역생활지원과 작업치료

1. 지나친 치료 · 훈련으로 생활을 빼앗지 않는다.
2. 인적 환경으로서의 가족 조정
3. 케어 매니지먼트 수법의 활용

:: 완화기의 작업치료

1. 「생활(인생)의 질」이라는 사항을 배려한 「간병과 치유」
2. 「시간」을 함께 한다는 것의 의미

:: 취업지원과 작업치료

1. 정신장애를 가진 사람들에게 있어 「일한다」는 것의 기쁨
2. 취업 형식과 지원 방법

:: 아동기 정신장애와 작업치료

1. 아동과 성인의 정신장애의 차이
2. 아동의 정신적 문제에 대한 유의점

:: 노년기 정신장애와 작업치료

3. 노년기의 정신장애의 특징
4. 노년기의 정신적 문제에 대한 유의점

:: 사법정신의료와 작업치료

1. 대상행위[*F20]의 재발방지를 꾀하여 사회복귀를 촉진한다.
2. 대상행위[*F20]에 따른 잃어버린 일상성의 회복

■ 참고문헌

飛鳥井望（1986）．深い依存的退行状態を生じた破瓜緊張型分裂病の一例．精神科治療学 1，136-144.

阿部あや（1987）．分裂病の寛解過程の一考察—移行対象がもちいられた分裂病症例を中心にして．臨床精神病理 8，255-264.

Erikson EH（1986）. *Vital Involvement in Old Age.* WW Norton & Company, New York（朝長正徳，他訳，1990.「老年期」みすず書房）.

堀内久美子，山根　寛（2002）．過渡期にある精神科デイケア．作業療法 21，102-108.

井上洋一（1985）．青年期分裂病の寛解過程にみられた退行現象について．精神医学 27，279-286.

木村信子（1999）．生と死を考える—インドのコスモロジー作業療法士の役割．OT ジャーナル 33，1125-1129.

小林正義，冨岡詔子（2001）「作業への閉じこもり」の治療的利用．作業療法 20，472-482.

腰原菊恵，山根　寛，木村　正，木村節子（2001）．地域生活支援センターの現状と課題．京都大学医療技術短期大学部紀要，19，33-38.

腰原菊恵（2001）．急性期における作業療法評価尺度．OT ジャーナル 35，207-210.

窪寺俊之（2004）．先行研究にみるスピリチュアリティの理解．「スピリチュアルケア序説」pp. 39-42．三輪書店.

窪寺俊之，井上ウィマラ（2009）．スピリチュアルケアの実践編．「スピリチュアルケアへのガイド」pp. 48-63．青海社.

倉知延章（1998）．精神障害者と就労．平成 10 年度社会福祉医療事業団助成金研究報告書.

桑原治雄（1986）．クライシス（危機）介入の理論と実際．社会精神医学 9，331-338.

桑原治雄（1990）．クライシス（危機）介入と対応の方法．村田信男，他編「地域精神保険活動の理解と実際」pp. 29-58．中央法規出版.

Liberman RP（1989）. *Social Skills Training for Psychiatric Patients.* Allyn and Bacon, Massachusetts（池淵恵美・監訳，1992.「精神障害者の生活技能訓練ガイドブック」医学書院）.

Liberman RP（1992）. *Handbook of Psychiatric Rehabilitation.* Allyn and Bacon, Massachusetts.

松浦千衣（1990）．人形作り—分裂病の少女より．作業療法 9，197.

永田俊彦（1981）．精神分裂病者の急性期症状消褪直後の寛解後疲弊病相について．精神医学 23，123.

永田俊彦，小俣枝三子（1976）．口愛期退行を経過して寛解した一破瓜病者の世界．臨床精神医学 5，1451-1459.

中井久夫（1974）．精神分裂病状態からの寛解過程．宮本忠雄・編「分裂病の精神病理 2」pp. 157-217．東京大学出版会.

日本作業療法士協会白書委員会（1985）．作業療法白書 1985．作業療法 4，日本作業療法士協会.

日本作業療法士協会白書委員会（1991）．作業療法白書 1990．作業療法 10（Suppl. 2），日本作業療法士協会.

日本作業療法士協会白書委員会（1996）．作業療法白書 1995．作業療法 15（Suppl. 1），日本作業療法士協会．

日本作業療法士協会白書委員会（2001）．作業療法白書 2000—21 世紀への序章．作業療法 20（Suppl. 2），日本作業療法士協会．

日本作業療法士協会白書委員会（2006）．作業療法白書 2005．

日本作業療法士協会（2008）．作業療法 5 カ年戦略．作業療法 27，440-456．

大原健四郎・編（1979a）．「現代のエスプリ別冊・子供の心理—児童期の心理と精神病理」至文堂．

大原健四郎・編（1979b）．「現代のエスプリ別冊・子供の心理—思春期の心理と精神病理」至文堂．

大橋秀行，山根　寛（1996）．SST（生活技能訓練）と作業療法．作業療法 15，4-8．

折茂　肇・編（1992）．老化の心理学的アプローチ．「新老年学」pp. 1043-1056．東京大学出版会．

新福尚武（1989）．老年期の精神機能—衰えるものと衰えないもの．看護 MOOK32，47-53．

新福尚武（1992）．老化の精神的・心理的側面．日野原重明，他編「老人医療への新しいアプローチ」pp. 13-24．医学書院．

牛島定信（1982）．過渡対象をめぐって．精神分析研究 26，1-19．

Winnicott DW（1971）．*Playing and Reality*. Tavistock Publications, London（橋本雅雄訳，1979．「遊ぶことと現実」岩崎学術出版社）．

山根　寛（1992a）．作業療法における物の利用—術後歩行困難となった接枝分裂病患者．作業療法 11，274-281．

山根　寛，他（1992b）．精神科病棟における老人の集団作業療法．OT ジャーナル 26，533-540．

山根　寛（1993）．退行現象をともなう寛解過程における作業活動の力動的観点からみた役割—精神分裂病少女の寛解過程より．作業療法 12，229-237．

山根　寛（1994）．精神機能と老化．OT ジャーナル 28，255-259．

山根　寛（1995）．精神科作業療法とチームワーク—医学モデルとの比較から．作業療法 14，308-314．

山根　寛，他（1998）．精神障害者に対する就労支援促進事業．平成 10 年度社会福祉医療事業団助成金研究報告書．

山根　寛，腰原菊恵，永田ゑみ子（2001）．授産施設の役割とシステムに関する研究．社会福祉法人ねっこの郷福祉会精神障害者通所授産施設社会復帰センター淀作業所委託研究報告書．

山根　寛（2005a）．道具としての作業・作業活動．鎌倉矩子，他編「ひとと作業・作業活動第 2 版」pp. 61-85．三輪書店．

山根　寛（2005b）．「ひととくらし」の視点による分類．鎌倉矩子，他編「ひとと作業・作業活動第 2 版」pp. 9-23．三輪書店．

山根　寛，小林正義，石井政江，浅野　恵（2006）．精神障害—身体に働きかける作業療法アプローチ．日本作業療法士協会．

山根　寛（2007a）．パラレルな場とその利用．鎌倉矩子，他編「ひとと集団・場第 2 版」

pp. 73-88. 三輪書店.
山根　寛 (2007b). 付表 2 : 集団のレベルに応じた課題志向集団のもちい方. 鎌倉矩子, 他編, 「ひとと集団・場第 2 版」 pp. 200-208. 三輪書店.
山根　寛 (2007c). 作業療法における集団プログラムの実際. 「ひとと集団・場」pp. 129-179. 三輪書店.
山根　寛 (2008). 老いを活かす. 「作業療法の詩・ふたたび」 pp. 114-115. 青海社.

CHAPTER 07

질환 · 장애 특성에 따른 작업치료

7-8 아스퍼거 증후군과 작업치료

7-8-1 아스퍼거 증후군과 치료
7-8-2 아스퍼거 증후군과 생활기능
7-8-3 작업치료의 지원

7-9 주의력 결핍/과잉행동 장애와 작업치료

7-9-1 주의력 결핍/과잉행동장애와 치료
7-9-2 주의력 결핍/과잉행동장애와 생활기능
7-9-3 작업치료의 지원

07 CHAPTER

질환 · 장애 특성에 따른 작업치료

작업치료 이외의 치료에 관한 상세한 내용은 다른 책으로 넘기고, 여기에서는 정신장애에 대한 작업치료의 기본원칙과 병리의 차이에 따른 장애의 특성에 맞춘 작업치료의 개요를 소개한다.

7-1 기본 원칙

정신장애에 대한 작업치료에 대해 기본적인 시점에 관해서는 제3장에서, 치료 · 원조 구조에 관해서는 제4장, 과정에 관해서는 제5장, 실천의 장에 관해서는 제6장에서, 각각의 시점에서 서술했는데, 질환 및 장애의 종류를 따지지 않고 공통의 기반이 되는 것을 정리하면 표 7-1-1과 같이 된다.

우선, 아급성기에서 보이는 병의 증상이 안정되지 않은 불안정한 상태에서는 자극의 명확화 및 단순화, 행위의 구현화, 충동의 발산 등, 작업에 동반되는 신체감각 레벨의 생리적 기능을 이용한 치료를 하여 장기화 등 이차적인 장애가 일어나지 않도록 병의 증상 경감을 꾀한다. 자신의 신체를 움직여서 실감이 나지 않는 느낌 및 불쾌한 느낌, 위화감 등이 적어지지 않는다면 어떠한 치료도 효과를 볼 수 없다(「6-2 급성기 작업치료」 참조). 병의 증상 경감은 자신과 신체와의 관계를 회복하는 것이 모든 질환의 치료에서 제일 먼저 필요한 것이다.

그렇게 하여 아급성기에서 보이는 상태로부터 조금씩 현실감이 회복되면, 본래의 재활치료가 가능한 상태를 위한 치료를 시작한다. 즉, 자신의 신변의 일 정도를 스스로가 행하면서 타인과 장을 공유하거나 즐기는 체험을 통해 그러한 사람과의 관계 및 활동으로 너무 피곤해하지 않을 정도의 기초 체력 및 낮에는 일어나 지내며 밤에는 자는 등의 생활리듬 회복을 꾀한다.

현실감 및 심신의 기본적 기능이 회복되면, 생활기능의 습득, 환경조정, 사회자원 이용의 원조, 취업 준비 등, 생활의 재건을 향한 지원을 실제 생활의 장을 기반으로 구체적인 활동을 통해 시작한다(「6-3 지역이행지원과 작업치료」「6-4 지역생활지원과 작업치료」 참조).

표 7-1-1 ● 정신장애에 대한 작업치료의 기본 원칙

상태		형태	목적	주요 내용
급성기	요안정기	입원	구명, 안정	(원칙으로서 작업치료 등의 활동은 실시하지 않는다)
	아급성기		증상의 경감 이차적 장애의 방지	작업의존에 따른 자기 내외의 자극의 명확화 · 단순화, 행위의 구현화, 충동의 발산, 신체와의 관계 회복
회복기	전기		현실로의 이행 원조 심신기능의 회복	타인과 장을 공유, 즐기는 체험, 기본적 생활리듬 · 기초체력 · 신변처리 능력의 회복
	후기	통원	자율과 적응의 원조	구체적인 활동에 따른 생활기능 습득, 환경조정, 사회자원 이용의 원조, 취업준비 등
유지(요양)기		지역 (입원)	재연 · 재발의 예방 생활기능의 유지	생활의 자기관리를 위한 상담지도, 취업원조, 여가이용, 환경조정, 적절한 위기개입 등
완화기		입원	생활(인생)의 질 유지 간호와 치유	작은 즐거움, 양질의 휴식, 회상의 기회

* 각 시기는 시계열적인 것이 아니라 상태를 나타낸다.

작업치료의 기본원칙은 사람이 작업을 한다는 구체적인 활동을 통해 병의 증상 경감부터 생활기능의 습득, 일상생활의 구성과 같이 인간의 기본적인 행위를 형태가 있는 것으로 하는 데 있다.

> 정신인지기능에 장애가 있어서 생활활동 및 사회참여에 제한 · 제약이 있는 사람에게 사람의 일상생활을 구성하는 여러 가지 작업을 사용하여 보다 좋은 휴식과 작업체험과 시행의 장을 제공하여, 그 사람 나름의 생활이 성립되도록 지원한다.

7-2 정신분열증과 작업치료

정신분열증(표 7-2-1)은 지역, 문화 · 풍토, 시대배경 등의 영향도 조금은 받지만, 그러한 차이를 뛰어넘어 그 평생 유병률은 인구의 약 1% 정도라 말한다. 상황에 대한 반응성, 감수성 등의 소질 및 체질과 같은 유전적 요인에 태아기, 주산기(perinatal period)의 장애 등도 관여하고 있는 생물학적 요인이 크게 영향을 미치고 있다고 생각되고 있다. 그러한 기본적 요인에 출생부터의 생활환경과도 관련된 성격요인 등이 더해져, 어느 생활환경(사회적 요인) 속에서 사춘기 이후의 여러 가지 스트레스(심리적 요인)를 계기로 발병에 이른다. 성격적 요인도 개인차가 크지만, 어느 쪽인지 굳이 말하자면 반항기가 없었다고 이야기하는 조심스럽고 소극적이며 여린 분열기질*[G1]이라 불리는 것을 중심으로 한 상처받기 쉽고 섬세하며 과민한 경향과, 반대로 둔감한 경향이 혼재(混在)하고 있다(大森, 1983).

표 7-2-1 ● 정신분열증

항 목	내 용
발병의 특성	국가나 시대, 문화와 상관없이 평생 유병률이 0.5~2%, 평균적으로는 약 1% 정도 소아기 및 노년기의 발병도 있지만, 대부분은 사춘기부터 청년기에 발병
원인	유전적 요인과 환경요인 등에 따른 뇌기능의 장애
성격 경향	내향적, 섬세하며 상처 받기 쉬움, 사교성이 부족함 등
주증상	자아의식의 장애(작위체험, 의지 · 의욕의 장애) 인지기능의 장애(수행능력 및 판단능력의 저하) 정신운동기능의 장애(행동의 속도 및 반응시간을 통제하는 정신기능의 억제 및 흥분) 지각의 장애(피해적 환청 및 환시, 체감환각 등) 감정의 장애(평판화, 소통성의 장애) 사고과정의 장애(요점에서 벗어난 대답) 사고내용의 장애(피해적 망상)
병형	망상형, 해체형, 긴장형, 정신분열증후 우울증, 잔류형, 단순형, 외
경과 · 예후	다양하며 30~40%는 생활력 회복 40~50%는 잔류증상이 있으며 생활력은 저하되지만 안정 10~20%는 재연 · 재발, 잔류증상 등으로 생활에 지장
일반적 치료	약물치료를 중심으로, 심리교육, 작업치료 등 생활기능훈련

* 병형 분류는 ICD-10

소아기 및 노년기의 발병을 드물게 볼 수 있는데, 대부분은 사춘기부터 청년기의 자기동일성이 문제시되는 시기에 발병한다. 무언가 주위의 모습이 바뀐 것 같은 망상기분으로 시작되어, 아무도 없는데 목소리가 들리는 환청, 자신이 타인에게 조종당하거나, 자신의 생각이 타인에게 전해지거나, 자타의 경계가 불선명해지는 등 자아장애 및 피해적 망상을 동반한 사고장애 등이 보인다. 만성으로 경과되기 쉬운데, 단위질환이라기보다는 증후군에 가깝다고 보여지고 있으며, 아직도 병인이 밝혀지지 않았고, 그 경과와 예후도 다양하다.

병의 형태는 병의 증상과 경과에 따라 크게 해체형, 긴장형, 망상형[1]으로 나뉜다. 망상형은 정신분열증 중에서도 가장 많은데, 발병은 다른 형태보다 늦으며 30세 이후로 본다. 피해적인 환각 · 망상이 주증상으로, 경과는 만성적이지만, 인지기능 및 감정면 등은 유지되어 생활면은 안정되어 있는 경우가 많다. 해체형은 사춘기 전반에 천천히 발병하는 경우가 많으며, 의지 · 의욕의 저하 및 사회에 대한 무관심, 대인접촉장애 등으로 자폐 경향이 강하며, 점

1) 해체형, 긴장형, 망상형 : 정신분열증의 병의 형태. 해체형은 파과형이라고도 말하며, 사춘기부터 청년기에 걸쳐 발병하고, 감정둔마, 의욕저하, 자폐경향 등 음성증상이 먼저 보이며, 예후는 그다지 좋지 않다. 긴장형은 대부분이 청년기에 급성, 아급성으로 발병하며 극도의 흥분 및 기이한 행동이 보이지만, 예후는 좋다. 망상형은 30세 전후에 발병하며 망상 또는 환각(주로 환청)이 주증상으로, 인격의 변화는 별로 없으며 예후는 좋다.

점 생활기능 전반이 저하하고, 예후는 일반적으로 좋지 않다. 긴장형은 망상형 및 해체형보다 적으며, 20세 전후에 급성으로 발병하여 흥분 · 혼미 등의 증상을 나타내지만, 매우 무거운 장애를 남기지 않고 관해*A5되는 경우가 많다.

정신분열증은 입원하고 있는 정신병 환자의 70% 남짓 차지하며, 그러한 의미로서도 정신분열증은 정신과 의료 및 재활치료에서 중요한 대상이다.

7-2-1 정신분열증과 치료

급성상태에는 항정신병약에 따른 약물치료(「8−6−1 신체치료」의 「1) 약물치료」를 참조)에 의한 병의 증상 경감을 꾀한다. 그리고 안정이 필요한 상태를 벗어나면, 장기화 등 이차적인 장애가 일어나지 않도록 조기 작업치료 등으로 인해 약물의 사용량을 줄여가면서 병의 증상 경감 완화를 꾀한다.

어느 정도 병의 증상이 침착해지면, 약물치료에 따라 병의 증상 관리를 하면서 질병 및 약물의 특성 또는 이용 방법 등을 공부하여 구체적인 체험을 통해 생활에 필요한 기능을 습득하는 등 심리교육 및 작업치료 등의 심리사회적 치료에 따른 생활기능의 회복 · 개선을 꾀한다.

병의 증상 변화가 침착해지는 유지적 상태에서는 재발을 방지하는 의미로서의 유지량에 따른 약물치료로 병의 증상을 관리하면서 개개인에게 맞춘 활동 및 참여를 시행하여 생활의 재건을 꾀한다. 재발하기 쉬운 질환이기에 유지적인 양에 따른 약물치료가 계속하여 이루어진다.

양성증상[2)]뿐만 아니라 음성증상[2)]에도 효과가 보이는 약물의 개발에 따라 뇌의 신경전달물질의 기능이상을 약물로 조정하는 신체치료가 중심이지만, 약물치료는 병의 증상 완화를 꾀하는 것으로, 이른바 생활을 하기 힘들다고 일컫는 상태에 대해서는 생활기능의 회복 · 개선을 꾀하는 작업치료 등의 심리사회적 치료에 따른 재활치료와, 가족의 케어, 환경의 조정과 같은 포괄적인 지원이 필요하다.

7-2-2 정신분열증과 생활기능

1 심신기능과 장애

생활에 지장을 초래하는 심신기능장애는 이른바 정신증상에 해당하는 것으로, 양성증상 및 음성증상, 인지장애 등이 있다.

양성증상은 급성상태에서 볼 수 있는 것으로, 보통은 들리지 않는 목소리가 들리는 환청

---

2) 양성증상, 음성증상 : 고차적 기능에 의해 통제되어 있던 저차적 기능이 해방되어 표면화된 증상으로, 환각 · 망상 · 흥분 · 혼미 등 급성기 증상을 양성증상이라 말하며, 감정둔마 및 의욕 · 자발성의 저하 등 일반적인 기능을 잃어버린 상태를 음성증상이라 말한다.

및 보이지 않는 것이 보이는 환시 등의 지각장애, 망상 등의 사고내용장애, 모순되고 연관성이 없는 무의미한 말 또는 요점에서 벗어난 대답 등 사고과정의 장애, 행동의 속도 및 반응시간을 통제하는 정신기능의 억제 또는 흥분, 초조해서 안정하지 못하는 초조감 등이 있다.

음성증상은 끈기, 주의 · 집중력, 의욕의 저하 등 누구에게서든 나타날 수 있는 상태가 계속되는 것으로, 증상으로서는 알기 힘들다. 발병 당초부터 보이지만, 질병이 장기가 되면 현저해지는 것으로, 자폐적이며 타인 및 사회와의 교류가 없어지고, 모든 일에 대한 흥미 및 관심이 희미해져, 감정의 변화가 그다지 보이지 않기 때문에 나태하다고 오해 받는 경우도 있다.

인지장애는 주의 · 집중력, 기억력, 정리 · 계획 등의 수행능력, 문제해결능력(workability), 판단력 등의 저하로, 전두엽의 기능저하에서 오는 것이라고 생각된다.

이러한 정신분열증에서 보이는 정신인지기능의 장애는 사고 및 행위, 행동, 대인교류 등 모든 면에 걸쳐 일상생활 및 사회생활에 큰 지장을 초래하게 된다. 반면, 환경 특히 인적 환경의 영향을 크게 받는 것이 특징이다.

2 활동과 제한

정신분열증에 동반되는 활동의 제한은 대부분의 임상연구(土居, 1972 ; 1976 ; 吉松, 1976 ; 昼田, 1989 ; 山根, 1993 ; 中井, 2001)에서 공통적으로 보이는 것으로서,

- 돌연한 사건, 예정 외의 일, 애매한 상황, 복수의 과제에 대한 당황, 전체적인 파악 및 통합적 판단이 서투르다.
- 주의, 관심의 폭이 좁으며, 모든 일에 익숙해지는 데 시간이 걸린다.
- 긴장도가 높고, 농담이 통할 정도의 여유가 없다.

와 같은 것을 들 수 있다. 이는 인지기능장애가 영향을 미치고 있는 것이라 생각된다. 또 보통, 양성증상이라 불리는 정신증상과도 관련이 깊으며, 자아경계의 장애로 보이는 것으로,

- 자기인식이 모호하고, 자신의 일은 모두 다른 사람에게 알려지고 있으며, 타인으로부터 조종당하고 있는 듯한 느낌이 든다.
- 보통은 개인적인 일로서 비밀스럽게 숨기고 있을 일도 지키지 못하고 이야기해버리고 만다.

와 같은 것이 있다. 이를 작위체험이라 부른다. 그 외에는,

- 리듬을 잘 탈 수 없다.
- 기다리지 못하고 먼저 서두르고 만다.
- 학습 또는 기억장애와는 다르지만, 똑같은 실패를 반복하고 만다.

또 피해적인 망상의 영향 등으로 지하철 및 버스를 탈 수 없다던가, 장을 보러 갈 수 없고 집에 틀어박혀있기 쉬운 사람도 볼 수 있다. 덧붙여, 사춘기부터 청년기에 걸친 발병으로 인해

학습 및 놀이, 일과 사회생활에서의 일반적인 경험이 없거나 불충분한 경우가 이차적인 문제로 보인다.

이러한 장애가 영향을 미쳐 일상생활이 약간 서투르고 상동적(stereotyped), 획일적이 되기 쉬우며, 이웃과의 교제 등 사소한 일이 쌓여 큰 스트레스가 되기 쉽다. 취업을 하게 되어도 적절히 쉴 수 없으며, 언제나 긴장하여 피곤해지기 쉽고, 일 외적인 사귐 및 잡담 등으로 곤란해 하는 등, 여유가 없다.

3 참여와 제약

참여의 제약에 관한 장애는 Neils Erik Bank-Mikkelsen이 말한 보편화(normalization, 花村, 1994)의 최저조건에 해당하는「주거, 직업(일과), 유(여유, 여가)」모두에서 보인다.

「주거」에 관해서는, 부모의 고령화, 장기 질병 요양에 따른 가족과의 이반(인심이 떠나서 배반하는 것) 등으로, 집은 있어도 돌아갈 집이 없고, 아파트 등 주거를 빌리고자 해도 보증인이 없으며, 정신장애자라는 사실이 알려지면 거절 당하는 등과 같은 일이 아직 있다.「직업」에 관해서는, 사춘기부터 청년기에 걸친 발병이 많으며, 학교도 흐지부지 되었거나, 취업 경험도 적어 일을 찾기 힘들고, 절대적 결격사유 등 법제도의 제한이나, 병력을 알게 되면 경원시되는 일 등이 있다. 또한 약물 복용의 영향도 있어, 작업수행능력이 저하되어 일어나는 제약도 있다.「유」에 관해서는, 정신장애자가 주눅들지 않고 이용할 수 있는 사회자원이 적다는 것이 사회생활을 숨막히게 만들고 있다.

또 질병의 영향으로 조금 일탈된 행위가 보이면, 정신병에 대한 오해가 편견 또는 차별을 낳게 된다. 그리고 병의 증상이 가라앉아도 질병에 기인한 생활 및 일에 관한 능력 저하에 대해 보기에는 어디도 나쁘지 않은데 마치 게으름을 피우고 있는 것처럼 보고 마는 경우도 있다. 이는 질병에 대한 이해의 불충분함이 영향을 미친 참여의 불이익에 해당된다.

7-2-3 작업치료의 지원

의식장애가 없는 데도 생기는 환각이나 망상이 주증상이며, 자아의 취약함 및 인지기능장애 등이 일상생활 및 사회참여를 곤란하게 한다. 장애상은 개인차가 크며, 적절한 원조가 있다면 사회생활을 할 수 있는 자도 있는가 하면, 재연 · 재발을 반복하여 만성으로 경과하는 사람까지 다양하다. 초로기(presenility)가 되면 질병의 위세도 침착해지는 초로기 관해[*A5]를 포함하여, 반 이상은 사회생활이 충분히 가능하다고 생각된다(Harding, 1988). 기본적으로는 약물에 따른 신체치료를 통해 증상을 경감시키고, 작업치료 및 사회생활 기능훈련 등의 심리사회적 치료에 따라 생활양식을 바꾸거나, 적응적인 생활기능을 익히고, 환경의 조정을 실시한다. 직접 병리에 관련된 치료적 개입으로 표 7-2-2에서 나타나는 것과 같은 정신분열증에 대한 작업치료 기능을 살려, 본인의 건강한 부분을 작용시키는 생활로의 적응을 향한 원조가 중심이 된다. 본래 병에 걸리기 쉬운 약하고 여린 사람들이 정신분열증에 걸린다. 그

표 7-2-2 ● 정신분열증에 대한 작업치료의 기능

- 조심성 없는 침입에 따른 위협으로부터의 보호(작업의 몰아성)
- 적당한 심리적 거리의 유지(작업의 구체성과 물리적 거리)
- 적응적 퇴행의 보장과 퇴행욕구의 충족(작업의 구체성, 투영성)
- 현실감, 신체감각의 회복(작업의 신체성)
- 수용되는 체험(작업의 공유성)
- 자기능력의 현실검토, 자기인지(결과의 구체성)
- 생활기능의 습득(작업의 능동성, 의미성)
- 생활의 방향성을 만든다(작업의 목적성, 의미성)

러한 약하고 여린 상태를 뛰어넘어, 어떻게 하면 안정되고 재발을 방지할 수 있을까, 또는 어떻게 하면 가능한 한 작은 부담으로 극복할 수 있을까가 정신분열증에 동반되는 장애에 대한 치료 · 원조의 기본이 된다.

1 아급성기의 작업치료

관계의 부활 – 안심, 안전의 보장

급성기의 요안정상태를 벗어나 얼마 동안은 조그마한 자극으로도 불안정해지며, 혼란을 가져오거나, 활동성이 저하되어 반응이 거의 없는 등과 같은 상태를 보인다. 이 시기에는 작업치료사와의 1대 1의 관계, 또는 침습성(invasive)이 적은 Parallel 장(「4-5-4 사람의 모임의 이용」 참조)을 이용하여, 신경 쓰는 일 없이 편안해지도록 한다(안심, 안전의 보장).

적극적으로 무언가를 하거나 만들기보다 좋아하는 음악을 듣고, 기분전환을 하기 위해 조금씩 활동을 하며, 활동을 강요 당하지 않는 장에서 지내는 등, 작업을 피신처(shelter)로써 사용하여, 조심성 없이 침입하는 위협이 없는 장을 제공한다. 그들이 느끼는 헤아릴 수 없는 불안을 생각해 보면, 작업치료의 도입 시에는 개입하는 치료사를 볼 수 있도록 시간적 여유를 제공하고, 걱정과 관심을 가지고 옆에 있다는 사실을 전할 수 있다면 좋을 것이다. 서두르지 않고, 초조해하지 않는 것이 중요하다. 사정청취(intake)의 오리엔테이션도 작업치료의 설명보다 예측할 수 없는 불안을 줄이는 것을 목적으로 실시한다. 작업치료의 사전동의(informed consent)라 생각하면 좋을 것이다.

작업치료사의 개입도 조심성 없이 상대의 정신 내부세계로 들어가는 일 없이, 어떻게 하면 좋을지 판단이 어려울 경우 및 자신의 기분을 잘 표현할 수 없는 경우 등에 조금 지지해 주거나 판단을 돕는 등 모성적인 개입이 주가 된다. 현실과의 관계에 있어서 자아의 보조 및 대리의 역할이라 말해도 좋을 것이다. 도입기에는 병실을 나오는 것조차 부담이 크며, Schwing의 제안처럼 침대 맡을 찾아가 조금 말을 걸어보는 정도부터 시작하는 경우도 있다(Schwing, 1940).

| Ambivalent한 언동 – 퇴행의 보장

조금 관계가 형성되면 치료자를 만능시한 의존과 함께 요구가 늘어나는 동시에, 양가적(ambivalent)[3)]인 감정을 표출하게 된다. 이처럼 적절한 거리감이 없는 것은 정신분열증의 특징이기도 한데, 양가적인 언동은 치료자와의 관계의 시작이라고 말해도 좋을 것이다. 상반된 마음을 받아들이되, 받아들일 수 없는 일은 분명히 나타내어, 너무 가까워지지도 않고 떨어지지도 않도록 일관된 관계를 유지하는 것이 안심감을 주게 된다.

양가적인 감정이 여러 가지 행동화(acting out)로 보이는 일도 있는데, 사회규범에 따라 받아 들일 수 있는 것은 될 수 있는 한 받아들여, 치료자에 대한 상반된 감정을 받아내도록 한다. 작업활동을 적응적인 행동화 수단으로 사용하여, 발산과 기분전환을 꾀하면서, 기본적인 욕구를 충족시키고 현실적인 관계로 이끌어나갈 필요가 있다.

| 현실로의 이행 – 신체감각의 회복

감각을 닫음으로 인해 자신을 지키고 있는 사람들이 스스로 감각을 열어 현실세계와 관계를 맺어 가기 위해서는 나름대로의 계기와 상당한 에너지를 필요로 한다. 작업활동에 동반되는 리듬 및 신체감각을 조금씩 자각할 수 있도록 작업을 함께 함으로써 생기는 공유감각을 살려 작용시키는 것이 작업치료사의 중요한 역할이다.

정신분열증에 동반되는 장애에 대한 조기 작업치료는 안심하고 편안해져 일상생활에서의 안심, 안전감을 되찾고, 현실과의 관계를 회복하는 것이 목적이다.

2 회복기 전기의 작업치료

| 있는 그대로 – 수용되는 체험

작업치료사와의 양자관계가 어느 정도 형성되거나 Parallel 장에서 타인과 함께 지낼 수 있게 되면 현실적인 활동에 대한 관심을 가질 수 있게 되고, 기본적인 생활리듬을 정돈하여, 구체적인 활동을 통해 주위로부터 받아들여지는 체험(수용체험, 집단소속감)이 필요해진다.

작업치료사를 향한 개인의존을 살려 함께 활동하는 것부터 개시하는 것도 좋다. 타인과의 관계 또는 사건, 사물에 대해 그릇된 해석이 있다면, 그러한 기분을 수용하면서 현실적인 해석이 이루어지도록 원조한다. 그리고,

- 무리하지 않고도 할 수 있는 역할을 찾는다.
- 타인과 활동을 함께 하는 경험(공유체험) 및 감정의 공유를 소중히 한다.
- 누군가를 위해 무언가를 만들거나 행동한다(애타적 체험).

와 같은 자신이 하고 있는 일 또는 했던 일을 통해 타인에게 개입하고 받아들여지는 체험을

3) 양가적(ambivalent) : 동일한 대상에 대해 사랑과 증오와 같은 상반된 감정을 동시에 품는 상태를 말한다.

많이 하도록 한다. 무리를 하지 않는, 있는 그대로의 자신이 타인으로부터 받아들여진다는 체험(수용되는 체험)이 중요하다. 친숙한 일 또는 자신이 할 수 있는 일을 하고, 사람과 놀거나 작업을 함께 하면서 자연스럽게 주고받는 대화로부터, 자신과 같은 고통을 체험하고 있는 사람이 있다는 사실을 알고 조금은 안심하거나(보편적 처험), 자신이 한 일이 사람을 기쁘게 만드는 체험(애타적 체험)이 쌓이고 쌓여 자신을 받아들이는(자기수용, 자기존중) 일로 이어진다.

3 회복기 후기의 작업치료

자기인식의 시작 – 시행탐색

안심하고 사람들 속에 있을 수 있게 되면, 조금은 마음에도 여유를 느낄 수 있게 된다. 그렇게 되면 구체적인 체험(시행탐색)을 통해서 자신의 능력 및 한계를 알고(자기능력의 현실검토), 자신감 회복과 함께 다소의 좌절감도 체험하게 되는데, 이를 살려서 자신의 병 또는 장애와 타협을 짓고 현실적인 대처를 할 수 있도록 한다.

자신의 능력을 깨닫고(자기능력의 현실검토), 이를 받아들이는 데는 타인의 원조와 지원이 필요하다. 구체적인 작업활동을 함께 하면서,

- 작업수행능력을 평가하고, 본인과 함께 검토한다.
- 타인으로부터의 시인, 주의, 격려를 통해 자기개념을 명확히 한다.

와 같은 실제로 경험한 일을 통해 함께 생각하고, 본인이 깨달아간다는 과정이 유용하다. 실패를 통해 배운다기보다는 실패로 끝날 것 같은 상황을 궁리하고 시점을 바꾸어 봄으로써 새로운 적응적인 것의 관점 및 방법을 배울 수 있도록 한다. 실패를 하지 않기보다 어떻게 궁리하면 실패체험으로 끝내지 않도록 하느냐가 중요하다.

현실을 볼 수 있게 된다는 것은 질병에 의해 잃어버린 것, 질병 때문에 얻을 수 있는 기회를 놓친 것, 사회로부터 받고 있는 불리 등을 겪는 것이 된다. 작업치료는 현실검토에 동반되는 애도 작업을 받쳐 주고, 여유를 되찾기 위한 유예(moratorium)적인 기간과 장을 제공한다. 이 시기에는 생활 및 취업에 대한 자신의 현실을 인식하고 있지 않다고도 생각되는 듯한 언동이 보이는 경우가 있다. 이는 낮은 자기평가에 대한 초조함이라 볼 수 있다. 또한 치료 · 원조자 및 가족의 기대에 대한 혼잡에 따른 것도 많다. 자율을 향한 활동이 실제로 가능해지기 위해서는 이 시기에 충분한 마음의 정리와 준비가 중요하다.

적응과 기능 – 자율을 향한 준비

자율을 향한 준비 시기는 사회참여를 위한 재출발 과정으로, 적응적인 기술을 학습하거나, 지금까지의 방법을 조금 바꾸어 보고(alternative), 사회자원 및 인적 자원을 잘 이용할 수 있게 되는 등과 같은 일이 원조의 목적이 된다.

사회기술훈련(SST : social skills training)이 사용되기도 하는데, 정신분열증에 동반되는

장애는 인지장애의 영향으로 장면을 이미지화하여 실시하는 역할극(role play) 등의 효과를 범화*F10시키기 힘들다는 문제가 있다. 구체적인 작업체험을 통해 생활기능을 배우는 작업치료가 유용하다. 사회참여를 위해, 예를 들면,

① 일상적인 이웃과의 교제에서 곤란해지지 않기 위한 사교 방법
평상시의 인사, 쓰레기 버리는 법 등
② 약의 이용을 포함한 건강 관리
③ 자신이 할 수 있는 돈 또는 귀중품 관리
자동송금, 은행카드의 이용 등
④ 사회자원의 유효한 이용
생활보호, 장애연금, 의료보험 등 제도의 이용
복지사무소*E5, 보건소, 직업안정소*E4, 시청(관공서) 등 공적 기관의 이용
데이케어*C3, 복지시설 등의 이용
공원, 백화점, 시장 등 지역사회에서 생활에 필요한 자원의 이용
⑤ 자신에게 맞는 식생활의 궁리

등에 대해서는, 구체적인 체험을 통한 학습이 적합한데, 너무 큰 변화를 요구하면 안 된다. 열심히 치료(원조)하는 자일수록 기대가 커지기 쉽기에 주의가 필요하다. 다소 어려움이 있어도 본인에게 부담이 없는 정도가 좋다. 그리고 무엇이든 혼자서 할 수 있도록 노력하기보다도,

⑥ 곤란할 때 원조를 구하는 방법

이 몸에 배어 있는 편이 중요하다.

| 자기 나름의 생활–자율생활

실제로 지역생활 및 참여가 시작되면, 어떻게 하면 마음의 여유를 유지할까, 사소한 일로 큰 스트레스를 만들지 않을까와 같은 일이 중요해진다. 이를 위해서는 마음 편히 자신의 고민을 들어 주거나 상담을 해 주는 사람의 존재가 크다. 또 동료들이 모이는 장, 사교의 장(social club), 데이케어*C3, 모임 등 여기라면 신경 쓰지 않아도 되고, 마음이 피곤하지 않다는 장이 큰 역할을 한다.

서두르지 않고, 무리 없는 생활이 가장 중요하며, 하루에 하지 않으면 안 되는 일도 이틀에 할 수 있으면 된다는 정도의 마음의 여유가 중요하다.

4 유지(요양)기의 작업치료

유지(요양)기는 증상의 유무에 상관없이 병의 증상에 큰 변화가 보이지 않게 되어 평온한 회복의 가능성을 가진 생활 속에서 재발을 방지하며 생활의 질 유지 및 향상을 꾀하는 시기에 해당된다. 지역사회에서 생활을 지지할 경우(사회내 유지)와 의료의 보호적 환경이 필요

한 요양병동 등에서 생활을 지지할 경우(시설내 유지)가 있다. 둘 다 재발을 방지하는 적절한 위기 개입 및 평상시의 생활지원이 중요하다(「6-4 지역생활지원과 작업치료」 참조).

지역사회에서의 생활은, 그룹홈*B10, 홈헬프*B11, 쇼트스테이*B12, 복지홈*B9, 지역생활지원센터*G2 등 생활을 지원하는 장 또는 제도, 작업소*D5, F4 및 수산시설*B7, 복지공장*F3 등 그 사람의 능력 및 상태에 맞춘 활동 및 참여를 원조하는 장이 정비되어 왔다. 이러한 시설 및 제도를 유효하게 이용함으로써 무슨 요일에는 어디서 무엇을 한다는 것이 하나라도 생활에 편성되면, 그로 인해 생활의 방향성이 생겨난다(습관화). 그러한 방향성과 자신의 건강 관리가 어느 정도 가능한지, 곤란해지기 전에 능숙하게 헬프사인을 낼 수 있게 되는 등의 일이 생활의 안정으로 이어진다.

시설내 유지상태(「6-4 지역생활지원과 작업치료」 참조)에 해당되는 사람들은 큰 증상의 변동은 없지만 활동성이 부족하고, 현실적인 관계가 적어져, 적절한 치료가 없으면 몇 년 동안 입원한 채 경과해 버리고 마는 일도 드물지 않다. 현실세계와의 접촉을 피하듯 조용히 일상을 보내는 만성 자폐적 상태라 할지라도, 작업의 비언어적 특성을 살려, 침습하지 않는 배려를 하며 현실적 관계를 유지하는 것이 작업치료의 큰 역할이 된다.

그러한 매일의 개입이 유지됨으로써 극단적인 인격황폐를 방지할 수 있을 뿐만 아니라, 몇십 년이나 만성상태로 입원해 온 사람이 우연한 계기로 퇴원하여, 그 사람 나름의 현실적인 생활을 되찾는 것을 몇 번인가 경험한 적이 있다. 어떻게 하면 조심성 없이 침입하는 위협 없이 계속 관심을 보일 수 있을까, 이는 우발적으로까지 보이는 관해*A5의 싹을 놓쳐버리거나 잘라 버리지 않는 개입이다.

7-3 기분장애(조울증)와 작업치료

기분장애(표 7-3-1)는 감정장애라고도 불리는데, 일반적으로는 지금까지의 조울증 또는 우울증이 이보다 더 알기 쉽다. 조증 상태와 우울증 상태의 두 가지 에피소드[병상(病相)]가 상호적으로 반복되는 양극성 장애와, 우울증 에피소드를 반복하는 단극성 우울장애가 있다. 정신분열증과 함께 내인성(기능성) 정신병이라 불리며, 보통은 비교적 분명한 에피소드를 반복하며, 대부분은 결함을 남기지 않고 사회생활이 가능하지만, 근래에는 만성화 · 장기화되는 것이 많아지고 있다.

평생 유병률은, 양극성 장애의 경우 남녀의 차이 없이 0.2~1.7%, 단극성 장애는 남성이 13% 남짓, 여성은 남성의 약 2배라 말한다. 기분장애의 발병은 사회 또는 문화적 영향을 받아 지역 및 시대에 따라서도 달라지며, 여성에게 반복성 우울장애가 많은 이유는 호르몬 분비의 불안정함 및 성(gender)의 영향 등 생리학적, 사회적 원인의 영향이라 생각된다. 호발 연령은 정신분열증보다 늦으며, 남녀를 불문하고, 양극성 장애는 20대~30대를 피크로 분포하며, 단극성 장애는 중년기부터 초로기에 해당하는 40~50대에 많다. 우울증 에피소드만으로 발병한 사람의 20~30%가 양극성으로 바뀌게 된다.

표 7-3-1 ● 기분장애

항목	내용
발병의 특성	평생 유병률은, 양극성은 남녀의 차이 없이 0.2~1.7%, 반복성은 남성 11.0~12.7% 여성 14.8%~21.3%. 양극성은 20대~30대, 반복성은 40~50대에 호발
원인	생물-심리-사회적 요인의 상호작용에 따른 뇌의 신경전달기구 장애
성격 경향	순환기질(명랑, 사교적, 남의 일을 잘 돌봐줌, 동조적 등), 집착기질(착실하고 꼼꼼함, 지나치게 열중함, 정의감, 책임감이 강함), 멜랑콜리 친화형 성격(착실하고 꼼꼼함, 질서정연함을 좋아함, 타인배려적인 성격 등)
주증상	조증 에피소드 : 관념 분일, 주의산만, 말이 많으며 과잉행동, 자존감정 비대, 외 우울증 에피소드 : 우울 기분, 의욕 저하, 흥미 관심의 상실, 주의 곤란, 불안 · 초조
병형	조증 에피소드, 양극성 장애, 우울증 에피소드, 외
경과 · 예후	드물게 조증 에피소드를 반복하는 자도 있지만, 대부분은 반복성의 우울, 또는 양극성으로, 양극성은 1/3 정도가 만성화한다.
일반적 치료	약물치료를 중심으로 심리사회적 개입

* 병형 분류는 ICD-10

양극성 장애는 세로토닌(serotonin) 등 신경전달물질에 대한 과민성 등 유전적인 체질을 배경으로 발병 전의 성격 및 성격 형성에 관련 있는 생육력, 가정환경 등 환경인자가 관련되어, 어느 상황(사회적 요인)이 유인이 되어 발병에 이른다고 생각되고 있다. 단극성 장애에는 생리학적 가설과 심리적 가설이 있는데, 주된 원인은 스트레스로, 스트레스가 생길 때에 무신피질 호르몬에 의한 피드백 기구가 기능되지 않아서 스트레스가 멈추지 않게 된다. 세로토닌 등이 부족한 것 등을 생각할 수 있다.

기분장애가 되기 쉬운 성격적 요인에는 비교적 분명한 경향이 있다고 보인다. 시모다(下田) (1941)는 일을 열심히 하며, 한 가지 일에 몰두하는 기질, 철저한 성격, 정직함, 꼼꼼하고 착실함, 강한 정의감 및 책임감 등의 기질적 특징이 있다고 말하며, 집착기질(immodithymia)이라 명명하였다. 또한 Tellenbach는 질서성 및 직업상의 착실함, 꼼꼼함, 의무 책임감, 양심성, 타인을 위한 존재[4] 등이 반복성 우울장애의 발병 전 성격의 특징이라 말하며, 멜랑콜리 친화형 성격이라 명명하였다(Tellenbach, 1961).

또 심리적, 사회적 상황요인으로는 사별, 전거(転居), 신축(新築), 결혼, 이혼, 승진, 은퇴 등 환경의 변화가 유인으로서 작용하며, 넓은 의미로서의 대상상실이 유발상황이라는 견해가 지지를 얻고 있다.

4) 타인을 위한 존재 : Tellenbach에 따른 기분장애가 되기 쉬운 성격 2대 특성의 하나로, 자기의 존재는 타인의 존재가 있어 처음으로 성립된다고 하는 것. 타인에게 인정받고 처음으로 안정되며, 책임전가하는 일 없이, 자책경향이 강하며, 과도하게 양심적인 성격특성.

주요 증상은 심신의 기본기능에 관한 것인데, 조증 에피소드에서는 자존감정 항진(亢進), 만능감, 자극을 받기 쉽고, 쉽게 화가 나는 기분이 들거나, 관념 분일(fight of ideas)*G3, 산만, 천박, 표면적 등의 사고장애, 과대한 망상, 행위심박(hyperbulia)*G4, 억제소실에 따른 일탈 행위 등이 보인다. 또한 신체감정이 항진되어 수면욕구의 감소, 식욕 및 성욕의 항진이 보인다. 반대로 우울증 에피소드에서는 비관, 공허, 초조, 고민과 같은 우울 기분을 주증상으로 하며, 억제, 정체, 제지, 기억력 저하 등의 사고 장애, 건강염려, 죄업(죄를 저지름), 빈곤 등의 우울 증성 망상, 의욕 · 행동면의 제지가 보인다. 신체면으로는 불면, 조조각성(너무 일찍 깨어남) 등의 수면장애, 식욕 및 성욕의 감퇴, 일내변동(within day variation)이 보인다.

7-3-1 기분장애와 치료

기분장애에 대한 치료는 급성상태의 경우, 약물치료 및 필요에 따라 전기경련치료(ECT ; electricconvulsive therapy), 광선치료 등의 신체적 치료로 병의 증상 경감을 꾀한다. 그리고 회복상태에 따라 정신치료(psychotherapy) 및 인지행동치료(CBT ; cognitive behavioral therapy) 등의 심리사회적 치료가 병용된다.

보통은 이러한 치료로 안정되지만, 근래 장기화 경향이 있어, 회복과정의 초기에는 작업에 동반되는 감각, 지각, 운동의 협조와 같은 작업의 신체성을 사용하여 병의 증상의 안정을 꾀하고, 작업의 구현성 및 구체성을 이용하여 현실감 또는 생활리듬의 회복, 필요에 따라서는 자신의 인지 특성의 현실인식, 휴식을 취하는 방법 및 취미의 탐색 등 생활 및 사고 패턴에 여유를 가질 수 있도록 작업치료가 관여하는 경우가 많아지고 있다.

7-3-2 기분장애와 생활기능

1 심신기능과 장애

조증 에피소드의 경우, 수면욕구의 감소에 따라 자지 않아도 활동을 계속하고, 자존감정이 비대해지며, 변화가 많아 활동욕구가 높아지기 때문에, 끊임없이 새로운 생각이 떠올라(관념 분일*G4), 활동성도 높아지지만, 주의는 산만해져, 한 가지 일에 집중할 수 없으며 일탈행동이 많아진다.

우울증 에피소드의 경우는, 하루 종일 답답하고 싫고 우울한 기분에 사로잡혀, 식욕이 없으며 체중도 감소한다. 또 잠들기 어려우며 수면이 얕기 때문에 수면장애가 있고, 동작 또는 사고도 늦어지며, 지치기 쉽고, 그 무엇에 대해서도 흥미 및 의욕이 생기지 않으며, 집중력 · 사고력 · 결단력도 저하된다. 무엇을 하든 간에 기분이 침착되지 못하며, 무엇을 생각해도 나쁜 쪽으로만 생각하게 되고, 자책감 및 초조감에 시달리며, 자신에게는 아무런 가치도 없다고 느끼고, 심해지면 희사염려(希死念慮)*G5에 사로잡히게 된다.

이러한 에피소드의 기분 고양 및 저하가 생활에 큰 지장을 초래하여, 이차적으로 신체적 기능까지 영향이 보이는 경우도 드물지 않다.

2 활동과 제한

기분장애에 동반되는 생활상의 장애는 조증 에피소드와 우울증 에피소드에서 서로 대립적인 양상을 보인다. 사람과의 관계에서 보면, 조증 에피소드의 경우는,

- 이 사람 저 사람에게 방문하는 등 상대에게 폐를 끼친다는 생각을 하지 않는 행동이 많아진다.
- 상쾌하며 낙천적이지만, 자극을 받기 쉬우며 사소한 일로 화를 내거나 흥분하기 쉽다.
- 자기중심적, 표면적인 행동이 많아져 트러블이 생기기 쉬운 현상이 보인다. 그리고 일상생활면에서는 밝고 활동적이지만,
- 과대한 언동이 많으며, 지킬 수 없는 약속을 끊임없이 하는 등 정리가 안 된다.
- 행동은 성급해지며, 관심 흥미는 넓어지지만 확산되어 지속 집중은 곤란해진다.
- 그다지 수면을 취하지 않으며 신체가 쇠약해질 때까지 이리저리 돌아다닌다.
- 대량의 음주, 성욕 항진 및 화려한 복장, 낭비 등, 생산행동보다 소비행동이 많아진다.

등 스스로는 감정 및 행동의 컨트롤을 할 수 없게 된다. 일에 관해서도,

- 초기에는 정력적으로 수행하지만, 차츰차츰 독재적, 과장적으로 되어 현실적이지 않게 된다.
- 계속해서 새로운 번뜩임은 일어나지만 일은 완성되지 않는다.

등 자기중심적인 행동이 많아 트러블로 이어지는 일이 많다.

우울증 에피소드에서는 조증 에피소드와는 대립적으로 의욕 및 행동의 제지가 중심이 된다. 타인과의 관계 및 매일의 생활에서는,

- 사람과 만날 기력도 없어진다.
- 수면은 얕고, 자주 아침 일찍 눈이 떠지며, 오전 중 우울한 일이 많다[일내변동(within day variation)].
- 심해지면 입욕, 세수, 기상하기까지 귀찮으며 아무 것도 할 기력이 없어진다.

등 활동성이 현저히 저하한다. 일에 관해서도 마찬가지로,

- 생각이 진전되지 않고, 결단력도 집중력도 떨어져, 무엇을 해도 귀찮아진다.
- 새로운 일 또는 신경 쓰는 일 등이 곤란해진다.

와 같이 우울증 에피소드에서는 생활전반에서 제지가 보인다. 우울증 에피소드의 극기(fastigium)에는 기력도 없을 정도로 제지되는데, 병상기의 초기와 회복기에는 희사염려[*G6]가 보이는 일이 많기에 주의가 필요하다.

3 참여와 제약

기분장애에 동반되는 생활상의 장애는 개인레벨의 것이라 해도, 특히 조증 상태에서는 크게 타인과 연루되어 말려 드는 것으로, 사회통념을 벗어난 언동으로 사람을 대할 때나 일에 지장이 생긴다. 우울상태에서는 모든 생활상의 기능이 정체, 정지하기 때문에, 가정 및 사회에서의 역할을 완수할 수 없게 된다. 예술가 또는 작가 등과 같이 개인적인 직업의 경우는 감정 기복에 맞춰 생활의 조정이 가능하기 때문에 일반적인 취업과 비교해 보면 사회적 제약이 적어도 괜찮은 경우도 있다.

7-3-3 작업치료의 지원

기분장애(조울증)의 치료는 조증 에피소드, 우울증 에피소드 모두 약물치료와 정신치료가 주체다. 약물치료로 회복하는 경우가 많으며, 종래는 작업치료가 적극적으로 개입할 기회는 적었다. 효율을 바라는 사회구조의 변화도 영향을 미치고 있다고 생각되지만, 자신의 상태에 맞추어 일 또는 생활을 하는 것이 힘들어졌기 때문인지, 만성화, 장기화되는 경향이 보여, 그에 따라 작업치료의 개입도 늘어나는 경향이다.

작업치료의 역할은 수용적, 지지적인 정신치료적 개입 아래, 작업활동을 개입의 수단으로 하여, 언어를 사이에 두지 않음으로써 정신적 부담을 경감시키는 등과 같은 개입부터 시작한다. 그리고 현실적인 틀 속에서 환자가 안정되면 새로운 적응적 인간관계를 체험하여 이전의 생활 및 사회적 지위로의 복귀를 원조한다(山根, 1992).

병상기부터 관해기*[A5]에 이르기까지 조증 에피소드와 우울증 에피소드의 경우를 비교해보며 회복과정에 따른 작업치료의 원조에 대해 서술하겠다.

1 조기의 작업치료

| 신체치료 도입 시–휴식

신체치료가 도입되는 치료 초기는 조증 에피소드, 우울증 에피소드 모두 병에 걸렸다는 자각을 가지고, 휴양하여 치료에 전념하도록 충분히 이해시키는 것이 필요하다. 신체치료가 도입되고 얼마 동안은 조증 에피소드라면, 활동을 함으로써 흥미가 확산되어 행위심박*[G5]을 유발할 위험이 있다. 우울증 에피소드라면, 활동을 함으로써 부하가 커져 무언가를 했다 할지라도 발병 전의 능력과 비교하며 자신을 비하하기 쉽다.

이 단계에서는 작업치료사가 지시, 판단을 명확히 나타내고, 모든 사회적 책임을 덜어내어 지금은 질병의 한 상태임을 알려 병에 걸렸다는 자각을 가지게 하고, 특히 우울증 에피소드에서는 생활상의 중요한 결정을 하게 하지 않는다.

작업치료는 이 시기에 처방이 내려지는 경우는 거의 없으며, 적극적인 관여를 하는 시기는 아니지만, 재입원 등으로 이미 관계가 형성되어 있고 회복과정으로 작업치료를 이용할 예정이 있을 경우는 치료 팀의 일원으로서 나중의 관계를 위해 입원 시부터 만나 두는 것도 좋다.

| 신체치료 도입 후 – 보호적 개입

어느 정도 휴양의 시기가 지나면, 다소 구체적으로 무언가 해보자라는 관심이 생긴다. 그러나 아직 조증 에피소드의 경우 정리가 되어 있지 않으며, 본인의 희망에 맡기면 흥미가 확산되기 쉽고, 우울증 에피소드의 경우는 스스로 결정을 내릴 수 없거나 자기비하감을 일으키거나 한다. 개입 방식에 따라서 회복기간에 상당한 영향을 미치는 시기다. 타인의 평가를 얻음으로써 자신의 평가가 결정되는 타인 평가에 대한 과잉 의식 및 의존이 보이기 때문에, 작업치료사가 적극적이거나 기대를 하게 되면, 달성을 위해 무리하기 쉽다. 편히 쉬고, 여유를 가질 수 있을 정도의 대응이 필요하다.「이왕 병에 걸렸으니, 더 여유를 가질 수 있는 생활을 찾아 봅시다」와 같은 정도의 마음을 가지는 것이 중요하다.

이 단계의 조증 에피소드에 대해서는 작업치료사가 환자의 기분을 수용하면서 나타내는 지지와, 작업활동을 이용하여 현실적인 대응을 함으로써 병상기를 막 벗어난 불안정성을 매듭지을 필요가 있다. 흥미 또는 행동의 확산을 일으키지 않도록 하면서 현실적인 범위에서 의존욕구를 충족시킨다. 작업활동은 창작적인 것이나 완성까지 시간이 필요한 것은 현실적 제한이 힘들며, 실패체험으로 끝나는 일이 많다. 이 시기의 작업치료로서는,

- 분명히 예측이 가는 조직적인 것
- 그 장에서 직접적인 만족을 얻을 수 있는 것(간단하며 실패가 적은 것)
- 노력 이상으로 작품의 볼품이 좋으며, 가치 있는 것

이 사용된다. 실제로는 산책 및 음악감상 등 수동적으로 기분전환이 되는 활동이나, stamping에 따른 피혁 공예(leather craft)의 소작품과 같이 그다지 시간 또는 기술이 필요치 않으며, 게다가 작품의 볼품이 좋은 것을 이용할 수 있다. 초기에는 작업치료사와 1대 1 치료로 시작하여,

- 1회의 활동시간은 단시간으로 하고, 횟수를 많이 한다.
- 결정이 곤란한 경우는 원조한다.
- 주의지도는 짧게 빈번히 실시한다.
- 일관되고 의연한 태도를 취하여, 사회규범에 따른 제한과 수용을 분명히 나타낸다.

등, 시간, 작업량, 금지사항 등의 지시, 제한을 명확히 한다. 타인과 장을 공유하는 Parallel 장을 이용하게 되면, 타인에 대한 조적인 언동으로 인해, 나중에 자존심에 상처를 받는 일이 없도록 하는 배려가 필요하다. 사람들 앞에서 그러한 금지된 언동들은 말이 아닌 어떠한 사인을 정해 두는 등과 같은 방법도 좋다.

조증 에피소드에서는 전반적으로 자기중심적인 감정이 너무 강해서 타인이 신경 쓰는 일을 아무렇지 않게 말하거나 이상하게 치켜세우는 일도 있어, 열심히 치료하고자 하는 치료사일수록 동요하고, 약점 잡힌 듯한 형태로 휘둘리기 쉽다. 언동의 사소한 부분에서 보이는 공격적인 부분도 받아들여 흘리는 여유를 가지고, 안심하고 분노를 표출할 수 있도록 하는 대응이 중요하다.

또한, 이 단계의 우울증 에피소드에 대해서도, 병상기를 막 벗어난 불안정성을 매듭짓는 것이 목적이 된다. 작업활동은 이전에 경험을 해 본 것 또는 기술이나, 시간을 요하는 것은 과거의 자신의 능력과 현상과의 비교로 인해, 자책감, 열등감, 자기비하와 같은 감정을 일으키기 쉽기 때문에,

- 이전에 친숙했던 것보다 처음 해보는 것
- 간단하면서 반복이 있는 구성적 활동(정신운동억제에 따라)
- 조직적이며 실용적인 활동(결단의 곤란함과 갈등을 피한다)

을 사용한다. 초기에는 조증 에피소드와 마찬가지로 작업치료사와의 1대 1의 치료로 개시하여,

- 단기 활동으로 시간의 연속성을 가지게 한다.
- 말을 거는 내용도 간단하게 알기 쉽도록 대상자의 속도에 맞춘다.
- 반응을 기다리면서 상대가 지각할 수 있을 속도로 대한다.
- 능력을 뛰어 넘는 요구를 하고 있지 않음을 전한다.
- 결정을 재촉하지 않는다.

와 같은 사항을 주의하면 좋다. 우울증 에피소드에서는 어떠한 접근에 대해서도 비관적이며, 마치 깊이 분노를 억압하고 있는 듯 마음을 열려고 하지 않으며, 치료를 받고 있는 자신이 무력감에 시달려 얼굴을 마주치는 것조차 마음이 무거워지는 경우가 있다. 이러한 상황에 휘말리지 않는 작업치료사 측의 안정된 자세가 가장 중요하다.

2 회복기 전기의 작업치료

| 현실감의 회복, 무리와 초조감 – 수용되는 체험

어느 정도 한 가지 일을 할 수 있게 되어, 조금씩 현실적인 생활의 일 등을 생각할 수 있게 되면, 그만큼 무리 또는 초조감이 일어나기 쉽다. 이 단계에서는 긍정적 행동을 강화시키면서 무리를 하지 않아도 받아들여지는 체험을 가질 수 있도록 한다.

이 단계의 조증 에피소드에 대해서는 본인의 능력을 인정하는 듯 원조하고, 능력범위의 활동으로 달성감을 경험하는 등과 같은 일이 긍정적인 행동의 강화가 된다. 실제 활동에서는 자칫하면 성과에 신경쓰기 쉬워지기에 경쟁적인 활동 및 집단 내에서의 역할 활동 등은 피하고, 결과보다 과정의 노력을 인정하도록 한다. 칭찬 방법이 무리의 원인이 되는 일도 있기에 주의가 필요하다. 또한, 사람과의 상하 관계 등에도 너무 신경을 쓰는 경향이 보이기 때문에, 작업활동을 가르치고 배운다는 관계를 통해 권위적이라 생각하는 것을 꼭 받아들여야만 하는 것은 아니라는 이해를 돕도록 한다.

우울증 에피소드에 대해서는, 힘든 병상기를 극복한 것을 평가하며, 어떠한 일이라도 이전과 비교하지 말고, 지금 달성한 일을 평가하는 것이 긍정적인 행동의 강화가 된다. 실제 활동에서는, 대상자의 상태에 따르지만 비교적 친숙하지 않은 활동이 좋으며, 간단한 과제의 달

성에 맞추어 활동의 레벨을 높이고, 차츰 발병 전의 생활과 관련된 활동으로 옮겨, 자신감을 되찾을 수 있도록 한다. 어쨌든 무리를 하지 않고 초조해하지 않는다는 것이 필요하며,

- 숨을 돌리고 기분전환 방법을 함께 찾는다.
- 가족에게 환자를 지켜보고 기다리는 노력을 협력받는다.

와 같은 형태로, 본인뿐만 아니라 가족에게도 이해 받는 것이 중요하다.

3 회복기 후기의 작업치료

| 생활 방식의 재검토 – 현실과의 조화

증상이 개선되어 자신의 생활 방식 등을 뒤돌아 보는 여유가 조금 생기면, 작업치료사로부터 생활에 관련된 문제 등을 언급 당해도 받아들이게 된다. 그러한 단계가 되면, 자기자신의 행동 패턴을 인식할 수 있도록 인도하며, 생활태도를 바꾸거나, 새로운 즐거움을 가지거나 함으로써 무리를 하지 않아도 어떻게든 현실과 조화할 수 있도록 한다. 이 단계가 되면 가족도 안심하고 사회복귀를 재촉하게 된다. 주위의 이해 유무가 크게 영향을 미치기에, 일진일퇴(한 번 나아가고, 한 번 물러남)가 있다는 것, 무리를 하지 않는 것의 중요성을 가족에게 전하여 질병에 대한 이해와 환자 마음의 지지를 위한 협력을 얻을 수 있도록 할 필요가 있다.

조증 에피소드에 대해서는 본인의 생활 방식의 재검토로서,

- 전부 또는 아무것도 아니다(all or nothing)라는 융통성 없는 패턴에 대해 생각해본다.
- 완전한 것은 거의 없다는 것에 대해 통찰을 촉구한다.
- 새로운 적응적인 인간관계를 체험한다.

와 같은 기회를 만든다. 인지행동치료 등도 이 시기가 되면 효과적이다. 또한,

- 집단 속에서 다른 사람과 장 또는 감정을 공유한다.
- 분담된 역할을 완수하고, 평범하게 받아 들여지는 체험을 한다.
- 본래 가지고 있는 능력을 알아내는 체험을 한다.

와 같은 기회 등도, 자기존중을 키움으로써 무리한 노력을 하지 않아도 좋은 생활 방식의 재검토가 된다.

우울증 에피소드에 대해서도, 애도작업(mourning work)(4장 주석1 참조)의 일면이기도 하지만, 자신의 생활 방식의 재검토가 필요하다.

- 휴양을 취하는 방법을 배운다.
- 일 외에 취미를 찾는다.
- 구애, 집착하는 마음이 무리로 이어진다는 것을 이해한다.

등, 숨을 돌리고, 기분전환하는 방법을 몸에 익히는 기회를 가진다. 그리고 차츰 원조를 줄여, 자립감을 키운다. 때로는 적의감정으로 향하는 일도 있지만 일시적인 것이며, 받아들이

도록 한다. 어찌 되었든, 병적인 상태로 눈을 빼겨 버리면, 그 상태에 맞는 활동은 아무래도 유아적인 것이 되기 쉽다. 대상자의 생활연령, 경험, 지적 레벨 등을 충분히 고려하여, 그 사람의 자존심이 상하지 않도록 주의한다. 공정의 고안 및 제재의 선택 등을 배려하여, 자존심을 지키면서 목적을 달성할 수 있도록 배려하는 것이 필요하다.

기분장애(조울증)에 대해 특히 주의가 필요한 것으로 희사염려*G5가 있다(大原, 1976). 우울증 에피소드 초기 및 회복기 등 다소 여유가 남아 있거나, 여유를 회복하기 시작했을 때, 종래에 대한 단절감으로 인한 기분 탓에 죽음을 선택해 버리고 마는 경우가 있다. 치료계약이 이루어진 관계라면, 적극적으로 그 마음을 듣고, 제지하는 것이 필요하다.

7-4 신경증성 장애와 작업치료

신경증성 장애(표 7-4-1)는 기능성 정신병이라 일컬어지듯 기질적인 장애는 없으며, 성격 요인, 환경 요인, 신체 요인을 배경으로 어떠한 심리적 사건이 심인(psychological cause)이 되어 발병한다고 생각해 왔다. 그러나 DSM-III(1980년) 및 ICD-10(1982년) (中根, 1994) 부근부터 국제적인 분류로는 신경증이라는 호칭을 쓰지 않게 되었다(山下, 1992). 사회구조의 영향도 있어, 이른바 정신병과 신경증의 구별이 힘들어졌기 때문이다.

또 정신병과의 구별뿐 아니라, 질병과 정상의 구별도 짓기 힘들다. 평생 유병률도 강박장애 2~3%, 공황장애 등 불안장애 5% 전후, 스트레스성이 10% 전후라고 말하는데, 장애에 따라 폭이 있어 발생 빈도의 통계적 판단은 힘들다. 발병 연령은 청년기를 중심으로 아동부터 노인까지 넓다고 보며, 10대 후반부터 40대에 발병하는 일이 많다. 신경증성 장애는 원인

표 7-4-1 ● 신경증성 장애

항 목	내 용
발병의 특성	평생 유병률은, 강박장애가 2~3%, 공황장애 등 불안장애가 5% 전후, 스트레스성이 10% 전후로 장애에 따라 폭이 있다. 연령적으로는 10대 후반부터 40대에 호발
원인	생물학적 요인에 스트레스 상황이 겹쳐져 일어나는 경우가 많다.
성격 경향	내향적, 고지식함, 과민, 너무 강한 책임감, 완벽주의적 경향 등의 특징을 가진, 이른바 신경질이라 불리는, 스트레스 상황에 과도하게 반응하기 쉬운 경향
주증상	정신적, 신체적 불안 및 긴장, 예기불안이 중심
병형	공포성 불안장애, 기타 불안장애, 강박장애, 심한 스트레스에 대한 반응 및 적응장애, 해리(전환)장애, 신체형 장애(신체화 장애, 건강염려증성 장애), 외
경과 · 예후	경과는 대부분 동요하여 만성화되기 쉽다.
일반적 치료	약물치료로 증상 경감을 꾀하면서, 지지적 정신치료, 통찰적 정신치료, 행동치료, 인지행동치료 등을 증상에 따라 병용

* 병형 분류는 ICD-10

이 해결되기만 하면 치유가 가능한 정신질환이라 보았는데, 대부분은 경과가 동요하고 만성화되기 쉽다.

신경증성 장애 그 자체는 기질적 요인에 따른 것은 적다고 생각되지만, 일반적인 성격 형성에서의 반응성, 감수성 등의 소질적인 것에 관해서는 유전적인 요인도 적지않게 관여하고 있다.

병인론적으로는 심신증(psychosomatic disease) 등과 마찬가지로 반응성 장애에 해당된다. 스트레스 상황에 대해 적절히 대처하지 못하고 갈등을 일으키기 쉬운 소질 또는 성격 경향이 있는 자가 어떠한 심인(psychological cause)에 대해 방위기제가 적절히 기능하지 못하고, 정신적, 신체적인 불안 및 긴장, 예기불안(anticipatory anxiety)을 중심으로 한 증상을 나타내는 질병이라 말할 수 있다. 발병과 증상이 나타나는 데에는 성격경향이 크게 영향을 미친다. 자기중심적, 자기현시적, 연기적, 감정불안정, 충동적, 좋고 싫음이 격함, 등과 같은 연기적인 경향, 소심, 고지식함, 지나치게 착실하고 꼼꼼함, 융통성이 없음, 과도하게 양심적, 너무 강한 책임감, 완벽주의 등의 강박적인 경향, 과민, 피로하기 쉬움, 내향적, 과도한 배려, 과도한 사양 등 일반적으로 신경질이라 일컬어지는 경향이 있다.

증상은 다양하며, 불안 · 갈등에 대해 적응적인 방위기제를 작용시킬 수 없거나, 극단적이거나 비뚤어진 방위기제가 작용하여 형성된다고 보고 있다. 증상에 따라 공포성 불안장애, 기타 불안장애, 강박장애, 심한 스트레스에 대한 반응 및 적응장애, 해리성(전환)장애, 신체형장애 등의 병의 형태로 분류된다. 기질적인 장애는 아니지만, 허위적이며 의도적으로 만들어진 것은 아니다. 여기서는 비교적 작업치료의 대상이 되기 쉬운 해리성(전환)장애 및 신체형장애(신체화 장애, 건강염려증성 장애), 강박장애 등의 불안장애에 대해 이야기하겠다.

신체형장애의 증상에는 마비, 실립(astasia), 실성(aphonia), 경련 등, 부적응적 방위기제로 인해 신체적으로 표현을 빌려서 형성된 전환증상, 의식장애[수면중 보행(somnambulism), 몽롱] 등이 있다. 전환증상은 기관언어로도 일컬어지듯, 그 증상과 관계되는 기관의 기능으로부터 증상이 상징적으로 환자의 기분을 말하고 있다고 해석된다. 건강염려증성 장애의 증상에는 신체 각 부분의 이상감, 불면, 주의집중 곤란, 의욕감퇴 등이 보인다. 심신이 조금만 상태가 안 좋아도 구애되어, 망상에 사로잡혀 어떠한 중대한 질병이지 않을까라고 강한 두려움을 나타낸다. 도피 및 적응장애의 합리화에 따른 것이라고 해석하기도 한다.

강박장애의 증상은, 강박관념, 강박행위 등으로, 본인 자신이 무의미하고, 비합리적이라고 알고 있음에도 불구하고 그만두면 불안해져 반복해 버리고 만다. 강박행위는 자신이 행하는 행위뿐만 아니라 타인에게 행하도록 하는 강박행위도 있다. 또한 강박행위는 일상생활의 행위 전부에서 일어나는 것이 아니라, 손 씻기 강박이라면 손 씻는 데 관계되는 것 이외에는 관심이 없는 것이 특징이다.

7-4-1 신경증성 장애와 치료

병태상에 따라 다르며, 그 기반에 있는 불안 및 우울을 항불안약 또는 항우울약으로 경감시키며, 심리지지적인 정신치료로 시작하여, 행동치료(behavior therapy) 및 인지행동치료,

통찰치료(insight therapy) 등 정신치료로 인해 갈등을 일으키고 있는 자신을 통찰해 보거나, 스트레스를 경감시킬 수 있는 생활 방식을 몸에 익히는 행동수정(behavior modification)을 꾀한다. 작업치료에서는 사고 우위적 생활을 보내기 쉬운 신경증성 사람들에게 구체적인 활동에 따른 현실적인 체험을 통해 사고적 사로잡힘으로부터 현실적인 감각으로 의식이 향하도록 한다.

7-4-2 신경증성 장애와 생활기능

1 심신기능과 장애

신경증성 장애는 병적 상태와 개인적인 성격경향이 나타난 것을 구별 짓기 힘들지만, 너무 강한 집착 또는 불안 등을 일으키기 쉬운 성격적인 편향 및 그에 동반되는 정신적, 신체적인 기능장애 등이 심신의 기본기능에 관련된 장애에 해당된다. 신체화를 동반하는 것이 많기에, 정신기능장애를 기반으로 하면서 신체기능의 저하도 보인다. 불결공포 등으로부터 오는 강박적으로 손을 씻는 행위에서는 반복되는 손 씻기로, 손의 피부 손상이 보이는 경우도 있다.

2 활동과 제한

생활상의 장애로서는 강한 불안 및 갈등, 얽매임, 몇 번이고 무언가를 확인하거나 손을 씻기 시작하면 멈추지 않는 등의 강박행위, 의식적 행위 등에 따라 정상적인 일상생활에서의 활동이 정체된다. 이러한 자신의 행위로 인해 완전히 지쳐서 일을 할 수 없게 되거나, 자기중심적인 의존경향이 강한 경우에는 주위 사람에게 의존하면서 그 상태를 독점하여 조작적으로 움직이게끔 하므로, 타인과의 관계에도 영향을 미치는 등과 같은 일이 보인다.

3 참여와 제약

신경증성 장애의 대부분은 자기완결형(self-contained)의 생활장애이지만, 일반적으로 신경 쓰이는 일과는 동떨어진 불안 또는 그에 동반된 행위가 일상생활 및 일에 크게 지장을 초래하게 되면 사회적, 직업적으로도 제약이 생기게 된다.

7-4-3 작업치료의 지원

이미 서술했듯이 신경증성 장애의 치료에는 정신치료와 약물치료가 병용된다. 정신치료라는 단어 대신 작업치료의 커뮤니케이션 기능 및 비언어적 특성으로서의 투영기능을 이용한 정신치료적 작업치료가 실시되는 경우도 있는데, 일반적으로는 다른 치료의 보조적인 역할로서 감정표출을 돕거나 적응적인 행동화(acting out) 및 자기애를 충족시키는 기회를 제공하여, 증상의 안정과 건강한 기능의 강화와 같은 역할을 담당한다(石谷, 1984 ; 平岡, 1993 ; 渡邊, 1993 ; 松浦, 1993).

신경증성 장애에 대한 작업치료의 개입은 어느 정도 증상이 안정되어 활동성이 보이게 되는 때부터 개시한다.

1 조기 작업치료

| 증상의 안정, 보호 – 과도한 거리

초기에는 작업치료를 소개받아도 상당히 거리를 두고 접하며, 작업활동에도 손 대는 것을 망설이는 자가 많다. 해보고 싶은 것이 있다면 가르쳐 주는 등과 같은 정도의 거리를 유지하여, 특별히 강하게 권하진 않는 편이 좋다. 작업치료의 장에서 할 수 있는 일을 소개하고, 흥미를 보이면 작업활동에 관련된 대응을 함으로써 적당한 심리적 거리를 유지하면서 자연스럽게 시기를 기다리는 등과 같은 개입이 나중의 관계를 순조롭게 한다.

| 활동의 시작 – 자기애 충족

작업활동에 흥미를 보이게 되면, 작업활동을 가르치는 형태로 심리적 거리를 유지하면서 개입한다. 활동 중에 증상(강박증상 및 전환증상 등)이 보이는 경우도 있는데, 다소 활동에 영향이 있어도, 증상(병리에 관련된 것)에 관련된 이야기를 하거나 상대를 하지 말고 그대로 두는 편이 좋다(山根, 1997). 작업치료사가 마음을 쓰고 배려하는 것이 오히려 환자에게 증상을 의식시키게 된다.

작업활동은 본인의 생활체험에 기초한 흥미가 있는 것을 사용한다. 초기에는 자신이 사용하고 자기애를 충족시키는 창작적인 수공예적 활동 또는 음악을 혼자서 즐기는 등과 같은 개인적인 활동이 선택되는 경우가 많다. 본인의 작은 노력 및 활동의 성과를 적절히 인정해 주는 것이 자기평가를 높이게 된다.

2 회복기 작업치료

| 양면성(ambivalent) – 작업치료사의 안정

어느 정도 관계가 성립되면 작업치료사에 대해 극단적으로 의존해 오거나 공격성을 보이는 등 양면적인 언동을 보이는 경우가 있다. 치료적 퇴행에 동반되는 전이에 따른 의존으로 보여지고 있다. 연애감정을 품거나, 만능시하거나, 다른 스태프에 대한 음성감정(무엇인가의 이유에 의해 대상에 대한 혐오감이 생겨 경의를 유지할 수 없게 된 것)을 숨김없이 털어 놓거나 하여 작업치료사 자신이 휘둘릴 뿐 아니라 스태프 간의 double therapist 상태[*G6]를 일으키는 원인이 되는 경우가 있다. 적당한 퇴행을 받아들이는 일은 치료상 필요하지만, 직업상의 역할을 잃어버리지 않도록 항상 일정한 대응을 하는 것이 가장 중요하다.

신체화된 증상의 고통스러운 기분은 이해의 범주에 그치도록 한다. 너무 가깝게 개입해 버리면 오히려 자신의 증상에 대한 의식을 강하게 만드는 결과가 된다. 건강한 자아에 개입하며, 생활을 안정시킨다는 작업치료의 역할을 항상 인식한 작업치료사 자신의 안정된 개입이 필요하다. 작업활동을 사이에 두고 개입하는 현실적인 거리 유지가 이 시기에도 유용하다.

자신의 상태에 대한 현실적인 인식이 분명해져 오면 증상에 대한 얽매임에 대해서도 조금씩 대처하는 마음이 보이게 되고, 실제로 행동도 동반되기 된다. 이 단계가 되면 타인과의 공동작업 등 집단장면에서 사회생활에서의 역할과 비슷한 행위도 할 수 있게 된다. 자기애를 만족시키는 개인적인 활동으로부터 타인을 위해 행하는 활동 및 애타적인 활동이 자존심을 높이고 건강한 자아의 영위를 지지하게 된다. 자기 스스로 자기의 병리에 대해 이야기하는 경우도 보이게 되며, 직접 언어에 의지하지 않아도 되는 작업활동을 사이에 둔 적절한 표현의 기회 제공도 작업치료의 역할이 된다.

또한 비교적 사고 우위적인 생활을 보내기 쉬운 신경증이 있는 사람들에게 있어서 이 단계는 가벼운 스포츠 및 게임 등 비교적 큼직한 움직임을 동반하는 작업활동을 타인과 함께 즐길 수 있게 되면 좋다. 자신의 신체감각을 통한 마음의 표현 또는 기분이 좋은 신체의 사용감의 경험이 생활의 확대를 낳는다. 그리고 과제집단 등 집단 프로그램이 이용 가능한 경우에는 조금 중심적인 역할을 취하여 사회에서의 일상적인 작은 갈등장면의 해결 및 적응적인 궁리를 경험할 수 있으면 좋다.

격려와 자신감의 회복이 현실 생활의 장으로 돌아가는 힘이 되는 시기다. 회복이 양호한 사람일수록 치료의 끝은 허망할 정도로 아무렇지도 않다

7-5 섭식장애와 작업치료

섭식장애(eating disorder) (표 7-5-1)는 신경성 식욕부진증(anorexia nervosa)과 신경성 폭식증(bulimia nervosa)으로 나눌 수 있다. 19세기 후반에 영국과 프랑스에서 주목하기 시작하여, 1960년대부터 선진국에서 급속히 증가되고 있는 거식 또는 과식과 같은 식행동의 장애를 말한다. 발병률은 시대 및 문화 등 사회적 요인의 영향이 큰데, 선진국에서 1~3%, 일부 남성에게도 보이지만, 주로 사춘기부터 청년기 여성에게 보이며 성차가 크다.

병인지 아닌지 알기 힘든 상태부터, 신경증성 장애, 경계성 인격장애, 정신병 레벨에 이르기까지 그 범위가 넓으며, 병인에 대한 견해도 여러 가지 변천을 겪었다(西川, 1988 ; 西園, 1988 ; 高木, 1988 ; 舘, 1988 ; 鈴木, 1988 ; 切池, 1988). 시대 및 지역, 사회적 풍조, 생활 상태, 식료 사정과 같은 문화적인 영향을 많이 받으며, 입에 풀칠하기도 힘든 사회에서의 발병은 극히 드물다. 일본에서는 1960년대에 신경성 식욕부진증이 나타났고, 편의점이 늘어나 24시간 영업이 시작된 1975년 이후부터는 신경성 폭식증이 늘어났다.

섭식장애의 대부분은 본인의 의지에 따른 식사 제한 또는 섭식 곤란한 상황부터 시작된다. 거식과 과식은 상반된 현상으로 보이지만, 기본적인 심성(성격)은 가까우며, 경과 도중에 각각으로 이행되거나, 쌍방의 증상이 합쳐지는 경우도 있다. 지금까지 제시된 다면적 모델(Halmi, 1995)을 더욱 개변시킨 것을 그림 7-5-1(山根, 2002)에 나타낸다.

비교적 미의식이 강하며, 착실하고 신경질적이며 노력가로 완벽주의, 고민을 혼자서 떠안아 버리며, 자신감을 가지지 못하고 타인의 평가에 과도하게 신경 쓰는 등의 성격 경향을 가

표 7-5-1 ● 섭식장애

항목	내용
발병의 특성	선진국에서 현저하며 개발도상국에서는 드물고, 사춘기 · 청년기의 여성에게 많다.
원인	사회적, 유전적, 심리적, 생물학적 요인이 제각기 관여
성격 경향	비교적 미의식이 강하며, 성실하며 신경질, 노력가로 완벽주의, 상처받기 쉬우며 항상 타인을 신경 쓰고, 타인의 평가를 과도하게 신경 쓰는 경향이 강하다.
주증상	이상한 식행동, 거식, 과식을 반복하며, 섭식행동 이외에 우울, 자상행위 등 정신적 문제 및 부정맥, 빈혈, 뇌위축, 골다공증, 과식에 따른 비만 및 당뇨병 등이 함께 발병하는 경우도 있다 .
병형	신경성 식욕부진증과 신경성 폭식증으로 크게 두 가지의 병형이 있다.
경과 · 예후	치료로 대부분이 조금 나아지지만, 만성화되기 쉬우며 죽음에 이르는 경우도 있다.
일반적 치료	인지행동치료, 가족치료 등이 유효

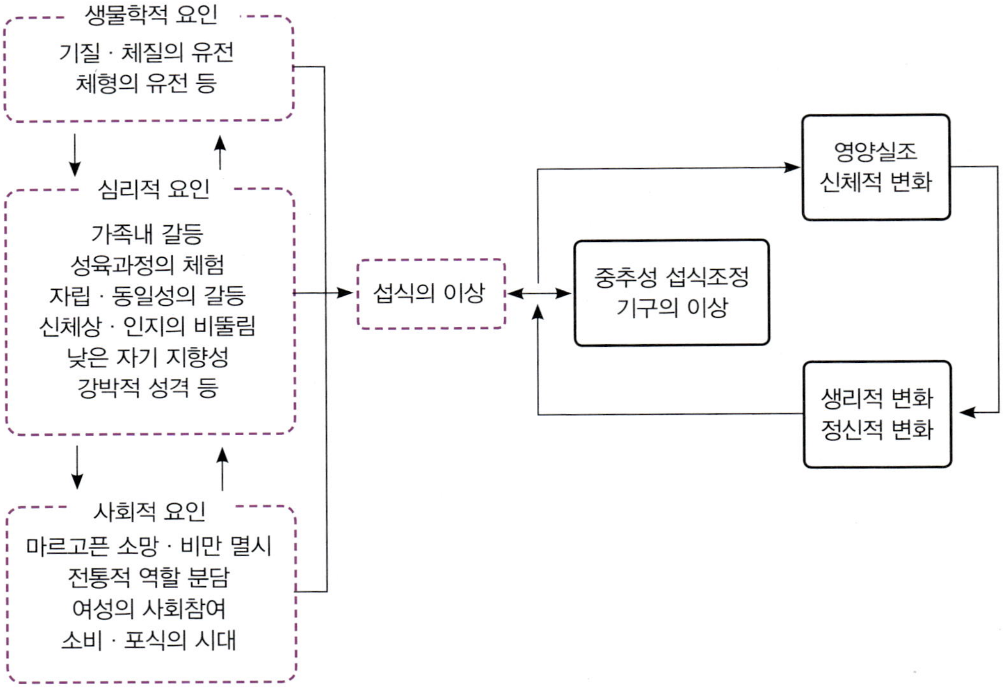

그림 7-5-1 ● 섭식장애의 다면적 모델

진 자가 다이어트 등을 계기로 학교, 직장, 가정에서의 스트레스 등이 복잡하게 얽혀 발병된다. 또 그 배경에는 기질 · 체질, 체형 등 생물학적 요인 및 비만 멸시, 다이어트의 유행 등 사회적 요인을 생각할 수 있다. 극도의 다이어트 또는 과식으로 중추성 섭식조정기구가 마비되어 식행동의 이상을 멈추지 못하여「먹지 않는다」에서「먹을 수 없다」「먹는 것을 멈출 수 없다」와 같은 악순환을 낳는다. 근래의 경향으로 거식에서 과식으로 이행하는 케이스, 거식 병력(medical history)이 없는 과식, 특정불능의 섭식장애의 증가 등이 지적되고 있다.

증상은 거식, 과식뿐만 아니라 환자에 따라 다양하며, 신경성 식욕부진증의 경우는 극단적인 음식 제한이 중핵이 된다. 체중을 줄이려고 과잉 운동을 하는 등 과활동이 보인다. 거식으로 인해 체중 저하가 진행되면, 내장위축 및 불가역적인 것은 아니지만 뇌의 축소 등도 보이며, 이에 동반하여 심신의 모든 기능이 저하하고, 영양실조상태가 계속되면 죽음에 이르는 경우도 있다.

치료에 따라 대부분이 조금 나아지지만, 나아져도 대인관계 및 사회환경에서의 스트레스 등에 민감하게 반응하여 재발하기 쉬우며, 만성의 경과에 이르는 경우가 많다.

7-5-1 섭식장애와 치료

섭식장애의 치료는 오랜 시간이 걸리기에 가족의 이해와 원조가 필요 불가결하며, 유전 또는 양육 방식의 문제는 아니지만, 중증의 경우는 가족병리에 대한 배려도 필요하다.

환자에게는 질병으로부터 파생되는 심신의 증상을 약물로 경감시키고, 신체증상 · 정신증상 · 행동의 악순환 확대를 막고 행동치료 및 인지행동치료를 실시한다. 약물은 항불안약 및 항우울약, 저영양에는 아미노산제제나 영양제, 소화제, 구토 억제제(anti-nausea drug), 변비 예방, 자율신경조정제, 비타민제, 소화관운동 기능조정지 등이 사용된다.

치료를 위해서는 섭식장애에 대한 가족들의 깊은 이해가 필요하며, 동시에 치료에는 가족의 협력이 불가결하다는 것, 환자의 기분을 이해할 수 있도록 대화하며, 잘못된 인식 또는 대응이 있다면 일상생활에서의 적절한 대응방법을 가르친다. 또한 가족에게 심리적 문제가 있다면 가족 내 관계의 조정을 꾀하며, 과잉 불안을 없애고 치료협력자로서의 자각을 가지도록 한다.

7-5-2 섭식장애와 생활기능

1 심신기능과 장애

신경성 식욕부진증의 경우, 불안정한 섭식상태가 계속되어 중추성 섭식조정기구에 이상이 생기고, 체중이 감소하여, 무월경, 변비, 저혈압, 서맥, 피부 건조, 피부 각화, 저체온, 저혈당, 점상출혈 반점, 간기능 장애, 비종(splenomegaly), 복부팽만감과 같은 기아에 따른 영양실조상태와 비슷한 생리적 변화가 시작되어, 솜털이 많이 나는 등 신체적 이상이 보인다. 야위는 상태가 계속되면 내장위축 및 불가역적이지는 않지만 뇌의 축소 등도 보인다.

한편, 신경성 폭식증의 경우는 생리적인 공복감에 기초한 것이 아니라, 심리적인 욕구의 증가로 인해 먹지 않고서는 있을 수 없는 상태가 계속된다. 먹은 것을 토해내는 자기구토(self-induced vomiting) 및 하제(purgative)를 사용하는 등의 정화행동(purging behavior)이 계속되면, 저칼륨혈증에 따른 근력저하, 위아토니(gastric atony), 부정맥, 신장기능장애 등도 출현한다. 구토를 반복할 경우에는 역류한 위산으로 치아의 에나멜질이 녹아 충치가 되거나, 이하선과 설하선이 붓고 손가락에는 토해낼 때 생긴 굳은 살 등이 생긴다. 나아가 식도염 또는 식도 하부부터 분문부에 걸친 열창, 출혈 등이 보이는 경우도 있다.

또한 병이라는 인식이 거의 없으며, 치료를 거부하거나 우울, 흥분 등의 정신증상을 동반하는 경우도 있다.

2 활동과 제한

신경성 식욕부진증의 경우, 뼈가 뚜렷하게 드러날 정도로 마르며, 과도한 활동성이 보이고, 자신의 신체 상태를 심각하게 받아들이지 않으며, 부모, 특히 모친에게 지금까지 거의 손 갈 곳 없었던 아이였는데 갑자기 반항기가 찾아 온 듯한 반항과 의존이라는 양가적(ambivalent)인 태도를 보이게 된다. 또 갈등에 동반되는 여러 가지 문제행동, 식행동의 이상이 생활장면에서도 나타나며, 가족이 휘둘리게 된다. 신경성 폭식증의 경우도, 이 식습관의 불안정성, 이상성에 가족이 말려 들게 되며, 어느 쪽 경우라 할지라도 가정은 암울한 상황이 되고, 일상적인 생활이 붕괴에 이르는 경우도 있다(下坂, 1999).

신경성 폭식증의 경우, 자기제어를 할 수 없어 대량으로 먹고, 먹는다는 만족감과 먹었다는 죄악감 또는 절망감 속에서 먹은 것을 토해 내는 자기구토(self-induced vomiting), 대량으로 하제(purgative)를 사용하는 정화행동(purging behavior) 등으로, 자신을 비워 안정하고, 공허감으로 다시 먹는 등 터무니없는 먹기 행위를 반복한다.

3 참여와 제약

섭식장애는 어떤 의미로는 강박성 표현이며, 자기완결형의 생활장애라 말할 수 있다. 그러나 신경증, 경계형 인격장애, 정신병 레벨에 이르기까지, 그 증상의 범위가 넓으며, 개인에 따라서는 불안정한 대인관계 및 행위가 사회생활에 크게 지장을 초래하는 경우가 있다.

7-5-3 작업치료의 지원

섭식장애의 치료에는 정신치료, 행동치료, 인지행동치료 등과 약물치료가 병용되는데, 작업활동의 커뮤니케이션 기능 및 비언어적 특성으로서의 투영기능을 이용한 정신치료로서 작업치료가 실시되는 경우도 있다. 일반적으로는 다른 치료의 보완적인 역할로서 감정표출을 돕거나, 적응적인 행동화(acting out) 및 자기애를 충족시키는 기회를 제공하고, 증상의 안정과 건강한 기능의 강화와 같은 역할을 담당한다.

1 조기 작업치료

조기에는 신체면의 의학적 관리 및 생활의 관리상, 행동제한이 있는 경우가 많다. 작업치료는 원칙적으로 개별치료, 또는 개별치료와 Parallel 장의 병용으로 시작된다. 수용적 · 지지적인 개입, 작업을 사이에 둔 구체적인 개입이 관리 또는 행동제한을 동반한 치료에 대한 스트레스를 누그러뜨린다.

도입을 할 때에는 애매한 약속을 하지 않아야 된다. 시간 및 장소 등 한계 설정을 명확히 하고, 질병에 얽매이는 일 없이, 즐겁게 무언가에 집중하는 시간을 가질 수 있도록 한다. 맨 처음에는 작업 선택을 할 수 없는 경우가 많기에, 작업치료사의 책임으로 선택하여 함께 실시한다. 준비도 간단하며 장소를 가리지 않고, 단시간에 완성할 수 있는 구성이 부담이 적으며 좋다. 익숙해지면 복수의 종목을 보여주고, 선택할 기회를 마련하도록 한다. 본인이 관심을 보이고, 해 보고 싶다고 흥미를 가지는 것은 무엇이든 사용해도 좋지만, 초기에는 음식과 관련된 작업종목은 삼가는 편이 좋다. 증상이 상당히 안정되고, 자신이 좋아하는 음식에 대해 생각할 수 있게 되면, 치료적으로 사용할 수 있다.

작업치료사에 대해 마치 관심이 없어 보이는 듯한 반응으로부터 차츰 이상화, 어리광, 반항, 제멋대로 구는 등 양가적(ambivalent)인 언동이 보이게 된다. 이러한 언동은 내버려지는 데 대한 불안, 나약한 자아를 지키고자 하는 강한 방위의 표현, 또는 억압된 자기의 표현이라 생각된다. 어찌되었든, 조그마한 일로 급변하는 언동에 휘둘리는 일 없이, 대상자의 건강한 부분을 평가하고, 일관된 대응을 계속하는 것이 신뢰를 낳는다.

섭식장애 환자는 대인관계에 과민하며, 체중 및 체형, 거식 또는 과식, 구토의 유무, 가족의 협력 정도 등, 다른 환자와의 차이에 대해 부러워하거나, 적대적, 피해적, 배타적, 또는 자책적으로 되기 쉽다. 또한, 작업에 관해서도 해보려고 하지 않거나 전부 대신해서 시키려는 등과 같은 일이 보인다. 그리고 스스로 하게 되면 간섭을 피해 무엇이든 자기가 하려 하며, 한도 없이 과잉적으로 계속하거나, 집착 또는 확인, 강박적인 행동 등을 보이게 된다. 이는 완벽주의 속에 있는 불안 및 자신감 없음이 나타난 것이라 생각된다. 작업을 회피하고 있을 때는 적당한 관심을 보이며 일정한 개입을 유지하고, 과잉 활동 및 집착, 강박행동에 대해서는 무리 없이 즐길 수 있는 시간을 함께 보내며 자존심을 상하게 하는 일이 없도록 현실적인 대처를 하면 좋다(山根, 2002).

2 회복기 작업치료

작업치료사가 받아들여지고 작업을 선택하게 되면, 개별치료에서 Parallel 장으로 활동의 장을 옮겨, 타인이 있는 장에서도 안심하고 활동할 수 있는 체험을 많이 하도록 한다. 그리고 도구의 준비 및 정리 등, 스스로 책임을 지고 실시하도록 한다. 관계가 형성되면, 제멋대로 구는 것과 같은 언동이 나타나게 된다. 수용적인 태도로 대하면서 도입기의 한계 설정을 재확인하고, 받아들일 수 없는 일은 확실히 전한다. 작업치료에서 실시한 것, 할 수 있었던 것을 받아들이고, 인정하는 것이 신뢰관계로 이어지게 된다.

작업치료의 장에서는 타인이 작품에 관심을 보이거나 칭찬하는 등과 같은 일이 자연스럽게 일어난다. 이러한 작업활동 및 작품, 작업치료사를 사이에 둔 타인과의 관계가 자기애를 충족시키고 활동을 즐기게 하며, 자신을 받아들이는 기회가 된다. 또한 활동을 통한 행위 및 결과를 타인으로부터 인정받게 되거나, 실패를 해도 어떻게든 된다는 체험을 통해 집착 및 강박적인 자세를 적게 하고, 자기 나름의 가치관 및 생활 방식, 사람과의 관계를 맺는 방식을 찾아내는 원조를 행한다.

조금 적극적인 치료적 개입을 담당할 경우에는 ① 병적인 문제에 대한 대처 · 부적응 행동이 아닌 적응적인 행동을 취할 수 있게 된다, ② 증상을 포함하는 신체표현이 아닌 언어로 표현할 수 있게 된다, ③ 비뚤어진 자기개념의 개선과 같은 것이 목적이 된다. 치료 초기부터 그룹을 사용하는 것은 힘들지만, 비슷한 문제를 가진 자와의 소그룹 체험의 장이 있다면 시기를 보고 참여할 수 있으면 좋다.

7-6 물질관련장애와 작업치료

물질관련장애(표 7-6-1)는 알코올 등 의존물질을 섭취함으로써 일어나는 정신과 행동의 장애로, 주변에 가장 가까이 있는 정신질환이라 불린다. 일본에서는 담배의 니코틴과 알코올 음료, 각성제 등이 관련물질이지만, 헤로인 또는 코카인 등도 문제가 되기 시작하고 있다.

알코올을 포함하는 음료 및 코카인 · 대마 등의 정신활성물질과 인간의 관계는 오래되었으며, 기원 전 4000년에는 이집트에서 맥주가 만들어졌다는 기록도 있다. 적당한 음료가 정신적 불안을 없애고, 긴장을 누그러뜨려, 억제를 제거하고, 조금씩 행복한 기분으로 만들어, 사교성을 높이는 등 정신면으로의 작용이 있기 때문일 것이다. 그러나 반면, 습관화되면 신체의 기능장애를 일으키거나, 억제가 너무 해제되어버려 공격적이 되고 트러블의 원인이 되는 등 마이너스면도 있다. 대주가와 알코올 중독은 사회적으로도 받아들이는 방식이 아주 다른

표 7-6-1 ● 물질관련장애

항 목	내 용
발병의 특성	본인의 장애에 더하여 가족 및 사회에 있어서의 장애가 크다.
원인	의존하기 쉬운 성격경향이, 가족병리요인 및 사회문화적 요인에 반응
성격 경향	의존하기 쉬운 경향이 강하다.
주증상	대사이상, 소화기장애, 순환기장애, 신경장애, 내장장애와 영양장애에 따른 체력의 저하 및 사지말초의 근력저하에 따른 운동장애 등, 전신에 걸쳐, 정신적으로도, 주의집중력, 기명력, 정신작업능력의 저하가 보인다. 금단증상이 있다.
병형	일차성 의존과 이차성 의존의 두 가지 임상유형이 있다.
경과 · 예후	치료로 인해 대부분이 조금 나아지지만, 본인의 의사가 불가결
일반적 치료	합병증에 대한 신체적 치료와 심리교육

데, 알코올에 의존하여 생기는 정신 및 행동장애의 총칭이 알코올 의존증이다.

알코올 의존증을 예로 들면, 그 임상적 유형(斉藤 등, 1982)은 1차성과 2차성으로 나눌 수 있다. 1차성의 의존증은 청장년기부터 장기에 걸쳐 상습적으로 음주를 계속하여 알코올 의존증이 된 군으로, 정신의존을 뛰어넘어 신체의존에 이르고, 만성적인 내장질환을 가지게 되며, 생활이 붕괴되어 있는 사람이 많다. 2차성의 의존증은 어떠한 심리적 불안으로부터 도피하기 위해 알코올을 음용하기 시작한 사람을 말한다. 2차성에는 큰 실패 또는 사별과 같은 상실 체험 등의 심인(psychological cause)을 계기로 발병하는 상황반응성, 정신적 장애에 기초한 불쾌함의 완화를 위한 음주가 원인이 된 증후성, 시너(thinner) 등과 같은 비행형(非行型) 알코올 의존에 따른 사회병질성이 있다. 의존하기 쉬운 개인의 성격적인 요인이 의존증의 공통된 기반이다. 그리고 그러한 성격이 원인이 되어 의존을 일으키는 가족병리요인 및 사회문화적요인 등과 반응하여 상습적 음주가 시작된다.

7-6-1 물질관련장애와 치료

물질관련장애의 치료는 물질의존의 경우, 사용량을 컨트롤하는 것이 불가능해진 상태이기에 의존물질을 완전히 끊는 것이 가장 좋으며, 본인이 필요성을 납득할 수 있는 교육, 환경정비가 필요하다. 또한, 본인의 의사가 불가결하기에, 완치는 곤란하며 재발을 반복하는 자가 많다. 물질관련장애는 전신에 걸친 기능장애이기에, 합병증에 대한 신체적 치료와 물질의존 및 그에 동반된 장애, 치료 등에 관한 심리교육이 필요하다.

7-6-2 물질관련장애와 생활기능

의존증은 본인에게 있어서의 신체적, 정신적 장애에 더하여, 다른 정신장애 이상으로 가족에게 있어서의 장애와 사회적 장애의 문제를 포함하고 있다.

1 심신기능과 장애

신체적인 장애로는 대사 이상, 소화기장애(위염, 간염, 간경변, 궤양 등), 순환기장애(심근장애), 신경장애(지각이상, 소뇌변성), 내장장애와 영양장애에 따른 체력 저하 및 사지말초의 근력저하에 따른 운동장애 등, 전신에 걸친 장애가 특징이다. 정신적인 장애로는, 주의집중력의 곤란, 기명력 저하, 정신작업능력 저하로부터 치매로 진행되는 경우도 있다. 알코올성 질투 및 환각 등도 보이며, 장기에 걸친 음주의 경우에는 술을 끊으면 손이나 혀, 눈꺼풀의 떨림, 구토, 탈력(lassitude), 쇠약, 빈맥, 발한, 불안, 우울, 초조감 등 수일 안에 소실되긴 하지만 금단증상(withdrawal symptom)이 나타난다. 중증 금단증상으로는 진전섬망(delirium tremens)이 있다. 약물의 경우에는 약물사용중지 후에도 약물사용 시에 보여졌던 지각성의 착각, 이인증상(depersonalization), 불안 · 긴장, 환각 등의 증상이 출현하는 플래시백(flashback)이라 불리는 현상도 있다.

2 활동과 제한

의존증에 따른 생활상의 장애는 아동학대, 배우자의 학대, 부부 간의 폭력, 그 결과로서 이혼 및 별거와 같은 가족 그 자체의 붕괴가 보인다. 그리고 신체기능의 장애로 인해 작업능률의 저하 등 일에도 영향을 미치게 되는 등, 자신과 가족의 생활 전부를 말려들게 하는 장애다. 나아가 아동의 생활에도 크게 영향을 미치며, 학교에 가지 않게 되거나 비행을 저지르는 등 가정 문제를 일으키는 일이 많다. 또한 모친의 경우라면, 태아로의 영향도 크며, 심신의 발달장애를 가진 아이가 태어나기 쉽다. 무사히 태어난다 해도 육아를 충분히 할 수 없기에, 발육과정에서 여러 가지 심리적인 문제를 일으킬 가능성이 크다.

3 참여와 제약

의존물질의 사용에 동반되는 교통사고 및 직업상의 사고, 결근, 작업능률의 저하, 대인관계의 문제 등으로 인해 사회에 큰 폐를 끼치고, 부담을 강요하는 경우가 많다. 때문에, 전근 및 실직, 사회적 신용의 실추, 가족 또는 사회로부터의 고립화와 같은 경우가 결과적으로 사회적 불리를 일으킨다. 그리고 그러한 일이 알코올 등 의존물질로의 도피를 더욱 강화시키는 등 악순환된다.

7-6-3 작업치료의 지원

급성기의 증상에 대해서는 약물에 따른 신체적 치료가 실시되지만, 만성적인 의존증상에 대해서는 본인의 「의지 문제」가 깊이 관여되기에 교육적 개입과 약물치료, 그 외에 가족의 협력, 금주회 등 사회적 지원이 필요하다. 교육적 개입은 자신뿐만 아니라 가족 및 사회에까지 미치는 여러 가지 문제에 대한 계몽이 필요하기 때문에, 지시적인 수단으로 시작하여, 통찰, 훈련과 같은 광의의 수단이 필요하다. 그에 더하여 가족지도, 알코올 의존증에 대한 단주회 등 자조 그룹[*F11]의 이용 등, 의존증에 대한 치료는 다른 정신장애 이상으로 종합적, 교육적인 프로그램이 필요하다.

작업치료는 그러한 여러 가지 치료 프로그램 중에서 회복과정에서의 신체기능 회복 및 직업준비훈련, 사회의 일원으로서 다시 한 번 사회로 돌아가기 위한 적응기능훈련 등을 목적으로 치료한다.

1 조기 작업치료

입원해서 얼마 동안은 내장장애 및 영양장애 등의 신체기능장애의 회복과 금단증상에 대한 치료가 이루어진다. 작업치료가 직접 개입하는 시기는 아니지만, 회복기가 되면 훈련 · 지도를 위한 동기 부여로서 개입한다. 이 시기는 입원으로 인해 갑자기 의존물질을 끊은 고통도 있어, 병원을 빠져 나오거나 병원 내로 알코올을 가지고 들어오는 등 문제가 되는 행동이 일어나는 일도 있다. 또한, 입원에 대한 불만이나 반동적으로 의존하는 등과 같은 불안정한 행위가 보이는 일도 있다.

작업치료사는 사회규범에 따른 의연한 대응 방식을 취하며, 작업을 사용하는 것의 중요성 및 의미에 대해 바르게 오리엔테이션을 해 둘 필요가 있다.

2 회복기 작업치료

금단증상이 일단 가라앉은 회복 초기에는 환자의 신체기능 평가 및 작업에 대한 정신적 내성, 신체적 내성, 작업수행능력, 대인특성 등 screening이 필요해진다. 타인과의 협력이 필요한 것 또는 공정이 복잡한 과제작업을 조금씩 도입하여, 집단의 다른 멤버와 교류 기회를 많이 가진다. 그 중 screening을 실시하면서,

- 기초체력의 회복, 개선
- 작업에 대한 정신적 내성, 신체적 내성의 향상
- 집단 응집성을 높이고, 타인과 협조적으로 행동하는 체험
- 이타행위에 따른 자기존중의 향상
- 자기능력의 현실에 대한 인식
- 술과 약으로 인한 해에 대한 자각과 금주 및 금약에 대한 교육

을 꾀한다. 회복 초기에는 의존증의 양면적인 인격특성이 현저히 나타난다. 그것은 의존하고픈 욕구와 버림받을지도 모른다는 불안에 대한 방위로 보이는 과도한 자립적 태도 및 과대적 언동이다(斉藤, 1986). 타인에게 인정받고 필요한 사람이 되고 싶어서 치료자에 대한 순종적 태도, 작업에 대한 과도한 분발, 그와 반대로 의존의 부인을 내포하는 묘한 허세를 보이거나 한다. 보통의 노력으로도 충분히 좋다는 것을 제시해 주고, 과잉 언동에 영향을 받지 않을 대응이 필요하다.

또한, 자신의 신체기능 및 작업능력을 뛰어 넘은 행동 및 요구도 보이기에, 기본적인 능력의 평가가 필요하다. 그리고 스포츠 등은 적응적인 행동화(acting out)로서, 또 타인과의 협조성 체험으로서 유용하지만, 신체기능 저하로 피로해지기 쉽기에 과잉 운동이 되지 않도록 주의가 필요하다.

회복 후기에는 퇴원 후의 생활에 초점을 맞춘 지도가 중심이 된다. 가족의 수용 및 복직, 재취직과 같은 현실적인 과제가 있으며, 그에 대한 도피적인 기분 때문에 의존성이 높아지거나 한다. 지역사회로의 복귀에 대한 의식을 확실히 가지게 하고, 가족 또는 지역사회 내에서 사람과의 관계 회복을 목표로 자신의 있는 그대로의 능력으로 타인과 사귀고, 생활할 수 있도록 한다. 퇴원 후에도 조금만 마음이 느슨해지면 알코올 또는 약물에 손을 대어 입퇴원을 반복하는 경우가 많다. 퇴원을 위해 자조 그룹*F11으로의 참여를 촉진하는 등 퇴원 후의 생활에 대한 조언 지도는 빠뜨릴 수 없다. 퇴원할 수 있을 정도까지 회복하고자 하는 노력을 평가하고 격려하는 것이 과도한 자기애를 벗어나 일 또는 생활과 같은 사회에서 받아들여지는 행동으로 변화시킨다.

7-7 인격장애와 작업치료

인격장애에 대한 판단은 사춘기부터 성인기 조기에 걸쳐 이루어지는데, 임상적 진단은 힘들며, 일반적으로는 망상성, 정신분열증성의 것, 약간 연기적이며 불안정한 경계형, 자기애형의 것, 회피경향이 강한 것, 피해경향이 강한 것 등의 분류가 있다. 신경증이 주로 자기자신이 괴로워하고 고민하는 데 반해, 인격장애는, 불안정한 자타의 이미지, 감정 · 사고의 제어장애, 충동성, 자기파괴적 행위 등으로, 자기자신도 괴로워하고 고민하지만 그 이상으로 주위를 괴롭게 하는 것이 특징이라 말할 수 있다. 본서에서는 비교적 작업치료에서 만날 일이 많은 경계형 인격장애에 대해 서술하도록 하겠다.

경계형 인격장애는 신경증과 정신병의 경계에 위치된다 하여 붙여진 이름인데, 특유의 인격구조가 인정되어, Kernberg의「경계인격장애」(Kernberg, 1975) 또는 DSM−III(american psychiatric association, 1987)의「경계인격장애」및「분열형 인격장애」에 해당한다(山中, 1982)고 본다. 어떻게 분류할지는 진단 전문가에게 맡기도록 하고, 작업치료의 개입으로부터 볼 경우, 임상상의 대상의 특성으로서는 ICD−10(WHO, 1992)의 정서 불안정성 인격장애(emotionally unstable personality disorder)의 충동형과 경계형으로 나눌 수 있다.

역학조사로는 인구의 1~2% 정도라 한다. 발병 연령은 10대 후반부터 20대 전반에 걸쳐 있는 경우가 대부분으로, 20대 후반부터 30대 성인기에도 드물게 나타난다. 버림받은 체험과 응석받이로 자라난 체험이 함께 있다고 일컬어지듯, 기본적인 신뢰관계의 체험이 부족하고, 착실하며 꼼꼼한 면과 지나치게 제멋대로 굴며 자기중심적인 측면이 보인다. 이러한 미숙한 인격 특성을 배경으로 자기자신의 정체성을 생각하는 청년기 시기에 친구나 부모, 교사 등 사람과의 관계 속에서 생각처럼 되지 않는 사태에 직면했을 때, 그러한 사태가 발병의 계기가 된다고 생각된다.

기분장애(감정장애) 및 물질관련장애 등을 합병하고 있을 경우가 많으며, 증상은 불안정하고, 우울, 대인공포, 강박행위, 거칠고 난폭한 행위, 물건 훔치기(shoplifting) 등 반사회적인 행동화, 자살기도 등 자기파괴행위, 만능시와 조작 등 불안정한 대인관계 등, 다채로운 신경증적 증상 및 언동이 보인다. 혼란이 격할 때에는 정신병 증상도 보인다. 이러한 방위특성으로 인해 자기애성 인격장애(narcissistic personality disorder) 및 회피적 인격장애(불안성 인격장애)로 진단되는 경우도 많다.

7-7-1 인격장애와 치료

경계형 인격장애는 어디까지를 병으로 보고 치료대상으로 삼아도 좋을지 논의대상이 되기도 하지만, 일반적으로는 정신분석적 정신치료 및 인지행동치료 등의 정신치료를 중심으로 약물치료가 병용되어 다각적으로 실시된다.

치료관계가 성립되기 힘들며, 치료자와 의료기관을 계속해서 바꾸는 사람이 많다. 어느 정도 치료적 신뢰관계가 형성되어도「끝이 없는 치료」라 일컬어지듯, 상당히 장기에 걸친 원조가 필요한 경우가 많다. 그렇게 나이를 먹어가며, 생활경험 속에서 다양한 사람을 만나보고 대하여 다양한 생활 방식 및 생각 방식, 어찌할 수 없는 상황에 대해 조금씩 받아들이게 되거나 견딜 수 있게 되면, 30~40대까지 상태가 개선되어, 극단적인 증상 또는 불안정한 언동이 진정되는 사람도 있다.

7-7-2 인격장애와 생활기능

충동형은 청소년기에 많이 보이며, 충동의 컨트롤이 서툴러 자기표현을 못하고 충동이 전면적으로 나타나기 쉽다. 지적 수준도 낮은 경향이 있으며, 자기인지 및 통찰이 부족하다(町沢, 1991). 치료 프로그램에도 참여하기 힘들며, 참여해도 장을 파괴시키는 등 계속성이 없는 참여를 한다.

경계형은 충동성이 내면화되어 우울, 불안, 허무감이 전면적으로 보인다. 자기동일성 장애와 예민한 감수성으로 인해 자신과 타인의 마음이 움직이는 것을 민감하게 살피고, 통찰하여 표현한다. 비교적 지적 수준이 높은 사람들에게 보이며, 충동형에 비해 치료 프로그램에도 참여하는 사람이 많지만, 다른 참여자와의 관계에 대한 갈등이 크며, 안정된 참여가 되기는 힘들다.

1 심신기능과 장애

범신경증(panneurosis)적 증상 또는 불안정하며 극단적으로 양가적(ambivalent)인 대인관계를 취하는 방식, 다채로운 충동행동, 감정의 억제결여, 자기파괴적 행위, 불확실한 자기동일성(self identity), 불안정한 정서 등을 일으키기 쉬운 인격구조상의 장애 등이 심신의 기본 기능장애에 관련되는 것으로 보인다.

2 활동과 제한

생활상의 장애로는 상기와 같은 불안정한 사람과의 관계 및 증상으로 인해, 일상생활이 안정되지 못하고, 자신의 행위로 인해 지칠 대로 지쳐버리게 된다. 부분적으로는 높은 능력을 가지면서도, 사람과의 항상적인 관계를 가질 수 없기 때문에, 일도 오랫동안 지속할 수 없다. 일상생활 또는 사회생활에서의 자기붕괴라고도 일컫는 일이 많다. 지속성이라는 의미에서 볼 때 사회에서의 적응능력이 낮으며, 본인의 생활뿐만 아니라, 가족의 일상 그 자체가 붕괴되거나, 이웃 사람들의 생활에도 영향을 미치는 일이 있다.

3 참여와 제약

항상 관계를 가지는 주위 사람들이 휘말리는 형태로 일어나고 있는 생활상의 장애, 사회적 일탈행위를 포함한 극단적이며 변동이 심한 감정 및 충동성으로 인해 주위로부터 거부 당하는 사회생활상의 불이익이 생기게 된다. 취직하는 사람도 있지만, 안정된 관계를 지속하는 것이 힘들며, 이리저리 직장을 전전하며 바꾸는 일이 많다.

표 7-7-1 ● 경계형 인격장애에 대한 작업치료의 기능

- 현실적인 치료의 틀 짜기(작업의 구체성 및 의미성, 목적성)
- 심리적 거리의 유지(작업의 구체성과 물리적 거리)
- 자기능력현실의 검토, 자기평가(결과의 구체성)
- 적응적 발산(충동 에너지의 신체 에너지로의 변환, 신체성)
- 자기애, 유능감의 충족(작업의 결과, 도구의 사용)
- 신체자아의 확립(작업에 동반되는 신체감각의 입력, 신체성)
- 의존욕구의 충족(작업을 가르친다, 돕다, 공유성)
- 적응적 퇴행의 보장과 퇴행욕구의 충족(작업의 구체성, 투영성)
- 수용되는 체험, 집단소속체험(작업의 공유성)

7-7-3 작업치료의 지원

경계형 인격장애는 개인 정신치료, 집단치료, 약물치료, 가족치료, 환경조정 등 치료 및 재활치료적 처우, 그 어느 것이든 하나만으로 높은 효과를 나타내는 것은 없으며, 전부 다 필요하다. 때문에, 데이케어*C3 등 진료 팀의 일원으로서, 또 정신치료 등 다른 치료에 대한 보조로서, 작업치료의 기능을 살려 개입할 기회가 늘어나고 있다.

정신치료 등 다른 치료에 대한 보조적 기능으로서, 표 7-7-1(山根, 1998)에서 나타나듯 작업치료의 구체성, 현실기능, 적응적인 행동화(acting out) 효과, 작업활동을 매개로 하는 심리적 거리의 유지기능 등을 이용하여 치료하게 된다. 따라서 회복 단계에 맞춘 작업치료라고 말하기보다는 작업치료로서 개입하기 시작한 시기부터 조금씩 관계를 맺기 시작한 시기라는 관계성으로부터 본 시점에서 작업활동을 사용한 기본적인 대처에 대해 서술하겠다.

1 치료를 시작하는 시기

본인이 설령 활동에 흥미를 보였다고 해도, 치료상의 약속이 지켜지는 일은 우선 없다고 생각하는 편이 좋다. 이를 잘 알아두어야 하며, 치료를 처음 시작할 때는 프로그램 및 참여에 대한 약속 등 기본적인 규칙을 정확히 전한다. 장차 이러한 것이 환자에게 휘말려 꼼짝도 못하게 되는 상태가 될 때, 작업활동이라는 현실적인 틀을 살려 적절한 심리적 거리를 유지하는 기반이 된다. 이 점을 애매하게 하고 시작해 버리면, 우선 치료관계부터 성립되지 않는다.

개별 면접 및 치료의 약속도 여러 가지 이유를 대고 참여하지 않거나, 지각하거나 한다. 집단 프로그램에도 목적을 가지고 계속적으로 참여하는 것이 힘들며, 자신의 뜻대로 치료의 장을 이용하려고 하거나, 장을 파괴하는 듯한 언동을 보이는 경우가 있다. 기존의 틀(사회구조 및 치료 프로그램 등)에 대해서는, 조그마한 애매함도 인정하지 않는 듯한 언동을 하면서, 자기 자신은 그 틀에 맞출 수가 없다. 그렇다고 해서 완전히 틀 밖에 있지도 못하는 등의 참여 방식을 취한다.

치료자에 대해서는 치료사의 양심적인 약점을 아주 잘 동요시키며, 수중에 넣고 구워삶는 듯한 언동이 보인다. 마치 의도적인 것처럼 보이지만, 미숙하고 불안정한 대인관계가 그대로 나타난 것이다. 개입 처음에는 언뜻 보기에는 믿을 수 없을 정도로 안정된 관계를 보이는 일도 있는데, 새로운 의존대상에 대한 이상화와 일방적인 기대에 따른 노력이며, 이는 일시적인 현상일 수 있기에 치료자는 정신 차리고 조심하지 않으면 안 된다. 치료 틀을 무시하는 듯한 행동에 대해서는 다소 융통성을 발휘하면서, 작업활동이라는 현실적인 틀을 이용하여, 치료자는 흔들리지 않는 존재로서 일정한 위치관계를 유지하고, 의뢰자에게 있어 새로운 적응적 관계 대상이 되도록 한다.

2 치료 시기

인격장애는 분리-개별화(separation-individuation)의 미성숙함이 현재화되었다고 보는(Masterson, 1972) 등, 기본적인 신뢰체험이 부족하며, 분리불안에 기초한 강한 의존심이 보인다. 관계가 형성되기 시작하면, 치료적인 퇴행과 함께 전이 현상도 격해지고, 만능시하거나, 조금 어긋난 일로 격하게 공격하는 등 이상화와 가치의 하락으로 흔들린다. 직업적인 진지한 개입으로는 만족하질 못하는데, 이는 치료자의 마음으로부터의 공감과 결코 버리지 않겠다는 보증을 얻기 위함인 듯하다. 분리 또는 상실에 대해 정신병적인 퇴행, 자기파괴적인 퇴행이 일어나기 쉬우며, 충족되는 일 없는 제멋대로의 요구와 조작성으로 인하여 치료관계는 형성되기 힘들다.

작업치료로서 개입할 경우는 정신치료와 같은 명확한 치료구조를 가지기 힘들기 때문에 개입하는 첫 시기에 보여준 프로그램 및 작업의 현실적인 틀을 살려, 그다지 퇴행을 일으키지 않을 정도의 현실적인 관계를 유지하는 편이 좋다. 다만 이 시기에 있어 목적을 가진 작업활동을 마지막까지 실시하는 일은 거의 없으며, 그 장의 기분전환 및 발산, 관계성의 유지를 위해 실시되는 일이 거의 대부분이다.

언어를 통한 개입이 그저 추상적인 사고 또는 이미지의 세계가 되기 쉬운 데 반해, 작업활동의 신체성은 의뢰자의 미숙한 자아에 대해 신체자아 레벨부터 개입하는 것이 가능하다. 작업을 사이에 둔 개입은 그 경과 및 결과가 구체적이기어, 결과적으로 본인이 자기능력의 현실검토 장면을 만나게 되는 일을 피할 수 없다. 때문에, 작업활동으로 자극받은 콤플렉스로 작업치료사의 대응 방식에 하나하나 반응하게 된다. 충동의 발산 정도로 진정되지 못하고, 분노를 컨트롤 할 수 없기에, 갑자기 되는 대로 격한 행동화(acting out)를 유발할 위험성도 크다. 자존심을 상하게 하지 않도록, 적당한 발산과 자기애, 유능감을 충족시키면서, 작업활동이 적응적인 행동화(acting out)가 되도록 하는 것이 좋다. 이를 위해서는 작업을 매개로 한 건강한 자아로의 관계를 유지하는 자세를 무너뜨리지 말고, 다소의 탈선행위에 대해서도 본인을 내버려두지 않겠다는 자세, 받아들여지지 않는 일과 받아들여지는 일을 분명히 보여주는 것이 중요하다.

집단 프로그램에 참여는 해도, 여러 가지 이유를 대며 결석을 하거나 지각을 하는 등 지속적 참여가 힘든 경우가 많다. 언제나 그 틀의 주변에 있다는 인상을 받는다. 집단 내에서는 너무나도 진지하고 착실한 면과, 사람과의 거리를 두는 방식이 서툴러 이상하게 얼버무리거나 경쟁적, 공격적으로 행동하는 등 양극단의 언동이 보인다. 그러나 무리를 하지 않고 사람과 함께 지내거나, 즐기고, 받아들여지는 등, 자연스러운 타인과의 관계 체험은 본인에게 있어 유용하다. 관심을 가지면서도 스스로 사람의 모임에 들어가는 것이 서투르기 때문에 집단 프로그램을 이용할 경우에는, 의뢰자 또는 다른 멤버에게도 마찬가지이지만, 타인과의 관계에서의 상호 과제로서, 다른 멤버와의 자극 및 트러블 등도 회피할 것이 아니라, 치료자 또한 그것을 적극적으로 사용하고자 하는 마음의 준비를 확실히 가지고 있을 필요가 있다.

어찌 되었든, 작업치료사 자신이 안정할 것과, 혼자서 너무 고민하지 말고, 치료 팀의 연계를 무너뜨리지 않는 객관적인 판단과 확고한 연계가 불가결하다.

3 치료의 마무리

경계형 인격장애의 치료는 의뢰자 자신이 충족되는 일이 없듯이, 치료자에게 있어서도 확실히 치료 효과를 느낄 수 있는 마무리를 맞이할 일은 거의 없다고 해도 좋다. 통신 대학에서 자신의 졸업과제 발표가 잘 되어 안정된 자기 체험의 예도 있지만, 의뢰자 자신이 무언가 자기평가가 분명한 체험을 계기로 사회를 받아들이는 힘, Winnicott가 말하는「혼자 있을 수 있는 능력」(Winnicott, 1971)이 길러짐으로써 자연스럽게 치료자를 떠나게 된 것이라 생각된다. 치료적 개입도 포함하여, 여러 가지 경위를 통해, 나이가 들거나, 경험을 반복하면서, 어떻게 해도 안 되는 상황을 조금씩 받아들이게 되거나 견뎌낼 수 있게 된다. 그에 따라, 극단적인 증상 및 불안정한 언동이 진정된다. 그 예측하기 힘든 과정에 있어, 적당한 치료관계를 유지하는 것이 중요하다. 새로운 의존대상을 추구하여 치료자를 떠나가는 경우도 있지만, 평온하게 조용히 떠날 수 있다면, 그걸로 괜찮다. 그 반복 또한, 경계형 인격장애로 고통 받는 사람에게 있어서는 소중한 경험의 쌓임이다. 흐지부지한 관계는 어느 쪽이 지칠 대로 지쳐버릴 때까지 끝이 없는 관계가 되어 버리고 만다.

7-8 아스퍼거 증후군과 작업치료

아스퍼거 증후군(DSM-IV에서는 아스퍼거 장애)은 오스트리아의 소아과 의사 Hans Asperger의 논문「소아기의 자폐적 정신병질」(1944년)의 이름을 따서 명명되어, 영국의 아동정신과 의사 Lorna Wing이 아스퍼거의 업적을 재평가(1981년)함으로써 알려지게 되었다. 사회성, 커뮤니케이션, 상상력의 여러 가지 증상을 징후로 하는, 자폐증과 비슷한 아이들이 아스퍼거의 보고예와 비슷하여 아스퍼거 증후군이라는 진단명을 사용하게 되었다.

아스퍼거 증후군 등 고기능 광범위성 발달장애(high functioning pervasive developmental disorder)에 대해, DSM-IV(american psychiatric association, 2000) 및 ICD-10(WHO, 1993) 등에서 정신의학적 진단기준으로서 카테고리가 분류되어 있지만, 그 개념은 확정적인 것이 아니다. 참고로 DSM-IV와 ICD-10의 비교는 표 7−8−1과 같다.

표 7-8-1 ● DSM-Ⅳ와 ICD-10의 비교

DSM-Ⅳ 미국정신의학회		ICD-10 세계보건기구
광범위성 발달장애(PDD)	자폐성 장애	자폐증
	아스퍼거 장애	아스퍼거 증후군
	레트장애	레트 증후군
	소아기 붕괴성 장애	소아기의 기타 붕괴성 장애
달리 분류되지 않는 광범위성 발달장애(PDDNOS)		광범위성 발달장애 기타 광범위성 발달장애 달리 분류되지 않는 광범위성 발달장애

아스퍼거 증후군은 부모, 특히 남성의 혈연자 중 아스퍼거 증후군에 가까운 것이 보이는 등, 뇌의 어떠한 선천적인 유전요소를 포함하는 기능장애에 기인한다. 1살 정도부터 표정이 적으며 시선을 마주치질 않고, 반응이 적으며 타인과의 관계를 피하고, 편중된 놀이를 하는 등 자폐증적 행동을 보이는, 커뮤니케이션 및 대인관계, 상상적, 창조적 행위 등 사회생활기능에 지장이 있는 발달장애의 하나이다. 그러나 자폐증과는 달리, 지적 지연이 없기에, 과다활동(hyperactivity) 및 동일성 유지 경향 등 부분적으로 문제는 있지만 기본적인 생활습관은 거의 자립하여 할 수 있게 된다.

아스퍼거 증후군의 특성은 사춘기부터 청년기에 걸쳐 현저해진다. 청년기는 정형발달(NT : neurotypical)이라 불리는 보통 젊은이들이라 할지라도, 신체적 · 성적 성숙에 동반되는 심리적 교란으로 인해 평소와는 다른 행동을 하게 되는 시기가 있다. 시간을 들여 자기류의 규칙을 만들어 내어 어떻게든 안정해 온 아스퍼거 증후군과 비슷한 사람들도 상황의 변화 및 언어의 배경을 읽어내는 것이 서툴러, 이 시기에 부적응을 일으키기 쉽다. 동연대의 젊은이들이 무엇을 생각하고 행동하고 있는지, 지금까지의 거리를 두는 방식 또는 규칙이 통용되지 않게 되었기 때문이라 생각된다.

다양하게 호칭되는 발달상의 장애와 정형발달(NT : neurotypical)은 발달의 상대적인 차이가 연속되는 것으로(표 7-8-2), 명확한 구분은 할 수 없다. 때문에, 아스퍼거 증후군이라 진단되어도, 같은 진단명인가 생각될 정도로 개인차가 크다. 임상상에서는 Lorna Wing 등이 서술하고 있는 일련의 특성을 연속된 것으로 파악하는 편이 이해하기 쉬우며, 작업치료의 임상상에서도 큰 차이는 없다. 때문에, 본서에서는 아스퍼거 증후군 등 고기능 광범위성 발달장애(high functioning pervasive developmental disorder)를 명확한 지적 증후군을 가지지 않는 발달 증후군의 한 부류로서 파악하고, 그 특성, 기본적인 치료, 작업치료에서의 대응에 대해 서술하겠다.

표 7-8-2 ● 아스퍼거 증후군

높음	저기능 자폐증(Kanner syndrome)	AS와의 경계	아스퍼거 증후군(AS)
중간	지적장애(자폐경향)		아스퍼거와 정형발달의 경계
없음	지적장애(비자폐)	지적 장애와 정형발달의 경계	정형발달
	0	70	85 140

지능 지수(IQ)

7-8-1 아스퍼거 증후군과 치료

아스퍼거 증후군의 병태상은 「마음의 이론」(Wing, 1981)이 기능하지 않는 것과 같이, 어떠한 생물학적 기능의 기본적인 문제를 가지고 있을 가능성이 높은 경우에 발달과정에서 환경과의 상호성 속에서 나타내는 현상이다. 때문에, 발달과정에서 병태상은 일정하지 않으며, 발달에 따라 진단이 달라지는 경우가 많다. 초등학교 저학년에서는 주의력 결핍/과잉행동장애(ADHD : attention deficit hyperactivity disorder) 및 학습장애(LD : learning disabilities)가 의심되던 아이가 성장함에 따라 정신분열증이 의심된다고 진단받고, 사춘기가 되어 광범위성 발달장애(PDD : pervasive developmental disorder)로 변경되는 일도 드물지 않다. 또한, ADHD, 틱, 정서장애(affective disorder), 해리장애(dissociative disorder), 섭식장애(eating disorder), 때로는 환청 및 피해망상, 관계망상 등 정신병적 상태가 보이는 경우도 있다. 정신분열증 등과 같이 정신병적 상태가 지속되지는 않지만, 여유를 잃어버리거나 정서를 컨트롤할 수 없게 되는 상황에서 볼 수 있다. 자신의 언동에 대해 본인이 이해할 수 없는 규제를 받았다고 느낀 것 같은 경우에, 정서 컨트롤이 되지 않고 충동적인 행동화에 이르게 되거나, 그것이 의료에 관련된 원인인 경우도 있다. 이러한 병태상의 파악이 힘든 점이 명확한 지적 장애를 가지지 않는 발달장애의 특징이라고도 말할 수 있다.

아스퍼거 증후군은 선천적인 뇌의 특성이라 말할 수 있는 것으로, 약물치료 및 정신치료 등 일반적인 정신장애에 대한 치료로 낫는 것이 아니라, 생활습관의 개선 또는 훈련을 기본으로 한다. 약물치료 및 정신치료는 다른 정신질환을 합병하고 있을 경우에, 그러한 합병증 및 이차적인 정신기능의 장애에 사용하면 효과가 있는 경우가 있다.

7-8-2 아스퍼거 증후군과 생활기능

아스퍼거 증후군과 같은 부류에 속하는 사람들은 지적 능력의 차이를 제외하면, 대인관계, 커뮤니케이션, 사물 또는 여러 가지 일에 대한 흥미 · 관심에 자폐증과 똑같은 경향이 보인다. 이러한 증후군이 가지는 생활면의 인식 차이에 대해서는, 당사자의 체험(ニキ, 2001 ; 2004 ; ニキ 등, 2004)에 상세히 나타난다.

표 7-8-3 ● 아스퍼거 증후군의 생활기능상의 특성

1. 사회성
- 상대의 반응을 알아채고 상호 관계를 가지는 것이 곤란하며, 타인에 대한 관계가 일방적이 되기 쉽다.
- 발달수준에 걸맞는 같은 연령의 친구 관계를 만들 수 없다.
- 장의 분위기 및 상황을 파악한, 그에 어울리는 행동, 집단에서의 협조 행동을 할 수 없다.
- 자신 또는 타인의 감정에 대해 알아차리거나 정서적 공유가 곤란하며, 주위에서 이해, 공감하기 힘든 감정상태를 나타내는 경우가 있다.

2. 커뮤니케이션
- 많은 어휘 및 대화량에 비해 언어이해는 좋지 않다.
- 언어의 이해에 편향이 있다.
- 비유, 관용적 표현을 이해할 수 없다.
- 시선, 표정, 몸짓 등에 포함되는 비언어적 의미를 파악할 수 없다.

3. 흥미 · 관심
- 상동적이며 한정된 것 또는 일에 대한 강한 흥미 및 집착이 있다.
- 특정 습관이나 의식에 완고하게 집착할 때가 있다.
- 정형적, 상동적, 반복적인 상태를 좋아하며, 새로운 일 또는 예측하기 힘든 사태에 혼란스럽기 쉽다.

4. 감각자극
- 특정 감각자극에 자폐증 스펙트럼 특유의 감각처리 증후군 및 감각이상이 보이는 자가 많다.
- 생활활동 전반에서 정교한 운동, 큼직한 몸 동작이 서툰 자가 많다.

이러한 자폐증과 유사한 특성을 임상에서의 경험으로 정리하면 표 7-8-3과 같이 된다. 발달과정에 따라 증상이 보이지 않게 되는 것도 있으며, 거인에 따른 차이는 크지만, 아스퍼거 증후군과 같은 부류에 속하는 사람들의 생활기능상의 주요한 특성을 간단히 소개한다.

대인관계(사회성)

타인과 관계를 가지는 장 또는 상황에 적합한 언동을 잘 취할 수 없는 것이 특징적이다. 구체적으로는, 암묵의 양해, 즉 상식으로 보는 사회적 규칙을 모르고, 장의 분위기 및 상황, 상대의 반응을 읽어내질 못한다. 때문에, 연장자가 그를 리드하거나, 그가 연소자를 지도하는 등 자신이 생각하는 대로 그들이 해 주는 동안은 같이 어울릴 수 있지만, 공감, 정서의 공유가 형성되기 힘들며, 친구와 같은 대등한 관계는 거의 보이지 않는다.

커뮤니케이션

많은 어휘를 사용하거나 사물 또는 여러 가지 일에 대한 이해가 있는 듯한 말투를 쓰는 데 비해, 이해는 하지 못하고 있다. 언어에 내포된 의미를 이해할 수 없으며, 이야기 방식도 빙 둘러서 요점을 얘기하지 못하고, 미묘하게 틀린 부분이 있어, 표층적이며 대화가 깊어지지 않는다. 사회성의 특성과도 관계되는데, 그 장의 상황 및 상대의 시선, 표정, 몸짓 등 비언어적인 의미를 읽어내는 것이 힘들다. 또 애매한 표현 및 비유 표현, 관용적 표현을 이해할 수 없으며, 글자 그대로 해석한다.

흥미 · 관심

특정 흥미 및 관심이 있는 것에는 「집착」「빠진다」와 같은 표현이 딱 들어 맞을 법한 몰입하는 삶의 태도가 특징이다. 그리고, 순서 등에 관해서는 본인 나름의 방법이 있으며, 상황에 따른 임기응변적 대처는 서투르다. 또한, 창조적인 일이 힘들며, 정형적, 상동적, 반복적인 상태를 좋아하며, 새로운 일 및 예측할 수 없는 사태에서는 혼란해지기 쉽다. 때문에, 작업에 대한 흥미가 상당히 전문적인 것으로 옮겨지는 경우도 있다.

감각 · 운동 기능

소리나 색, 촉각 자극 등 특정 감각자극에 대해 과민 · 과잉반응하거나, 그와 반대로 아주 둔감하며 자극에 눈치채지 못하는 자폐증 스펙트럼 특유의 감각처리 증후군 및 감각이상이 보이는 사람도 많다. 또, 운동은 서툰데 피아노는 잘 치거나, 젓가락은 잘 사용하지 못해도 게임기 조작은 빠른 경우처럼 특유의 손재주(dexterity)를 가진 사람도 있지만, 생활활동 전반에 있어서는 정교한 운동뿐만 아니라 큼직한 몸 동작도 서투른 사람이 많다.

7-8-3 작업치료의 지원

아스퍼거 증후군과 같은 부류의 사람들은 사회성 및 인지면, 커뮤니케이션 등에서 평소의 사회생활에서 지장이 될 듯한 특성이 있지만, 기본적 지능은 편향이 있음에도 불구하고 일반 평균보다 높은 경우가 많다. 또, 집착 및 본인 나름의 규칙이 있지만, 흥미가 있는 일에 관해서는 끈기 있게 행하며, 완벽함을 추구하고, 높은 성과를 올리는 사람도 보인다.

작업치료에서는 이러한 아스퍼거 증후군의 특성을 개성으로 살려, 사회생활에서의 지장을 적게 하는 원조를 행하게 된다.

1 작업치료의 도입

아스퍼거 증후군과 같은 부류의 사람들은 대화의 문맥이나 언어 속에 숨은 참뜻을 알아내는 일이 힘들기 때문에, 작업치료를 도입할 경우에도, 견학을 하면서 구체적으로 설명하고, 몇 가지의 작업을 제시한 후 실제로 시도해 보도록 해, 자기결정의 기회를 보장하는 것과 같은 궁리를 하는 것이 좋다.

다만, 자기결정의 보장은 필요하지만, 「자기가 하고 싶은 일을」이라던지, 「언제든지 자유롭게」와 같은 틀이 애매하고 자유도가 높은 상황 및 예측하기 힘든 상황도 어려워하기 때문에, 흥미 · 관심을 가질 수 있는 일을 찾게 되면, 치료 · 원조의 목표 및 작업치료를 이용하기 위한 약속 등을 구체적으로 정하여 틀을 명확히 해 두는 것이 좋다.

또한, 도구 및 소재를 일반적인 방법과는 다른 방법으로 사용하는 경우가 있는데, 단순한 착각 및 실험적인 시도 정도로만 인식하고 있는 경우가 많기에, 사고로 이어지는 일이 없도록, 위험요소에 대한 주의도 필요하다.

2 대응의 기본

타인과 함께 하는 공동작업이 서투르기 때문에, 도입기의 활동은 개인적인 것이 되는 일이 많지만, 작업치료사와 1대 1로 실시하기보다는 Parallel 장(山根, 2007)을 이용하는 것이 좋다. 사람과 장을 공유하면서 똑같은 일을 하지 않아도 되는 제약이 적은 장에서 성공체험을 축적하는 것이 사회규범에 동반되는 마찰을 회피하면서 사람 속에서 지내는데 익숙해지는 중요한 체험이 된다. Parallel 장에서의 활동 속에서, 도구 및 소재의 준비나 정리, 작업수행에 동반되는 타인과의 관계 등 구체적인 행동에 대해, 상호 확인 가능한 약속을 실시할 시간 및 도구의 사용 등 사회규범에 따른 규칙 및 매너도 사전에 전하여, 잘한 일은 긍정적으로 평가하여 피드백한다.

양심적이고 함축적인 대처는 그 의미가 충분히 이해되지 않는 일이 많고 일정하지 않은 언동 및 질책에 대해 과민하며, 이해 및 반성보다는 불쾌 체험이 되어, 치료 · 원조관계에도 영향을 미친다. 때문에 어떠한 문제가 일어난 경우에는 구체적으로 그 행위가 어떠한 문제 및 위험으로 이어지는지를 설명하여 행위를 금지한다. 타인과 함께 지내는 장에서 해서는 안 되는 일은 분명히 드러내고, 무엇을 시도해 보고 싶었는지를 들은 후 허용되는 조건 제시 및 다른 궁리를 함께 검토하는 일이 이루어지는 것이 좋다(山根, 2005).

이렇게 하여 할 수 없는 일을 나무라지 말고, 할 수 있었던 일을 인정하여, 장점을 찾아 칭찬하고, 사람과 장을 공유하며 지내는, 자신이 하고 싶은 일이 다른 사람에게 받아들여진다는 체험 속에서, 조금씩 자신의 서투른 장면에서 적응적으로 대처하는 것이 몸에 배게 된다. 행동을 바꾸기보다는 상황에 대한 적응적 회피 방법을 배우는 것이 주가 된다.

아스퍼거 증후군과 비슷하다고 생각되는 사람들에 대한 작업치료의 접근법으로, 유효하다고 생각되는 임상소견을 정리하면 표 7-8-4와 같이 된다(山根, 2005).

표 7-8-4 ● 작업치료에 유효한 접근법

작업 선택	개인이 흥미 관심을 나타내고 있는 활동으로 도입한다.
활동의 도입	이용 규칙을 분명히 나타내고, 타인과 간접적인 관계가 생기는 Parallel 장에서 실시한다.
커뮤니케이션	추상적이 되지 않도록, 행위 행동에 기초한 구체적인 내용으로 실시한다.
목표 등	작업수행과 관련된 구체적인 약속을 공유한다.
대응	양심적이고 함축된 지도보다 구체적이며 간결한 설명으로 실시한다.

(山根, 2005)

7-9 주의력 결핍/과잉행동장애와 작업치료

주의력 결핍/과잉행동장애(ADHD : attention deficit/hyperactivity disorder)는 영국의 George Still 등이 1902년에 과잉행동 소년에 대해 기록한 것이 과학적 연구의 시작이라 보며, 과거에 미세뇌기능장애(MBD : minimal brain dysfunction)라고도 불려 온 장애이다. 후에, 정신지체, 뇌성마비 및 자폐증 등 뇌장애의 증상과 유사한 부분이 있어, 학습장애(LD : learning disabilities)의 카테고리에 들어가는 과운동 증후군(hyperkinetic syndrome), 운동기능의 특수발달장애(specific developmental disorder of motor function)라 일컫는, 부주의, 충동성, 과잉행동성을 나타내는 행동증후군(behavior syndrome)을 말하며, 부주의 우세형(predominantly inattentive type), 과잉행동 및 충동 우세형(predominantly hyperactive-impulsive type), 복합형(combined type)의 세 가지로 나눌 수 있다. DSM-III(1980년)에 「과잉행동을 수반하는 주의력 결핍장애」의 진단명이 등장하여, DSM-IV(american psychiatric association, 1994)에서 현재의 ADHD로 변경되어, ICD-10에서는 운동과다성장애(hyperkinetic disorders)라는 용어가 사용되고 있다(american psychiatric association, 2000 ; WHO, 1993).

도파민(dopamin)이나 노르아드레날린(noradrenaline) 등 신경전달물질과의 관계가 주목되어(町沢, 2002), 뇌의 화상 영상으로, ADHD의 아동에게 도파민계 회로인 전두엽 전야와 선조체(striatum)에 축소가 발견되고 있다(Elia et al, 1999). 원인은 유전요인 및 출생 시의 저산소, 두부외상, 식품 첨가물 등 여러 가지 설이 있지만, 발달과정에서 억제 및 자제에 관한 뇌의 신경회로가 손상되어 있는 듯하다는 정도의 이해에 머물러 있으며, 특정부위 및 기능손상의 메커니즘은 가설의 단계를 벗어나지 않는다. 뇌의 기능부전으로 인해, 충동적으로 행동하기 쉬운 것이 공통의 문제라고 할 수 있다.

3살 정도가 되면, 전문가가 보고 연령에 맞지 않는 과잉행동성을 관찰하게 되며, 보육원 및 유치원에 다니게 되면, 과잉행동으로 침착하질 못하고, 기분이 변하기 쉬우며, 충동적이고 짜증을 내기 쉬워지는 등, 양육자가 대응에 지쳐 쓰러질 것 같은 문제가 현저해진다. 성장함에 따라, 경험에 따른 학습효과 및 뇌기능 발달에 따라 아동기와 같은 과잉행동성은 자취를 숨긴다. 그러나 과잉행동은 감소하지만, 주의산만하며 충동적인 행동, 정리정돈 · 관리가 안 되며 시간을 지킬 수 없고, 중요한 일을 잊어 버리는 등, 생활기능의 결핍경향은 성인이 되어서도 보인다.

이러한 생활기능의 결핍은 과잉행동이 없는 부주의 우세형의 경우, 어릴 때는 양육자의 배려로 인해 문제가 표면화되지 않고 시간이 흘러 사회와의 접점이 많아지고 나서야 처음으로 문제가 자각되는 경우도 있다. 보통, 학령기의 3~7% 정도에서 ADHD의 특성이 보이며, 성별 차는 소아의 경우 3~9 : 1로 남아에게 많으며, 학동기(만 6~11세)에서는 거의 2 : 1, 청년기(만 13~22세)가 되면 1 : 1이 된다(町沢, 2002).

지적 능력은 대부분은 경계선(IQ 70) 이상으로 크게 뒤떨어지지는 않으나, 인지능력의 불균형성을 인정하는 자가 많다. 때문에, 학동기가 되면 이른바 학습장애(LD : learning disability)를 나타내는 일이 적지 않다.

맨 처음에는 아동의 문제라 여겨지지만, 주의산만하며 충동적인 행동, 정리정돈 · 관리가 안 되며, 시간을 지키지 못하고, 중요한 일을 잊어 버리는 등 ADHD에 유래하는 일상생활 및 사회생활기능의 결핍특성이 성인이 되어서도 60~70%에 이르기까지 지속적으로 보인다.

7-9-1 주의력 결핍/과잉행동장애와 치료

현재, 치료방법은 확립되지 않았으며, 각성수준을 높이는 중추신경자극제인 메칠페니데이트[methylphenidate, 상품명 리탈린(Ritalin)] 등으로 충동적인 행동을 억제시키면서 행동치료적인 생활의 개선을 꾀하고 있다. 약이 효과를 발휘하는 3~5시간 동안은 주의력이 높아지고 침착한 행동을 취할 수 있게 된다. 그러나, 약물에 따른 치료효과가 있다고 보는 반면, 약물에 따른 컨트롤이 개성을 없애는 일로 이어지는 것은 아닌지 하는 걱정도 있다. 또한, 중추신경자극제는 어디까지나 대증요법*G7이기에, 약물이 효과를 발휘하는 사이에, 흥미 또는 관심이 있는 활동을 끝까지 해내거나, 타인과의 교류 등 구체적인 체험을 통해 자신의 행동 및 정서를 컨트롤하는 힘을 기르는 것이 중요하다.

구체적인 행동 및 체험에 따른 자각과 자기 컨트롤 등이 생활에 필요하기에 작업치료에도 처방이 내려진다.

7-9-2 주의력 결핍/과잉행동장애와 생활기능

ADHD와 같은 부류에 속하는 사람들의 주요 행동특성으로는, 부주의, 충동성, 과잉행동성으로, 성격이라고 받아들일 수 있는 정도의 것부터 사회생활에서 여러 가지 좋지 않은 상태를 일으키는 것까지 여러 가지가 있다. 부주의 및 충동성, 과잉행동성과 같은 특성은 누구에게서도 보이며, 어디서부터 병이라거나 아니라고 할 수 있을지 단정 짓지는 못하지만, 그 정도가 심하면, 일상생활, 사회생활로의 지장도 크며, 치료 · 원조의 대상이 되는 일도 늘어나고 있다. ADHD와 같은 부류에 속하는 사람들의 행동특성으로 인해 생기는 생활기능상의 주요 특성을 간단히 소개하겠다.

| 작업수행에서 보이는 부주의 등

흥미가 있는 일에는 과도하게 집중하지만(집착), 학업 및 일 등 주의집중이 필요할 때, 자신의 의사로 주의력을 돌리거나 지속할 수 없으며, 부주의한 잘못을 저지르는 일이 있다. 중요한 일을 잊어버리거나, 자신이 해야 하는 일을 수행할 수 없고, 정리정돈이 서투르며 자주 필요한 물품을 잃어버리고, 시간 및 금전 관리가 안 되어 직장에서는 지각하는 일이 많고, 계획 및 준비 · 절차를 밟고 정하는 일이 어려우며, 실수가 많아 일을 완성하지 못하는 등, 일상생활 및 사회생활에 큰 지장을 초래한다.

이러한 특성은 주의력 결핍에 기인하는 것이라 생각되는데, ADHD와 같은 부류에 속하는 사람들에게 있어 보통 일반적인 생활은 판단요소가 너무 많아서, 사물 또는 모든 일의 결과 및 타인의 행동 예측이 힘들기 때문이라 생각된다. 때문에, 외부로부터의 자극에 대해 충분히 상황을 판단하지 못하고 반사적으로 반응하고 혼란스러워지거나, 때로는 패닉에 빠져 어떻게 하면 좋을지 모르게 된다.

감정 · 행동의 컨트롤과 과잉행동성

그러한 혼란 속에서 자존심이 낮고 스트레스에 약한 ADHD와 같은 부류에 속하는 사람들은 어수선하고 부산하며, 안절부절 못하고 손과 발을 의미 없이 움직이는 등 침착하지 못한 행위가 증가한다. 모두와 함께 기다리는 일이 필요한 때에도, 자리를 떠나 움직이며 돌아다니는 등, 가만히 앉아 있지 못한다. 무엇을 해도 마지막까지 잘 수행하지 못하고, 달성감이 없음으로 인해 초조해져 화를 잘 내게 된다. 감정 기복이 극단적이며 잘못된 믿음도 격심하고, 자기 충동을 억누를 수 없기에, 제멋대로인 것과 같은 행동을 취하거나, 사소한 일로 자신을 잃고 폭발적으로 화를 내곤 한다. ADHD와 같은 부류에 속하는 사람들에게 있어 일반적인 생활은 자신의 감정 및 행동의 컨트롤 레벨을 너무나도 많이 넘어선 것으로, 항상 불안 및 걱정을 불러일으키는 것일지도 모른다.

대인관계 · 커뮤니케이션

ADHD와 같은 부류에 속하는 사람들은 기질적인 뇌의 기능부전으로 인해 감정 및 행동을 컨트롤하기 힘들다는 특성 때문에, 어릴 때부터 집단 내에서의 협조적 행동이 안 되며, 항상 야단맞고 자기혐오에 빠지는 듯한 경험이 많기 때문에 자기평가가 낮아진다. 그리고 상식 및 사회성을 배우는 기회가 보통 아이들과 비교해 볼 때 적다. 그 결과, 불안 및 열등의식을 가지기 쉬우며, 우울상태, 섭식장애, 행동장애, 인격장애 등의 정신장애가 이차적으로 함께 발병하는 일이 있다. 또, 알코올 및 약물 등 온갖 것에 의존하기 쉬운 경향이 있다.

다른 사람과 이야기를 하고 있어도, 질문을 끝까지 듣지 않고 대답하거나, 마주 보고 이야기를 하고 있는 데도 마치 건성으로 이야기를 듣고 있지 않은 것처럼 보이는 경우가 있다. 이는 주의 · 집중력이 부족하기 때문이며, 대화의 맥락을 알지 못하고, 듣고 있는 사이에 내용을 잊어버리거나 하기 때문이라 생각된다. 때문에 필요한 일은 쌍방이 메모를 이용하는 것이 좋다.

7-9-3 작업치료의 지원

상식에 얽매이지 않는 행동을 훌륭하다고 말할 수 있을지 어떨지는 주위의 이해와 지지 방식에 따라 달라지지만, 유연한 발상력을 펼 기회를 타고 났다고도 말할 수 있다. 자신의 병태와 마주 보고, 자신과 주위와의 어긋남으로 인해 생긴 갈등 또는 좌절을 뛰어 넘은 일부 사람들은 이해받지 못하는, 적응할 수 없는 갈등 과정 속에서 또 다른 시점 및 발상으로 이어지는 일도 있다.

1 작업치료의 도입

ADHD와 같은 부류에 속하는 사람들은 집단의 장에서 타인과 공동으로 무언가를 실시한다는 일 및 틀이 애매한 자유도가 높은 상황이나, 예측하기 힘든 상황 등은 곤란하다. 때문에 작업치료 도입 시에는, 작업치료의 장을 이용할 때 필요한 최소한의 구칙을 제시하고, 약속을 지키지 못할 경우의 대응들도 확실히 정하여, 항상 일관된 대응을 함으로써 안심하고 참여할 수 있도록 한다. 금지행위도 최소한으로 한정시켜,「할 수 있는 일」「할 수 없는 일」을 명확히 해 두는 것이 좋다.

그런 다음 타인과 장을 공유하면서 개별로 활동할 수 있는 Parallel 장(山根, 2007)을 이용하여 본인이 잘 하고, 자신 있어 하며, 관심과 흥미를 나타내는 활동으로 도입한다.

2 대응의 기본

ADHD와 같은 부류에 속하는 사람들에 대한 작업치료는 본인이 자신의 병태 특성을 바르게 이해하고, 부주의, 충동성, 과잉행동성에 관련되는 행동 및 정서를 스스로 컨트롤하는 방법을 익혀, 그 사람 나름의 생활의 재구축을 지원하는 것이 목적이 된다.

이를 위해서는 보행장애가 있는 사람이 자신의 신체기능을 이해하고 휠체어를 제대로 사용할 수 있도록 배우는 것처럼, ADHD라는 특성을 가진 본인을 인지하고, 어떻게 생활하면 좋을지, 자기 나름의 생활 스타일을 가질 수 있도록 할 것. 그리고, 이렇게 하면 괜찮다는 체험을 쌓아, 달성감을 통하여 자존심을 되찾는 지원을 한다.

ADHD와 같은 부류에 속하는 사람들에게 있어 행동 및 정서를 컨트롤한다는 것은 ADHD를 자기의 특성으로 삼고 살아간다는 것을 의미한다. 구체적인 활동 및 타인과의 협동작업을 통해, 충동 · 공격성이 유발되는 듯한 자신의 감정 변화, 타인의 감정 변화에 대한 깨달음, 그러한 경우의 감정 처리, 원조를 구하는 방법의 훈련, 아울러 작업수행기능의 개선을 실시한다. 구체적인 활동이 과잉행동의 에너지를 발산시키는 기회가 되는데, 장 또는 활동의 제공만으로는 불가능하며, 작업치료사가 활동을 함께 하면서 보조자아 및 직업코치(job coach)[*F17]와 같은 역할을 담당할 필요가 있다.

그리고 필요한 배려 및 원조를 받을 수 있도록, 스스로가 ADHD이며 어떠한 대우를 받는 것이 좋은지 주위 사람들에게 전달하는 방법도 습득해야 할 중요한 사회생활기능의 하나다. 자신을 이해해 주는 사람의 존재는 그 무엇보다도 더 큰 힘이 된다. 지원조직에 따른 활동도 이미 시작되고 있지만, 그 이해 및 보급은 앞으로의 과제다.

ADHD와 같은 부류의 사람들에 대한 작업치료의 접근법으로 유효하다고 생각되는 임상 소견을 정리해 보면 표 7-9-1과 같이 된다.

표 7-9-1 ● 작업치료에 유효한 접근법

작업 선택	본인이 가장 자신 있어 하며 흥미 관심을 나타내고 있는 활동으로 도입한다.
활동의 도입	타인과 장을 공유하면서, 개별로 활동 가능한 Parallel 장으로 시작한다. 추상적이 되지 않도록, 구체적으로 하나씩 확인하면서 전한다.
커뮤니케이션	필요한 일은 서로 메모를 사용한다.
목표 등	작업수행에 관련된 구체적인 약속을 공유한다.
대응	공감적으로, 주의지도는 구체적인 대처행동과 함께 간결히 실시한다.

■ 참고문헌

American Psychiatric Association (1987). *Diagnostic and Statistical Manual of Mental Disorders (3rd Edition-Revised) DSM-III-R*. American Psychiatric Association, Washington D. C. (高橋三郎, 他訳, 1982. 「DSM-III-R 精神障害の診断・統計マニュアル」医学書院).

American Psychiatric Association (1994). *Quick Reference to the Diagnostic Criteria from DSM-IV*. American Psychiatric Association, Washington D. C. (高橋三郎, 大野裕, 染矢俊幸・訳, 1995. 「DSM-IV精神疾患の分類と診断の手引き」医学書院).

American Psychiatric Association (2000). *Diagnostic and Statistical Manual of Mental Disorders, 4th ed. (DSM-IV-TR)*. APA, Washington, D. C. (高橋三郎, 大野 裕, 染矢俊幸監訳, 2002. 「DSM-IV-TR 精神疾患の診断・統計マニュアル」医学書院)

土居健郎 (1972). 分裂病と秘密. 土居健郎・編「分裂病の精神病理 1」pp. 1-18. 東京大学出版会.

土居健郎 (1976). オモテとウラの精神病理. 荻野恒一・編「分裂病の精神病理 4」pp. 1-20. 東京大学出版会.

Elia J, et al (1990). Treatment of attention : deficit-hyperactivity disorder. N Eng J Med 340, 780-788.

花村春樹 (1994). 「『ノーマリゼーションの父』N E. バンク-ミケルセン」ミネルヴァ書房.

Halmi K (1995). Current concepts and definition. Szmukler G, Dare C, Treasure J, eds. *Handbook of eating disorders. Theory, Treatment and Reserch*. pp. 29-42. Willey, Chichester.

Harding CM (1988). *Course Types in Schizophrenia. An Analysis of European and American Studies*. Schizophrenia Bulletin 14, 633-643.

平岡千昭 (1993). 強迫神経症の作業療法. OT ジャーナル 27, 413-417.

昼田源四郎 (1989). 分裂病者の行動特性. 金剛出版.

石谷直子 (1984). 神経症患者の作業療法. 「精神科作業療法」pp. 128-148. 星和書店.

Kernberg OF (1975). *Borderline Conditions and Pathological Narcissism*. Jason Aronson, New York.

切池信夫 (1988). うつ病モデル. こころの臨床 17 (増刊), 348-350.

町沢静夫 (1991). 境界例患者の内的世界. こころの科学 36, 43-49.

町沢静夫 (2002). 「ADHD (注意欠陥/多動性障害)」pp. 68-85. 駿河台出版社.

Masterson JF (1972). *Treatment of the Borderline Adolescent : A Developmental Approach*. Wiley Inter science, New York (成田善弘, 他訳, 1979. 「青年期境界例の治療」金剛出版).

松浦千衣 (1993). 摂食障害者への作業療法の実際. OT ジャーナル 27, 424-430.

中井久夫 (2001). 看護のための精神医学. 医学書院.

中根允文, 他 (1994). ICD-10「精神・行動の障害」マニュアル—用語集, 対照表付. 医学書院.

ニキ・リンコ・訳 (2001). 私の障害, 私の個性 (ウェディン・ローソン著). 花風社.

ニキ・リンコ, 藤家寛子 (2004). 自閉っ子, こういう風にできてます!. 花風社.

ニキ・リンコ (2004). 俺ルール! 自閉は急に止まれない. 花風社.

西川將巳（1988）．認知行動モデル．こころの臨床 17（増刊），329-333.
西園マーハ文（1988）．家族モデル．こころの臨床 17（増刊），335-337.
大原健四郎（1976）．うつ病の自殺．「躁うつ病の精神病理 1」pp. 196-220．弘文堂.
大森健一（1983）．精神分裂病とは．大森健一，高江洲義英・編著「精神分裂病」pp. 1-21．日本文化科学社.
斉藤　学，他（1982）．アルコール臨床ハンドブック．金剛出版.
斉藤　学（1986）．アルコール依存症．精神科 MOOK 15「精神療法の実際」pp. 168-177．金原出版.
Schwing G（1940）. *Ein Weg zur Seele des Geisteskranken.* Rascher Verlag, Zürich（小川信男，他訳，1966.「精神病者の魂への道」みすず書房）.
下坂幸三（1999）．拒食と過食の心理．岩波書店.
下田光造（1941）．躁うつ病の病前性格について．精神経誌 45，101-102.
鈴木健二（1988）．嗜癖モデル．こころの臨床 17（増刊），345-347.
舘　哲朗（1988）．精神力動モデル．こころの臨床 17（増刊），342-344.
高木洲一郎（1988）．社会文化モデル．こころの臨床 17（増刊），338-341.
Tellenbach H（1961）. *Melancholie.* Springer, Berlin（3. Aufl., 1976；4. erweiterte Aufl. 1983）（木村　敏・訳，1985.「メランコリー」改訂増補版．みすず書房）.
渡邉文緒（1993）．心気神経症の作業療法—その 1 例．OT ジャーナル 27，418-423.
WHO（1992）. *The ICD-10 Classification of mental health and behavioral disorders. Clinical descriptions and diagnostic guidelines.* pp. 311-387. Geneva.
WHO（1993）. *The ICD-10 classification of mental and behavioural disorders：diagnostic criteria for research.* Geneva（中根允文，他訳，1994.「ICD-10 精神および行動の障害：DCR 研究用診断基準」医学書院）.
Wing L（1981）. *Asperger's syndrome：a clinical account.* Psychol Med 11, 115-129.
Winnicott DW（1971）. *Playing and Reality.* Tavistock Publications, London（橋本雅雄・訳，1979.「遊ぶことと現実」岩崎学術出版）.
山中康裕（1982）．境界例の精神病理．現代のエスプリ 175，5-23.
山根　寛（1992）．作業療法の症例報告躁うつ病．加藤伸勝，他編「作業療法—心身障害に対するアプローチ（下）」pp. 222-248．創造出版.
山根　寛（1993）．退行現象をともなう寛解過程における作業活動の力動的観点からみた役割．作業療法 12，229-237.
山根　寛（1997）．「ふれない」ことの治療的意味—汚言に葛藤する患者の対処行動と自己治癒過程より．作業療法 17，360-367.
山根　寛（1998）．境界例に対する作業療法の原則．OT ジャーナル 32，585-588.
山根　寛（2002）．精神障害に伴う食の異常・障害へのアプローチ．山根　寛，加藤寿宏・編「食べることの障害とアプローチ」pp. 20-35．三輪書店.
山根　寛（2005）．アスペルガー症候群（症候群）と作業療法アプローチ．精神認知と OT 2，110-114.
山根　寛（2007）．パラレルな場とその利用．鎌倉矩子，他編「ひとと集団・場第 2 版」pp73-88，三輪書店.
山根　寛（2008）．作業を通して．「作業療法の詩・ふたたび」pp. 102-103．青海社.

山下　格 (1992). 神経症. 精神科 MOOK 28「精神科診断基準」pp. 135-148. 金原出版.
吉松和哉 (1976). 精神分裂病の自我に関する一考察. 荻野恒一・編「分裂病の精神病理 4」pp. 21-49. 東京大学出版会.

CHAPTER 08

정신과 작업치료의 이론 · 모델 · 관련 치료

8-6 관련 치료

08 CHAPTER

정신과 작업치료의 이론 · 모델 · 관련 치료

작업치료는 개인「생활의 재건(life style redesign)」,「자율과 적응(self regulation & adaptation)」의 지원,「더욱 좋은 작업체험」의 제공이라는 재활치료의 실천학이다. 이와 같이 사람의 생활 전반에 관련된 작업치료의 전체를 나타낼 수 있는 이론은 없으며, 여러 가지 기존 이론을 포괄적으로 응용하면서 독자의 식견에 기초한 체계화를 통해 구축되는 적응이론(adaptation theory)이 작업치료 이론에 해당된다.

이 장에서는 정신과 작업치료와 관련 있는 주요 이론 및 모델, 치료 개요와 작업치료와의 관련 및 응용에 대해 소개한다. 각 이론 및 기법(치료)은 개요를 소개할 뿐이므로 실제 응용에 대해서는 각각의 이미 저술된 책을 참고하기 바란다.

> 이론과 기법, 그 무엇을 사용해도 좋다.
> 알 수 있는 것을 사용하면 된다.
> 무엇을 사용해도 목적과 결과를
> 주체가 되는 대상자와 함께 종사하는 사람들
> 누구든지 알 수 있는
> 일반적인 언어로 전달되면 된다.

8-1 정신장애에 대한 작업치료와 이론

작업치료는 대상자의 회복 과정(장애의 상태)에 따른 필요 · 요구(needs)의 변화에 맞추어, 수단으로 하는 작업 및 그룹을 취급하고, 개입 방식을 재편성해 나가는 시스템적인 프로그램 구성을 사용한다. 때문에 앞서 서술했듯, 그 내용 전부를 나타내는 단일이론은 없으며, 기존의 관련 이론을 포괄적으로 응용한 체계화를 시도해 왔다.

사람의 일상생활을 구성하는 여러 가지 작업을 치료 · 원조의 수단으로 하는 작업치료에서는, 생활, 노동, 여가, 작품, 생산, 보수 등과 같은 여러 가지 일상적인 문제가 치료라는 순수한 구조 속으로 깊숙이 파고들어 온다. 그 평범함과 일상성이 사람의 치유력을 끌어내고,「병을 살아간다」라는 시점을 비추어 밝힌다. 그것이야말로 작업치료의 풍요로움이며, 그 풍요로움이 이론으로서 체계화를 곤란하게 하는 이유이기도 하다.

8-1-1 이론 및 모델은 어디에 유용한가

이론 및 모델은 무엇을 사용해도 좋지만, 작업치료 실천에 있어서 치료 메커니즘과 결과를 예측하는 일시적인 지표임을 잊어서는 안 된다. 반면, 일시적이긴 하지만 지표가 있기 때문에 효과판정을 하고, 목적 및 방법의 재검토가 가능해진다. 그리고 가설에 기초하여 실시 · 검증함으로써 전문적 원조의 타당성 증명 및 전문가로서의 기술 향상으로 이어진다.

나아가 작업치료와 같이 효과의 객관적 근거를 나타내기 힘든 계속해서 실천을 거듭해야 할 필요가 있는 영역에서는, 초학자(beginner)가 아니라 할지라도 자신의 근거 및 기반을 잃어버리기 쉽다. 이론 및 모델은 그러한 전문직 정체성(professional identity)을 확립하는 과정에서 자신의 상태를 가늠하는 척도가 되어, 발밑을 더듬어 찾는 지팡이가 되기도 한다. 또한, 공통의 개념이 되는 이론 및 모델은, 전문기술의 통일성과 연계성을 발전시켜 나가는 데 있어 유용한 방도이다.

8-1-2 이론 및 모델의 응용에 대해

재활치료 실천의 장은 특정 이론 및 기법을 시도해 보는 장이 아닌, 대상자의 생활상 문제를 해결하는 장이다. 따라서, 연구 및 임상에서도 대상자의 문제를 해결하기 위해, 필요한 이론 및 기법을 유연하게 선택하고, 임기응변적으로 사용하는 자세가 필요하다.

또한, 각각의 이론 및 모델, 관련치료에는 반드시 그것을 필요로 하는 사회적 배경 및 대상이 있다. 이론 및 모델을 사용할 경우는 그것을 낳은 사회적 배경, 대상, 목적, 학문적 배경을

누구든지 알 수 있는 결과	요해성
치료원조의 balance	동시성
서로 보충하는 어프로치	상보성
모순이 없는 치료원조	정합성
어프로치가 편중되지 않는다.	다면성

표 8-1-1 ● 정신과 작업치료의 이론체계

- 공통이론
  - 생활기능론
  - 치료구조론
  - 회복 모델
  - 치료 시스템론
- 치료이론
  - 역동론
    - 정신역동론
    - 집단역동이론
  - 발달 · 학습이론
    - 발달이론
    - 학습이론
  - 사람 · 작업이론
    - Fidler (대상관계론)
    - Mosey (적응기능론)
    - Reilly (작업행동이론)
    - Kielhofner (인간작업모델)
    - Canada (작업수행모델)
    - Ayres (감각통합모델)
    - Yamane (작업–생활기능모델)

조사하여, 자신이 사용하고자 하는 대상과의 적합성을 검토하지 않으면 안 된다. 그리고 그 결과가 누구든지 알 수 있는 것이어야 하며, 다른 치료 · 원조와 균형을 맞추어 서로 보충하되, 각각에 모순이 없어야 하며, 대상자가 필요로 하는 서비스로 편중되어 있으면 안 된다.

8-1-3 정신과 작업치료의 이론 체계

정신과 작업치료의 이론은 표 8-1-1에서 나타나듯, 여러 가지 기존의 이론을 포괄적으로 응용하는 적응이론이지만, 그 이론체계는 작업치료 전체의 기반이 되는 공통이론과 작업치료의 치료 · 원조에 관한 치료이론으로 크게 나눌 수 있다.

8-2 공통이론

공통이론에는 질환 및 장애를 포함한 건강상태를 어떻게 파악할 것인가라는 생활기능론(이 생활기능론의 부정적인 측면이 질환장애론에 해당된다), 치료 및 원조가 어떠한 요소로 인해 성립되는가를 나타내는 치료구조론, 질환 및 장애의 회복과정을 나타내는 모델, 치료기간 및 프로그램을 시스템으로써 파악하는 치료 시스템론이 있다.

8-2-1 생활기능론

생활기능론은 장애라는 마이너스 요인을 받아들이는 질병 · 장애론뿐만 아니라, 대상의 건강한 기능도 포함한 전체상을 이해하기 위한 이론이며, 치료의 근간이 되는 이론이다. 대상자의 질환 및 장애를 포함한 건강상태를 어떠한 구조로써 파악하느냐에 따라, 치료 · 학습훈련 · 조정의 방법은 크게 달라진다.

정신장애는 「1-2-2 정신의 장애 – 신체의 장애와의 비교로부터」에서 서술했듯이, ① 질병과 장애가 공존한다(질병과 장애의 공존), ② 장애는 각각 독립되어 존재한다(상대적 독립성), ③ 장애는 상호 영향을 미친다(장애 상호의 영향), ④ 환경, 특히 인적 환경에 의해 변화된다(환경과의 상호성), ⑤ 기능장애도 고정된 것이 아니다(장애의 가역성), 아울러, ⑥ 장기입원에 의한 이차장애의 가능성이 높다(이차장애의 가능성), ⑦ 병명이 붙음으로서 사회적 편견 · 차별이 있다(편견 · 차별의 존재).

정신장애에 대한 장애론도 역사적인 변천을 거쳐 질환의 제귀결로서의 장애라는 시점으로부터, 국제생활기능분류(「1-2-1 장애를 파악하는 방식 – 생활기능이라는 시점」을 참조)에서 대표되듯이, 심신의 상태, 생활활동의 상태, 사회참여의 상태를 환경인자 및 개인인자와의 상호성으로써 파악하게 되었다.

정신장애에 대한 생활기능론은 작업치료의 대상자와 그 장애의 이해, 목표의 설정, 원조수단의 선택에 필요한 이론이다. 정신질환과 장애의 특성을 고려한 장애론에 관해서는 「1-2-1 장애를 파악하는 방식 – 생활기능이라는 시점」에서 서술했다.

8-2-2 치료구조론

치료구조론은 생활기능론에 기초하여 각각의 치료법이 가진 치료요인과 치료 메커니즘을 나타낸 것이다. 정신장애에 대한 치료도 의학모델(medical model)로 시작하여, 심리학모델(psychological model), 행동학모델(behavioral model), 사회학모델(social model)로 여러

표 8-2-1 ● 정신장애 치료구조론(치료모델)

치료모델	정신장애의 원인 가정과 치료 메커니즘
의학모델	신체질환과 마찬가지로 뇌의 기능해부적 원인이 있다고 가정한다. 병인을 발견하여 제거, 중화, 교정, 역작용 등으로 치유, 경감, 예방을 꾀한다.
심리학모델	발달과정에서의 심리사회적 위기에서의 적응의 실패가 병인이라 가정한다. 문제의 심리적 원인을 해명하고, 원조, 교육으로 문제의 해결을 꾀한다.
행동학모델	정신질환은 학습에서의 조건형성의 부족 및 과잉이라 가정한다. 학습이론에 기초하여, 부적응 행동의 제거, 교정, 적응행동의 학습을 꾀한다.
사회학모델	일상생활, 사회생활에서의 문제에 기인한다고 가정한다. 대인관계 등 사회적 관계의 조정 및 사회생활기능의 향상으로 문제의 해결을 꾀한다.

가지 치료이론(치료모델)이 사용되어 왔다(표 8-2-1). 작업치료에서의 치료구조론은 마츠이(松井, 1978)가 제창한 것이 단서가 되었다(冨岡 등, 1999). 어떠한 이론 및 수단이 사용되든, 작업치료의 과정에 작용하는 요인은 「대상자, 작업 · 작업활동, 작업치료사, 집단」으로 집약된다. 여기에 장 또는 시간요인이 더해진다(山根, 1994 ; 1997a).

정신장애에 대한 치료구조론은 작업치료의 구체적인 치료계획 입안 및 효과판정에 필요한 이론이다. 작업치료의 치료 · 원조 구조에 관해서는, 「4 작업치료의 치료 · 원조 구조와 치료 메커니즘」에서 서술했다.

8-2-3 회복 모델

회복 모델은 「3-4 개입-회복상태에 따른 개입」에서 서술했듯이, 정신분열증의 회복과정을 기본으로 한 것이다. 회복상태는 크게 「급성기, 회복기, 유지(요양)기, 완화기」로 나뉘며, 나아가 임상적 관점으로부터 급성기가 요안정기와 아급성기로, 회복기가 전기와 후기로, 유지(요양)기가 시설내 유지(요양)기와 사회내 유지(요양)기로 분류되며, 각각의 회복상태에 맞춘 재활치료의 목표가 제시되어 있다(부표 2 「회복상태에 따른 재활치료와 작업치료」를 참조). 그 외의 정신장애에 대해서는 정신분열증과의 병리 특성의 차이를 배려함으로써 대처가 가능하다고 본다.

8-2-4 치료 시스템론

치료 시스템론은 특별히 정의되어 있는 것은 아니지만, 전문 분화된 의료 속에서, 종래의 팀 어프로치를 뛰어넘는 개념으로서 중요한 것이다. 치료 시스템론에는 병원 등 치료기관을 하나의 시스템으로써 파악하는 관점(山根, 2007a), 제공되는 프로그램 전체를 시스템으로써 파악하는 관점(山根, 2007b), 한 사람의 대상자에 대한 치료 · 원조의 흐름을 하나의 시스템으로써 파악하는 관점(「4-8 형태-시스템이라는 시점」을 참조) 등이 있다.

모두 다 각각의 구성요소의 상호관계를 시야에 두고 전체를 생각한다는 것이다.

8-3 치료이론-역동론

역동론에 기초한 작업치료란, 사람 및 사람의 모임(집단)에서 보이는 정신적 현상 및 행동을 생물적, 심리적, 사회적인 요인의 상호작용으로서 이해하고, 작업치료의 치료 · 원조에서 개입 방법 및 변화와 그 요인을 이해하는 관점을 말한다. 정신의학 및 심리학의 영역에서 역동론을 사용한 치료이론으로는 개인의 정신역동에 관한 것과 개인과 집단의 관계 및 집단간의 관계를 다루는 집단역동에 관한 것이 있다. 이들은 모두 다 언어를 주요 매개로 하고 있는데, 역동론에 기초한 작업치료에서는 작업 · 작업활동이라는 비언어적 요소를 주요 매개로 하는 것이 특징이다.

8-3-1 정신역동론과 작업치료

정신역동(론)은 psychodynamics의 번역어로 정신역학이라고도 불린다. 프로이트(Freud)의 정신분석, 특히 역동적 견지(point of view)에서 유래한다. 인간의 정신현상 및 그 표현이라고도 말할 수 있는 행동을 생물적 · 심리적 · 사회적인 힘의 인과관계로써 이해하는 관점에서(小此木 등, 1972),

① 인간의 정신현상 및 행동에는 무의식적인 욕구가 작용하고 있다.
② 무의식적인 욕구는 서로 갈등상태에 있다.
③ 인간의 정신현상 및 행동은 무의식적 욕구의 갈등이 타협하는 것이다.

라고 요약된다.

이 정신역동은 인간의 심신 양면에 걸쳐, 생활에서의 적응과 항상성(homeostasis)에 관여한다. 나아가 개인의 정신현상 및 행동뿐만 아니라, 사회에서의 대인관계, 즉 조직 및 집단내 관계에도 이러한 역동이 작용하고 있다.

정신의 장애는 활동 및 참여뿐 아니라 기본적인 심신기능도 환경인자의 영향을 크게 받으며, 작업치료의 치료 · 원조관계와 과정도 치료 구조에서 나타나는 각 요소의 영향을 받는다. 때문에, 작업치료에 있어서 정신역동론은 치료 · 원조관계 및 치료 · 원조 구조와 효과 메커니즘의 이해에 필요한 기본적인 이론에 해당된다.

8-3-2 집단역동론과 작업치료

집단역동(론)은 group dynamics의 번역어로, 1940년대 초두 Lewin이 명명하였다. 말 그대로 그룹 다이나믹스라고도 불리며, 집단과 그 구성멤버의 행동을 정신역동론적 관점에서 파악하는 연구의 총칭이다. 집단에 따른 개인의 변화, 태도형성, 집단과 개인의 상호작용, 집단간의 상호작용, 사회적 압력, 집단의 응집성 및 매력, 집단의 균형 및 변화, 집단활동, 집단조작 등 모든 집단내, 집단 간의 여러 현상이 다루어진다(水島, 1993).

집단역동을 성립시키는 기본적인 가정은,

① 집단은, 집단을 구성하는 멤버 개개인의 개인심리역동의 총계(summation) 이상의 성질을 가진다.
② 집단은, 일정한 구조를 가지고 있는데, 그 구조는 내외로부터의 압력에 따라 변화하며, 일정한 법칙을 토대로 집단의 과정을 낳는다.

라는 2가지로 정리할 수 있다(松井, 1991).

그룹 다이나믹스는 넓게 치료집단 전체의 기초가 되는 것으로, 작업치료에서는 작업치료집단뿐만 아니라 환자의 가족관계, 작업치료부문 및 데이케어 등 작업치료사가 관련하는 부문의 스태프 집단, 병원 및 시설 부문 간의 관계, 나아가서는 병원 및 시설과 지역과의 관계 등의 문제를 시스템으로써 이해하거나 해결할 때에, 또 장 이론(山根, 2007c)의 기본으로서 큰 역할을 담당한다.

8-4 치료이론–발달 · 학습이론

발달 · 학습이론에 기초한 작업치료란 사람의 심신 기능 및 행동과 그 문제를 신체와 정신의 발달 · 성숙과 그에 동반되는 학습이라는 시점으로부터 이해하고, 작업치료의 치료 · 원조에서의 개입 방식을 이해하는 방법을 말한다.

8-4-1 발달이론과 작업치료

발달이론은 인간의 발달에 관련된 개개의 현상을 통일적으로 파악하고, 어느 정도 보편적으로 설명 가능한 식견을 체계적으로 정리한 것을 말한다. 발달의 요인은 개체 내부의 요인과 환경요인이 있다. 인간의 발달에 관해서는 그 요소가 너무 많기에, 발달과정을 통합적으로 설명하는 이론은 존재하지 않는다. 그러나, 신체적 발달, 신경생리학적 발달, 심리사회적 발달(대상관계, 정서, 자아기능, 발달과제), 인지적 발달, 그 외에 여러 가지 시점으로 연구되고 있다.

각각의 이론을 신체와 정신의 발달 · 성숙이라는 관련으로부터 보면, 모든 이론에 공통되는 기본적인 원리가 있다. 여기에서 발달이란 성장(형태적 발달), 성숙(개체내적 발달), 학습에 따른 발달을 포괄한 것이라 파악하고, 기본원칙을 정리하면 다음과 같다.

① 인간은 연속적으로 성장 · 성숙하고, 이미 발달한 것을 기반으로 발달한다.
② 발달에는 일정한 법칙(발달과정)이 있으며, 그 변화는 양 · 질로 예측 가능하다.
③ 발달과정은 분화 · 통합을 반복하고, 항상성을 유지하면서, 나선상으로 성장하고 성숙한다.
④ 발달에는 유전인자 및 환경인자가 상호작용하며, 개인차, 개인내차가 있다.
⑤ 신체적, 신경생리학적, 정신적, 그 외, 어느 영역의 발달은 상호 영향을 주고받는다.
⑥ 인간의 발달은 신체적으로, 또 생애주기(life cycle)라는 관점으로부터, 각 발달기에 과제가 있다.
⑦ 발달과제 속에는 임계기(point of no return)[*19]가 존재하는 것이 있다.
⑧ 인간은 생활상 큰 곤란함과 마주하면 그 곤란함과 개인의 건강도에 따라 적응적으로, 혹은 병적으로 발달 조기의 상태로 퇴행한다.

정신장애는 발달 초기의 환경인자 및 개인인자의 상호작용, 각 발달단계에서의 자아의 발달위기, 생활상의 큰 곤란 등에 의해 생긴다. 「생활의 재건」, 「자율과 적응」을 원조하는 작업치료에 있어, 장애발생의 이해, 장애구조의 이해, 나아가 생애주기(life cycle)로 본 가능성 등 발달이라는 개념을 빼고는 생각할 수 없다.

발달 초기의 신체 · 언어 · 일상동작 · 사회성의 발달에는 Gesell(1943 ; 1946 ; 1974), 심리사회적 발달에는 Erikson(1959), 정신역동적 자아의 발달 및 퇴행에 관해서는 Freud, 인지적 발달에 관해서는 Piaget(1947), Havighust(1973)의 발달과제 등의 이론이 정신장애영역의 작업치료와 깊은 관련이 있다. 발달장애 및 발달과제의 이해뿐 아니라, 병적으로 보이는 현상을 방위적 퇴행으로서 이해하는 관점의 보조가 된다. 상세한 내용은 각 저술된 책으로 넘기도록 하고, 정신장애의 작업치료와 관련이 깊은 발달이론을 부표 1에 정리했다. 또한, Llorens(1970), Mosey(1970), King(1974) 등 작업치료사가 발달의 시점으로 작업치료이론 구축을 시도하고 있다.

8-4-2 학습이론과 작업치료

학습이론은 respondent 학습(고전적 조건화)이론, operant 학습이론 등의 연합이론과, 사회적 학습이론 및 인지적 학습이론 등의 인지이론으로 크게 나뉜다(표 8-4-1). 모두 다 인간의 행동은 학습과정에 따른 것이라는 생각 방식으로부터, 교육 및 의료 임상의 장에서 부적응행동의 시정과 적응행동 습득의 기본적인 이론으로서 사용되고 있다.

작업치료의 치료 메커니즘을 설명하기 위해서는 Bandura에 따른 사회적 학습이론 및 사회적 인지이론, 인지적 학습이론이 참고가 된다(Bandura, 1971 ; 1995). 사회적 학습이론은 개인의 자기유능감이 행동을 결정하는 중요한 인자로, 학습하는 환경과 개인과 개인의 인지기능의 상호성이 사람의 행동에 영향을 미친다고 하는 것이다. 인지적 학습이론은 환경으로부터의 자극과 그에 대한 개인의 반응 사이에 있는 인지과정에 초점을 맞춘 것이다. 양쪽 다 작업치료사가 대상자와 함께 작업을 실시하고, 스스로가 모델을 나타내는 일 또는 멤버끼리 서로가 모방의 대상이 되는 그룹의 이용, 인지기능의 장애에 대해 작업이라는 구체적이며 합목적적인 수단을 사용하는 이론적 배경의 하나가 되는 것이다. 인간을 대상으로 하는 학습에는 환경, 특히 인적 환경 및 개인의 경험(과거의 학습) · 의지 · 의욕 등이 크게 영향을 미친다. 때문에, 작업치료에서 학습이론을 사용할 경우, 그 효과를 높이는 조건을 충분히 고려할 필요가 있다(山根, 2005a).

표 8-4-1 ● 학습이론의 종류

- 학습이론
  - 연합이론
    - Respondent 학습이론
    - Operant 학습이론
  - 인지이론
    - 사회적 학습이론
    - 인지적 학습이론 (장이론, Gestalt 이론, modeling, 외)

8-5 치료이론–사람 · 작업이론

사람 · 작업이론이란 작업치료사가 제창한 작업치료와 관련된 이론 및 모델의 총칭을 임시적으로 분류한 것으로, 여기서는 Fidler의 대상관계, Mosey의 적응기능, Reilly의 작업행동, Kielhofner의 인간과 작업, Ayres의 감각통합, Canada 작업치료협회의 작업수행, Yamane의 작업–생활기능에 관한 것을 이야기하겠다.

Fidler의 대상관계, Reilly의 작업행동, Mosey의 적응기능에서부터 시작되어, 인간작업모델, 캐나다 작업수행모델로 작업치료의 개념을 나타내는 이론 및 모델의 변천까지를 대충 살펴보면, 기본적인 작업 패러다임으로 시작하여 의학모델에 눌려서 잊혀졌던 사람에게 「작업」이 지니는 의미를 다시 새롭게 되묻고 있는 것처럼 보인다.

각각의 표현은 달라 보이지만, 대상자를 중심으로 그 생활에 시점을 두고, 인간과 작업, 환경과의 상호성으로부터, 사람의 작업수행을 원조하는 작업치료의 원칙으로는, 모두 다 유사한 것이다. 반세기 정도, 작업치료 이론 및 모델은 여러 가지 시행착오를 반복해 왔는데, 이미 문제는 분명해졌으며, 걸어가야 할 방향도 보인다(山根, 2002). 개념적 사고로부터 실천기술의 충실이 요구되고 있다(鎌倉, 2004).

8-5-1 Fidler (대상관계론)

Fidler의 대상관계론은 Sullivan 등 자아심리학 영역의 대인관계이론, 자아발달(ego development), 자존심(self-esteem), 유능성(competence)의 영향을 받았다고 말하며, 작업치료를 의사소통의 과정으로서 파악한 이론을 전개하여(Fidler et al, 1963), 다른 이론형성에 큰 영향을 미쳤다. 정신역동적인 관점에서의 작업분석으로 시작하여, 「행하는 것(doing)」 「되는 것(becoming)」을 키워드로 유능감, 사회적 달성감과 같은 작업수행면으로 이론전개를 실시하고 있다(Fidler, 1984).

8-5-2 Mosey (적응기능론)

Mosey의 정신보건 영역에서의 작업치료이론은 정신분석, 발달, 학습의 시점으로부터 그때까지의 치료이론을 정리 · 통합한 것이다(Mosey, 1970). 집단에서의 활동 방식과 대인기능을 5단계의 발달단계로 정리한 집단관계기능의 조사표는 과제집단에서의 개개인의 집단참여기능 평가와 원조 · 지도에 중요한 지표를 제시했다.

8-5-3 Reilly (작업행동이론)

Reilly의 작업행동론은 사회심리학적 시점으로 시작하여, 대상자가 어떻게 하면 만족할만한 생활을 할 수 있을 것인가가 작업치료의 역할이라는 생각으로부터 전개된 작업행동 패러다임이라 말할 수 있다. 사람은 본래 매일 삶을 구성하는 여러 가지 작업에 있어 자신이 유능하며, 그것을 잘 달성하고 싶다는 생각을 하고, 이를 위해 작업역할을 완수하는 것이 중요하다고 말한다. 그리고 구체적인 작업역할을 사람의 생애발달의 과정에 따라 광의로 파악하고, 각각의 작업역할을 수행하여 환경으로 적응시키는 원조의 필요성을 말하여, 적응기능의 습득에 있어 일과 놀이에 얼마나 깊은 관계가 있는지 주장했다. 작업행동론은 사람과 작업이라는 작업치료의 기본개념을 나타낸 것으로, 많은 작업치료연구, 이론형성의 기반이 되고 있다.

8-5-4 Kielhofner (인간작업모델)

인간작업모델(MOHO : model of human occupation) (Kielhofner, 1985 ; 1995 ; 2002)은, Reilly의 작업행동 패러다임을 기반으로 하여, 인간의 작업기능을 전체적으로 파악하기 위해, 작업행동의 요인과 그 관계를 나타낸 포괄적 개념모델이다. 인간을 개방 시스템으로 파악하고, 사람이 어떻게 작업행동을 선택하고 수행하는지, 그 과정을 설명했다.

인간의 개방 시스템이란, 사람은 자신이 행한 작업의 결과 및 환경을 정보로써 받아들이고, 지금까지 자신의 경험을 수정하거나 새로운 판단을 하여 다음 행동을 한다. 그 반복으로, 사람은 보다 적응적으로 성장한다는 것이다. 그리고 인간의 내부에 있어서의 처리(비교, 판단, 수정), 즉 작업행동을 결정하는 요소로서「의지」,「습관화」,「수행」의 3가지 하위체제를 상정했다.

이 3가지의 하위체제를 간단히 설명하면,

① 사람은 작업에 대해 개인적인 의미나 가치에 따라 특별한 관심을 가지고, 그 작업에 대해 자신이 할 수 있다든지 가능할 것이라는 생각을 품었을 때(의지)
② 작업을 수행하고, 생활의 안정과 자신의 자리매김을 위해 생활에 짜 넣는다(습관화).
③ 그 목적에 맞춘 작업행동은, 정보를 처리하는 능력에 기초하여 실시된다(수행).

와 같은 것이다. 이 3가지 하위체제는, 초기에는 계층구조를 이루고 있다(Kielhofner, 1985)고 했지만, 개정판(Kielhofner, 1995 ; 2002)에서는 상호 보완하는 heterarchy라는 개념으로 크게 바뀌어져 있다.

MOHO는, 내용은 작업행동론을 기반으로 하는 기본적인 것이며, 대상자의 전체상을 본다는 재활치료의 기본이념에 따른 대상자의 이해와 원조 목표를 분명히 하고, 의학모델과 대비한 새로운 학문체계로서 작업치료를 자리매김하기 위해 새로운 정의나 용어를 사용하여 체계화시킨 것이다.

평가법은 관찰을 중심으로 한 척도 평가로서「운동 및 처리기능평가(AMPS : assessment of motor and process skills)」,「커뮤니케이션 교류기능평가(ACIS : assessment of communication and interaction skills)」,「의지조사표」, 질문지 형식을 사용한「역할 체크리스트」,「흥미 체크리스트」,「작업기능질문지」, 면접에 따른「작업기능상태 평가법」,「작업수행

면접」 등 12개의 기존 평가법을 제시하고 있다. 면접과 체크리스트가 대부분으로, MOHO 고유의 것은 아니다.

1960년대부터 작업치료사가 작업치료 조수에게 활동을 맡기고, 그림 그리기, 음악, 원예, 레크리에이션과 같은 여러 가지 종목을 보조적 치료라는 형태로 전문특화시켜, 작업으로의 관심으로부터 작업수행요소로 시점을 옮기고, 작업을 하지 않게(할 수 없게) 됨으로써, 미국의 작업치료는 큰 위기를 맞이했다. MOHO는 그러한 편중된 전문분화에 대한 반성으로, 1980년대부터 1990년대에 시작된 사회과학적 시점에 따른 작업치료 원점으로의 회귀의 흐름 속에서 필연적으로 생겨난 것이라 말할 수 있다. 이 경향은 나중에 소개할 캐나다모델에서도 볼 수 있다.

8-5-5 Ayres (감각통합모델)

감각통합이론은 Ayres에 따른 인간발달과정, 신경심리 · 신경생물 · 신경발달학, 뇌기능, 촉진(facilitation) 기법 등을 통합한 작업치료 독자 이론이다(Ayres, 1972). 학습이나 행동에 장애를 가진 아동을 주대상으로 해왔다. 외부세계 및 신체로부터의 감각정보가 중추신경계(뇌)에서 인간의 행동 및 정신활동이 적절히 행해지도록 통합한 과정을 가리켜 감각통합이라 말한다. 뇌 피질하 레벨(뇌간)의 반사적 · 자동적인 처리기능의 발달이 피질 레벨의 고차 정신활동의 발달기반이 된다는 가정을 중심으로 한 가설이다. 기본적 가설을 정리하면 다음과 같다.

① 학습 · 행동은 정상 · 이상과 상관없이 뇌기능의 반영
② 피질하 계층의 감각통합이 고차뇌기능의 발달에 관련
③ 청각−언어발달에 전정감각 · 촉각 · 고유감각의 적절한 뇌 내 처리가 관여
④ 시지각(visual perception)의 발달에, 전정−체성운동(somatomotor)반응이 필요
⑤ 발달행위장애는 체성감각(somatosensory) · 시각처리과정이 관여하는 운동기획의 문제
⑥ 읽기장애는 전정계 장애가 관여하는 경우가 있다.
⑦ 촉각방어는 과잉행동 · 전도(distractibity) 행동에 관여할 경우가 있다.
⑧ 감각통합촉진은 적응반응과 관련이 깊으며, 내적욕구에 따른 능동적인 환경으로의 작용이 중요하다.
⑨ 적응반응에는 자극에 대한 주의반응이 불가결
⑩ 체성운동(somatomotor)−적응반응은 행동의 조직화에 기여

정신장애에 대해 King(1974)은 정신분열증에서 감각운동기능의 경로 장애라 보이는 상태에 뇌간망상체(reticular formation)를 자극하는 신체운동을 동반하는 게임을 시도하여, 언어화, 신변처리, 가동성 등이 개선되었다고 보고하고 있다. 정신분열증에 동반되는 장애와의 관련은 장애의 가설 그 자체가 증명되지 않아, 치료라는 의미로써의 적응이 적당한지 아닌지

표 8-5-1 ● 하위기능과 중추신경계의 관계

감각계의 작용	
전정감각계	신체의 가속 · 감속 운동과 중력을 감지, 자세반사 및 안구운동과 관련
촉각계	예기치 않은 자극에 대한 보호작용과 자극의 질을 나누는 인지작용
고유감각	사지의 위치, 관절각도, 운동, 사물의 중량, 저항 등의 정보
청각계	소리에 따른 신체의 위기감지, 언어능력의 발달과 관계
후각	냄새에 따른 쾌 · 불쾌, 해로움 유무 분별 정보
시각	시각에 따른 인지 · 이해능력과 보는 능력과 관련, 정보의 약 80%
미각	맛에 따른 신체로의 해로움 유무 분별 정보, 도입과 관계
감각운동의 작용	
체성감각	체성감각이 적절히 기능하고, 시각과 두정연합 영역에서 통합되어, 신체부위의 상태를 인지(공간지각)하고, 적절한 운동기획이 가능해진다.
반사	반사기능의 발달과 소실이 일상생활의 운동기능과 관련
감각선별	필요한 감각자극에 반응하여, 특정 과제에 집중
자세변화	자세 변화에 대한 안심감은 일상생활의 운동에 영향
양측성 인지	신체는 좌우대칭, 정중교차가 가능한 양측의 인지는 협조동작에 관련
운동기획	체성감각의 항 참조

의 문제가 남아있다(山根 등, 2001b).

그러나, 정신장애를 가진 자의 대부분은 활동성의 저하, 인지기능장애 등으로 정보처리기능이 혼란 또는 저하되어 있다. 감각통합치료라고 할지 어떨지는 제쳐두고, 자기 내외의 자극의 명확화, 신체자아의 확립, 적당한 심신의 활성화 자극 등으로, 적절한 신체운동 및 그에 동반되는 감각자극이 중요한 역할을 한다. 감각적인 자극은 사람과의 적절한 관계 및 커뮤니케이션의 성립에 있어서도 중요한 요소다. 그러한 것을 이해하고, 운동 또는 스포츠, 게임을 실시할 경우에, 감각계 · 감각운동의 작용과 중추신경계의 통합작용, 지각운동능력의 발달과 중추신경계의 통합작용, 감각통합기능과 사회생활기능의 학습 관련 등을 의식한 작용 및 개입이 이루어지는 것이 좋다. 각각의 기본적인 내용을 표 8-5-1에 정리해 둔다.

8-5-6 Canada 작업수행모델

캐나다 모델은 캐나다 작업치료사협회가 개발한 작업치료실천 가이드의 중심 개념인「캐나다 작업수행모델(CMOP : Canadian model of occupational performance)」(Canadian association of occupational therapists, 1991)과 그 구체적인 도구라고도 말할 수 있는「캐나다 작업수행측정(COPM : Canadian occupational performance measure)」(Law et al, 1994)으로 형성된다. Rogers의 의뢰자 중심치료를 답습한 의뢰자 중심주의에 따른 것이다(Canadian association of occupational therapists, 1997).

표 8-5-2 ● 캐나다 작업수행 과정

단계	내용
제1단계	작업수행에서 문제의 우선순위를 정한다.
제2단계	이론적인 접근법을 선택한다.
제3단계	수행요소와 환경을 명확히 한다.
제4단계	이점과 자원을 명확히 한다.
제5단계	목표로 하는 성과를 협의하여 행동계획을 작성한다.
제6단계	작업으로 행동계획을 실시한다.
제7단계	작업수행에서의 성과를 평가한다.

표 8-5-3 ● 캐나다 작업수행측정 과정

단계	내용
제1단계 문제 결정	작업수행(self-care, 일, 레저)에 대한 대상자의 희망과 필요도, 주위로부터 기대하고 있는 일을 듣는다.
제2단계 중요도 결정	각각의 문제에 대해 10점 척도로 중요도를 물어, 5개의 문제를 선택한다.
제3단계 점수 결정	선택된 5개의 문제가 어느 정도 가능한지, 수행도와 어느 정도 만족하고 있는지, 만족도를 10점 척도로 묻는다.
(이들을 작업치료의 목표로서, 작업치료계획을 입안하여, 일정기간 실시하고)	
제4단계 효과판정	제1단계부터 제3단계와 똑같은 방법으로 재평가하여, 임상적 변화를 파악한다.

CMOP는 캐나다 작업치료 가이드 라인(Canadian association of occupational therapists, 1991)의 중심적 개념을 나타내는 것으로, 사람은 기본적으로 작업욕구를 가진 작업적 존재라는 입장에 서서, 사람의 작업수행 과정을 표 8-5-2와 같이 나타내고 있다. 바꿔 말하면, 작업치료의 개입을 위해 대상자의 문제를 초점화하는 과정을 나타내고 있다고도 말할 수 있다. 이 대상자를 주체로 두고, 작업치료사와 대상자의 협업에 따라 작업치료를 진행시키는 COPM의 순서는 표 8-5-3의 4단계로 구성된다.

COPM은 반구조화 면접(semi-structured interview)으로 대상자의 주관을 수치화함으로써 작업수행의 측정과 임상적 변화를 파악하고자 한다. 이는 단순히 대상자의 요구사항(demands)을 알고자 하는 것을 뛰어 넘어, 목표 유출과 효과 판정을 대상자의 자율성과 판단에 맡김으로써, 대상자 자신의 자기인지를 깊이하고 본래의 필요 · 요구(needs)를 알 수 있도록 한다는 특징을 가지고 있다.

실제로 임상에서 COPM을 사용할 경우에는 인지기능에 문제가 있는 대상이나 충분한 자기표현이 곤란한 대상도 있기에, 작업치료사의 면접기능이 중요해진다. 반구조화 면접 과정이 의도적이지는 않아도 치료자가 원하는 대답을 유도하는 결과가 될 수 있다는 것도 충분히 유의할 필요가 있다.

8-5-7 Yamane (작업–생활기능모델)

작업–생활기능모델은 「4–10 작업치료의 치료 메커니즘」에서 그 개요를 서술했듯, 사람의 정신인지기능과 대처행동을 그림 4–10–1과 같은 개방 시스템(open system)으로써 파악하고, 인지 · 대처행동의 이상을 이 개방 시스템 중 어느것인가의 과정 이상으로 이해하는 것이다.

사람이 자신이 지금 가지고 있는 신체를 인식하고 수용하는 것은 자신의 신체를 사용하여 작업을 하고, 도구를 사용하는 등의 일을 통해서만 시작될 수 있다고 하는 생각에 기초하여, 정보의 입력, 입력정보의 지각 · 조합, 카테고리화의 이상에 따라 생기는 정보인지기능의 이상에 대해, 자기 내외의 정보를 그대로 혼란 없이 받아들여 대처하는 신체와의 관계성 회복을 기반으로, 상황 및 대상의 인식에 대한 비뚤어짐을 바로 잡고, 적절한 대처행동을 시도해 볼 수 있도록 원조한다.

8-6 관련 치료

정신질환에 대한 치료는 약물치료 등의 신체치료와 작업치료 등의 심리사회적 치료가 있으며, 대상 및 그 필요 · 요구(needs)에 맞추어 이러한 치료가 포괄적으로 사용된다. 심리사회적 치료는 그림 8–6–1에서 나타나듯, 정신병리에 개입하는 정신(심리)치료에서 생활지원에 해당하는 것까지, 각각의 특성이 있다. 대부분은 사회기술훈련과 같이, 대상과 목적을 어느 정도 한정시켜 실시하기에, 기법이 구조화되어 있다. 그에 반해 작업치료는 급성기부터 회복기, 유지(요양)기, 완화기와 대상자의 상태에 맞추어, 또 기능의 장애, 활동의 제한, 참여의 제약과 같은 생활기능의 어느 부분에 대처하느냐에 따라 대상자에 대한 원조의 목적 및 수단이 달라진다.

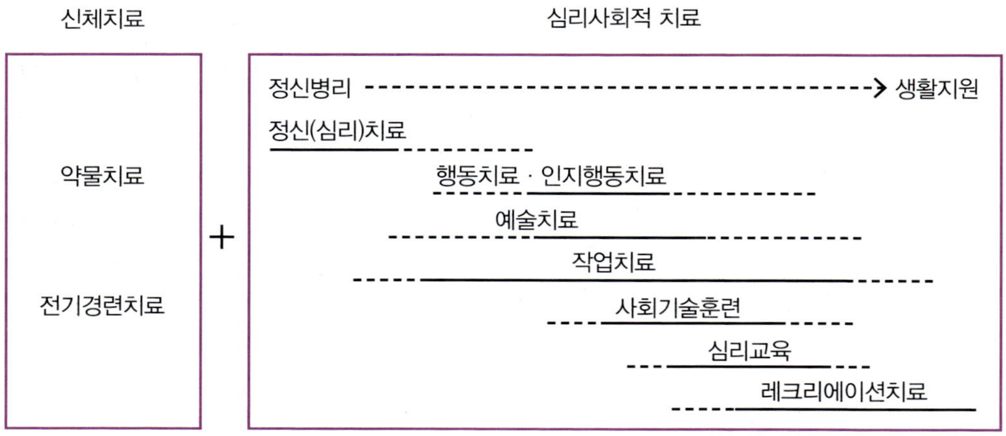

그림 8–6–1 ● 정신장애에 대한 치료 · 원조

때문에, 작업치료를 하나의 기법으로써 나타내는 것이 힘들며, 실제로는 이론과 마찬가지로, 회복상태와 목적에 따라 초점을 맞추는 방식이 달라지기에, 여러 가지 관련 기법을 도입하며, 대상의 상태에 맞추어 포괄적으로 대처하고 있다. 여기서는 의학적인 치료로 실시하는 신체치료의 개략을 서술하고 난 후, 실제로 응용되고 있는 정신과 작업치료와 관련이 깊은 각종 치료에 대해, 각각의 개요를 소개한다.

8-6-1 신체치료

1 약물치료

의학적 치료에는 수술 및 정신(심리)치료 등 여러 가지 치료가 있는데, 약물을 투여하는 치료를 총칭하여 약물치료라 말한다. 정신과 치료약은 1952년 클로프로마진(chlorpromazine) 도입이 그 시작이며, 중추신경계에 작용하여, 정신상태 및 정신기능에 영향을 주는 약물을 총칭하여 향정신약(psychoactive drug)이라 말한다.

향정신약은 표 8-6-1에서 나타낸 것처럼 분류되지만, 정신안정제(tranquilizer)는 피질하 영역에 작용하여 정온작용(ataractic activity)을 나타내는 것으로, 환각 및 망상과 같은 증상의 억제에 사용되는 항정신병약(major tranquilizer)과 불안 및 긴장의 진정에 사용되는 항불안약(minor tranquilizer)이 있다. 최근엔 종래 사용되었던 도파민 D2 수용체 차단작용이 있는 정형 항정신병약(typical antipsychotic)을 대신하여, 도파민 D2 수용체 길항작용에 대처하는 약제로서 추체외로 증상(extrapyramidal symptom) · 구갈(dipsia) · 변비 등의 부작용이 적으며, 음성증상에도 효과가 있다고 보는 비정형(非定型) 항정신병약(atypical antipsychotic)을 사용하게 되었다.

그 외의 향정신약으로는 우울증 및 강박성장애, 사회불안장애 등에 대한 항우울약, 항조증약물(antimanic drug), narcolepsy 및 주의력 결핍 · 과잉행동장애(ADHD)에서 사용하는 중추신경계의 기능을 활발하게 하는 중추신경자극약, 수면장애에 대한 수면도입제 및 진정최

표 8-6-1 ● 향정신약의 분류

- 향정신약
  - 정신안정제 (tranquilizer)
    - 향정신병약 (major tranquilizer)
    - 항불안약 (minor tranquilizer)
  - 항우울약
  - 항조증약물 (antimanic drug)
  - 중추신경자극약
  - 수면도입제–수면을 유도
  - 진정최면제–강한 최면 작용
  - 항히스타민제

면제(sedative and hypnotic drug), 항히스타민제(antihistamine) 등이 있다.

약물은 효능이 강한 것일수록 부작용도 강하다. 향정신약 부작용의 일반적인 것으로는 표 8-6-2에서 나타나는 것과 같다. 크게는 도파민 억제에 따른 파킨슨병 양상의 추체외로증상과 아세틸콜린(acetylcholine) 억제에 따른 소화기관의 활동 및 분비활동 저하가 있으며, 그 외에 졸음 및 성호르몬 이상, 혈압 저하, 빈맥, 심전도 이상 등 순환기 증상, 고열, 근경직(muscle rigidity), 의식장애, 발한 등의 악성증후군(syndrome malin), 체중증가 및 혈당치 상승 등이 있다.

2 전기경련치료

전기경련치료(ECT : electroconvulsive therapy)는 양쪽 전두엽상의 피부에 전기를 통하게 함으로써 경련발작을 유발하는 치료법으로, 기분장애, 정신분열증 등에서 난치성의 경우 및 우울증을 수반한 자살의 위험이 강한 경우에 사용된다. 1940년 무렵부터 세계 각지에서 실시되어, 1950년대에 클로프로마진(chlorpromazine)이 개발되기까지, 정신질환 치료법의 주류였다. 흔히「전기쇼크」「덴파치(전기 벌)」라는 호칭으로 알려져 있는 것처럼, 일부 정신과 병원에서 징벌적으로 사용하였던 것으로 사회문제가 되었다.

그러나 비교적 즉효성이 있으며 무경련치료가 개발됨에 따라 다시 치료에 사용하게 되었다. 경련으로 인한 위험성은 경감되었지만, 심혈관계 장애, 일과성 건망, 인지장애, 조전(manic switch)[*H1], 두통 등의 부작용이 있다. 작업치료의 개입에 있어서는 부작용을 증상 및 기능장애와 혼동하지 않을 필요가 있다.

표 8-6-2 ● 향정신약의 부작용

추체외로 증상에 따른 것 좌불안석증(akathisia) : 침착하지 못하고, 한 곳에 머물러 있지 못 한다. 운동불능(akinesia) : 수의운동(voluntary movement)능력 저하, 신체의 움직임이 둔해진다. 진전 : 대표적인 파킨슨병의 증상 급성근긴장이상증(acute dystonia) : 근육의 이상긴장으로, 목 · 혀 · 얼굴 등의 급성 근육 경직 지연성 운동장애(tardive dyskinesia) : 입 부분, 사지, 체간의 불수의운동(involuntary movement)
항콜린제 작용에 따른 것 구갈 : 타액 분비가 감소하고, 목이 마르다. 변비 : 배뇨장애
그 외의 부작용 졸음, 성호르몬 이상, 순환기 증상(혈액 저하, 빈맥, 심전도 이상 등) 악성증후군(고열, 근강직, 의식장애, 빈맥, 발한 등), 체중증가, 혈당치 상승, 외

8-6-2 정신치료

정신치료는 psychotherapy의 번역어로, 의사가 실시할 경우의 호칭이다. 임상심리사가 실시할 경우는 심리치료라 불리지만, 거의 비슷한 것이라 생각해도 좋다. 정신치료의 정의는 일정하지 않지만, Wolberg(1954)의 정의 등을 참고해 보면,「훈련을 받은 전문가가 대상자와의 사이에 일정한 계약을 맺고, 그 정신장애 및 부적응현상 등의 정서적 문제에 대해, 그러한 문제의 배경에 있는 심리기제를 작용시켜, 증상 및 장애를 제거하거나 완화하여, 인격의 발전 및 성장을 촉구한다」는 것이라 말할 수 있다.

1 정신치료의 종류

프로이트가 창시한 정신분석이 기초가 되며, 고전적인 정신분석치료는 성인의 신경증이 그 대상이다. 정신분석이 인간의 정신활동 전반을 다루기 때문에 파생된 여러 가지 학파로부터 새로운 이론 및 기법이 생겨났고, 인격장애나 정신병으로까지 응용하게 되었다. 비언어적 매개물을 사용하는 기법도 생겨났지만, 기본적으로는 언어를 수단으로 한다. 치료 메커니즘 및 대상 인원 수, 치료기간 등에 따른 분류를 표 8-6-3에 나타낸다.

목적 및 대상에 따라 여러 가지 기법이 개발되고 있지만, 작용 메커니즘으로부터 보면 지지(support), 표현(expression), 통찰(insight), 훈련(training)의 네 가지 치료요인으로 구성되며, 각각의 명칭으로 분류되어 있다(井村, 1952). 지지와 훈련은 병리를 건드리지 않고 가리고 덮는 방법, 표현과 통찰은 병리를 건드려 덮개를 걷어내는 방법이라 말할 수 있다.

| 지지적 정신치료(supportive psychotherapy)

환자의 무의식적인 갈등 및 인격의 문제 등 심리적 원인은 직접 건드리지 않고 수용하여,

표 8-6-3 ● 정신치료의 종류

- 치료 메커니즘
  - 지지적 정신치료
  - 표현적 정신치료
  - 통찰적 정신치료 (정신분석치료, 역동정신치료, 융 학파(Jungian) 정신분석, Rogers 방법, Logotherapy, 외)
  - 훈련적 정신치료 (행동치료, 자율훈련법, 인지치료, 모리타요법, 외)
- 대상 인원 수
  - 개인 정신치료
  - 집단 정신치료
    - 소집단 정신치료
    - 대집단 정신치료
- 치료 기간
  - 단기 정신치료
  - 장기 정신치료

정서적으로 지지하는 것을 원칙으로 한다. 이러한 지지적 관계에 기초하여, 적응을 위한 지식 또는 기술을 가르치거나, 위로하고, 격려하여, 조언하는 것 등으로, 부적응상태에 놓인 환자의 자아기능을 받쳐주고 강화시킨다. 치료자의 환자에 대한 공감과 관심을 가지는 자세, 그리고 취약한 자아에 대해 보조자아적으로, 또 대리자아적으로 관계를 맺기에, 양성전이(positive transference)가 생기기 쉽다. 이러한 긍정적인 관계를 살려, 보장, 설득, 재교육, 암시, 조언 및 지도 등으로 부적응상태에 대한 해결을 원조한다. 위기개입 및 환경조정도 지지적 정신치료에 포함된다.

| 표현적 정신치료(expressive psychotherapy)

표현적 정신치료는 카타르시스(katharsis) 치료라고도 부른다. 심적외상체험(traumatic experience) 및 무의식적으로 억압되어 있는 욕구, 불안 및 갈등, 그에 동반되는 감정이 자유롭게 표현될 수 있을 치료적 상황을 만들어, 마음 속 문제를 자유롭게 표현함으로써, 마음의 긴장을 풀고 발산시키는 방법이다. 카타르시스는 정신치료의 기본이며, 여러 가지 기법이 연구되고 있다.

| 통찰적 정신치료(insight psychotherapy)

통찰적 정신치료는 증상의 원인이 되어 있는 갈등, 욕구 및 감정 등 자신의 병리를 환자 스스로 깨닫게 하고(통찰), 해결을 꾀하는 것이다. 정신분석치료, 역동정신치료, Rogers의 의뢰인 중심치료, Logotherapy 등이 이 분류에 속한다. 통찰법에는 현시점의 주위와 자신의 관계를 통찰하는 것부터, 어린 시절의 체험에 원인을 구하는 본격적인 정신분석까지 있다.

| 훈련적 정신치료(training psychotherapy)

훈련적 정신치료는 학습 및 훈련 등 구체적인 체험을 통해 적응성을 몸에 익히는 것으로, 사회기술훈련 및 인지치료 등의 행동치료와 비슷한 것, 모리타요법(森田療法, 2-3-2 참조), 자율훈련법 등이 이 분류에 속한다.

2 작업치료와 정신치료

모든 정신과 의료에 공통된 점이 있는데, 작업치료의 개입에 있어서도, 지지적인 정신치료 개입은 기본자세에 해당된다. 대상자의 언동의 이해 및 자신과 대상자의 관계 파악, 대상자와의 치료(원조) 관계를 성립시키는 과정에서는 「8-3-1 정신역동론과 작업치료」에서 서술한 정신역동론 등의 이론 및 기법을 활용한다.

훈련적 정신치료는 작업치료와 가장 관련 깊은 정신치료 기법이며, 구체적인 작업활동을 사용하여 생활적응기능 등의 학습을 실시할 경우의 기반이 된다. 그리고 정신분열증 등 언어교류에 지장이 있는 대상에 대해서는, 작업활동의 비언어성을 살려 그 욕구를 충족시키거나, 표현 수단으로서 작업활동을 이용할 경우에 표현적 정신치료의 이론 및 기법을 사용한다.

또「4-5 집단 · 장-모임, 모으는 것의 이용」에서 서술했듯, 정신과 작업치료에서는 사람이 목적을 가지고 모이는 일 또는 모으는 것을 적극적으로 이용한다. 때문에, 집단은 치료구조의 중요한 요소 중 하나로, 그러한 의미에서 정신과 작업치료에서의 집단 프로그램은「8-3-2 집단역동론과 작업치료」에서 서술한 집단역동을 사용한 광의의 정신치료에 해당한다고 할 수 있다.

8-6-3 심리교육

심리교육은 심리면에 충분한 배려를 하면서 바른 지식 · 정보를 전하여, 질병 및 장애에 동반되는 여러 문제를 받아내는 힘을 몸에 익혀, 대처방법을 배워 익히고, 적응적인 생활을 원조하는 기법이다. 스스로 결정 · 선택하는 힘을 몸에 익혀, 주체적으로 사회자원을 이용할 수 있도록 원조하고, 그 사람다운 지역생활을 영위하는 힘을 기를 수 있도록 하는 역량 강화(empowerment)의 원조라 할 수 있다.

가족모임, 자조 그룹[*F11] 등에서도 실시되고 있는데, 주로 의료기관에서 재활치료 프로그램의 하나로, 대상자 및 가족에 대해 실시된다. 특히, 인적 환경으로서 가장 영향이 큰 가족을 위한 적절한 지원은 대상자를 위한 원조와 마찬가지로 중요하다.

1 심리교육의 방법

심리교육은 누구에게 실시하는가에 따라, 대상자 자신에 대한 경우와 가족에 대한 경우, 대상자를 포함한 참여 가능한 가족 전원에 대한 경우가 있으며, 실시하는 시기에 따라 급성기부터 조기 퇴원을 앞둔 시기, 장기 입원자의 퇴원 지원 시, 지역생활 지원 시, 이렇게 상황에 따라 몇 가지의 방법이 있다.

여기에서는 입원 시의 심리교육 프로그램 예를 간략하게 소개한다(표 8-6-4). 대상자 자신에 대해서는 같은 시기의 환자 여러 명(10명 이내)을 그룹으로 하고, 요안정기를 지난 조기에는 질병 및 그에 동반되는 입원에 대한 불안을 없애는 것이 중요하다. 때문에, 한 예이기는 하지만, 일반적으로 스트레스에 대해 사람의 마음에서 일어나는 것 또는 약의 작용 및 부작용 등 바른 약의 사용법, 입원 시스템 등 입원을 잘 이용하는 방법 등을 전하여, 각자가 체험한 일 또는 감상 등을 듣는다. 그렇게 하여 퇴원이 결정되면, 입원을 잘 이용하여 빨리 퇴원하는 것, 그리고 퇴원 후의 생활에 대한 불안을 제거하는 것이 목적이 된다. 때문에, 예에서 나타낸 것과 같은 퇴원 후 일반적으로 일어나는 일, 퇴원 후의 생활 방법, 곤란할 때의 대처 방법, 좋은 생활을 보내기 위한 사회자원의 이용 및 생활의 고안 등을 배운다. 이는 모두 다 1회 45분 정도, 횟수는 필요에 따라 주 1~3회 정도로 구성한다.

가족에게 실시할 경우는, 횟수는 입원 시와 퇴원 전에 각각 1~2회, 1회 1시간부터 1시간 반 정도가 좋다. 가족에게는, 우선 가족의 피폐와 혼란을 경감시키고, 정신의 병 및 그에 동반되어 보이는 생활의 장애를 이해하고, 적절히 대응할 수 있도록 하는 것이 목적이 된다. 내

표 8-6-4 ● 입원 시 심리교육 프로그램의 예

	대상자에 대한 심리교육		가족에 대한 심리교육
	조기 심리교육	회복기 심리교육	
시기	요안정기를 넘긴 때부터	퇴원이 예정된 시기	입원 시와 퇴원 전
시간	약 45분/회 정도	약 45분/회 정도	약 1시간~1시간 반/회 정도
빈도	1~3회/주	1~3회/주	입원 시와 퇴원 전에 각 1~2회
인원 수	10명 이내	10명 이내	3~10조
목적	병에 대한 불안 경감 입원생활의 안정	퇴원 후 생활의 불안 경감 의의 있는 입원생활	가족의 피폐와 혼란 경감 병, 장애의 이해와 대처법 이해
예	마음과 스트레스 약의 역할과 이용 입원을 잘 사용하는 방법 나와 스트레스, 입원 감상	퇴원 후에 일어나기 쉬운 일 퇴원 후의 생활 곤란할 때의 대처 사회자원의 이용, 생활의 고안	입원의 이용 보편적 체험, 가족의 휴식 마음과 신체의 병에 대한 바른 지식 가족이 할 수 있는 일

용으로는 입원 시스템 및 이용 가능한 서비스나 제도, 집안의 발병과 그에 동반되는 가족의 정신적인 피로의 수용, 자신들만이 아니라는 보편적 체험, 마음의 병과 신체의 병에 대한 바른 지식, 가족으로서 할 수 있는 일 등이 있다.

2 작업치료와 심리교육

심리교육은 지식을 통해, 작업치료는 구체적인 체험을 통해 생활기능을 제공하는 것으로, 작업치료의 효과를 높이기 위해서는, 역량 강화(empowerment)와 지성화를 꾀하는 심리교육과의 상호보완은 빠질 수 없다. 때문에, 작업치료 프로그램 속에서는 구체적인 작업에 따른 주체적 행위를 통해, 심리교육으로 얻은 것을 체험할 수 있는 기회를 만든다. 또, 여러 가지 직종이 연계하여 실시하는 요양생활 전반에 관한 심리교육에 더하여 작업치료에서는 사람과 작업, 작업의 기능과 사용법, 여가로서의 작업, 작업을 사용한 병의 증상의 경감, 작업을 사용한 자기관리 등, 자율과 적응에 필요한 지식 및 기능 등의 심리교육을 실시하는 것이 좋다.

8-6-4 행동치료 · 인지행동치료

행동치료는 학습이론(행동이론)을 기초로 하고 부적응행동을 수용하는 시도의 총칭이다. 부적응행동은 학습에서의 조건형성(conditioning)의 부족 및 과잉 조건형성으로 보고, 새로운 적응을 위한 조건형성을 실시한다. 정신치료가 인격 내면에 개입하는 데 반해, 행동치료는 그 행동의 원인 해석을 일부러 하지 않고, 인격이 표출된 것, 즉 현재 일어나고 있는 문제에 초점을 맞추는 것이 특징이다.

정신의료와의 관련으로는 미국에서 Lindsley 및 Skinner 등이 정신병자에게 조작적 조건

형성(operant conditioning)을 적용하고, 영국에서 Eysenk가 신경증에 대한 행동치료에 관한 저서를 내어 행동치료가 일반화되었다. 둘 다 1900년대 중반의 일이다. 근래에는 인지 및 감정에 초점을 맞추는 인지치료와 융합하여 인지행동치료라 불리며, 재활치료, 사회기술훈련, 버릇의 개선, 교정 교육 등, 폭 넓게 이용되고 있다.

1 행동치료의 종류

행동치료는 학습이론을 주축으로 하며 많은 기법이 있지만(上里, 1978 ; 1994 ; 内山, 1988 ; 久野, 1993), 크게 나누어 보면, 고전적인 조건형성에 기초한 반응(respondent)적 방법, 조작(operant)적 방법, 모델링을 사용하는 사회적 학습이론에 따른 방법, 인지에 초점을 맞춘 인지적 방법으로 분류할 수 있다(표 8-6-5). 임상적으로는 이들의 이점을 응용하여 사용한다.

반응(respondent)적 방법은 벨소리 등 중성자극(neutral stimulus)과 음식 등의 유발자극(eliciting stimulus)을 함께 제공하는 것을 반복하여, 차츰 유발자극이 가지고 있는 반응(이 경우, 침 분비)을 중성자극만으로 유발할 수 있도록 한다는 것이다. 정동(분노, 공포, 불안 등) 및 내분비, 내장 · 혈관관계 등의 자율신경지배 반응 제어에 사용되며, 조건반응의 형성과 제거가 있다. 신경증 및 심신증(psychosomatic disease)에 사용된다.

조작(operant)적 방법은 특정 지렛대(lever)를 누르면 음식을 손에 넣을 수 있기에, 음식이 필요하면 그 지렛대를 누르게 된다는, 어떠한 행동에 동반되는 결과에 따라 그 행동의 발생률(occurrence rate)이 영향을 받는다는 것을 이용하여, 행동을 수정한다는 것이다. 본인의 의지적 행위에 따른 부적응행동의 제거 및 적응적 행동의 형성에 사용된다.

사회적 학습이론에 기초하는 것은 모델을 관찰하거나 같은 행동을 함으로써 행동수정

표 8-6-5 ● 행동치료의 주요 종류

- 반응(respondent)적 방법
  - 고전적 조건형성법
  - 체계적 둔감법
  - 자기주장훈련법
  - 정동제시법(emotional exposure)
- 조작(operant)적 방법
  - 행동강화법(토큰경제법, 행동형성법)
  - 행동소거법(omission learning, punishment learning, 길항반응법)
  - 바이오피드백법
  - 행동론적 자기통제법
- 사회적 학습이론
  - 모델링법
  - 자기통제법
- 인지행동치료

(behavior modification)을 강화하는 것으로, 나중에 서술할 사회기술훈련(SST)의 수법에 이용되고 있다.

인지적 방법은 인지와 정서반응의 관계로부터 인지의 비뚤어진 부분을 발견하고, 인지를 조작함으로써 적응적 행동 및 정동을 형성하여, 부적응행동 및 정동의 제거를 꾀하는 것이다. 반응(respondent)적 방법에 자율신경계가, 조작(operant)적 방법에 지각운동신경계가 관여하는 데 반해, 인지적 방법은 대뇌의 지각 · 인지기능이 관여한다. 메커니즘은 복잡하지만, 인간의 학습 대부분은 이 인지학습에 따른다. 나중에 서술할 사회기술훈련(SST)은 인지행동치료의 구성적 학습법의 모델링을 더욱 효과적으로 하여, 임상적으로 세련된 방법이라 말할 수 있을 것이다.

2 작업치료와 행동치료

작업치료의 적응적 생활기능의 습득 등에서는 사회적 학습이론 및 인지행동이론과 거의 마찬가지의 기법, 주로 모델링을 살린 인지행동치료의 기법이 사용된다. 사회기술훈련(SST)은 항을 새롭게 하여 자세히 설명하도록 하고, 여기에서는 작업치료의 일상적인 방법이 되고 있는 모델링법에 대해 정리해 둔다.

| 모델링(modeling)

타인의 행위 및 그 결과를 봄으로써 자신이 경험하지 않아도 새로운 행동양식을 배우거나 행동의 수정이 일어나는, 이 과정을 모델링이라 말한다. 모델링에 따라 배운 것을 자신의 행위를 통해 실시함으로써 학습은 강화된다. 사람이 생활활동, 스포츠 기능, 대인관계, 사고 · 인지양식 등을 몸에 익히는 과정에서 모델링은 중요한 역할을 담당하고 있다.

모델링의 효과에는, 보고 배우는 관찰학습효과, 반면교사[*H2]라 불리는 제지 · 탈제지효과, 보는 것으로써 유발되는 반응촉진효과가 있다. 물론 모델링은, 그 모델에 따라 플러스뿐만 아니라 마이너스 측면이 강화될 가능성도 있다. 작업치료에서는 함께 활동하는 작업치료사 자신이 어떠한 모델을 나타낼지, 그룹 내의 다른 멤버의 행위를 어떠한 모델로서 살릴 것인지가 포인트가 된다. 언어가 본래의 기능을 다하지 못하는 상태에 놓인 대상자에 대한 작업치료의 개입에 있어서, 모델링의 기능을 의식적으로 적극적으로 살림으로써 작업치료의 효과를 보다 높일 수 있다.

8-6-5 사회기술훈련

사회기술훈련은 social skills training의 번역어로, 줄여서 SST라고도 부르며, 1960~1970년대에 연구가 발달하였다. 의학, 교육, 심리학, 범죄학, 이렇게 폭 넓은 영역에서 사용되는데, 통일된 정의는 없다(渡辺, 1996). 여기에서는 정신의료와 관련이 깊은 Liberman 등이 집대성한 방법을 중심으로 소개한다. 1960년대 미국의 입원중심주의로부터 지역케어로의 정신의료 전환 속에서, 사회에서 생활하는 정신장애를 가진 사람들에 대해 생활기능 훈련의 필요성이 증가했다. Lazarus가 자기주장훈련(assertive training)을 체계화시킨 것도 이 시기로, Liberman 등의 SST는 그러한 배경 아래 1970년대에 개발되었다. 그 후 수정이 더해져「스트레스-취약성-대처기능」이라는 역동 모델과, 사회적 학습이론을 배경으로 인지행동치료의 기법을 사용하여, 계통적인 훈련법으로서 기법화되었다(Liberman, 1989 ; 1992).

일본에는 1980년대 후반부터 적극적으로 소개되어(安西, 1989 ; 1990), 1995년에 입원사회기술훈련치료로서 진료보수의 대상이 되었다. 한편, 적응 및 금기, 문제점에 대한 제기도 이루어지고 있다(樋田, 1991). 특히 일본에서는 역사의 장에서 서술했듯, 생활기능에 관한 지도는 생활요법 중에서 집단관리적인 사용으로 형체화된 역사를 가지고 있기 때문에, 그 활용에 대한 주의가 촉구되고 있는 것이라 생각된다. Mueser 등(1990)의 정의를 소개해 둔다(표 8-6-6) (宮内, 1995).

1 사회기술훈련(SST)의 목적과 방법

SST는 개인 레벨의 생활장애에 초점을 두고, 사회기술을 개선하여 재발예방 및 사회참여의 촉진을 꾀하는 것이다. 1회에 1~2시간, 주 1~2회, 표 8-6-7에서 나타나는 순서로 실시된다. 일반적으로는 소그룹(7~8명이 최적, 많아도 15명까지)으로 실시하고, 스태프는 조력자(facilitator)와 보조자아역을 맡는 2명이 실시한다. 과제가 모듈화(modularization)되어 있다(대화기능, 직업 찾기, 집 찾기와 유지, 복약 자기 관리, 여가를 보내는 방법과 레크리에이션, 몸단장과 청결, 교통기관 사용, 식사, 금전관리 등).

2 작업치료와 사회기술훈련

정신장애에 대하여 작업치료는 생활에 관련된 작업을 중심으로, 보다 일상적인 장을 형성하여, 그 장을 사용하여 사회기술의 향상 등을 꾀한다. 작업활동 및 작업활동을 매개로 한 타

표 8-6-6 ● SST의 정의(Mueser et al, 1990)

① 대인 상황에서 환자의 기능의 부족한 점과 과도한 점을 평가하는 것
② 어느 특정 기능에 대한 학습 방법을 제공하는 것
③ 사회적 장면을 모방한 가운데 치료사들에 따른 기능의 모델링이 실시되는 것
④ 환자에게 연습하고 있는 어느 기능에 초점을 맞춘 교시가 실시되는 것
⑤ 어느 기능에 대한 환자에 따라 다른 실기 리허설이 이루어지는 것
⑥ 치료사 및 그룹의 멤버로부터 환자에게 바른 피드백과 교정적 피드백이 제공되는 것
⑦ 리허설과 피드백을 반복하는 것
⑧ 범화를 촉진시키기 위한 숙제가 제공되는 것

인과의 관계 속에서 생활 전반에 관한 기능을 기르는, 온화하며 다의적인 치료구조를 특징으로 한다. 이러한 온화한 구조는 그 장점과 함께 의식적으로 습득을 위한 반복이 이루어진다는 지적도 있다(安西, 1991). 구조 틀의 강약은 그 효용이 서로 함께 한다.

한편, SST에 관해서는 일상의 기본적인 생활 및 대인기능, 사회자원의 이용 등에는 개선이 보이지만, 다음과 같은 한계가 있다.

① 상황 변화에 대한 대응 등에 관한 기능에는 효과가 적다.
② 정신분열증 환자의 경우, 인지장애의 영향 등으로 가정의 장을 설정하는 것이 곤란하기에, 신경증성 장애와 비교해 보았을 때 역할극(role play)이 곤란하다.
③ 그 장에서는 할 수 있어도 범화[*F10]되기 힘들다.
④ 이를 보충하는 의미에서의 숙제 그 자체의 효과와 한계

마찬가지로 사회기술의 개선 및 새로운 기능의 습득을 지향하면서, 이점과 한계의 양면이 있다. 작업치료에서는 SST의 특성인 과제의 명확화 및 모델링, 적극적인 긍정적 피드백을 작업치료 장면에서 적당히, 의식적으로 활용하고, SST에서는, 범화[*F10]를 보다 효과적으로 하기 위해 작업치료의 구체적인 활동장면을 사용한 연습방법을 계획하는 형태로, SST의 구조화된 기법과 작업치료의 구체적인 작업활동을 사용한 생활에 가까운 장의 이용이라는 이점을, 서로 보충하며 살리는 연구가 이루어지면 좋을 것이다(大橋・山根, 1996).

표 8-6-7 ● SST의 순서

1. 시작
2. 새로운 참여자의 소개
3. 사회기술훈련의 목적과 규칙을 다 같이 확인한다.
4. 숙제가 있다면 그 보고를 듣는다.
5. 연습문제를 명확히 한다.
   개개인의 과제를 설정, 보통은 숙제 중에서 설정
   대상자 자신이 설정하도록 원조
6. 역할극(role play) 기능을 연습한다.
   장면을 만들어, 상태를 골라 워밍업의 역할극(role play)
   숙제실행 장면 등의 역할극(role play)
   긍정적 피드백
   교정적 피드백(개선점을 제시)
   모델링(보다 적절한 행동을 모델로 제시)
   재연(shaping, 촉진, coaching)
7. 요약 정리
8. 마침(다음 회 예고, 새로운 숙제 설정)

8-6-6 예술치료

예술치료는 art therapy의 번역어로, 심신장애에 대한 치료에서 창작적인 표현활동을 유용하게 쓰고자 하는 것이다. 그 원류는 두 가지가 있는데, 하나는 정신병원 및 시설에서 레크리에이션 및 작업치료로서 실시되어 온 예술활동이다. 그리고 또 하나는 정신병리학으로서의 표현병리다. 예술치료에는, ① 작품을 만드는 데 치료적 의의를 인정하는 입장, ② 자기의 내면을 표현하는 데 의의를 인정하는 입장, ③정신치료의 언어 커뮤니케이션의 보조 수단으로 하는 입장이 있다(中井, 1986). 현재 예술치료는 광의의 정신치료의 하나로서 자리매김되었으며, 국제학회가 있고, 일본의 예술치료학회도 국제학회에 참여하고 있다. 회화치료가 중심이지만, 음악, 연극, 춤, 시가, 하이쿠[*H3] 등 여러 가지 창작활동이 사용되고 있다(徳田, 1982). 기법서도 아주 많이 볼 수 있게 되었다.

여러 가지 창작 · 표현활동 양식의 차이가 예술치료라는 매듭 아래 다양한 기법을 낳았다. 그림 8-6-2 도식에서 나타나듯 신체표현, 그것도 전신적인 표현이 되는 것(그림의 왼쪽 방향)일수록 원초적(primitive)이고, 있는 그대로 감정표출되며, 춤, 그림 그리기, 말과 언어성이 높은 것(그림의 오른쪽 방향)일수록, 지적인 필터의 영향을 받기 쉽다는 특징이 있다.

1 예술치료의 종류

일반적으로는 회화치료가 중심이다. 이에 뒤이어 음악치료가 있는데, 회화치료와 같이 어느 정도 이론적으로 정리된 것(松井, 1980 ; 松井 등, 1988)부터, 민간요법적인 것까지 있다. 그 외의 창작활동을 이용한 것으로는 심리극(増野, 1977 ; 1982) 또는 모래놀이치료(sand play therapy) (河合 · 편, 1969)와 같이 하나의 기법이 되어 있는 것도 있는 반면, 하이쿠[*H3] 치료 등 일본의 문화와 밀접한 관계가 있는 것(水島, 1987), 댄스치료(桃井, 1987), 사진치

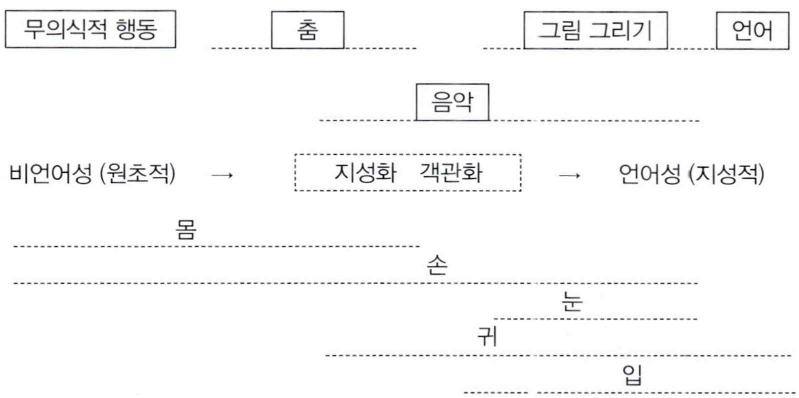

그림 8-6-2 ● 표현양식과 그 특성(山根)

☑ 예술 치료의 종류

회화치료 음악치료 댄스치료 심리극치료 시가치료 독서치료
하이쿠[*H3] 치료 도예치료 사진치료 콜라주(collage)치료 그 외

료 및 독서치료(町沢, 1987), 콜라주(collage)치료(森谷 등, 1993) 등, 여러 가지 활동에 치료라는 이름을 붙여 기법으로서 정리하고자 하는 것까지 폭 넓으며, 체계로서는 미정리된 상태다.

2 작업치료와 예술치료

원래 도덕치료에 기초한 전통적 작업치료에서 사용되었던 예술활동이 예술치료의 원류 중 하나인 것처럼, 창작 · 표현활동은 작업치료의 주요 수단의 하나다. 작업치료에서는 대상자의 회복상태 및 목적에 따른 여러 가지 작업을 사용하기 때문에 하나하나의 종목 사용법 및 치료 메커니즘을 체계적으로 나타내는 일을 하지 않는다. 예술치료에서 사용하는 매개는 모두 작업치료의 수단으로서 작업종목의 하나로 사용되고 있다.

일반적으로 잘 사용되는 회화와 음악을 간단히 소개한다.

| 작업치료와 회화

회화치료가 레크리에이션적 회화치료, 지도적 회화치료, 정신치료적 회화치료로 나뉘어져 있는(徳田, 1982) 것처럼, 작업치료에서도 예술활동을 즐거움에서부터 흥미, 표현활동으로까지 폭 넓게 사용한다. 작업치료에서의 회화의 사용법이 일반적인 회화치료와 다른 점은, 회화가 가지는 투영성에 더하여,

① 신체운동을 매개로 한 이미지의 표출	(신체 에너지의 사용)
② 주로 손으로 필기구를 사용하여 표현	(손의 기능과의 동일화)
③ 의식 레벨과 무의식 레벨이 혼재하여 표출	(무의식의 표출)
④ 보면서 그리는 동시진행에 따른 의식화	(시각화에 따른 의식화)
⑤ 눈과 손의 협조운동	(협조적 감각운동계의 사용)

과 같은 「그리기」라는 행위 및 동작에 포함되는 정신성과 신체성이 상호 깊이 관련하고 있는 일 및 그리는 행위 그 자체가 타인과의 커뮤니케이션 기능을 이용하는 것에 있다(山根, 1990a ; 1990b ; 2003).

작업치료의 기법으로서 개발한 것으로, 집단 작업치료의 하나로서 공동으로 한 장의 그림을 그리는 기법, 협동 연상묘화법, 모델 그림을 이용하여 타인을 보고, 타인으로부터 보여진다는 대인기능과 커뮤니케이션 기능의 개선 · 촉진을 의도한 「내가 모델, 모두가 피카소」 등이 있다(山根, 2005b). 콜라주(collage)치료도 캐나다 및 미국의 작업치료사가 실시해 온 것

을 일본에서 예술치료에 종사하는 심리 관련 직종이 기법으로서 정리를 시도한 것이다(杉浦, 1992 ; Remocher et al 1992).

| 작업치료와 음악

작업치료에서의 음악의 사용방법은 마츠이(松井)가 말하는 치료도구로써 음악의 특성(표 8-6-8) (松井, 1980)을 살려, 음악활동을 즐거움에서부터 흥미, 표현활동으로까지 폭 넓게 사용한다. 나아가 일반적인 음악치료와 다른 점은, 작업치료에서는,

① 신체 에너지의 표출에 따른 적응적 행동화(acting out)
② 고차뇌기능장애*H4의 평가와 훈련
③ 감각 · 인지운동계의 평가와 훈련

과 같은 정신성과 신체성을 합쳐 사용한다는 점에 있다.

또, 음악활동의 비언어성을 살려, 하나의 음을 만들어내는 행위와 과정을

④ 대인기능의 평가와 훈련
⑤ 집단참여기능의 평가와 훈련

에 사용한다. 사람과 함께 작업 · 작업활동을 함으로써 생활의 적응을 꾀한다는 작업치료 특성을 살린 음악활동의 사용 방법 중 하나에 해당된다.

작업치료에서 작업분석 시점으로부터는 치료로서 음악을 사용하는 일을 「음악을 들으며, 부르고, 연주하며, 만들어내고, 즐기는 것을 중심으로, 음이나 리듬, 음악 관련 여러 활동을 통해, 병든 마음을 치유하고, 신체 및 정신기능의 유지 · 회복, 생활의 질 향상을 꾀한다」고 정의하며, 널리 음악과 관련된 요소를 활용하고 있다(山根, 2007e).

표 8-6-8 ● 음악활동의 특성

① 음악은 지적 과정을 통하지 않고, 직접 정동에 작용한다.
② 음악활동은 자기애적 만족을 가져오기 쉽다.
③ 음악은 인간의 미적 감각을 만족시킨다.
④ 음악은 발산적이며, 정동의 직접적 발산을 가져오는 방법을 제공한다.
⑤ 음악은 신체적 운동을 유발한다.
⑥ 음악은 커뮤니케이션이다.
⑦ 음악은 일정한 법칙상 구조화되어 있다.
⑧ 음악에는 다양성이 있으며 적용범위가 넓다.
⑨ 음악활동에는 통합적 정신기능이 필요하다.
⑩ 집단음악활동에서는 사회성이 요구된다.

8-6-7 원예치료

일본에서 원예는 1900년대 초반부터 정신병원에서 작업치료의 수단으로서 사용되었으며(菅, 1932 ; 加藤, 1925), 지적장애아 · 자의 양호교육에서의 체험학습 및 작업소*F4, 수산시설*B7에서는 작업종목의 하나로 사용되어 왔다. 원예치료라는 형태로 주목받기 시작한 것은 1900년대에 들어가서부터이다.

정해진 정의는 없지만, 식물이라는 대상 그 자체 및 식물이 자라는 자연환경, 식물의 육성, 식물의 이용에 관한 여러 가지 요소를 사람의 신체 및 정신기능의 유지 · 회복, 생활의 질 향상 등에 사용되는 것을 흔히 원예치료라 부르고 있다(山根, 1997b). 신체에 장애가 있는 자, 지적장애가 있는 자, 고령자, 트라우마를 가진 아동, 정신적인 장애로 괴로워하는 자, 마약중독 등 각종 의존증, 비행범죄력이 있는 자 등, 성이나 연령에 상관없이 폭 넓은 대상에 사용된다.

1 원예의 특성

원예의 주대상인 식물은, 독립 영양(autotrophy)을 영위하는 것이 큰 특성이며, 물과 빛이 있다면 스스로 싹트고, 자라나, 꽃을 피우고, 열매를 맺는다. 그리고 사람이 손을 보면, 그에 따라 자라고, 넓은 정원이나 밭이 없어도, 베란다나 방 안에서도, 식물의 성장과 그 결실을 즐길 수 있다.

땅을 갈거나 고르는 작업은, 신체 에너지를 소비하는 큼직한 동작으로 신진대사를 증진시키고, 심신의 기능을 활성화시킨다. 또, 생산적인 파괴작업에 해당하며, 충동(정신적 에너지)이 신체 에너지로 대체되어 적응적으로 발산된다(山根, 1995).

씨를 뿌리고, 묘목을 심으며, 물을 뿌리고, 잡초를 뽑는 등과 같이 키우는 작업은 주의와 집중을 필요로 하는 정교하고 치밀한 동작부터 비교적 큼직한 동작까지 폭 넓으며, 신체기능의 활성화 자극과 함께 보살펴 주는 것, 즉 자신을 믿어 준다는 행위가 사람에게 기쁨과 평안을 가져다 주고, 자기유용감을 일으킨다. 그리고 식물의 결실 수확은, 수확하는 자의 마음에 풍요로운 안심감을 낳고, 무언가를 끝까지 해낸 기쁨이 된다.

원예활동은 계절의 변화와 하루하루 날씨에 좌우되면서, 사계절의 리듬과 함께 식물의 생육이라는 시간의 흐름 속에서 이루어진다. 자연으로부터 자신이 자유로울 수는 없지만, 자연이 주는 이 실존적 체험이 계절감 및 시간의 감각, 기본적인 생활의 리듬을 되찾는 지표가 된다. 흙이나 물 · 공기 · 식물 등의 자연환경은 현실적인 신체감각으로 떠받쳐진 안심감을 낳는다.

또, 키운 화초를 사용한 작품 만들기는 본래의 원예활동과는 다르지만, 창작 · 표현활동의 하나로서, 자기표현을 촉구하고, 자기애를 충족시키며, 자아의 보유 및 확대로 이어진다. 나아가, 수확하여 먹는 일은 소비하는 즐거움 가운데서도 가장 원초적인 것이며, 자아를 해방시키고, 기본적인 욕구(생리적 욕구)를 충족시킨다.

2 작업치료와 원예

작업치료에서는 아주 친숙한 작업 종목의 하나이다. 약간의 지식을 가지고 있다면 누구든지 일상적으로 즐길 수 있으며, 다른 치료와 비교해 볼 때 위험부담이 적다. 단지, 어디서든 누구든지 원예활동을 이용하는 것은 가능하지만, 원예활동을 계절과 상관없이 적절히 치료로서 살리기 위해서는 식물의 보존에 기술 및 인력이 필요하다. 때문에, 일본에서는 아직 자격화되어 있진 않지만 원예치료사 등 식물을 관리하면서 장애를 가진 사람에게 개입하는 것이 가능한 원예 전문가와 연계하는 것이 바람직하다.

작업치료에서의 작업분석 시점으로부터는 회화 및 음악 등의 이용과 마찬가지로, 치료로서 식물을 사용하는 것을「식물을 키우는 것을 중심으로 식물 및 식물이 자라는 환경, 식물에 관련된 여러 활동을 통해, 신체 및 정신기능의 유지 · 회복, 생활의 질의 향상을 꾀한다」고 정의하며, 널리 원예, 그리고 식물 그 자체 및 식물이 자라는 환경 등을 활용하고 있다(山根, 2008).

회복과정에 따른 활용

회복과정에서 보면, 조기 치료 · 조기 퇴원을 목적으로 하는 급성기부터, 장기에 걸친 요양생활 및 완화 케어(palliative care)가 필요한 유지(요양)기 및 종말기까지, 간접적 · 직접적으로 폭 넓게 이용 가능하다. 급성상태 이탈 후, 목적 있는 일은 할 수 없지만, 가만히 있는 것도 불안하다고 하는 때에는, 환경으로써 수동적 이용이 효과적이다. 화단이나 식물이 있는 정원이 있다면, 병실에서 불안한 채 지내는 것보다 앉아서 화초를 바라보는 것만으로 괜찮다. 화초의 색깔이나 향기, 자연이 적당한 생리적 자극이 되어, 식물의 낮은 침습성(invasive)이 사람에게 안심감을 가져다 준다.

조금씩 현실감이 회복됨에 따라 일어나서, 서서, 옷을 갈아입고, 식물이 자라고 있는 장으로 이동한다. 흙을 만지고, 씨를 뿌리거나 묘목을 심고, 물을 주거나 잡초를 뽑으며, 완성된 농작물을 감상하거나 수확하여 먹는 등, 여러 가지 목적을 가진 행위 및 동작을 늘려 나갈 수 있다. 그러한 행위 및 동작은 신진대사를 촉진시키고, 감각, 지각, 인지, 운동, 심신의 기본적인 여러 기능 모두를 활성화시킨다. 특히 회복기 전기에 병으로 닫힌 감각을 열고 현실감을 되찾는 작용에 있어, 식물은 부담이 적은 오감의 자극요소로서 이용 가능하다.

장기의 요양생활의 장에서는, 식물이 자라는 계절에 갖추어, 춥다든지 덥다든지를 자연스럽게 느끼며, 사계절의 변화를 신체로 받아들여, 시간의 흐름을 식물과 함께 지내는 것이, 현실감 또는 현실로의 관심이나, 생활리듬을 유지 · 회복하고, 병에 대한 얽매임으로부터 해방된다. 자신이 식물을 키운다는 행위는, 신뢰받고 있는 스스로를 의식할 수 있다(유용감). 또 원예는 저하된 신체의 기능을 유지하고 회복하는 중에도, 심리적인 부담이 적고 유용하다.

고안, 응용

원예는 자연을 상대로 하기에 다소의 고안이 필요하다. 우선, local 성을 살리는 것이다. 식물은 자연환경 및 사람의 생활에 직접 관계하는 것으로, 확실히 외국산의 희귀한 식물도 여러 가지 즐기는 방법은 있지만, 실제로 일상생활 및 치료의 수단으로서 사용할 경우는, 식물이 생육하는 환경, 그리고 그 식물과 똑같은 환경에 사는 사람의 생활과 관련이 있는 것을 사용하는 편이 좋다. 그 토지의 풍토와 문화, 그 곳에 사는 사람의 생활습관, 대상이 되는 사람의 생애주기(life cycle) 및 취향, 장애의 상태, 이러한 것들이 local 성에 해당된다. 물론, 안뜰(patio) 형식의 정원, 천정천(raised bed)의 사용, 식물의 색, 향기, 감촉의 이용 등, 지금까지 우리들의 습관에 없었던 것이라도, 만남과 깨달음이 생활 문화를 풍요롭게 하는 경우도 있다. 이것은 global 성이라는 점을 생각한 것이다.

그리고 이용하는 도구 등은 될 수 있는 한 시판되고 있는 것을 대상자의 기능에 맞추어 개량 궁리하여 사용하는 것이 좋다. 또, 일부는 독성이 있는 것 또는 가시가 있는 것, 그리고 어떤 사람에게는 알레르기 대상이 되는 것도 있기에 일반적으로 이러한 것에 대한 주의가 필요하다.

신체기능이 저하하여 지면에서의 작업에 부담이 큰 경우에는, 천정천(raised bed)이나 콘테이너, 밑으로 늘어지는 화분(hanging basket) 등을 이용하여 고안을 하면 좋다. 밭이나 화단이 없을 경우에는, 단지나 묘상(seed bed)에서 씨를 뿌리고 키우거나, 초본경삽(herbaceous cutting, 식물의 줄기를 삽목하여 번식시키는 방법)[*H5]이나 꺾꽂이 등 실내에서 할 수 있는 것, 화분에 심기 혹은 화분, 수경재배(hydroponics) 등을 이용하면 장소는 상관없다.

입원기간이 단기일 경우에는, 식물에 관심이 있다면 퇴원 시에 가지고 돌아가 장식용으로 쓰거나, 키울 수 있도록 단지 등에 여러 가지 식물을 모아 심는 등, 생육기간에 얽매이지 않는 활동도 가능하다. 여러 가지 식물을 모아 심었다면, 작업대를 겸한 손수레에 용구를 갖추어 옮기면, 그대로 병실 또는 작업치료실에서도 활동은 가능하다.

8-6-8 회상법

회상법(reminiscence/life review)은 미국의 정신과 의사 RN. Butler가 고령자의 풍부한 회상을 재검토하자며 제창한 것에서 시작된 것이다(Butler, 1963). 자신의 과거와 마주 보고 살아온 증거인 인생을 뒤돌아보고, 자신을 재검토하여 긍정하는 간호 · 의료 · 케어에서의 대인원조방법 중 하나라 말할 수 있다.

1 회상법의 종류와 방법

회상법은 개인에 대해 1대 1로 실시하는 개인 회상법과 가족 회상법(및 부부 회상법), 그룹으로 실시되는 그룹 회상법이 있다. 장기 · 단기 기억 모두 어렵고 언어표현이 힘든 사람을 제외한 치매 고령자부터 일반 사람까지가 대상이 된다. 또, 개입 방식에 따라, 일반적인 회상을 실시하는 회상법(reminiscence)과 인생을 회고하는 회고법(life review)이 있다(野村, 1998).

일반적인 회상법(reminiscence)은 과거의 즐거웠던 추억 또는 기억에 대해 서로 이야기를 주고받음으로써 안심, 친숙함, 즐거움, 기쁨, 쾌적함의 제공, 공감, 공유, 정서의 안정 및 대인적 교류에 따른 의욕, 흥미, 관심의 활성화 자극을 주는 것을 목적으로 한다. 인생을 회고하는 회고법(life review)은 과거의 기억을 계통적으로 듣고, 정리하여, 인생의 재평가, 자아의 통합, 시간적 계속성의 확인과 수용, 과거의 미해결 과제의 재고와 해결, 현재 직면한 과제에 대한 대처방법 재확인과 역량 강화(empowerment)와 같은 것이 목적이 된다.

회상법의 진행 방법은, 자유로운 흐름으로 실시하는 경우도 있으며, 구조화된 방법을 사용하는 방법도 있어, 시계열적 회상과, 비시계열적 회상을 함께 사용하여, 옛날 생활용구, 옛날 사진 · 비디오, 그리운 음악, 그리운 맛, 옛날 놀이용구, 계절 과일 · 야채, 어느 지방의 음식, 여러 가지 행사에 관한 것 등, 회상을 촉구하는 여러 가지 재료 및 도구를 사용한다. 인생회고법(life review)을 실시할 경우에는, 구조화된 방법으로, 시계열적 테마(표 8-6-9)를 사용한다.

표 8-6-9 ● 회상법 테마의 예

시계열적 회상법의 테마

유아기
- 철이 든 후, 최초의 기억
- 어린 시절의 가정 생활
- 살고 있던 장소, 집 모습
- 어디서 어떤 놀이를 하고 있었나
- 음식 및 간식에 관한 것

학동기
- 학교(선생님, 친구들, 좋아했던 과목, 싫어했던 과목, 도시락 · 급식 운동회, 학예회, …)
- 통학, 교복
- 방과후, 놀이, 동아리 활동, 학원, …

청년기
- 학교(수능시험, 가장 자신 있었던 과목, 잘하지 못했던 과목, 선생님, 친구, …)
- 교우관계
- 일, 여가
- 복장, 유행

장년기
- 일
- 결혼, 가족

비시계열적 회상법의 테마

- 행사 : 정월, 세츠분(입춘 하루 전인 2월 3일)*H6, 히나마츠리(3월 3일), 꽃놀이, 셋쿠(어린이날)*H7, 칠석, 봉(일본의 추석), 가을축제, 운동회, 크리스마스, …
- 일 : 모내기, 벼 베기, 아이 돌보기, 월동 준비, 거들기, …
- 건강 : 상처, 병, 병원, 약, 상비약, 예방접종, DDT, 회충 구제, 홍역, 결핵, …
  속담
- 생활 : 첫사랑, 연애, 선보기, 결혼, 이별, 전쟁과 삶, …
- 음식 : 도시락, 급식, 좋아하는 음식, …
- 유행 : 음악, 복장, …

2 작업치료와 회상법

작업치료에서는 생활과 관련된 여러 가지 작업을 매개로 하기에 작업치료의 과정이 모두 회상법(reminiscence)의 기회가 된다. 작업을 사이에 둔 관계 속에서, 이것을 어떻게 자각하고, 살릴 수 있을 것인가가 중요하다. 회상의 시간을 마련하는 방법이 목적이 명확해져서 좋은 경우와, 작업활동 및 사용하는 소재나 도구 등을 통해 자연스런 개입 속에서 이야기를 할 때의 좋은 점이 있다. 이러한 가려 쓰기는 사회기술훈련(SST)에 대해서도 말할 수 있는 것이다.

8-6-9 레크리에이션치료

레크리에이션치료는 사람이 자발적으로 즐기고 노는 것의 효용을 치료적으로 이용하는 것이다. 광의의 집단치료에 포함되는데, 놀이치료(play therapy) 정도로 구조화되어 있진 않다. 치료로서 체계화된 것이라기보다, 레크리에이션 본래의 원칙을 사용하는 기법에 해당된다. 1960년대, 작업치료사의 부족으로 여러 가지 활동 전문가가 생겨난 미국(「2-2 작업치료의 성립 과정과 발걸음」을 참조)에서 치료원조 수단으로서 실시되었던 레크리에이션이 therapeutic recreation이라는 이름으로 통일되었다(田中, 1987).

1 레크리에이션의 원칙

레크리에이션은 마음 또는 신체의 피로를 회복하기 위해 여가로서, 재미있고, 즐거우니까 자발적으로, 그 자체를 목적으로 실시하는 활동이다. 이 레크리에이션의 원칙을 잊어버리면, 레크리에이션이라는 이름의 일이 되어 버린다.

2 작업치료와 레크리에이션

병에 따른 고통을 치유하고, 장애를 가지고 있어도 생활을 즐길 수 있도록 함으로써 생활의 질을 높이고, 즐기면서 생활의 기능을 몸에 익히는 등과 같은 작업치료의 원조에 있어, 레크리에이션은 작업치료의 주요 종목 중 하나이다.

작업치료에서 레크리에이션을 사용할 경우, 「의료, 요양이라는 환경」 속에서 실시되며, 「자

☑ 레크리에이션의 원칙

①	마음이나 몸의 피로를, 휴양 및 오락으로 회복한다.	(여유의 회복)
②	즐거워서 자발적으로 실시한다.	(자발적 동기)
③	그 자체가 재미있고 즐거운 활동이다.	(직접적 심리적 보수)
④	다른 목적을 위해 실시하지 않는다.	(목적의 직접성)

발적으로 레크리에이션을 실시할 수 없는 자」가 대상이 된다. 따라서, 자발적으로 실시하는 일반적인 레크리에이션과는 다소 목적이나 과정이 다르다. 작업치료에서 실시하는 레크리에이션은 그 효용부분을 의식적으로 이용하는 것이 특징이라 말할 수 있다. 작업치료에서는 레크리에이션을 일상적인 프로그램으로써 사용하기 때문에, 작업치료를 실제로 서술하는 내용이 되지만, 기본적인 것을 여기서 조금 말해 두겠다.

| 목적

작업치료에서 레크리에이션을 재활치료로써 사용할 경우에는,

① 요양생활에 휴식과 여유를 가진다(치료, 요양성활에 대한 적응).
② 사람과의 관계를 넓히고, 동료를 만든다(사회성의 개선).
③ 즐거운 체험으로 즐길 수 있도록 한다(자주성, 의욕의 향상).
④ 억압된 충동을 발산시킨다(감정의 적응적 처리).
⑤ 현실적인 체험을 한다(병적 자폐에서 현실세겨로).
⑥ 체력의 회복, 유지, 개선(신체기능의 활성화 자극)

과 같은 것을 목적으로 실시한다. 또 치료 · 원조자에게 있어서는, 위에서 기술한 내용에 더하여, 신체기능, 인지기능, 대인기능, 정서 등, 대상자의 원조에 필요한 평가가 목적으로 덧붙여지는 경우도 있다. 레크리에이션을 사용할 경우, 「다 함께 참여하여 즐겨 봅시다」라고 권유하면서, 한편으로는 생활지도로서 실시하는 등과 같은, 목적의 이중성을 가지지 않도록 하는 것이 중요하다. 그러한 목적이 있다면 맨 처음에 말하고, 양해를 구한 다음 참여를 권유해야 한다.

| 레크리에이션의 입안

레크리에이션은 자연스럽게 진행되지 않으면 본래의 기능을 살릴 수 없다. 이를 위해서는 계획을 확실히 세우고, 그러면서도 그에 너무 얽매이지 않는 것이 요령이다. 계획이 세워져 있음으로 인해 임기응변적 대처가 가능해진다. 계획 입안 시에 검토해 두는 것이 좋은 사항을 부표 13에 나타낸다. 입안을 할 때에는,

① 계획 항목은 분명히 정해져 있는 것, 중요한 것부터 메워 나간다.
② 참여자, 스태프에게는 사전에 예측을 할 수 있도록 일찍 정보를 전한다.
③ 계획에서는 일상 스케줄(시설의 경우)에 얽매이지 않는다.
④ 무리하는 것은 최종적으로 참여자에게 부담이 된다. 여유 있는 계획을 세운다.
⑤ 스태프가 사전에 확실히 체험한다. 가능하다면 실시할 장의 예비 조사를 해 둔다.

와 같은 점에 유의한다. 또, 프로그램의 형태에는, 스태프가 계획하고 참여자는 그 장에 오기만 하면 된다는 방법과, 계획시점부터 실시까지를 그룹워크로서 참여자를 포함하여 실시하는 방법이 있다. 여행을 예로 들면, 여행회사의 짜인 패키지 투어와 자기들끼리 계획하는 여

행의 차이이다. 어느 쪽 형태로 실시하는가에 따라, 운영의 방식이나 기대되는 것도 다르기에, 대상과 목적에 맞추어 가려 쓰게 된다.

| 레크리에이션의 진행

실제로 레크리에이션의 장에서 지도를 하는 리더나 보조자, 함께 유도하고 참여하는 자의 지도 자세가 장의 분위기를 크게 좌우한다. 정신분열증 및 치매증상이 있을 경우는 스태프의 언동 · 표정에 과민해지거나, 인지장애 등의 이유 때문에 잘못된 믿음으로 인한 행동 및 상황 의존행동이 일어나기 쉽다.

레크리에이션의 장이 치료적으로 의의가 있는 것이긴 하지만, hospitalism(병적 퇴행현상, 수동적 의존성)의 강화가 될지는 스태프의 언동 여하에 달려 있다고 말해도 좋을 것이다. 지도 · 유도하는 스태프의 기본적인 유의점을 들어본다(표 8−6−10).

| 종목에 대해

구체적인 레크리에이션의 종류 및 방법에 관해서는 일본레크리에이션협회 등으로부터 수많은 책이 출판, 소개되고 있다. 재활치료를 위한 레크리에이션으로서 작업치료사가 고안 · 수정한 것도 있다(Remocher et al, 1992 ; 작업치료저널, 1994). 여기에서는 일반적으로 시설에서 실시되고 있는 행사 등을 재활치료에서의 레크리에이션이라는 시점으로 다시 파악해 둔다. 또, 사용되는 심신의 기능면으로 종목을 분류하면 표 8−6−11과 같다.

❶ 계절행사

입원기간의 단축 및 생활의 변화로, 이전만큼 계절행사가 병원 내에서 이루어지는 일은 적어졌지만, 변화가 적은 장기요양생활에 있어서 계절행사는 아직 생활의 단락으로서 역할이 있다. 매년 거의 정해진 시기에 정기활동으로서 실시하지만, 내용을 고안하여 실시하는 정기활동이라는 점에 의미가 있다. 큰 축제와 같이 시설 전체에서 이루어지는 것(문화제, 봉오도

표 8−6−10 ● 레크리에이션 진행상의 유의점

① 지시 전달은 한 번에 하나로 한다.
② 지시 전달은 크게, 천천히, 분명히, 언어와 동작으로 나타낸다.
③ 지시 전달은 공통적으로 알기 쉬운 말로, 어떤 사람에게 이야기를 걸 듯 말한다.
④ 쓸데없는 멋쩍은 동작, 언어는 하지 않는다.
⑤ 참여 상태의 평가를 표정에 나타내지 않는다.
⑥ 권유와 강요는 다른 것이며, 불참여의 보장을 유의하며 함께 즐기는 자세로 권유한다.
⑦ 다른 환자 및 스태프의 행동, 프로그램의 비판을 그 장에서 참여자에게 하지 않는다.
⑧ 혼란 · 사고에는 침착한 언동이 가장 큰 응급처치가 된다.
⑨ 대집단의 경우는 전체를 간파하는 역할을 정해 두면 좋다.
⑩ 종료 후에는 반드시 피드백 기록을 남긴다.

표 8-6-11 ● 레크리에이션 종목의 기능별 분류

감각운동적 활동	
시각운동 표현형	능동형(그림, 조각, 수예, 도예, 서도, 꽃꽂이, 시가, 독서, 외) 수동형(영화, 비디오, 텔레비전, 연극감상, 외)
청각운동 표현형	능동형(연주, 노래, 댄스, 음악게임, 외) 수동형(음악감상, 연극구경, 외)
언어, 사고 활동	
언어형	게임, 연극, 문예적 활동, 잡담, 외
사고형	퍼즐, 퀴즈, 바둑, 장기, 오셀로(othello), 체스, 마작, 카드, 기타 각종 테이블 게임
신체운동	
단순한 운동	체조, 산책, 하이킹, 외
눈과 손의 협조	수공예, 점토도예, 공 던지기, 외
복잡한 전신운동	각종 스포츠, 춤, 운동 게임, 외
지적 협응 운동	경기 스포츠, 팀 플레이가 필요한 움직임이 있는 게임, 외

리*H8, 운동회 등)과, 계절에 맞는 생활행사적인 것(가키조메)*H9, 세츠분*H6, 셋쿠*H7, 꽃놀이, 칠석, 경로회, 달구경, 크리스마스 등)이 있다.

❷ 행락(enjoyment)

대상자를 별로 한정시키지 않아도 되며, 기분 전환 · 낙으로서 효과가 큰 활동이다. 패키지 투어와 같이 내용을 정하고 참여자를 모으는 방법과, 그룹워크로서 실시하는 방법이 있다. 어찌 되었든, 자주적으로 외출할 기회가 적은 장기입원 · 입소자나, 놀이의 경험이 적고 스스로 즐긴다는 것이 잘 안 되는 정신장애자에게 있어서는 유용하다. 단지, 권유 방식에 따라서는 즐거움이 아닌 일이 될 위험성을 포함하고 있다.

❸ 스포츠, 게임 대회

자발적으로 놀 수 없는 사람들에게 스포츠나 게임을 통해 발산적인 놀이의 장 및 타인과의 관계를 가질 기회를 제공하는 것을 목적으로 한다. 스포츠 등은 한 번에 전원을 대상으로 하기보다는, 매월 종목별로 실시하는 편이 장을 만들기 쉽다.

❹ 항상 자유롭게 이용할 수 있는 것

종목으로서의 활동은 아니지만, 희망자가 자유롭게 참여할 수 있는 클럽 · 문화 교실, 불특정 다수를 대상으로 상설된 도서실, 운동실, 음악실, 카페, 정원 등, 치료환경으로서 언제나

누구든지 자유롭게 이용할 수 있도록 한다. 이는 자발적인 레크리에이션 행위를 끌어내는 환경치료로써 필요하다.

❺ 일상생활 속에서 실시되는 것

취미활동, 외출, 독서 등 개인적으로 실시되는 것은 다른 악영향이 없는 한, 병실 등에서도 자유롭게 실시할 수 있도록 한다.

■ 참고문헌

安西信雄，他（1989）．分裂病患者の生活病理と生活技能訓練導入の経過．集団精神療法 5，153-158．

安西信雄・監訳（1990）．「生活技能訓練マニュアル」創造出版．

安西信雄（1991）．生活技能訓練（Social Skills Training）特集へのコメント―いくつかの疑問にお答えして．OT ジャーナル 25，348-349．

Ayres AJ（1972）．*Sensory Integration and Learning Disorders*. Western Psychological Services, Los Angeles（宮前珠子訳，1978．「感覚統合と学習障害」協同医書出版社）．

Bandura A（1971）．*Social learning theory*. General Learning Press, Morristown.

Bandura A（1995）．*Self-efficacy in changing societies*. Cambridge University Press, New York.（本明　寛，他訳，1997．「激動社会の中の自己効力」金子書房）．

Butler RN（1963）．*The life review：An interpretation of reminiscence in the aged*. Psychiatry 26, 65-76.

Canadian Association of Occupational Therapists（1991）．*Occupational Therapy Guidelines for Client-Centered Practice*. CAOT Publications ACE, Tront.

Canadian Association of Occupational Therapists（1997）．*Enabling Occupation：An Occupational Therapy Perspective*. CAOT Publications ACE, Tront.（吉川ひろみ・監訳，2000．「作業療法の視点：作業ができるということ」大学教育出版）．

Erikson EH（1959）．*Identity and the Life Cycle*. International Universities Press, New York（小此木啓吾・編訳，1973．「自我同一性」誠信書房）．

Fidler GS & Fidler JW（1963）．*Occupational Therapy：a communication process in psychiatry*. Macmillan Publishing, New York（加藤孝正・訳，1966．「精神医学的作業療法」医学書院）．

Fidler GS（1984）．*Design of Rehabilitation Services in Psychiatric Hospital Settings*. The American Occupational Therapy Association, INC., Maryland（冨岡詔子・訳，1995．「精神科のプログラム開発」協同医書出版社）．

Gesell A（1943）．*Infant and Child in Culture of Today*. Harper, New York（依田　新，他訳，1971．「乳幼児の発達と指導」家政教育社）．

Gesell A（1946）．*The Child from Five to Ten*. Harper, New York（周郷　博，他訳，1971．「学童の心理学」家政教育社）．

Gesell A, Amaturuda CS（1974）．*Developmental Diagnosis*. Harper, New York（新井清三郎・訳，1976．「新発達診断学」日本小児医学出版社）．

Havighust RL（1973）．*History of developmental psychology：Socialization and personality development through the life span*. Life-span developmental psychology（ed. Baltes P & Schaie KW）. Academic Press, New York. 4-25.

久野能弘（1993）．行動療法［医行動学講義ノート］．ミネルヴァ書房．

井村恒郎（1952）．心理療法．世界社．

鎌倉矩子（2004）．作業療法モデル論．鎌倉矩子　他編「作業療法の世界第 2 版」pp. 155-183．三輪書店．

菅　修（1932）．東京都立松沢病院における作業治療実施の歴史並に其の現状．救治会々報 52，15-32．

加藤普佐次郎（1925）．精神病院に対する作業療法ならびに開放治療の精神病院におけるこれが実施の意義及び方法. 秋本波留夫, 冨岡詔子・編著, 1991.「新作業療法の源流」pp. 171-206. 三輪書店.

河合隼雄・編 (1969). 箱庭療法入門. 誠信書房.

King LJ (1974). A sensory integrative approach to schizophrenia. Am J Occup Ther 28, 529-536.

Kielhofner G ed. (1985). A Model of Human Occupation : Theory and Application. Williams & Wilkins, Baltimore (山田　孝・監訳, 1990.「人間作業モデル—理論と応用第 1 版」協同医書出版社).

Kielhofner G ed. (1995). A Model of Human Occupation 2nd ed : Theory and Application. Williams & Wilkins, Baltimore (山田　孝・監訳, 1999.「人間作業モデル—理論と応用第 2 版」協同医書出版社).

Kielhofner G ed. (2002). A Model of Human Occupation 3rd ed : Theory and Application. Williams & Wilkins, Baltimore (山田　孝・監訳, 2007.「人間作業モデル—理論と応用第 3 版」協同医書出版社).

Law M, Baptiste S, Carswell A, McColl MA, Polatajko H, Pollock N (1994). *Canadian Occupational Performance Measure, 2nd ed.* CAOT Publications, Tront (吉川ひろみ, 上村智子・訳, 1998.「COPM マニュアルと評価表」大学教育出版).

Liberman RP (1989). *Social Skills Training for Psychiatric Patients.* Allyn and Bacon, Massachusetts (池淵恵美・監訳, 1992.「精神障害者の生活技能訓練ガイドブック」医学書院).

Liberman RP (1992). *Handbook of Psychiatric Rehabilitation.* Allyn and Bacon, Massachusetts.

Llorens LJ (1970). *Facilitating growth and development : The promise of occupational therapy.* Am J Occup Ther 24, 1-9.

町沢静夫 (1982). 読書療法とその周辺. 徳田良仁, 他編「精神医療における芸術療法」pp. 195-207. 牧野出版.

増野　肇 (1977). 心理劇とその世界. 金剛出版.

増野　肇 (1982). 心理劇療法. 徳田良仁, 他編「精神医療における芸術療法」pp. 57-71. 牧野出版.

松井紀和 (1978). 作業療法の治療構造. 松井紀和・編著「精神科作業療法の手引き」pp. 71-95. 牧野出版.

松井紀和 (1980). 音楽療法の手引き—音楽療法家のために. 牧野出版.

松井紀和・編著 (1991). 小集団体験—出会いと交流のプロセス. 牧野出版.

松尾栄輔 (1998). 園芸療法を探る増補版. グリーン情報.

水島恵一 (1982). 東洋芸道による精神療法. 徳田良仁, 他編「精神医療における芸術療法」pp. 208-222. 牧野出版.

水島恵一 (1993). 集団力学. 加藤正明, 他編「新版精神医学事典」pp. 343. 弘文堂.

宮内　勝 (1995). 生活技能訓練 (Social Skills Training) の展開. 精神医学 37, 45-50.

桃井文央 (1987). ダンス療法. 山口　隆, 他編「やさしい集団精神療法入門」pp. 189-203. 星和書店.

森谷寛之, 他編 (1993). コラージュ療法入門. 創元社.

Mosey AC (1970). Three frames of reference for mental health. Charles B. Slack, New Jersey (篠田峯子, 他訳, 1977.「こころと行動の発達」協同医書出版社).

Mueser KT et al (1990). Psychosocial interventions in schizophrenia. Recent Advances in Schizophrenia (ed. Kales A et al). Springer-Verlag, New York. pp. 213-235.

村井靖児, 他 (1988). 音楽療法. 徳田良仁, 他編「アートセラピー」pp. 133-237. 日本文化科学社.

中井久夫 (1986). 芸術療法. 吉松和哉・編「精神科 MOOK 15 精神療法の実際」pp. 74-80.

野村豊子 (1998). 回想法とライフレヴュー：その理論と技法. 中央法規出版.

小此木啓吾, 馬場禮子 (1972). 精神力動論. 医学書院.

大橋秀行, 山根　寛 (1996). SST (生活技能訓練) と作業療法. 作業療法 15, 4-8.

Piaget J (1947). *La psychologic de l'enfant.* Armand Colin, Paris (波多野完治・訳, 1960.「知能の心理学」みすず書房).

Remocher AJ et al (1992). *Action Speaks Louder. 5th ed.* Longman Group, England (篠田峯子・訳, 1994.「身ぶりで語ろう」協同医書出版社).

作業療法ジャーナル (1994). 増大特集レクリエーション. 三輪書店.

杉浦京子 (1992). 体験コラージュ療法. 山王出版.

田中怜子 (1987). レクリエーション療法. 山口　隆, 他編「やさしい集団精神療法入門」pp. 234-254. 星和書店.

樋田精一 (1991). SST にかかわる若干の問題の整理—生活療法, デイケア, その他の実践との関連から. OT ジャーナル 25, 350-355.

徳田良仁 (1982). 絵画療法. 徳田良仁, 他編「精神医療における芸術療法」pp. 9-29. 牧野出版.

冨岡詔子, 小林正義 (1999). 作業療法の治療構造論. 冨岡詔子・監修「作業療法学全書 作業治療学 2 精神障害改訂第 2 版」pp. 218-223. 協同医書出版社.

内山喜久雄 (1988). 行動療法. 日本文化科学社.

上里一郎 (1978). 行動療法. 福村出版.

上里一郎 (1994). 行動療法の理論. 河合隼雄, 他編「こころの科学増刊臨床心理学入門」pp. 78-83. 日本評論社.

渡辺弥生 (1996). ソーシャル・スキル・トレーニング. 日本文化科学社.

Wolberg LR (1954). *The Technique of Psychotherapy.* Grune & Stratton, New York (高橋雅春・訳, 1963.「サイコセラピー入門」誠信書房).

山根　寛 (1990a). 発散的な意識化を促す描画の利用. 作業療法 9, 124-130.

山根　寛 (1990b). 絵画. 日本作業療法士協会・編著「作業療法学全書第 2 巻基礎作業学」pp307-315. 協同医書出版社.

山根　寛 (1994). 治療構造論. 日本作業療法士協会・編「作業療法学全書第 5 巻精神障害」pp. 189-205. 協同医書出版社.

山根　寛 (1995). 作業療法と園芸—現象学的作業分析. 作業療法 14, 17-23.

山根　寛 (1997a). 作業療法の構造—要素とその利用.「精神障害と作業療法」三輪書店. pp. 51-94.

山根　寛 (1997b). 作業療法と園芸療法. 園芸療法研修会.

山根　寛, 他 (2001). 精神分裂病に対する感覚統合療法をめぐって. OT ジャーナル 35, 1152-1159.

山根　寛 (2002). 私の作業療法地図と 21 世紀の展望—源流, 黎明, 形骸, 新生, 輪廻, 眺望. 作業療法 21, 405-410.

山根　寛 (2003). 絵画. 日本作業療法士協会・編著「作業—その治療的応用改訂第 2 版」pp. 105-112. 協同医書出版社.

山根　寛 (2005a). 作業をもちいたかかわりのコツ. 鎌倉矩子, 他編「ひとと作業・作業活動第 2 版」pp. 169-174. 三輪書店.

山根　寛 (2005b).「描く」ことの応用例. 鎌倉矩子, 他編「ひとと作業・作業活動第 2 版」pp. 200-205. 三輪書店.

山根　寛 (2007a). 個と集団のダイナミックス. 鎌倉矩子, 他編「ひとと集団・場第 2 版」pp. 50-53. 三輪書店.

山根　寛 (2007b). システムという視点. 鎌倉矩子, 他編「ひとと集団・場第 2 版」pp. 114-115. 三輪書店.

山根　寛 (2007c). パラレルな場とその利用. 鎌倉矩子, 他編「ひとと集団・場第 2 版」pp. 73-88. 三輪書店.

山根　寛 (2007d). 集団と利用. 鎌倉矩子, 他編「ひとと集団・場第 2 版」pp. 46-49. 三輪書店.

山根　寛 (2007e). ひとと音・音楽—療法として音楽を使う. 青海社.

山根　寛 (2008). ひとと植物・環境—療法として園芸を使う. 青海社.

부표

부표 1 ● Life cycle과 발달과제

시기	연령	자아와 대상관계의 발달 욕 구	자아와 대상관계의 발달 자아의식	자아와 대상관계의 발달 대상관계	발달이론 (Erikson)	양자관계기능의 발달	참가집단
신생아기	1M	· 눈앞의 얼굴에 반응			· 기본적 신뢰		가족집단
	2M	· 비자기의 인식	· 자아의 싹틈				
		· 엄마에게 의존 욕구 강해진다.		· 무차별 미소			
	6M	· 엄마와 그 외 구별 소재확인접촉요구	· 엄마와 자신의 소리 구별	· 까꿍			
영아기		· 낯가림 · 사회적 인격적 욕구의 싹틈	· 자아 분화 · 자기의 신체와 외부세계의 차이	· 8개월 불안 분리불안 · 대상의 영속성			
	1Y			· 단독놀이			
유아전기		· 외부세계 관심 탐색욕구		· 엄마 확인하며 놀기		· 기본적 신뢰감에 기초한 타인의 수용	병행집단
		· 소유권 주장		· 병행놀이			단기과제 집단
	3Y	· 성취참가 욕구 · 자기주장 · 승인 욕구	· 자아의 명확화 욕구충족 제어 · 제1 반항기	· 동료가 생긴다.	· 자율성과 수치심, 의심/의지력		
유아기	6Y	· 소속 욕구	· 사회적 자아의 싹틈 · 타인에 대한 배려		· 자주성과 죄책감/목적	· 우발적 공동관계	놀이집단 장기과제 집단
학동기	12Y		· 사회화	· 학습그룹 · 또래 집단	· 근면성과 열등감/능숙함	· 권위자를 받아들인다. · 동료와 대등하며 친한 관계	학습집단 협동집단 동료집단
청년기	20Y				· 자아정체감과 역할혼란/충성심	· 서로의 역할을 이해한 친밀한 관계 · 성숙되고 안정된 친밀한 관계	성숙집단
전성인기					· 친밀과 고독/사랑	· 양육, 보호하는 관계	사회집단
성인기					· 생산과 정체/양육		
노년기				· 소속집단 감소	· 자아통합과 절망/예지		

발달과제					
신변관리	신체와 자신, 성 역할, 친밀한 관계	직업 · 경제	사회적 역할		
				1M	신생아기
				2M	
				6M	영아기
				1Y	
걷기					유아전기
뛰기	자신의 신체를 자기라 인식				
혼자서 먹기	성별의 의식			3Y	
배설의 자립			사회, 사물의 간단한 개념		유아기
식사의 자립					
착 · 탈의의 자립				6Y	
교통수단 이용	자기 성의 사회적 역할을 배운다.				학동기
	동성친구			12Y	
	자기의 신체수용		행동지침으로서의 가치 · 윤리체계		청년기
	이성친구				
	자기 성의 사회적 역할을 맡는다.				
	준거집단을 찾는다.			20Y	
	이성의 파트너				전성인기
		직업개시			
	배우자 선택, 가족형성	경제적 독립			
	사회적 파트너, 가정관리	경제적 확립	사회적 책임을 완수하는 사회적 확립		성인기
	아이의 자립				
	신체적 쇠약에 대한 적응	수입 감소에 적응	사회적 역할 적응		노년기
	배우자의 죽음에 적응				

부표 2 ● 회복상태에 따른 재활치료와 작업치료

회복상태와 원조	예방	급성기		회복기
		요안정기	아급성기	회복기 전기
	기간(응급입원을 기반)	1~2주	~1개월 이내	~1, 2 개월, 길어도 3개월
	치료적 관여	치료의학	의학적 측면에서의 재활치료	개인적 측면에서의 재활치료
재활치료의 목표	재연 · 재발 방지 위기 개입	구명 안정	병적상태로부터 조기이탈 이차적 장애 방지	현실로의 이행 원조 심신의 기본적 기능 회복
직업치료의 역할	위기 OT	—	조기(급성기) OT	
	안전 · 안심의 보장 증상의 억제 안정 · 휴식	—	안전 · 안심의 보장 증상의 경감 무의식적 욕구의 충족 충동의 발산 휴식의 보장 기본적 생활리듬의 회복 현실로의 이행 준비 진정과 활성화 자극	신체감각의 회복 기본적 생활리듬의 회복 즐기는 체험 기초체력의 회복 신변처리능력의 회복 자기의 pace 이해 자기컨트롤 능력 개선 퇴원지원 · 원조
작업치료의 형태와 역할	개별로 개입		개별 작업치료 Parallel 장	
	Soft 구급으로서의 생활상의 상담자	의료종사자로서 주체적 책임을 지는 치료자	대상자와의 공동작업으로 치료를 하는 치료적 원조자	대상자가 주체적인 향하기 위한 원조자
치료 · 원조의 장		정신과 급성기 치료병동		정신과
	(입원시설을 이용하지 않고 지역의료로 지원할 경우에는 아래와 같은 시설이나 방문에 따른다) 외래작업치료, 데이케어, 데이나이트케어, 쇼트케어, 지역활동지원센터, 쇼트스테이 등			

예방기 : 초기 발생에 대한 예방이 아니라, 회복기 또는 유지기 상태에서도 볼 수 있는 재발 · 재연과 관련 있을 것 같은 위기가 표면화된 (soft 구급이 필요한) 상태

요안정기 : 초기 발생 또는 재발 후, 의료보호 아래 구명 · 안정이 필요한 상태. 입원의 경우, 입원 후 1~2주간. 작업치료 등 모든 활동은 원칙적으로 실시되지 않는다.

아급성기 : 안정이 필요한 급성 상태를 이탈한 후의 불안정 상태 및 피폐 상태. 입원의 경우, 입원 후 약 1~2주째부터 1개월 이내

회복기 전기 : 현실검토 및 생활적응기능의 지도훈련에 들어가기 전에 기본적인 심신의 기능 회복을 필요로 하는 상태. 입원의 경우, 입원 후 약 1, 2개월, 길어도 3개월

회복기	유지(요양)기		완화기
회복기 후기	사회내 유지기	시설내 유지기	
~1년 정도	—		—
생활적 측면에서의 재활치료	사회적 측면에서의 재활치료	의학적 측면과 생활적 측면에서의 재활치료	개인적 측면에서의 재활치료
자율(최대한의 자립)과 적응의 원조	생활의 질 유지 · 향상 사회 생활 · 사회참여의 원조	생활의 질 유지 · 향상 시설내 생활의 원조	생활의 질 유지 간병과 치유
회복기 OT	유지기 OT		완화기 OT
생활관리기능의 개선 · 습득 대인교류기능의 개선 · 습득 역할수행능력의 개선 · 습득 자기능력 및 한계의 확인 달성감의 획득 자신감 회복 사회성 획득 직업준비훈련 가족조정 · 환경정비 사회자원 이용의 원조 장애와의 타협 · 수용	사회생활 리듬의 습득 사회생활 기능의 습득 병과 잘 지내는 방법 동료 만들기 지역사회와의 교류 생활의 자기관리 여가의 이용 환경조정 상호지원 네트워크 만들기 취업 원조 적절한 위기 개입	생활의 자기관리 병과 잘 지내는 방법 동료 만들기 역할 · 일하는 체험 즐기는 체험 취미를 넓힌다. 기초체력의 유지 타인과의 생활상의 고류 환경정비	안전 · 안심의 보장 안심하고 슬퍼할 수 있는 장의 제공 작은 즐거움 제공 생활리듬 유지 안전 · 휴식
집단 작업치료 · 연계 프로그램	방문 작업치료	개인 작업치료 집단 작업치료 연계 프로그램	개별로 개입
생활로 — 생활의 주체자인 대상자에 대한 지원자 가족 및 관계자와의 연계 역할		마지막까지 생활의 질 유지에 관여하는 동반자	
정신과 요양병동 일반병동 외래작업치료, 데어케어, 데이나이트케어, 쇼트케어	보건소 케어홈 그룹홈 복지홈 지역활동지원센터 거주 등	정신과 요양병동 병원 외의 복지시설	정신과 치료병동 지역생활자의 경우는 거주

회복기 후기 : 사회생활을 위한 현실검토 및 생활적응기능의 지도, 훈련을 실시하는 것이 가능한 상태. 입원의 경우, 입원 후 약 6개월~1년
유지(요양)기 : 기능을 유지하며 생활에 시점을 둔 원조가 필요한 상태. 통원치료를 받으며 지역에서 생활하는 사회 내 유지와, 의료에 따른 보호적 환경 아래 생활의 질을 유지하는 시설 내 유지(본래의 요양병동)가 있다.
완화 : 호스피스적 요소로 의학적 관리를 하면서 인생의 마지막을 편안히 보내는 것이 주가 되는 상태

* 이러한 상태를 나타내는 각 시기는 시계열적인 것이 아니며, 각 상태와 목적 등도 고정된 관계를 나타내는 것이 아니다.

(山根 등, 1999; 2000; 山根, 2003)revised in 2009

부표 3 ● 정신기능 check list

· 예시된 키워드는 글자 수 제한으로 정신의학용어를 기본으로 하여 제시하고 있다.
· 각 항목에 따라 관찰결과에 가까운 키워드를 고른다(복수 가능).
마지막으로 관찰내용을 일상적인 언어로 일련의 문장을 만든다.

		전반적 정신기능
의식	의식장애	없음, 있음(명식곤란, 혼몽*H1, 경면*H2, 혼면*H3, 혼수, 몽롱한 상태, 섬망, 아멘티아, 외)
지남력 기능		없음, 있음(시간, 장소, 사람, 주위의 상황, 자기와 타인)
지적 기능	지적장애	없음, 있음(경계영역, 경도, 중등도, 중도)
	치매장애	없음, 있음(경도, 중등도, 중도)
심리사회적 기능		보통, 저하, 불완전
기질 · 성격	외향성	외향적, 적극적, 사교적, 내향적, 내성적, 거리낌, 억제
	협조성	협력적, 우호적, 유연, 비우호적, 대립적, 도전적
	성실성	근면, 신중, 완벽주의, 태만, 못 미덥다, 무책임, 과도한 책임감
	안전성	온후, 온화, 성급함, 걱정이 많음, 변덕스러움
	신뢰성	신뢰할 수 있다, 고결, 기만, 반사회적
	낙관성	기분이 좋음, 쾌활, 희망, 낙담, 음침, 절망
	확신성	자신감, 대담, 자기긍정, 겁이 많음, 불안정, 자기부정적
활력 · 욕구	욕동장애	없음, 있음[감퇴, 무위(doing nothing), 조적 흥분, 긴장병성 흥분]
	식욕	감퇴, 무식(연하 불능), 대식, 이상[불식(먹지않음), 거식, 과식, 이식(pica)]
	성욕	감퇴, 항진, 이상[자체애(autoerotism), 소아성애, 노출, 관음증, 가학성애, 피학성애, 도착(fetishism)]
수면	수면장애	없음, 있음(입면 곤란, 중도 각성, 조조 각성, 얕은수면, 완전 불면, 과면, 수면리듬의 흐트러짐, narcolepsy)
		개별 정신기능
주의기능	주의장애	없음, 있음(유지, 전도, 선택, 배분, 집중, 공유)
기억	기명장애	단기기억, recent memory, remote memory, 외
	상기장애	기억증진, 기억감퇴, 완전건망, 부분건망, 기억착오, 심인성건망
정동기능	안정성	안정, 역변동성, 역자극성, 제어곤란, 일내변동
	적절성	적절, 약간부적절, 부적절
	감정 · 기분	불안, 우울, 공포, 상쾌[아희(play game)적, 다행(lucky)적], 감정둔마, 정실금, 양가성, 기분변조, 황홀, 기분도착, 감정소외, 정서결여, 평판화, 외

자아기능	자아장애	없음, 이인증상(외계의식, 자기의식, 신체의식) 작위체험[사고간섭, 사고탈취, 사고전파, 사고찰지, 자생사고(autochthonous idea), 사고화성, 외]
	방위경향	억압, 합리화, 동일시, 투영, 섭취, 반동형성, 분리, 도피, 퇴행치환, 승화, 외(　　　)

지각		정상, 착각, 환각(환시, 환청, 환후, 환미, 체감환각)
사고	사고장애	없음, 있음
	사고과정	두절, 제지, 착란, 멸렬, 관념분일, 유지, 지체, word salad
	사고내용	망상구조(망상지각, 망상착상, 망상기분, 망상관념)
		망상내용(피해망상, 관계망상, 주찰망상, 피독망상, 과대망상, 질투망상, 죄업망상, 건강염려망상, 빈곤망상, 빙의망상, 조종망상, 외)
	사고표현	강박사고, 강박관념, 강박행위, 강박욕동, 강박상태
언어기능		언어의 수용과 해독, 언어표출
실행		관념실행, 관념운동실행, 착의실행, 구성실행, 시각 · 구성실행

정리해서 표현해본다.

전반적정신기능	없음	경도	중증도	중도		개별 정신기능	없음	경도	중증도	중도	
의식장애						주의장애					
지남력장애						기억장애					
지적장애						정동제어 곤란					
심리사회적 기능						자아장애					
욕동장애						지각이상					
수면장애						사고장애					
						실행					

Mental function check list by YAMANE 2009

부표 4 ● Watching list

· 관찰을 하여 대상자의 특성을 파악하는 키워드 리스트다.
· 예시된 키워드는 일상용어를 기본으로 하여 제시하고 있다.
· 각 항목에 따라 관찰결과에 가까운 키워드를 고른다(복수 가능). 해당 표현이 없을 경우에는 적절한 표현을 보충하고, 마지막으로 관찰내용을 일련의 문장으로 만든다.

외관		
대상자	연령	실제 연령에 비해 (어려, 젊어, 그 나이에 맞게, 늙어)보인다, 분명치 않다, 외
	성	과장, 중성적, 남성적, 여성적, 유아적, 외
	체형	너무 마름, 마름, 알맞은 체형, 통통함, 비만, 근육질, 형성부전, 외
	키	작음, 약간 작음, 평균, 높음, 장신
	피부	색이 안 좋다(창백, 사색), 거칠다, 윤기가 돈다, 외
	머리	짧은 머리, 긴 머리, 청결, 불결, 기발, 흰머리, 염색, 숱이 많다, 적다, 외
부속물	복장	무난, 기이, 기발, 수수, 화려, 청결, 불결, 단정하지 못함, 계절에 맞지 않다, 깔끔한 옷차림, 외
	화장	안함, 약간만, 보통, 진함, 화려, 기이, 기발, 문신, 외
	장신구	없음, 있음( ), 무난, 화려, 기이, 기발, 외
	소지품	종류(가방, 책, 휴대전화, 지팡이, 외), 기이, 기발, 화려, 외
	신발	종류(구두, 운동화, 나막신, 외), 기이, 기발, 화려, 청결, 불결
첫인상(자신이 느낀 인상을 그대로)		
		얌전해 보인다, 상냥해 보인다, 친근감 있다, 다가가기 힘들다, 무서워 보인다 사귀기 힘들어 보인다, 위압감, 기묘함, 외
말투		
속도		천천히, 보통, 빠름, 점점 빨라진다, 점점 느려진다, 외
목소리	고저	낮음, 보통, 높음, 높고 날카롭다, 외
	대소	작다, 보통, 크다, 외
	억양	단조, 가라앉은 느낌, 흥분한 느낌, 적당, 외
어조		약하다, 부드럽다, 온화하다, 과격하다, 강하다, 거칠다, 불안정, 외
말씨		정중, 난폭, 명료, 불명료, 우물거림, 애기같다, 외
유창성, 간격		두절, 빙 돌려서 말함, 길다, 중도에 끊어지기 쉽다, 유창, 멈추질 않는다, 외
양		침묵, 과묵, 말이 많음(억제 가능, 불가능), 외
운동계		
얼굴	시선	적당히 마주친다, 마주치면 돌린다, 불안정, 응시한다, 외
	깜빡임	거의 하지 않는다, 자주 한다, 틱, 외

	눈썹	움직이지 않는다, 찡그리고 있다, 잘 움직인다, 외
	눈	감고 있다, 눈을 내리깔다, 생기가 없다, 얼빠진 눈, 외
	입, 입술	아랫입술을 내민다, 뾰로통한 입, 비뚤어짐, 입술을 깨문다, 핥는다, 틱, 외
	입가	굳어있다, 무변화
표정		무표정, 딱딱하다, 차갑다, 밝다, 어둡다, 불안, 고민, 외
상지	손과 손가락	신체부위를 만지거나 주무른다, 손장난, 계속해서 무언가를 친다, 쥐고 있다, 주머니에 넣고 있다, 외
	팔	팔짱을 끼고 있다, 뒷짐, 팔꿈치를 괴고 있다, 계속 움직인다, 외
하지		다리를 꼰다, 다리를 떤다, 계속 움직인다, 외
전신	자세	무동, 항상 움직인다, 가슴을 편다, 고개를 숙인다, 비스듬함, 굳어있음, 외
자율신경계		
호흡		천천히, 보통, 빠름, 거침, 흐트러짐, 얕다, 깊다, 외
고동		천천히, 보통, 빠름, 거침, 외
발한		없음, 조금 땀이 나고 있다, 뿜어져 나오는 듯한 땀, 외

정리해서 표현해본다.

외관
얼굴
말투
운동계
자율신경계
전체의 요약

Watching list by YAMANE 2003, (revised in 2009)

부표 5 ● 활동(일상생활) 기능 관찰 list

항목		예
신변처리	식사	불식(먹지 않음), 감식(섭취량이 줄어듦), 거식, 과식, 편식, 이식(pica), 공식(common meal) 불가, 불규칙, 간식, 외
	배설	빈뇨(변), 야뇨(변), 요실금, 특정장소가 아니면 할 수 없다, 외
	수면	잠들지 못한다, 불규칙, 얕은 수면, 자지 않는다, 아침에 일어나기 힘들다, 외
	몸단장	지장없음, 개의치 않음, 불결, 기이, 강박적 집착, 외
	옷갈아입기	적절, 갈아입지 않는다, 부적절(계절, 상황 등), 개의치 않음, 외
생활관리	금전관리	지장없음, 계산이 안된다, 낭비, 사용할 줄 모른다, 외
	시간관리	지장없음, 어림잡을 수 없다, 예정의 변경이 곤란, 외
	물품관리	지장없음, 잊고 두고 옴, 잃어버리기 쉬움, 난잡, 할 수 없다, 외
	안전관리	지장없음, 부주의, 안 한다, 할 수 없다, 강박적 확인, 외
	건강관리	지장없음, 안 한다, 할 수 없다, 복약(약 거부, 잘못된 사용, 잊어버림), 외
가사행위	청소 · 세탁	안 한다, 할 수 없다, 경험 불충분, 강박적 집착, 외
	정리정돈	안 한다, 할 수 없다, 난잡, 강박적 집착, 외
	식단 · 조리	할 수 없다, 필요하지 않다, 경험 불충분, 외
	장보기	할 수 없다, 필요하지 않다, 경험 불충분, 외
커뮤니케이션		
표현	수단	언어, 언어 이외(표정, 끄덕임, 몸짓, 신체동작, 외)
	대답	가능(적절, 애매, 외), 불가
	묻기	가능(적당, 삼가함, 일방적, 애매, 과도, 외), 불가
	주장	가능(적당, 삼가함, 일방적, 애매, 과도, 외), 불가
	거절	거절하지 않는다, 거절을 못한다, 애매, 공격적 어조, 적절히 거절, 외
듣기	듣는 방법	적절, 대충, 거의 듣지 않는다, 무시한다, 외
	이해도	충분, 불충분, 곡해, 독단, 외
대인관계		부표 6 참조
이동과 사회자원 이용		
	교통 이용	경험 불충분, 혼자서는 할 수 없다, 외
	통신 이용	미경험, 경험 불충분, 혼자서는 할 수 없다, 외
	은행 등 이용	미경험, 경험 불충분, 혼자서는 할 수 없다, 외

Daily life function list by Yamane 2003(revised in 2009)

부표 6 ● 대인 pattern check list

* 대상마다 관찰항목의 해당부분에 ○를 그리고, 마지막에 패턴을 문장화한다.

관찰항목			동성 담당자	동성 직원	동성 권위자	동성 연장자	동성 동년배	동성 연하	이성 담당자	이성 직원	이성 권위자	이성 연장자	이성 동년배	이성 연하
관심을 가지는 방법	특별히 관심을 보이지 않는다.													
	보통													
	과도한 관심	양성												
		음성												
관계를 가지는 방법	순종, 수동적													
	의존적													
	보호, 옹호적													
	우호, 친애													
	지배적, 과도한 간섭													
	경쟁, 도전													
	공격, 적대													
	경계													
관계의 항상성	안정													
	불안정													
	급변													
대상인지	현실적													
	왜곡	양성												
		음성												
	불안정													
대인패턴의 정리														

Personal relation pattern check list by Yamane 2003

부표 7 ● 작업수행 기능 평가표

대상자 성명	기록자 성명																			
	/ /					/ /					/ /					/ /				
	4	3	2	1	N	4	3	2	1	N	4	3	2	1	N	4	3	2	1	N
인지/수행적 측면																				
지시의 이해	+	+	+	+	+	+	+	+	+	+	+	+	+	+	+	+	+	+	+	+
집중 · 지속	+	+	+	+	+	+	+	+	+	+	+	+	+	+	+	+	+	+	+	+
공정, 결과의 이해	+	+	+	+	+	+	+	+	+	+	+	+	+	+	+	+	+	+	+	+
일의 순서와 방법	+	+	+	+	+	+	+	+	+	+	+	+	+	+	+	+	+	+	+	+
정확성, 신중성	+	+	+	+	+	+	+	+	+	+	+	+	+	+	+	+	+	+	+	+
작업속도	+	+	+	+	+	+	+	+	+	+	+	+	+	+	+	+	+	+	+	+
문제에 대한 대처	+	+	+	+	+	+	+	+	+	+	+	+	+	+	+	+	+	+	+	+
변경에 대한 대처	+	+	+	+	+	+	+	+	+	+	+	+	+	+	+	+	+	+	+	+
신체적 측면																				
신체적 내성	+	+	+	+	+	+	+	+	+	+	+	+	+	+	+	+	+	+	+	+
목적동작의 협응성	+	+	+	+	+	+	+	+	+	+	+	+	+	+	+	+	+	+	+	+
심리적 측면																				
스트레스 내성	+	+	+	+	+	+	+	+	+	+	+	+	+	+	+	+	+	+	+	+
감정의 컨트롤	+	+	+	+	+	+	+	+	+	+	+	+	+	+	+	+	+	+	+	+
활동에 대한 흥미관심	+	+	+	+	+	+	+	+	+	+	+	+	+	+	+	+	+	+	+	+
의지 · 의욕	+	+	+	+	+	+	+	+	+	+	+	+	+	+	+	+	+	+	+	+
집단관계																				
참가, 교류	+	+	+	+	+	+	+	+	+	+	+	+	+	+	+	+	+	+	+	+
기본적 배려	+	+	+	+	+	+	+	+	+	+	+	+	+	+	+	+	+	+	+	+
주장, 의사 표시	+	+	+	+	+	+	+	+	+	+	+	+	+	+	+	+	+	+	+	+
협조성	+	+	+	+	+	+	+	+	+	+	+	+	+	+	+	+	+	+	+	+
원조지도의 요점(평가 시마다 기록)																				

Occupational Performance Assesment Sheet by Yamane 2003 (revised in 2009)

작업수행 기능 체크표

· 과거 1주일간의 작업상태를 통해 관찰된 내용으로 평가한다.
· 충분히 관찰하지 못한 항목, 잘 모르는 항목, 관찰의 대상이 되지 않는 항목은 표의 N에 ○표시를 한다.
· 평가한 결과의 원인은 평가표에 나타나지 않기에 별도로 기록한다.

인지/수행적 측면

항목	내용
지시의 이해	4. 거의 정확히 이해하며, 작업수행에 큰 지장은 없다. 3. 본보기를 보여주며 몇 번 설명하면 이해할 수 있다. 2. 반복설명이 필요하다. 1. 항상 옆에 붙어서 설명 또는 본보기를 보여 줄 필요가 있다.
집중 · 지속	4. 일반적인 작업시간에 문제없이 집중해서 작업을 계속할 수 있다. 3. 가끔 말을 거는 등의 지지가 있다면, 그럭저럭 계속할 수 있다. 2. 자주 화장실 또는 휴식이 필요, 침착하게 작업을 계속하기 힘들다. 1. 주의가 산만하여 거의 작업이 안 된다.
공정, 결과의 이해	4. 공정 및 결과를 이해하고, 문제없이 행동가능하다. 3. 약간 조언해 주면, 거의 앞일을 내다보고 행동을 할 수 있다. 2. 자신이 하고있는 공정이나 다음에 무엇을하면 좋은지를 잊을 때가있다. 1. 항상 옆에서 작업공정의 설명 등 지도가 필요하다.
일의 순서와 방법	4. 과제를 이해하고, 적절한 일의 순서와 방법을 취할 수 있다. 3. 약간 조언해주면, 거의 앞일을 내다보고 일의 순서와 방법을 취할수있다. 2. 작업순서의 앞뒤가 뒤바뀌는 경우가 있다. 1. 항상 옆에서 작업순서의 설명 등 지도가 필요하다.
정확성, 신중성	4. 제품으로서 필요한 기준을 만족시키고 있다. 3. 체크나 손 볼 필요가 있지만, 거의 기준을 만족시키고 있다. 2. 항상 체크가 필요하다. 1. 대부분 손을 보고 고칠 필요가 있다.
작업속도	4. 작업진행에 지장이 없는 속도로 실시할 수 있다. 3. 약간 느리지만, 작업진행에 큰 지장은 없다. 2. 보통의 두 배 정도 시간이 걸린다. 1. 너무 느려서 작업에 지장이 크다.
문제에 대한 대처	4. 궁리하거나, 필요에 따라 지시를 청하고 대처할 수 있다. 3. 가끔 조언을 필요로 한다. 2. 어떠한 모르는 일 또는 곤란한 일이 있으면 작업이 중단된다. 1. 아무 대처도 하지 않고 실패로 끝나는 일이 많다.
변경에 대한 대처	4. 작업내용이나 순서에 변경이 있어도, 큰 지장없이 대응가능하다. 3. 다소의 변경에 대해서는 조언이 있다면 대응가능하다. 2. 변경에 대해서는 상당한 조언, 지도가 필요하다. 1. 변경에 대해 혼란해하거나 받아들이질 못한다.

신체적 측면

신체적 내성	4. 대상작업에 관해서는, 큰 지장없이 지속 가능하다. 3. 항상 휴식을 두면 지속 가능하다. 2. 피곤해지기 쉬우며, 자주 휴식이 필요하다. 1. 금방 지쳐버리며, 지속 곤란하다.
목적동작의 협응성	4. 일반적인 작업에 지장은 없다. 3. 어색함은 있지만, 거의 목적에 따른 동작을 실시할 수 있다. 2. 어색하며 뒤죽박죽한 동작이 있어, 작업수행에 지장이 있다. 1. 목적동작을 충분히 실시할 수 없다.

심리적 측면

스트레스 내성	4. 작업에 지장을 주는 긴장이나 혼란은 보이지 않는다. 3. 긴장, 혼란은 있지만, 다소의 지지가 있다면 작업에 지장은 없다. 2. 실패하거나, 주의를 받으면 긴장, 혼란하며, 상당한 지지가 필요하다. 1. 지지가 있어도 충분히 견뎌내질 못한다.
감정의 컨트롤	4. 자신의 기분을 잘 표현하며, 문제가 되는 일은 거의 없다. 3. 가끔 지지가 필요할 때가 있지만, 큰 지장은 없다. 2. 스스로는 컨트롤하지 못하며 지지가 필요하다. 1. 격해지거나, 자폐하는 등, 타인과의 트러블 및 생활에 지장이 생긴다.
활동에 대한 흥미 관심	4. 작업이나 작품에 대해 충분한 흥미 관심이 있다. 3. 작업이나 작품에 대해 약간 흥미 관심이 있다. 2. 작업이나 작품에 대해 거의 흥미도 관심도 없다. 1. 작업이나 작품에 대해 전혀 흥미를 가지지 못하며 관심도 없다.
의지 · 의욕	4. 자신의 역할을 자각하고, 과제에 자주적으로 임한다. 3. 가끔 지지가 필요하지만, 자주적으로 임한다. 2. 지시나 원조가 없다면 임하지 않는 경우가 있다. 1. 지시나 원조가 있어도 곤란하다.

집단관계

참여, 교류	4. 스스로 나서서 참가하여 타인과 교류를 가질 수 있다. 3. 참가하고픈 마음은 있으며, 거의 자주적으로 교류한다. 2. 조언 또는 원조가 필요하다. 1. 항상 누군가가 함께 있으며 지지할 필요가 있다.
기본적 배려	4. 타인과의 교류에서 상식적인 배려가 가능하다. 3. 약간 조언이 필요할 때도 있지만, 큰 지장은 없다. 2. 조언 또는 지도가 없으면 상식적 배려가 부족한 언동이 보인다. 1. 항상 조언 또는 지도가 필요하다.
주장, 의사표시	4. 자신이 전하고픈 말은, 필요에 따라 상대에게 전할 수 있다. 3. 거의 전할 수 있다. 2. 자신이 전하고픈 말을 잘 전하지 못하며, 지시 · 조언이 필요하다. 1. 지시나 조언이 있어도 충분히 전할 수 없다.

협조성	4. 다른 상황에 맞추어가며 큰 문제없이 행동 가능하다. 3. 가끔 조언이 필요하지만, 큰 지장은 없다. 2. 조언이나 지도가 없다면 자기중심적인 행동으로 되기 쉽다. 1. 조언 · 지도가 항상 필요하다.

Occupational performance assesment sheet by Yamane 2003 (revised in 2009)

부표 8 ● 기본적인 사회참여 능력 관찰 list

항목		예
기본적 교류기능		
인사		필요에 따라 한다, 회피, 불가, 받으면 한다, 대상에 따라 다르다, 외
일상회화		필요에 따라 한다, 회피, 불가, 걸어오면 한다, 대상에 따라 다르다, 외
일상적 협력		필요에 따라 한다, 회피, 불가, 걸어오면 한다, 대상에 따라 다르다, 외
심리사회적 기능		
상대의 마음 알아채기		지장없음, 알아챌 수 없다, 곡해, 외
상황 판단		지장없음, 적절한 판단을 할 수 없다, 곡해, 외
집단 내 행동		
집단에 대한	의식	없음, 의식하고 있다, 과잉의식, 외
	관심 정도	없음, 약간 있다, 있다, 과잉관심, 외
	나타내는 법	무시, 나타내지 않는다, 다소 나타낸다, 과잉(양성, 음성), 외
집단 내	소속의식	없음, 약간 있다, 집단을 자각, 과잉의식, 외
	참가기능	병렬, 과제, 자기중심적 협력, 협동, 성숙, 불명
	교류	하지 않는다, 할 수 없다, 개인의존, 원조가 필요, 자주적으로 교류, 외
	참가태도	적응, 순응, 협조, 작업의존, 개인의존, 무시, 상황의존, 거부, 반발, 공격적, 지배적, 반항, 경쟁, 자기주장, 자기현시, 얼버무리며 비판, 소극적, 적극적, 독립, 외
	역할행동	아이디어 제공, 리더적, 리더 보조, 노력 제공, 조정역, 비평가적, 방관자, 협력자, 외
	협조성	안 한다, 할 수 없다, 조언이 필요, 트러블이 없을 정도로 가능하다, 필요에 따라 가능하다, 외
	타인의 반응	타인이 대상자를 (수용, 무시, 거부, 외)
	목적의 일치	일치하지 않는다, 부분적으로 일치, 거의 일치

정리하여 표현해본다.

Social life function list by Yamane 2009

부표 9 ● Conference sheet

대상자 성명 성별 M · F 진단명 생년월일 / / (세)

연령

서기

연표

치료내용

심신의 기능 · 구조

활동

참가

가족구성

평가 년월일 / / 평가자

평가 개략

개인인자

본인의 희망

초점화 항목

재활치료 목표

목표

환경인자
거주 · 경제 사정

원조계획

Conference sheet by Yamane 2001 (revised in 2009)

부표 10 ● Counseling sheet

성명 성별 M · F 생년월일 / / (세)

연 령				
서 기				
연표				
학교				
직장				
치료				
그 외				

현재 받고 있는 치료의 내용

심신의 상태

* 지금 현재의 신체 또는 정신적인 일로 곤란한 점이 있다면 적어주세요.

참 가

* 매일의 생활이나 사회생활(직장 등)에 대해, 어떻게 임하고 있습니까? 또 어떠한 제한이나 제약이 되는 일이 있다면 적어주세요.

활동(기상부터 취침까지)

* 신변의 일, 커뮤니케이션, 대인관계, 가사 혹은 일 등 일상의 생활은 어떠합니까? 곤란한 점, 원조가 필요한 점이 있다면 적어주세요.

가족구성

기입 년월일 / / 담당자

당신의 목표

· 반년부터 1년 정도의 목표

· 우선 당장의 목표

원조계획 (여기는 기입하지 말아주세요)

1. 지금 가장 해 보고 싶은 것

2. 취미 · 특기

3. 자격 또는 면허

생활환경

1. 상담이나 원조를 해 주는 분은 주로 누구입니까?

2. 교통기관이나 공공기관, 장보기 등 생활면의 환경은 어떠합니까?

주거 · 생활비 등

Counseling sheet Yamane 2001 (revised in 2009)

부표 11 ● 상담표

/　　/

1. 어떠한 상담입니까?

실시 장소	담당자
의뢰자(상담자)	(본인과의 관계)
어떤 분에 관한 상담입니까? : 자기 자신에 대한 일　가족에 대한 일　그 외(　　)	
곤란하거나 상담하고자 하는 것은 어떠한 일입니까? 1. 의료　2. 주거　3. 낮 시간을 보내는 방법　4. 신변의 일　5. 생활비　6. 사회자원제도 7. 일　8. 대인관계　9. 권리옹호에 대해　10. 그 외(　　)	

2. 당사자 프로필

성명 : 　(남,여)　년　월　일생　세(미혼　기혼　이혼　사별)

주소 : 〒　—

Tel (　)　—　(　님)

3. 현재의 생활 상황

동거자 : 없음 · 있음(함께 살고 있는 사람에 ○, 가장 많은 시간을 보내는 사람게 ◎)
1. 아버지　2. 어머니　3. 배우자　4. 자녀(　명)　5. 형제　6. 형제의 배우자　7. 친구　8. 그 외(　)

동거인과는 잘 지내고 있습니까? : 네 · 아니요

현재 생활의 장
1. 임대(아파트 · 맨션 · 주택)　2. 내 집(맨션 · 주택)　3. 회사의 기숙사　4. 그룹홈
5. 수호료(생활훈련시설)　6. 복지홈　7. 입소 수산시설　8. 수호시설 · 갱생시설
9. 그 외의 복지시설(　)　10. 입원　11. 그 외(　)

낮 시간의 주요 활동의 장 : 최근 1개월간, 주로 지내고 있었던 것에는 ◎표시를 해주세요.
1. 정규사원 · 종업원으로서 일함　2. 파트타임 · 아르바이트 · 계약직으로 일함　3. 가사일 돕기
4. 수산시설 · 소규모 작업소를 다님　5. 거의 매일 데이케어를 다님　6. 주 1~2회 정도 데이케어를 다님
7. 휴식의 장, 당사자들만의 모임에 다님　8. 현재 입원 중(이번 입원연수 년, 입원횟수 회)
9. 그 외(　)

주요 생활비 : 해당되는 사항에 모두 ○, 주로 생활을 지지해 주는 것엔 ◎표시를 해주세요.
1. 가족의 수입　2. 본인의 직장수입　3. 장애연금수급(　급)
4. 본인 명의의 자산으로부터의 수입　5. 생활보호　6. 그 외(　)

장애인 수첩을 가지고 있습니까?
1. 네(정신장애자수첩 · 신체장애자수첩 · 치료수첩)　2. 아니요

4. 현재 이용하고 있는 의료 · 보건 · 복지서비스

(1) 현재 의료기관을 이용하고 있습니까?

네 →

아니오

의료기관명:		담당의사	
진단명 :			
보험구분 : 국민보험(세 · 가) 사회보험(본 · 가) 퇴국(본 · 가)[*H4] 생명보험 노인/고령 장애 모자			
의료 서비스	이용	내용	기간
	유무		
	유무		
	유무		
	유무		
	유무		

어떠한 상황입니까?

(2) 현재 이용하고 있는 보건 서비스

보건 서비스	이용	구체적인 내용	기간
1. 재택 · 방문 서비스	유무		
2. 보건기관 데이케어	유무		
3. 상담 서비스	유무		
4. 그 외	유무		

(3) 현재 이용하고 있는 복지 서비스

보건 서비스	이용	구체적인 내용	기간
1. 재택 · 방문 서비스	유무		
2. 보건기관 데이케어	유무		
3. 상담 서비스	유무		
4. 그 외	유무		
5. 취업 등의 훈련 · 원조	유무		
6. 재택 · 방문 서비스	유무		
7. 그 외	유무		

5. 가족력 · 생활력

가족력, 생활력(취미 · 특기 · 가지고 있는 자격증 등을 포함)

앞으로의 일로 어떠한 희망사항(제도 및 원조)이 있습니까? ＊별책『이용가능한 복지제도』참조

부표 12 ● Assessment 표

/ /

Assessment 희망자 : 본인 가족 그 외( ) 본인의 동의 : 있음 없음

1. 현재의 생활에 대해

5. 거의 문제없다.	4. 가끔 조언 · 확인이 있다면 가능	3. 정기적인 조언 · 확인이 필요
2. 부분적인 원조가 필요	1. 전체적인 원조가 필요	0. 불명료 N. 대상 외

(1) 신변의 일에 대해

1. 식사는 어떻게 하고 있습니까?	(식사)	5 4 3 2 1 0 N
2. 자기 나름의 규칙바른 생활을 보내고 있습니까?	(생활리듬)	5 4 3 2 1 0 N
3. 몸단장 · 옷갈아입기 · 복장에 신경을 쓰고 있습니까?	(몸가짐)	5 4 3 2 1 0 N
4. 몸씻기 · 머리감기 등 청결에는 신경을 쓰고 있습니까?	(입욕)	5 4 3 2 1 0 N
〈메모〉		소계

(2) 생활의 관리에 대해

1. 생활비 또는 용돈을 받고 쓰는데 곤란한 점은 있습니까?	(금전관리)	5 4 3 2 1 0 N
2. 지갑이나 통장, 도장, 보험증 등의 귀중품 관리는 어떻게 하고 있습니까?	(물품관리)	5 4 3 2 1 0 N
3. 전기 · 가스 · 담배의 불을 켜고 끄는 일 또는 문단속 등을 확인하고 있습니까?	(안전관리)	5 4 3 2 1 0 N
〈메모〉		소계

(3) 자신의 건강상태에 대해

1. 잠은 잘 자고 있습니까?	(수면)	5 4 3 2 1 0 N
2. 약은 스스로 먹고 있습니까?	(복약관리)	5 4 3 2 1 0 N
3. 정해진 날에 통원하고 있습니까?	(정기적 외래통원)	5 4 3 2 1 0 N
4. 자신의 몸 상태를 알 수 있습니까?	(악화 시의 징조)	5 4 3 2 1 0 N
5. 곤란할 때는 어떻게 하고 있습니까?	(스트레스에 대한 대응)	5 4 3 2 1 0 N
〈메모〉		소계

(4) 가사일에 대해

1. 자기 방의 청소 및 정리정돈은 하고 있습니까?	(청소 · 정리정돈)	5 4 3 2 1 0 N
2. 빨래는 스스로 하고 있습니까?	(세탁)	5 4 3 2 1 0 N
3. 장보기는 스스로 하고 있습니까?	(장보기)	5 4 3 2 1 0 N
4. 요리는 스스로 할 수 있습니까?	(조리)	5 4 3 2 1 0 N
〈메모〉		소계

(5) 대인관계에 대해

1. 버스, 지하철, 택시를 이용할 수 있습니까?	(교통기관의 이용)	5 4 3 2 1 0 N
2. 은행, 우체국 및 관공서를 이용할 수 있습니까?	(공공기관의 사용)	5 4 3 2 1 0 N
3. 전화응답 및 공중전화의 이용이 가능합니까?	(전화의 이용)	5 4 3 2 1 0 N
〈메모〉		소계

(6) 대인관계에 대해

1. 편하게 이야기를 할 수 있는 사람이 있습니까?	(대화상대)	5 4 3 2 1 0 N
2. 자신의 마음을 상대에게 전할 수 있습니까?	(의사표시)	5 4 3 2 1 0 N
3. 간단한 인사 등을 받고 할 수 있습니까?	(일상적인 인사 · 대응)	5 4 3 2 1 0 N
4. 사람과 함께 지낼 수 있습니까?	(집단 내 행동)	5 4 3 2 1 0 N
〈메모〉		소계

(7) 사회참여의 제약이 되는 것

1. 타인에 대한 배려나 약속에 대해 특히 신경쓰고 있는 일은 있습니까?	(사회적 약속)	5 4 3 2 1 0 N
1. 그 외에 주변 사람들로부터 반복적으로 주의받는 일이 있습니까(있다면 구체적으로)?		소계

2. 일하는 것에 대해

1. 당신은 앞으로 어떠한 형태로 일하거나, 직업훈련 · 원조 이용을 생각하고 있습니까(있다면 구체적으로)?

일반취업	파트타임 · 아르바이트	직장적응훈련	장애인직업센터	직역개발원조사업
쇼쿠오야[*H5]	공동작업소	복지공장	수산시설	그 외( )

2. 당신이 희망하는 것 중에서 무언가 불안한 일이나 잘 모르는 일은 있습니까?

케어의 필요도 득점

1. 현재생활에 대해

	소계	÷ (항목 수 − 0 · N의 수)	= 득점
(1) 신변의 일		÷ (4 −) =	
(2) 생활 관리		÷ (3 −) =	
(3) 자신의 건강상태		÷ (5 −) =	
(4) 가사일		÷ (4 −) =	
(5) 사회자원의 이용		÷ (3 −) =	
(6) 대인관계		÷ (4 −) =	
(7) 사회참여의 제약		÷ (1 −) =	

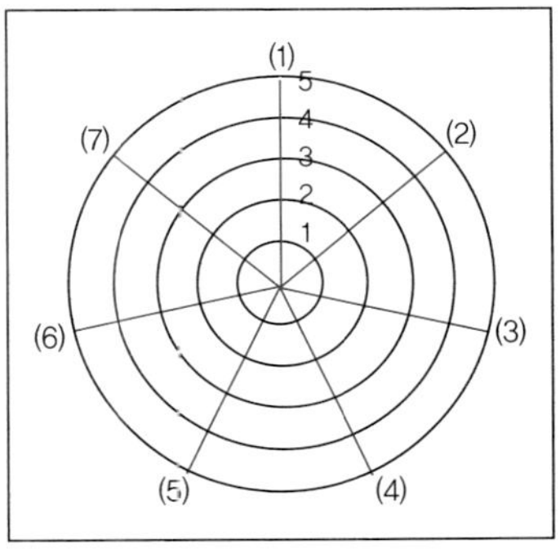

〈구체적인 내용〉

2. 일한다는 것에 대해

취업원조가 필요하다면 구체적으로

부표 13 ● Recreation 계획

계획 년월일 :　　/　　/　　　입안자 :

예정일시	/ /	장소	
주목적			
대상자	인원 수 : 연령 : ~ 성별 : 남성, 여성, 혼합	질환과 장애 특성	
종목 · 내용			
필요물품 비용 등			
스태프	역할과 인원수		
참가형태	형태 : Open, Closed, Semiclosed		
이동수단	수단과 유도 방법		
그 외	계획 변경, 긴급사태 시 대응책		

Time schedule

시간	내용

Recreation planning sheet by Yamane 2003

번역자 주석

[*A1] **관구(冠句)** : 冠付け와 같은 것으로, 5 · 7 · 5조(調)의 구에서 첫 5 글자를 제목으로 내놓고, 거기에 7 글자 · 5 글자를 붙여 한 구를 만드는 일

[*A2] **육도윤회(六道輪廻)** : 육도(六道)란 중생이 선악의 업인(業因)에 따라서 필연적으로 이르는 지옥, 아귀, 축생, 아수라, 인간, 천상의 여섯 가지 세계도, 육도윤회란 중생이 생과 사로 유전(流轉)하는 일을 의미한다.

[*A3] **가지기도(加持祈祷)** : 가지(加持)란 부처가 수행자를 가호하여 재난을 없애고 낙을 주는 일을 뜻하는 것으로 현세의 이익을 바라는 기도나 주문을 말한다.

[*A4] **여우 홀림(狐つき)** : 여우에게 홀려서 난다는 정신병

[*A5] **관해(寛解)** : 영어로는 remission이라는 표현을 사용하며 정신분열증의 증상이 없어지는 것을 뜻함. 영속적이든 일시적이든 질병에 의한 증상이 호전되거나 거의 소실되는, 임상적으로 컨트롤된 상태를 가리켜 사용되는 용어다.

[*A6] **Presenile remission(初老期寛解)** : 일본에서는 '초로기 관해[*A5]'라는 용어로 사용되며, 40~50대에 병의 증상이 경감하는 것을 일컫는다.

[*B1] **몬제키사원(門跡寺院)** : 황족이나 귀족의 자제가 출가하여 그 법통을 전하고 있는 절

[*B2] **Lobotomy** : 대뇌의 전두엽을 절개하는 수술

[*B3] **슈겐도(修験道)** : 주법(呪法)을 닦고 영험을 얻기 위해 산 속에서 수도하는 것

[*B4] **번(藩)** : 다이묘우(大名, 넓은 영지를 가진 무사)가 다스렸던 영지 및 문중의 총칭

[*B5] **조치입원(措置入院)** : 지금 당장 입원하지 않으면 자신 또는 타인에게 해를 입힐 우려가 있다고 2명의 정신보건지정의사의 진단이 일치했을 때, 도지사 및 시장이 정신과 병원으로 입원시킬 수 있는 일본의 입원형태

[*B6] **긴급조치입원제도** : 조치입원의 경우, 급속을 요할 때, 2명의 지정의사를 갖추거나 보호자에게 진찰을 통지해야 하는 등, 그 절차가 복잡하여 만들어진 제도. 지금 당장 입원하지 않으면 자신 또는 타인에게 해를 입힐 우려가 현저할 경우, 정신보건지정의사 1명의 진단으로 72시간까지 본인의 동의 없이 도지사 및 시장의 명령으로 정신과병원에 입원시킬 수 있는 일본의 입원형태

[*B7] **수산(授産)시설** : 신체장애자, 정신장애자 및 가정 사정으로 취업 및 기능취득이 곤란한 자를 대상으로 한 취업의 장(場) 및 기능취득을 돕는 시설로 장애자에게 생활지도 및 작업지도를 실시한다.

*B8 **수호료(授護寮)** : 정신장애자 생활훈련시설

*B9 **복지홈** : 지금 현재 주거를 구하는 장애자에게 저액의 요금으로 거처방 및 그 외 시설을 이용할 수 있게 함과 동시에 일상생활에 필요한 편의를 제공하는 시설

*B10 **그룹홈(group home)** : 병이나 장애로 생활이 곤란한 사람들이 소인원수로 스태프 등의 원조를 받으며 일반 주택에서 생활하는 것

*B11 **홈헬프 서비스** : 홈헬퍼(home helper)*D1가 일상생활에 원조가 필요한 재택고령자 및 재택장애자에게 입욕 및 식사 등을 돌보아주는 것

*B12 **쇼트스테이** : 아동 및 장애인, 고령자의 심신의 상황 및 병의 증상, 그 가족의 병, 관혼상제, 출장 등으로 일시적 양육, 간호가 불가능할 때, 또는 가족의 정신적, 신체적 부담 경감을 위해 단기간 입소하여 일상생활 전반의 양육 및 간호를 받을 수 있는 서비스

*B13 **후생노동성** : 한국의 보건복지부에 해당

*B14 **입함(入檻)** : 감방에 들어가다라는 뜻

*B15 **의장(医長)** : 각 과의 수석 의사를 뜻함

*B16 **와욕요법(臥褥療法)** : 아무런 활동 없이 누워서 요양만 하는 치료법

*B17 **못코** : もっこ, 삼태기의 일종으로 새끼를 그물처럼 엮어 네 귀퉁이에 끈을 단 것으로, 흙이나 돌 따위를 나르는 데 사용하는 기구

*B18 **작업치료** : 일본에서의 원래 정식 표기는 作業療法(작업요법)이지만 한국 표기에 맞게 작업치료로 쓰도록 하겠다.

*C1 **임상지(臨床知)** : 철학자 나카무라 유우지로우(中村雄二郎)가 제창한 것으로, 개개의 경우 및 장소를 중시하면서 심층의 현실에 개입하여 세계 및 타인이 우리에게 보이는 숨겨진 의미를 상호행위 속에서 촉진시키는 작용을 하는 것. 직감과 경험, 그리고 유추가 쌓이고 쌓여 성립되는 것으로, 여기선 특히나 경험이 크나큰 작용을 하며, 또한 큰 의미를 가진다.

*C2 **암묵지(暗默知)** : 인지의 과정 또는 언어로 나타나는 지각에서, 말로는 표현할 수 없는, 설명할 수 없는 신체의 작동을 가리키는 것. 지식이라는 것이 있다면, 그 배후에는 반드시 암묵의 차원인 '알다'라는 작동이 있다는 개념이다.

*C3 **데이케어** : 노인과 정신과로 나누어져 있으며, 이용자들끼리 교류를 나누는 것이 특징이다. 낮에 작업 및 활동을 통해 사람과 접해 봄으로써 사회복귀 및 입원예방을 목표로 한다. 보통 6시간 동안 이루어지며, 한국의 낮병동과 유사.

*D1 **홈헬퍼(home helper)** : 고령자, 또는 고령은 아니지만 병약하거나, 신체장애, 정신장애 등의 이유로 가사일 및 일상생활활동 등이 잘 안 되는 가정에 파견되는 방문간호원을 일컫는 것으로, 자립지원을 제일 목적으로 홈헬프 서비스(방문간호)*B11를 실시한다.

*D2 **소성(燒成)** : 도토(陶土)를 높은 온도로 구워 도자기를 만드는 것

*D3 **유발선(誘發線)** : 나카이 히사오(中井久夫)에 의해 고안된 독특한 투영묘화법으로, 치료사가 그린 적당한 선(유발선)을 기점으로 시작하여 환자가 그림을 그린다. 환자가 그림을 그리고 나면 역할을 바꾸어 이번엔 치료사가 그림을 그린다. 이렇게 반복하여 상호 간에 그림을 그려 나가는 방법

*D4 **과제화(課題畵)** : "oo을 그려봅시다"와 같은 과제 또는 주제를 주고 그림을 그리는 것

*D5 **공동작업소** : 법적으로는 장애자 수산시설*B7의 모든 기준을 만족시키지 못하기에 국가의 조성제도를 받지는 못하지만, 장애인, 부모, 직원 등이 공동으로 일하는 장소를 만들어 자주적으로 운영하고 있는 것. 국가를 대신하여 많은 자치단체들이 이러한 사업을 지원하고 있다.

*E1 **Critical path** : 필요한 치료 · 검사 및 간호 등을 세로축으로, 시간축(날짜)을 가로축으로 하여 만든 진료 스케줄 표. 질병의 치료 내용과 타임 스케줄을 명확히 함으로써, 환자는 어느 날 어떠한 검사가 있으며 언제 수술을 하고 어떠한 의료를 받게 되며 언제쯤엔 퇴원이 가능한지를 알 수 있어, 입원생활의 불안을 조금이나마 해소시킬 수 있다.

*E2 **칠보(七宝) 세공** : 구리나 금 · 은을 바탕으로 법랑(琺瑯, 광물을 원료로 하여 만든 유약)을 입혀 여러 가지 무늬를 나타낸 것으로 일본 작업치료에서 자주 쓰이는 작업

*E3 **상자 만드는 법** : 정육면체의 상자를 만들게 하고 뒤돌아 보는 일련의 작업을 통해 대상자의 작업수행능력, 대인기능 등을 평가하는 작업면접

*E4 **직업안정소** : 국민의 안정된 고용기회를 확보할 것을 목적으로 정부가 설치한 행정기관으로, 직업을 소개해주고 상담, 지도 등을 해 주는 곳. 헬로워크라고도 부른다.

*E5 **복지사무소** : 사회복지법 제14조에서 규정하는 복지에 관한 지방공공단체의 사무소

*E6 **나이트케어** : 데이케어*C3와 마찬가지로 정신장애자의 사회생활기능 회복을 목적으로 한 정신과 전문치료이다. 낮에는 일을 하고 있는 사람 또는 밤이 되면 불안한 사람 등이 이용하며, 이야기를 주고받거나, 강좌, 수공예, 음악 프로그램 등, 직원의 팀 어프로치에 의한 집단 정신치료 및 사회기술훈련, 치료 교육 등을 4시간 동안(보통 16시부터 20시까지) 받는다.

*F1 **데이나이트케어** : 데이케어*C3와 나이트케어*E6를 합친 것으로 10시간 동안(보통 9시부터 19시까지, 또는 10시부터 20시까지) 이루어지는 서비스

*F2 **쇼트케어** : 며칠간 병동에서 숙박을 할 수 있는 서비스. 쇼트스테이*B12(단기입소 생활간호)는 생활면의 간호가 중심이 되지만, 쇼트케어(단기입소 요양간호)는 의료면의 케어가 중심이 된다는 점에서 차이가 있다.

*F3 **복지공장** : 신체장애자 복지법 및 정신박약자 복지법에 의한 수산시설*B7의 하나. 심신에 장애를 가지는 자가 사업주와 고용계약을 맺고 일하는 장이다.

*F4 **소규모 작업소** : 장애로 인해 일하기 곤란한 장애자를 대상으로 낮 활동을 지원하는 복지시설. 공동작업소*D5라 부르기도 한다.

*F5 **케어홈** : 지역 속에서 자립된 일상생활을 영위하기 위해서는 식사 혹은 입욕 등의 간호 또는 일상생활상의 지원이 필요한 장애 정도 구분 2 이상인 정신장애자, 지적장애자를 대상으로, 필요한 간호, 지원 등을 실시하는 시설

*F6 **중등교육학교** : 중학교, 고등학교 교육이 통합된 과정으로 전기중등교육(중학교 교육)과 후기 중등교육(고등학교 교육)을 일관하여 실시하는 시스템을 취하는 일본의 학교 형태

*F7 **특별지원학교** : 장애인 등이 「유치원, 초등학교, 중학교, 고등학교에 준하는 교육을 받을 것」과 「학습상 또는 생활상의 곤란을 극복하여 자립을 꾀할 것」을 목적으로 한 일본의 학교 형태

*F8 **양호학교** : 2006년 6월 학교교육법이 개정되고 2007년 4월에 특수교육에서 특별지원교육으로 제도 개정이 이루어지기 전까지, 지적장애, 지체 부자유, 병약 · 신체허약 장애 아동 · 학생을 대상으로 한 학교를 말한다. 2007년 4월부터는 특별지원학교*F7와 마찬가지 형태를 취하게 되었다.

*F9 **임계기(臨界期)** : 정신분열증의 병적인 항상성(Homeostasis)이 붕괴되고, 정상화되기 위해 반드시 지나가게 되는 하나의 관문으로, 다채로운 자율신경 증상 및 부작용, 악화로 잘못 볼지도 모를 초조, 신체질환, 때로는 경련 발작 등이 나타나는 시기. 무너진 self system(또는 방위기제)이 재건되는 아주 중요한 시기로, 정신과 의사 나카이(中井)의 저서에 나오는 개념. 일반적으로는 동물의 발달과정에서 어떤 시기에 적절한 자극을 주면 그 시기에 한하여 반응이 확립되어 나중의 발달에 유리하게 작용하는 시기를 말하며, 특정의 자극에 대한 감수성이 높아지는 시기이다.

*F10 **범화(汎化)** : Generalization. 심리학에서 일정한 조건반사가 형성되면 맨 처음 조건자극과 비슷한 자극에 의해서도 똑같은 반응이 나타나는 현상. 반화(般化)라고도 쓰며, 학습실험용어로 특수한 규칙 및 특성을 일반화시키는 것을 말한다.

*F11 **자조 그룹** : Self help group. 어떠한 곤란 또는 문제, 고민을 가진 사람이 다양한 문제를 안고 있는 개인 혹은 가족과 함께 당사자들끼리 자발적으로 연결되어 맺어진 집단으로, 그 문제의 전문가에게 그룹 운영을 맡기지 않고, 어디까지나 당사자들이 독립하고 있다는 것이 특징적이다.

*F12 **Hard 구급, soft 구급** : Hard 구급이란, 자상(自傷) 또는 타해(他害)의 위험이 있는 환자를, 본인의 의사에 따르지 않고 입원시키는 산치(散置)입원 및 의료보호입원 등과 같은 입원의 경우를 말한다. 반면, soft 구급이란, 본인이 상태가 나빠졌다며 스스로 진료를 받으러 오는 경우를 말한다.

*F13 **생활지원센터** : 장애를 가진 사람들의 자립을 목표로, 취직 알선 혹은 생활 상담 등을 해 주는 후생노동성으로부터 선택된 민간시설. 장애자의 고용안정을 위한 전문직원 2명(국가가 고용비 전액 부담)과 생활지원을 위한 직원 1명(국가와 현(県)이 고용비를 절반씩 부담)으로 배치되어 있다.

*F14 **우란분재(盆)** : 음력 7월 보름을 중심으로 조상의 영혼을 제사 지내는 불교 행사

*F15 **홍백** : 紅白. 일본에서는 경사스러움, 축하를 나타내는 의미를 지닌다.

*F16 **정신장애자 사회적응 훈련사업** : 정신질환을 가진 사람이 일반 기업에서 실제로 그 일의 일부를 경험하고, 시간을 두고 조금씩 하루 근무시간을 늘리거나, 1주일간에 일할 수 있는 날을 늘려 나가, 취직 등 자립을 할 수 있도록 지구력 및 지속력, 사회성 등을 되찾아 갈 것을 목적으로 하는 국가 사업(쇼우와 25년 법률 제123호 제50조)이다.

*F17 **Job coach** : 장애자가 취업을 할 때, 할 수 있는 일과 할 수 없는 일을 사무소에 전달하는 등, 장애자가 원활히 일을 할 수 있도록 직장 내외의 지원환경을 정비하는 자

*F18 **심신상실(心神喪失)** : 법률적으로 의사(意思) 행위에 대한 책임이 없으며 처벌받지 않는다. 정신장애 등으로 자신의 행위 결과에 대해 판단할 수 있는 능력이 전혀 없는 상태. 「6-9-1 의료관찰법」 주석 7 참조

*F19 **심신모약(心神耗弱)** : 심신의 정상적인 활동이 극히 곤란한 상태. 심신상실*F16보다는 가벼운 상태로, 형법상 형(刑)이 경감된다. 「6-9-1 의료관찰법」 주석 7 참조

*F20 **대상행위(対象行為)** : 의료관찰법에서 정하고 있는 중대한 타해행위를 가리키는 말(방화, 강간, 살인, 상해, 강도, 및 그 미수죄 등)

*F21 **사리변식능력(事理弁識能力)** : 법률용어로, 유효하게 의사표시를 할 수 있는 능력을 말하며, 구체적으로는 자기의 행위 결과를 판단할 수 있는 정신적인 능력을 뜻한다. 영어로는 capacity to appreciate one's situation이라 표현한다.

*G1 **분열기질** : 독일의 정신의학자 Ernst Kretschmer에 의한 성격 유형의 하나. 정신분열증으로부터 정신병질(schizoid)과 분열기질(schizothymia)로의 이행계열(移行系列)을 제기했는데, 그 중 정상 범위의 것을 분열기질이라 불렀다.

*G2 **지역생활지원센터** : 지역에서 생활하고 있는 정신장애자를 대상으로, 일상생활 전반을 지원하거나, 정신장애자의 복지에 관한 모든 문제의 상담에 응하고, 필요에 따라 지도 및 조언을 해 주는 곳. 관련기관(보건소, 복지사무소*E5, 정신장애자 사회복귀시설 등)과의 연락조정 역할도 담당하며, 정신보건복지법에 기초한 정신장애자 사회복귀시설의 하나로, 1999년에 제도화된 지원기관이다.

*G3 **관념 분일(奔逸)** : 생각이 계속해서 방향도 잡지 못한 채 빠른 속도로 뿜어져 나오는 상태이다.

*G4 **행위심박(hyperbulia)** : 行為心迫. 조증상태의 증상 중 하나로, 무언가 행동하지 않으면 안 된다고 생각하며 계속 서두르는 상태이다.

*G5 **희사염려(希死念慮)** : 죽고 싶다고 바라는 것. 자살원망(自殺願望)과 다른 점은 객관적으로 이해할 수 없는 이유로 죽고 싶다고 바란다는 점이다.

*G6 **Double therapist 상태** : 서로 의견 등이 상반되는 치료사가 2명 있는 상태로, 환자의 조작에 의해 일어나는 상태를 일컫는 말

*G7 **대증요법(対症療法)** : 질병의 원인을 찾기 어려운 상황에서 표면에 나타난 증상만을 가지고 이에 대응하여 치료하는 방법

*H1 **조전(躁転, manic switch)** : 우울상태 또는 관해*A5상태에서 갑자기 조(躁)상태가 되는 것

*H2 **반면교사(反面教師)** : 나쁜 본보기가 되는 사람이나 사물. 중국에서 마오쩌둥(毛澤東)이 현대 수정주의자 등을 지칭한 말이다.

*H3 **하이쿠(俳句)** : 일본의 5 · 7 · 5의 3구(句) 17음(音)으로 이루어진 단형(短型) 시

*H4 **고차뇌기능장애(高次脳機能障害)** : 기억장애, 주의장애, 수행기능장애, 사회적 행동장애 등의 인지장애를 통틀어 말하는 용어로, 일본에서 쓰이는 전문용어

*H5 **herbaceous cutting(挿し芽)** : 새싹을 잘라 땅에 묻어 번식시키는 꺾꽂이

*H6 **세츠분(節分)** : 입춘 전날. 2월 3~4일경, 콩을 뿌려서 잡귀를 쫓는 행사

*H7 **셋쿠(節句)** : 일본의 전통적인 연중행사를 행하는 계절의 단락을 짓는 날. 1월 7일, 3월 3일, 5월 5일, 7월 7일, 9월 9일, 이렇게 다섯 가지가 있다.

*H8 **봉오도리(盆踊り)** : 음력 7월 15일 밤에 남녀들이 모여서 추는 윤무(輪舞)로, 본래는 정령(精霊)을 맞이하여 위로하는 뜻으로 행한 행사

*H9 **가키조메(書初め)** : 정월에 처음으로 글씨나 그림을 그리는 일. 보통 1월 2일에 치르는 행사

용어해설

ㄱ

가자아 : 「보조자아」 항목 참조

감싸는 기능(holding) : 「끌어안는 것」, 「안음」으로도 번역되는데, 단순히 신체로 안는 것뿐 아니라 부드럽게 끌어안고 안으로 감싸 넣는 듯한 일상적으로 반복되는 육아의 전부를 말한다.

과각성 상태(hyperarousal) : 자극에 대한 역치가 떨어져서, 또는 선택 기능이 작동되질 않아, 모든 자극에 대해 과민하게 반응하고 적절한 판단을 내릴 수 없는 상태를 말한다. 패닉 상태 및 혼란 시에 발생한다.

교육 분석 : 사람의 정신적 문제의 치료 · 원조에 종사하고자 하는 자가 자신을 대상으로 분석 및 카운셀링, 관리를 받는 것을 말한다. 자신이 어떠한 성격으로 어떠한 사고 방식을 하며 타인에 대해 왜 그러한 개입을 하는지와 같은 사실이 명확해진다.

국제생활기능분류(ICF : international classification of functioning, disability and health) : 1980년에 WHO(세계보건기관)가 시안으로 발행한 국제장애분류 ICIDH의 개정판. 약 5년간에 걸쳐 계통적 실지 시험과 국제적 논의를 거쳐 개발되어 2001년 5월 22일에 제 54회 세계보건회의(WHO 총회)에 의해 승인되었다. 사람의 건강과 장애에 관해 공통언어와 개념적 틀을 제공한 것이다.

기본적인 심신의 기능 : 정의된 것은 아니지만, 밤에 자고, 낮에는 일어나 지내며, 일상적인 생활 유지 및 관리에 관한 활동을 큰 피로감 없이 실시할 수 있을 정도의 신체적 · 정신적인 스트레스 내성기능을 말한다.

긴장형 : 「해체형, 긴장형, 망상형」 항목 참조

ㄷ

도덕치료 : Moral treatment의 번역어로 「인도요법」이라고드 번역된다. 18세기말부터 19세기 초두에 걸쳐 Pinel 및 Tuke 등에 의해 정신병원에 도입된 치료활동의 총칭. 종교 · 윤리 · 철학적 배경에 기초한 인도적 처우, 인간으로서 건강한 측면을 향한 신뢰, 비인간적으로 취급하던 정신병자의 인격을 옹호하여, 병자에게 일 및 여가 등의 즐거움을 포함한 규칙적이고 바른 생활 또는 자율적이고 좋은 행위를 지도하는 것이다.

ㄹ

라이샤와(Reischauer) 사건 : 1964년 라이샤와 주일 미국대사가 미국대사관 앞에서 정신분열증을 앓고 있는 소년에게 오른쪽 대퇴부가 찔려 중상을 입었다. 일미관계의 영향을 걱정하여 국가공안위원장이 사임하는 등 큰 파문이 번지게 되어 정신위생법 개정의 계기가 되었다.

로보토미(lobotomy) : 「정신외과술」 항목 참조

ㅁ

마다라 치매 : 뇌기능이 전체적으로 저하되는 것이 아니라 기억장애는 보이지만, 인격면이나 일상적인 판단력, 이해력은 비교적 유지되고 있으며 저하된 기능과 저하되지 않은 기능이 혼재한다. 마다라(얼룩이 있는) 인지기능장애를 말한다. 혈관성 치매증상이 보인다.

망상형 : 「해체형, 긴장형, 망상형」 항목 참조

ㅂ

보조자아, 가자아 : 집단의 참여자와 똑같은 시점에 서서 참여가자와 공감하며 그 자아의 보조로서의 역할을 완수하는 개입자를 보조자아라 말하며, 자아가 취약한 참여자를 대신하여 의견을 말하는 등 자아의 대리를 하는 개입자를 가자아라 말한다.

ㅅ

사전동의(informed consent) : 치료 및 원조를 받는 대상자가 치료 또는 원조의 목적, 내용, 기대되는 효과, 비용 등에 대해 설명을 상세히 받아 이해한 상태에서(informed), 방침에 합의하는(consent) 것을 의미하는 개념이다.

사회적 입원 : 1950년 정신위생법에 의해 보호수용이 진척되어 장기 입원자가 급증했다. 그 중에서 적극적으로 증상이 소실되어 사회생활에 복귀가 가능한 상태에 있음에도 불구하고 가족이 받아들이지 않는 등의 사회적 이유로 퇴원을 하지 못하고 어쩔 수 없이 입원생활을 하고 있는 상태를 말한다. 이러한 입원생활이 장기화되어 생활기능의 저하에 의해 이차적으로 퇴원이 곤란해진 장기 입원자에 대한 처우가 큰 문제가 되고 있다.

생활요법 : 1956년(쇼와 31년) 무렵부터 의사 고바야시 하치로(小林八郎)에 의해 제창된 것으로 「살림요법」으로도 불리웠다. 생활지도(가르침요법), 레크리에이션 치료(놀이치료), 작업치료(노동요법)를 총괄한 것으로, 로보토미(lobotomy)가 그 체계화의 계기가 되었다고도 말하며, 관리적인 생활지도를 중심으로 한 생각 방식이 주를 이루었다.

생활체력, 방위체력 : 신체적 체력뿐만 아니라 정신적인 면도 포함하여, 민첩성, 순발력, 평형기능, 유연성, 지구력, 스트레스 및 질병에 대한 저항력, 면역성 등, 생활에 필요한 심신의 종합적 체력을 가리켜 사용된다.

세정강박 : 강박증상의 하나로, 「손이 더럽다」는 생각에 사로잡혀 반복적으로 손을 씻는다. 손의 피부가 거칠어지고, 심하면 껍질이 벗겨지며, 피가 나도 계속 씻는다.

소마(相馬)사건 : 1888년 정신병의 징후를 보였던 예전 소마번*B4의 번주(번의 영주)였던 소마 도모타네(相馬誠胤)를 가족이 사택감치한 뒤 전광원에 입원시켰다. 번사(번에 속해 있던 무사) 중 한 명이 이를 모략에 의한 불법감금이라 고소하였고, 소마가(相馬家) 측도 역소송을 했다. 내무성 및 국회의원까지 연루되어 매장된 소마씨의 시체를 발굴 검사하는 사태까지 발전하였고, 이는 영국과 미국의 신문에도 실리게 되어, 정신병자 감호법 제정의 계기가 되었다.

신체도식(body schema) : 자신의 신체 각 부위의 사이즈 및 움직임 등, 자신의 신체 공간적 이미지를 성립시키는 것으로, 신체를 사용함으로써 현재 신체의 평균적인 구조와 기능을 나타내는 척도로 갱신된다. 눈앞의 줄을 넘어가느냐 밑으로 빠져나가느냐, 사이를 통해 빠져나갈 수 있는지 없는지를 보기만 하고도 판단할 수 있는 건 신체도식에 의한 것이다.

신체자아(bodily ego) : 정신자아(mental ego)와 대비되는 자신의 신체를 통한 자아의 인식, 신체적으로 자신을 느끼는 경우의 주관적 현상을 가리킨다. 정신병 등에서는 이인증상(depersonalization) 및 체감이상 등 신체자아의 장애가 체험된다.

심리교육 : 정신장애 등 수용이 곤란한 문제를 안고 있는 사람들에게 심리적 측면의 배려를 하며, 질병 및 치료, 생활 등에 관한 바른 지식 및 정보를 전하고, 질병 및 장애에 동반되는 여러 가지 문제의 대처법 습득을 꾀한다.

심신상실(irresponsibility), 심신모약(diminished responsibility) : 정신의 장애 등으로 인해 시비선악을 판단할 능력(사리변식능력)을 잃어버린 상태를 심신상실, 현저히 감퇴되어 있는 상태를 심신모약이라 말한다. 심신상실상태는 형법상 그 책임을 추궁할 수 없기 때문에 무죄, 심신모약상태는 형법상 책임이 경감되기 때문에 형이 감형된다.

심신이원론 : 데카르트(프랑스, 1596−1650)의 「어떠한 의미에서도 정신은 물체에, 물체는 정신에 의존하지 않는다」, 사람의 본질은 의식의 주체(마음)에 있다고 생각하는 사고방식. 마음이나 마음이 얽히는 과학적으로 설명할 수 없는 문제를 과학 대상으로부터 분리하여 사람의 정신을 제외하는 모든 현상을 과학 대상으로 하였다.

ㅇ

아파트 퇴원 : 정신장애로 장기 입원하고 있는 사람들 중에는 집이 있어도 부모가 고령이거나 긴 입원 생활로 집으로 퇴원하고자 하여도 돌아갈 곳이 없는 상태의 사람 또는 취업이 곤란하여

경제적으로 자립된 단신생활이 곤란한 사람들이 있는데, 그러한 사람들도 생활보호를 받으면 퇴원이 가능하다는 생각으로 주거를 빌려 퇴원하여 혼자서 생활하는 사회복귀의 한 형태를 가리켜 만들어진 호칭이다.

애도 작업(mourning work) : 애도 작업이란 사랑하는 대상을 죽음 등으로 인해 잃어버린 후 나타나는 심적 과정을 말하지만, 병 및 사고에 의한 심신의 기능 및 자유 · 이상과 같은 추상적 대상의 상실, 실연, 실직 등에 대해서도 마찬가지의 반응과 과정이 인정된다. 애도 작업은 쇼크에 의해 망연하여 "왜?"와 같은 분노 및 부인으로 앞으로 어떻게 할 것인가와 같은 불안이 덮쳐 오다가 차츰 현실을 수용하게 되는 과정에 다다른다.

양가적(ambivalent) : 동일한 대상에 대해 사랑과 증오와 같은 상반된 감정을 동시에 품는 상태를 말한다.

양성증상, 음성증상 : 고차 기능에 의해 통제되어 있던 저차(低次) 기능이 해방되어 표면화된 증상으로, 환각 · 망상 · 흥분 · 혼미 등 급성기 증상을 양성증상이라 말하며, 감정둔마 및 의욕 · 자발성의 저하 등 일반적인 기능을 잃어버린 상태를 음성증상이라 말한다.

에포케 : 그리스어 epoche로부터 유래하는 철학 용어로, 습성화된 생각에 얽매이지 않기 위해 판단을 중지하고 그 장의 있는 그대로를 받아들이는 것을 말한다.

역전이(counter transference) : 치료 · 원조 과정에서 치료 · 원조를 행하는 자가 대상자에 대해 무의식적으로 투영한 감정을 말한다.

우지노미야(宇都宮) 병원사건 : 원장 일족이 기업처럼 운영하던 정신과 병원에서 환자의 혹사, 사망환자의 위법적 해부 등이 일어나던 가운데, 1984년 식사에 대한 불만을 말한 환자가 무자격 간호직원에게 금속 파이프로 난타당해 사망한 사건이다.

원초적 몰두(primary maternal preoccupation) : 출생 전후 얼마 동안 어머니는 예민한 감수성을 가지고, 유아를 자신의 일부와 같이 느끼며(동일화) 돌본다. 어머니 자신이 그러한 안정된 양육을 받았던 일이 배경에 있기에 일어나는 것이라고 말한다.

음성증상 : 「양성증상, 음성증상」 항목 참조

이식의료 : 이식의료는 기능하지 않게 되었거나 손상된 신체의 조직 및 장기를 옮겨 심는 것으로, 자기조직을 사용하는 자가이식, 자신 이외의 조직 및 장기를 사용하는 타가이식, 조직 및 장기의 제공자가 살아있는 생체이식, 제공자가 사망한 시체이식 등이 있다.

이행대상, 이행현상 : 절대 존재로부터 상대의존으로 옮길 때, 분리불안이 생기게 된다. 이 분리불안을 방위하기 위해 유아는 인형 또는 타월 천으로 만든 이불 등을 한시도 몸에서 떼지 않는 경우가 있다. 이 인형 등 주관적인 내적 세계로부터 현실세계로 이행해 가는 중간 역할을 맡는 것을 이행대상이라 부른다. Winnicott가 제창한 개념. 이행현상은 이행대상과 같은 구체적인 것이 아닌, 이행해 가는 중간 역할을 맡는 현상을 가리킨다.

인슐린쇼크 치료(insulin shock therapy) : 1933년 폴란드의 정신과 의사 Manfred Sakel에 의해

고안된 것으로, 인슐린의 대량투여로 저혈당쇼크를 인위적으로 일으켜 정신병 환자를 치료하는 것이지만, 사망사례도 많았다. 정신치료약의 발견으로 1950년대에는 실시하지 않게 되었다.

일체감정 : 개인 또는 집단에 받아들여져 기분이나 생각이 하나가 되길 원하는 기분. 일체감정이 만족되지 않으면 버려짐에 대한 불안과 상실감이 생긴다.

ㅈ

자기동일성(self identity) : 에릭슨(E · H · Erikson, 1902-1994)의 용어로 자신이 자신으로서 일관성을 가진 존재라는 개념이다.

자아, 자아장애 : 사고, 의사, 행위 등 제작용의 주체로서 의식되는 자기를 자아라고 하며, 자아장애에는 자신이 하고 있는 것에 대한 실감이 없어지는 이인감, 자신의 언동이 다른 사람에 의하여 이루어지게 된 것이라고 느끼는 작위체험, 불합리하다는 것을 알고 있으면서도 관념이나 행위를 제거할 수 없는 강박체험 등이 있다.

자율(self-control) : 경제적 자립이라는 말에서 볼 수 있듯이 자립(self-standing)은 타인에게 기대는 일 없이 혼자서 해 나가는 것을 가리키는 데 반해, 자율(self-control)은 여러 가지 사회자원을 살려가면서 자신에게 맞는 생활을 할 수 있도록 하는 의미로 사용한다.

장애자자립지원법 : 장애가 있는 사람들에 대한 서비스를 일원화하여 일할 의욕이 있는 사람에게 기회를 제공하고, 지역에서 안심하며 생활할 수 있는 사회 현실을 지향하면서 자신에게 맞는 생활이 가능할 수 있도록 하는 의미로 사용한다.

재생의료 : 재생의료는 병이나 부상으로 잃어버린 장기 및 조직을 환자 본인의 미분화 세포 배양 등으로 재생시켜 신체의 부품을 만드는 의료를 말한다. 이식의료의 장벽이었던 거부반응에 대한 걱정이 없다고 하며 이미 혈관 및 피부, 뼈 등의 재생이 성공되었다.

전기쇼크요법 : 전기경련요법(ECT, electroconvulsive therapy)을 뜻하는 것으로 전격요법(EST, electroshock therapy)이라고도 불리며, 1938년 이탈리아의 Cerletti 등에 의해 고안되었다. 전기를 사용하여 인공적으로 경련발작을 만들어 정신분열증 및 기분장애 등의 치료에 사용되었으나, 인슐린쇼크 치료와 마찬가지로 정신치료약이 발견되기까지는 중심적인 치료법이었다. 일부 병원에서 환자에게 징벌적으로 사용되었던 것이 사회문제화되었다. 그 후, 무경련 전기경련요법이 개발되어 즉효성이 있다는 등의 이유로 다시금 사용되었다.

전이(transference) : 정신분석의 개념으로 대상자가 치료 · 원조자에 대해 과거의 중요한 대인관계를 무의식적으로 투영하는 것을 말한다. 긍정적인 감정을 투영하는 양성전이와 부정적인 감정을 투영하는 음성전이가 있다.

절대의존 : 태어난 지 얼마 안 되는 아기(유아)는 완전히 무능력하고 무방비한 상태로 탄생하기에 엄마의 전면적 보호 및 보살핌 없이는 생존을 유지할 수가 없다. 대상관계론의 정신분석가 D. W. Winnicott는 탄생 후 0~6개월 경의 유아의 상태를 가리켜 절대적 의존기라고 하였다. 덧붙

여 말하자면, 6개월~1세 경을 이행기, 1세 경~3세 경을 상대적 의존기, 3세 이후를 독립준비기라고 하였다.

정신외과술(psychosurgery) : 뇌의 외과적 수술에 의한 정신질환의 치료로, 대표적인 것으로 로보토미(lobotomy)가 있다. 로보토미는 1935년 포르투갈의 신경과 의사 Moniz가 시도하여 세계 각지에서 추가적인 시도를 하게 되었다. 전두전야(이마 앞 부위)와 다른 부위와의 연합섬유(association fiber)를 절단하는 것으로, Moniz는 1949년에 노벨생리학 · 의학상을 받게 되었지만, 간질발작, 인격변화, 무기력, 억제의 결여, 충동성 등의 불가역적 부작용이 일어난다는 사실이 판명되었다. 일본에서는 일본정신신경학회에서 「정신외과를 부정하는 결의」가 가결된 1975년까지 실시되었다.

지각의 카테고리화 : 감각계와 운동계의 상호작용으로 형성되는 것으로, 환경(외부세계)으로부터의 감각정보와 신체의 사용에 동반하는 자기정보를 의미 있는 것으로 재구성하는 것. 예를 들면, 어떠한 물건의 색 또는 형태, 크기, 무게, 감촉 등, 여러 가지 정보로부터 이것을 책상이나 책장과 같은 의미 있는 물건으로 인식하는 것을 말한다.

질병 · 질환 : 다소 뉘앙스의 차이 등으로 각각 문맥상 습관적으로 사용되고 있지만, 질병, 질환은 둘 다 병적인 조건하에서의 생명 현상(의치약 출판 최신의학 대사전 제3판, 2005)을 나타내는 유의 개념이다.

ㅊ

충동적 에너지 : 깊이 고려되지 않은 행동을 일으키는 본능적인 힘과 같은 강한 마음의 움직임으로, 욕구, 욕망, 흥분, 노여움 등의 근원이다.

치료적 퇴행(therapeutic regression) : 발달한 정신이 정신적인 내적 혹은 외적 압력에 대해 유년기의 어느 지점으로 회귀하는 현상을 퇴행(regression)이라 한다. 일반적으로도 수면, 식사, 배설, 입욕, 놀이 등 릴랙스할 수 있을 때에는 가벼운 퇴행이 일어나지만, 이는 건강한 퇴행이다. 그에 반해, 입원 시 혹은 카운셀링 등에서도 보여지는 퇴행을 치료적 퇴행이라 말하며, 치료에 필요한 요소라 본다.

ㅌ

타인을 위한 존재 : Tellenbach에 따른 기분장애가 되기 쉬운 성격 2대 특성의 하나로, 자기의 존재는 타인의 존재가 있어 처음으로 성립된다고 하는 것. 타인에게 인정받고 처음으로 안정되며, 책임전가하는 일 없이, 자책경향이 강하며, 과도하게 양심적인 성격 특성을 가지고 있다.

퇴행(regression), 구강기 레벨, 항문기 레벨 : Freud는 인간은 성적 충동을 발동시키는 리비도(libido)에 의해 지배되며, 인간의 발달 또한 리비도의 발달(구순기 → 항문기 → 남근기 → 잠복기 → 생식기)와 관련이 있다고 생각했다. 그리고 발달과정의 어느 단계의 욕구에 과도한 만족 및 불만이 있으면 고착이 생겨, 성인이 되어서 정신적 갈등이 생겼을 때 그 고착단계까지 되돌아가게 된다(퇴행). 이것이 그 개인의 성격 특성 및 정신수준을 결정한다고 하였다.

ㅍ

포괄형 지역생활지원 프로그램(ACT : assertive community treatment) : 1970년대 초두, 탈시설화 시책의 전성기를 맞은 미국에서 사회자원이 충분히 개발 · 통합되어 있지 않은 상태의 지역으로 퇴원한 환자의 재입원 방지를 위해 창설된 것으로, 지역에서 포괄적인 지원을 제공하는 프로그램. 정신과 의사, 간호사, 정신보건사회복지사, 작업치료사, peer staff 등이 참여하여 실시한다.

플라시보 효과(placebo effect) : 「만족시킨다」, 「기쁘게 한다」라는 의미의 라틴어가 어원, 플라시보라고도 한다. 의약품의 효력을 판정할 경우의 이중맹검컵(double blind test)에서 보여진다. 약리학적으로 효과가 없는 물질이 제공되는 방식에 따라 유익한 작용을 보이는 것을 말한다. 거기서부터 파생되어, 똑같은 물건을 제공하는 경우라도 지공 방법에 따라 작용이 달라지는 것을 의미한다.

피드포워드(feedforward) 기능 : 피드포워드 기능이란, self-monitoring에 해당하는 것으로, 정보에 대해 대처행동이 상정되는 경우, 그대로 행동에 옮기지 않고, 우선 뇌 내에서 그 대처행동이 적절한 것인지 아닌지를 확인하는 기능을 말한다.

ㅎ

함께 존재하는 신체 : 안정된 생활 속에서 사람은 신체로써 존재하지만, 그 신체는 항상 인식되는 일 없이 자기와 일체인 것으로 존재하고, 자기와 대상과의 관계는 신체를 통해서 파악되며, 대상을 향한 작용은 자신의 의지를 신체가 반영함으로써 구현된다. 자기와 신체는 본래 그러한 위치관계에 있는 것이라는 것을 표현하기 위해 사용된다.

해체형, 긴장형, 망상형 : 정신분열증의 형태. 해체형은 파과형이라고도 말하며, 사춘기부터 청년기에 걸쳐 발병하고, 감정둔마, 의욕저하, 자폐경향 등 음성증상이 먼저 보이며, 예후는 그다지 좋지 않다. 긴장형은 대부분이 청년기에 급성, 아급성으로 발병하며 극도의 흥분 및 기이한 행동이 보이지만, 예후는 좋다. 망상형은 30세 전후에 발병하며 망상 또는 환각(주로 환청)이 주증상으로, 인격의 변화는 별로 없으며 예후는 좋다.

행동화(acting out) : 강한 스트레스를 느꼈을 때, 그 스트레스에 대한 반응이 행동으로써 나타나는 것. 행동화의 표현으로는 분풀이, 충동구매, 과식, 수다, 반사회적 행위, 음주, 싸움과 같은 것에서부터 지각, 결근, 무시, 건망증 등에 이르기까지 여러 가지 행동으로 나타난다. 행동화라고도 불린다.

현실원칙(reality principle) : 인간의 마음을 지배하는 원칙으로 프로이트가 제창한 것. 인간은 긴장을 풀고 될 수 있는 한 쾌적한 상태를 유지하기 위해 충동의 만족을 추구한다는 쾌감원칙과, 이와는 대조적으로 현실적으로 추구하는 것 및 현실인식에 따라 충동을 억제하여 불쾌함을 견디는 현실원칙이라는 2개의 원칙을 따른다고 한다.

희사염려 : 죽고 싶다고 바라는 것. 자살희망과 다른 점은 객관적으로 이해할 수 없는 이유로 죽고 싶다고 바란다는 점이다.

A

ACT(assertive community treatment) :「포괄형 지역생활지원 프로그램」 항목 참조

C

Clinical path : 이용자가 원하는 전문적이며 효과적인 의료 및 재활치료 서비스가 여러 가지 직종에 의해 효과적으로 제공되는 최적의 계획을 세우는 것을 말한다. 질을 낮추지 않고 비용을 낮추는 것이 특질이라 한다. Critical path[*E1]라고도 말한다.

D

Double therapist 상태 : 서로 의견 등이 상반되는 치료사가 2명 있는 상태로, 환자의 조작에 의해 일어나는 상태를 일컫는 말이다.

H

Hard 구급, soft 구급 : Hard 구급이란 자상(self mutilation) 또는 타해의 위험이 있는 환자를 본인의 의사에 따르지 않고 입원시키는 산치(이리저리 분산하여 놓음)입원 및 의료보호입원 등과 같은 입원의 경우를 말한다. 반면, soft 구급이란 본인이 상태가 나빠졌다며 스스로 진료를 받으러 오는 경우를 말한다.

Holding :「감싸는 기능」 항목 참조

N

Neoteny화 : 성숙한 개체이면서도 비생식기관에 유생(幼生) 및 유체(幼體)의 성질이 남아있는 현상을 말한다. Neoteny는 뇌 또는 신체의 발달이 미숙한 대신 특수화의 정도가 낮기 때문에 특

수화가 진행된 다른 생물보다도 적응에 대한 가소성(可塑性)을 높여 성체(成體)가 되기까지 환경의 변화에 유연히 적응할 수 있게 해주는 것이라고 할 수 있다.

P

Parallel 장 : 장을 공유하면서 타인과 똑같은 일을 하지 않아도 좋으며, 집단으로서의 과제 및 제약을 받지 않고, 자신의 상태 및 목적에 맞춘 이용을 할 수 있으며, 언제 누가 방문해 와도, 참여 여부나, 차별 대우 없이 받아들여 주는 장. 작업치료 가운데 개인치료의 한 형태를 가리키는 용어이다.

R

Recovery : 정의된 것은 아니지만, 정신질환으로부터 회복한 당사자의 수기에서 태어난 개념으로 개인의 태도, 가치관, 감정, 목적, 기량 등이 변화하여, 장애를 뛰어넘어 새로운 인생의 의미와 목적을 찾아내는 과정을 가리켜 사용되는 하나의 개념이다.

S

Soft 구급 : 「Hard 구급, soft 구급」 항목 참조

그리고 또 다시(에필로그)

1960년대의 마지막, 자신이 살아가는 방식을 스스로 정하는 자유를 찾아, 시설을 나온 중도의 뇌성마비 사람들이 있었다. 그 사람들의 생활을 지원하면서, 병이나 장애가 있어도 마을에서 살자는 활동 「흙의 모임(土の会)」을 시작했다. 그로부터 40년 남짓, 그리고 1980년대 초에, 작업치료라는 지식과 기술을 사용하여, 병이나 장애로 인해 잃어버린 것, 빼앗긴 것의 복권과 생활을 지원하는 길을 걷기 시작한 때로부터 30년 남짓이 지나가려 한다.

1997년의 『정신장애와 작업치료』(三輪書店)로 시작된, 작업 · 작업활동, 모임 또는 사람과 사람과의 관계 등을 「언어」로 바꾸는 시도, 그 마지막 과제라 생각하고 있던 「치료 메커니즘」과 「치료관계의 구축」이, 2008년에 『치료 · 원조에서의 두 가지의 커뮤니케이션』(三輪書店)이란 형태로 나타나게 되었다. 나아가, 그 시도 속에서, 논리적인 문장이 되지 못하고 넘쳐 흐른 「언어」에서, 『작업치료의 시』(青海社, 2007), 『작업치료의 시 · 다시 한 번』(青海社, 2008)이 탄생했다. 또 「흙의 모임(土の会)」의 40년에 이르는 창세로부터의 발걸음은, 『흙의 집으로부터 「마나비야(まなびやー, 배워라)」의 바람이 분다』(青海社, 2009)로, 전문서와는 다른 공생생활의 시점으로부터 복지를 논하는 책이 되었다.

현재 작업 · 작업활동을 복권과 생활지원의 방도로 하는 작업치료의 「확실함」이, 「신체지」로서, 자신의 몸 안에 자리잡기 시작하고 있다. 「육십이이순(六十而耳順)」이라는 나이가 든 결과이기도 할 것이다.

제 2판은, 입원의료 중심으로부터 지역생활 중심으로 향하는 정신보건의료복지체계의 재편과 기반강화, 지역생활과 취업 촉진, 그리고 정신장애자와 그 처우를 둘러싼 상황이 어지럽게 흔들리는 시대에 개정되었다. 고대도시 Teotihuacan(멕시코)의 태양의 피라미드 정상에 서서, '2판도 슬슬 개정을 해야 하지 않나'라는 생각을 품으며, 2008년을 맞이했다. 그리고, 그 봄에 「앞으로의 정신보건의료복지의 바람직한 자세 등에 관한 검토회」가 시작되었다. 이는 빼앗겨 오기만 했던 것이 마땅히 그러하여야 할 모습을 추구하는 목소리로, 변혁에 대한 근심과 두려움으로부터 자기 몸을 보호하기 위한 힘으로, 어느 정도 참을 수 있을까라는, 변하고자 하는 희망과 변하지 않겠다는 두려움이 대항하여 싸우는 듯한 장이었다. 그 대항이 무엇을, 어디까지 말할 것인가, 지금 이야기를 할까, 아직 뒤로 남겨 둘까, 개정의 구상을 시작하는 기회가 되었다. 모든 것이 동시다발적으로 일어난 사건과 같이도 느껴진다.

그 후 검토회는 계속되어, 2009년 봄을 맞이할 무렵에는, 일본 정신의 병에 대한 숨길 수 없는 처우의 역사와 현상의 모든 내용이, 희미하긴 하지만 모습을 나타냈다. 그 대부분은 예상하고 있었던 것이었다. 그러한 공공연한 비밀의 베일이 벗겨진 경과와 같은 시기에, 멀고도 가까웠던 이웃 나라, 한국의 작업치료사협회와의 학술교류가 시작되었다. 서울, 부산에서의, 일본의 정신보건과 작업치료를 소개할 기회가 연달아 있던 중, 2014년에 열리는 제 16회 WFOT(세계작업치료사연맹) 세계대회의 유치가 결정되었다. 그리고 그와 관련된 국제 심포지움을 가지게 되었다.

이 너무나도 어수선한 시간 속에서 2009년에는, 유자와(湯沢), 니이가타(新潟), 하치조우(八丈), 이부스키(指宿), 아소(阿蘇), 오키나와(沖縄)에서, 병이나 장애가 있어도 이런 마을에서 살고 있는 사람들이나 그 사람들과 장을 함께 하는 작업치료의 동료들과 만나, 이야기를 나누는 기회를 가질 수 있었다. 미쿠니카이도우(三国街道) 슈쿠바(宿場) 마을의 유자와(湯沢) 온천, 니이가타(新潟)의 나가오카(長岡) 온천에서 오르는 김, 태평양의 크고 넓은 바다의 코이와도가하나(小岩戸ケ鼻), 하치조우(八丈) 섬 등대를 멀리 바라보는 하치조우(八丈)의 노천 온천과 시마자케(島酒), 파도 소리를 들으며 묻혔던 이부스키(指宿)의 모래찜질, 아소(阿蘇)의 오쿠만간지(奥満願寺) 노천 온천, 그리고 사탕수수밭을 빠져 나와 아단(阿檀, pandanus odoratissimus)의 수풀을 넘어, 와지(ワジー, 湧出, 용출)의 해안으로부터 불어오는 바람에 몸을 맡긴 이에지마(伊江島)의 별이 내리던 밤, 모두 다 야밤중까지 마시고, 이야기를 나누며 지냈다.

지금 이야기하지 않으면 안 되는 것, 지금이기에 이야기할 수 있는 것, 지금 이야기를 나누어도 어느 시대에서든 기본이 되는 것, 그러한 이야기가 드디어 형태가 되었다. 작업치료의 지식이나 기술이 점점 더 필요하게 되어, 작업치료를 할 수 없는 작업치료사가 도태되는, 좋은 시기에 다시 한 번 개정의 기회를 얻게 되었다.

이번에도 개정을 하며 제멋대로 구는 나와 함께해 준 미와서점(三輪書店)의 사사키 리치(佐々木理知) 씨, 마음의 병에 가까이 다가가는 길의 스승, 마츠이 토시카즈(松井紀和) 선생님, 토미오카 노리코(冨岡詔子) 선생님, 항상 변치 않는 임상의 감성을 받쳐 주는 키타와키(北脇)[(결혼 전 성 코시하라(腰原)] 키쿠에(菊恵) 씨, 이런 어지러운 상황 속에서 임상의 키를 계속 잡아주는 카야마 아케미(香山明美) 씨, 코바야시 마사요시(小林正義) 씨, 새롭게 지원군이 되어 주신 카리야마 카즈오(刈山和生) 씨, 키타야마 노부타카(北山順崇) 씨 등을 시작으로 많은 작업치료사에게, 언어화의 과정에서 「언어」의 흘림을 도와 주신 세이카이샤(青海社)의 쿠도우 료우지(工藤良治) 씨, 그리고 사람과 작업이라는 축으로 인연이 생긴 원예치료의 사와다 미도리(澤田みどり) 씨와 음악치료의 미야케 마사코(三宅聖子) 씨, 아비루 므츠미(阿比留睦美) 씨, 임상 연구를 함께 하게 된 연구실 학생들, 무수한 수많은 사람들의 지지에… 그저 감사…

70년대, 80년대, 90년대, 그리고 새로운 세기와 10년 단위의 새로운 출항을 함께 한 가족과 제멋대로 구는 나를 용서해 준 많은 친구, 동료들에게 감사하며, 하나의 여행을 끝내고자 한다. 그리고 강가(Ganga)의 하얀 돌과 Asulam의 석비의 말과 함께, 새로운 여행길에 오를 준비가 시작되고 있다.

BE GOOD DO GOOD

2010년 2월
야마네 히로시(山根 寬)

찾아보기

한글 찾아보기

ㅈ

ㅊ

ㅋ

ㅌ

ㅍ

ㅎ

영문 찾아보기

A

B

C

D

E

F

G

H